本书为以下项目成果

2017 年国家重点研发计划中医药现代化研究专项（2017YFC1701100）

2018 年国家重点研发计划中医药现代化研究专项（2018YFC1706700）

2020 年广东省重点领域研发计划（第五批）（2020B1111110005）

2020 年广东省重点领域研发计划（第五批）（2020B020221002）

2020 年广东省农业农村厅农产品为单元的广东省现代农业产业技术体系创新团队建设项目（2020KJ142）

本书编委会

主　　编：曹　晖

执行主编：吴孟华

副 主 编：(按姓氏笔画排序)

丁　平　马志国　王艳慧　何国振

张　英　林锦锋　姜　涛　梅全喜

编　　委：(按姓氏笔画排序)

区伯余　田素英　冯　冲　吕秉鼎

伍淑华　刘子祯　江　晓　李　华

李红念　李明晓　李泳雪　李晓晶

李　锋　杨　丽　杨丽莹　杨得坡

吴舒楹　何卓航　余品皓　张　伟

邵鹏柱　范卫锋　林　励　胡文忠

段　俊　姜志宏　姚艺新　黄　冉

黄洁文　黄　勇　曾志坚

粤八味

【广东省首批保护道地药材】

曹晖◎主编 吴孟华◎执行主编

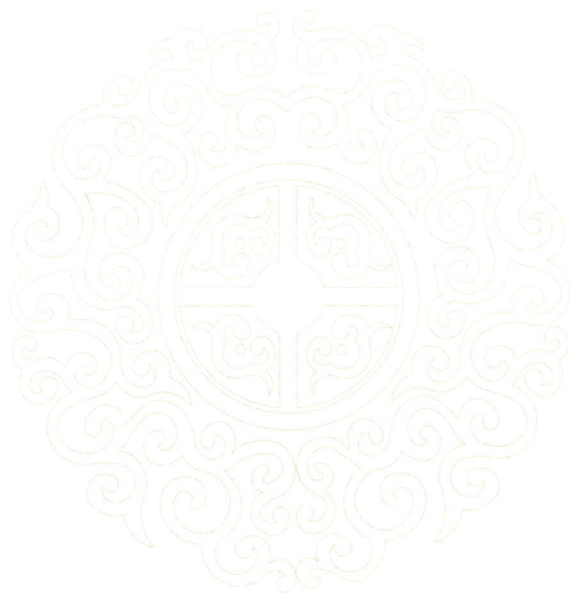

暨南大学出版社
JINAN UNIVERSITY PRESS

中国·广州

图书在版编目（CIP）数据

粤八味：广东省首批保护道地药材/曹晖主编 . —广州：暨南大学出版社，2021. 11
ISBN 978 - 7 - 5668 - 3016 - 6

Ⅰ. ①粤…　　Ⅱ. ①曹…　　Ⅲ. ①中药材—研究—广东　　Ⅳ. ①R282

中国版本图书馆 CIP 数据核字（2020）第 206142 号

粤八味：广东省首批保护道地药材
YUEBAWEI：GUANGDONG SHENG SHOUPI BAOHU DAODI YAOCAI
主编：曹　晖

出 版 人：张晋升
策　　划：黄圣英
责任编辑：冯　琳　刘宇韬　王辰月
责任校对：曾小利　林　琼
责任印制：周一丹　郑玉婷

出版发行：暨南大学出版社（510630）
电　　话：总编室（8620）85221601
　　　　　营销部（8620）85225284　85228291　85228292　85226712
传　　真：（8620）85221583（办公室）　85223774（营销部）
网　　址：http：//www. jnupress. com
排　　版：广州市天河星辰文化发展部照排中心
印　　刷：佛山市浩文彩色印刷有限公司
开　　本：787mm×1092mm　1/16
彩　　插：12
印　　张：27
字　　数：580 千
版　　次：2021 年 11 月第 1 版
印　　次：2021 年 11 月第 1 次
定　　价：120. 00 元

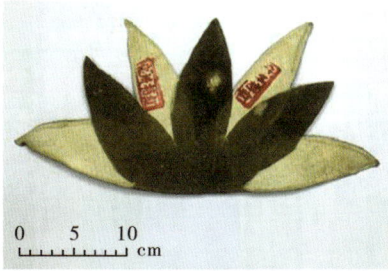
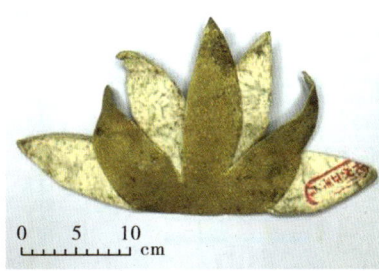

毛七爪 光七爪

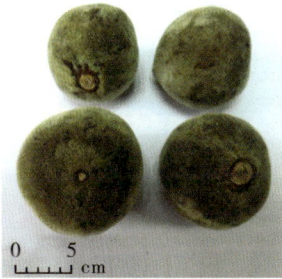
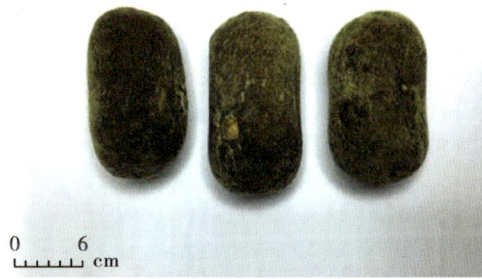

毛橘红胎果（球形） 毛橘红胎果（长圆形）

图1-4 不同加工形式的化橘红药材

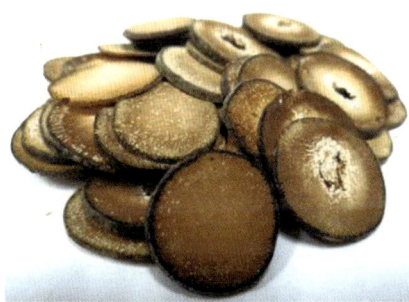
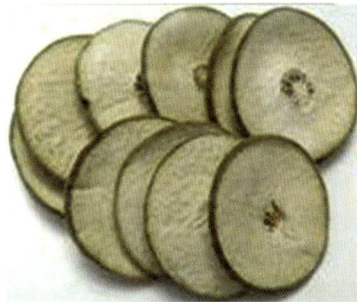

化橘红片1 化橘红片2

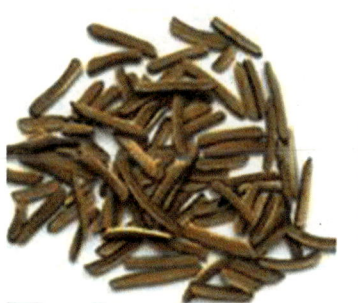
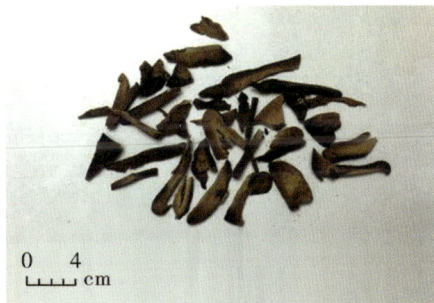

化橘红丝 化橘红块

图1-5 不同加工形式的化橘红饮片

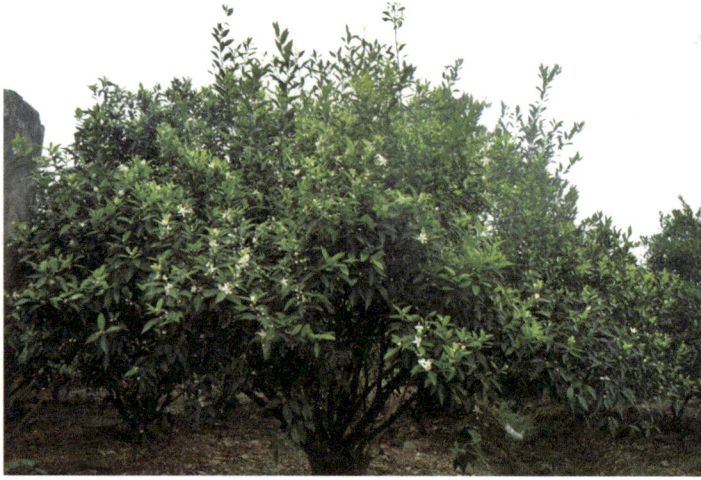

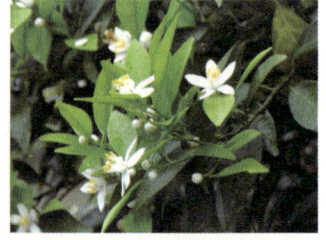

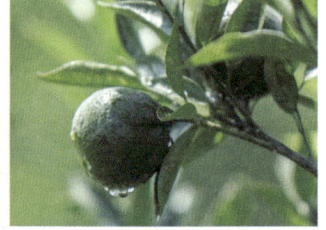

图 2 - 1　茶枝柑植物图

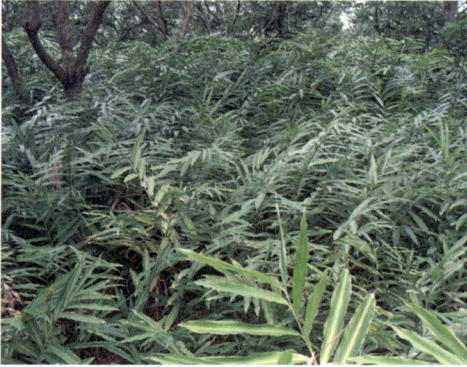

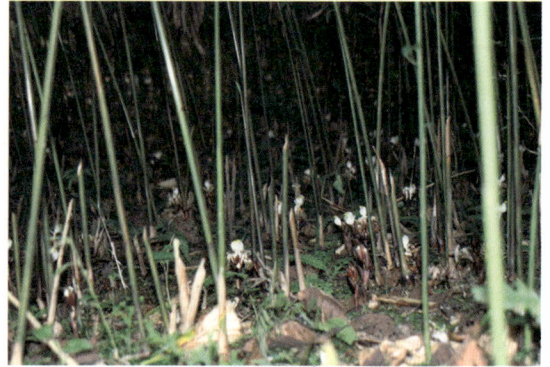

图 3 - 1　阳春砂原植物

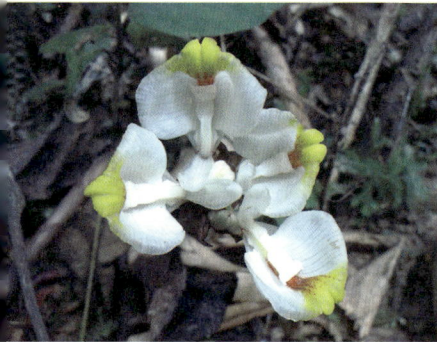

图 3 - 2　阳春砂原植物——花

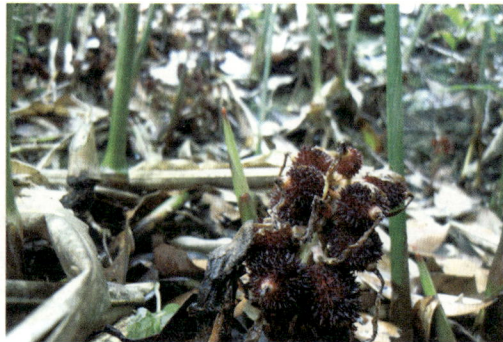

图 3 - 3　阳春砂原植物——果实

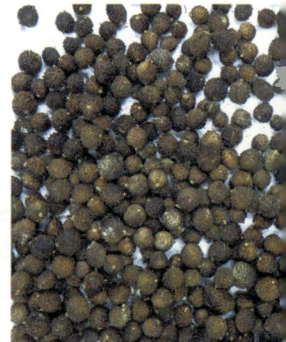

图 3 - 4　阳春砂药

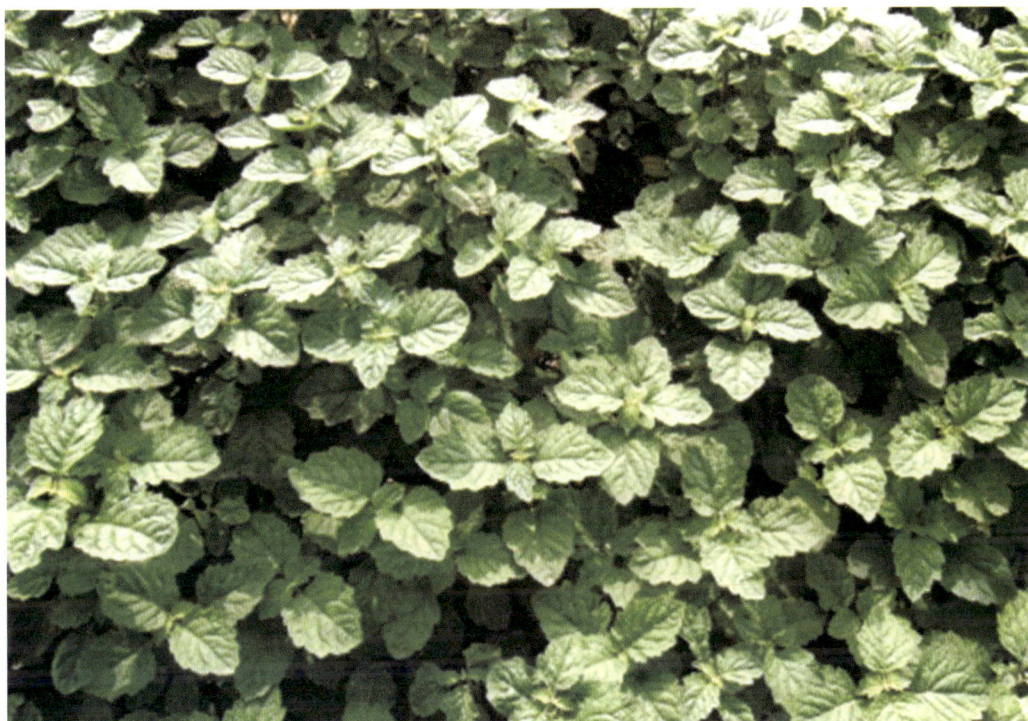

图 4 - 1　广藿香原植物

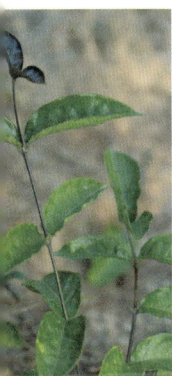

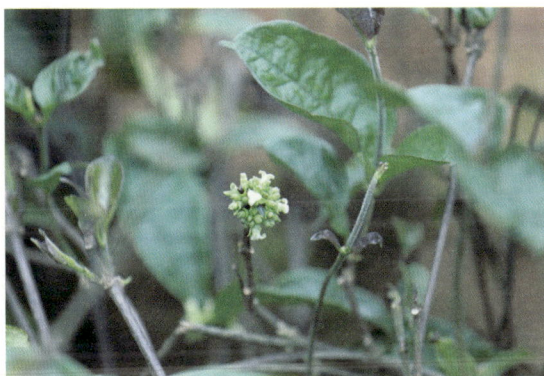

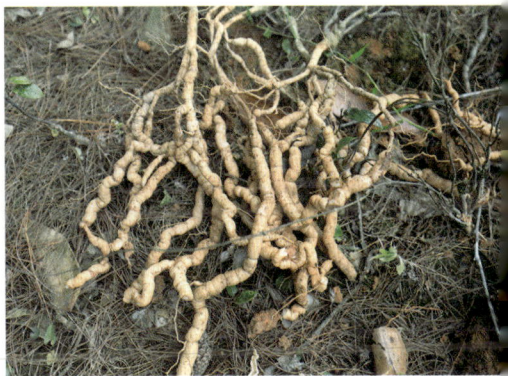

图 5 - 1　巴戟天植株、花和根

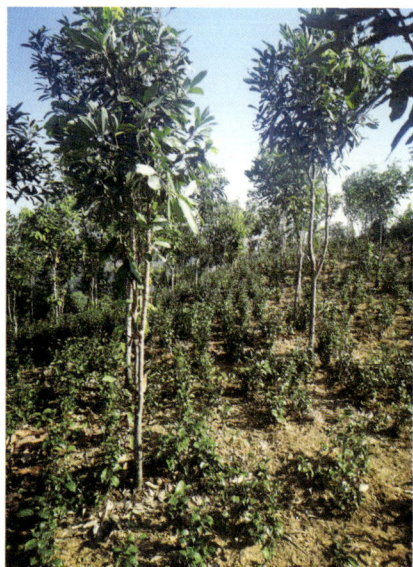

图 5 - 2　巴戟天间作套种肉桂

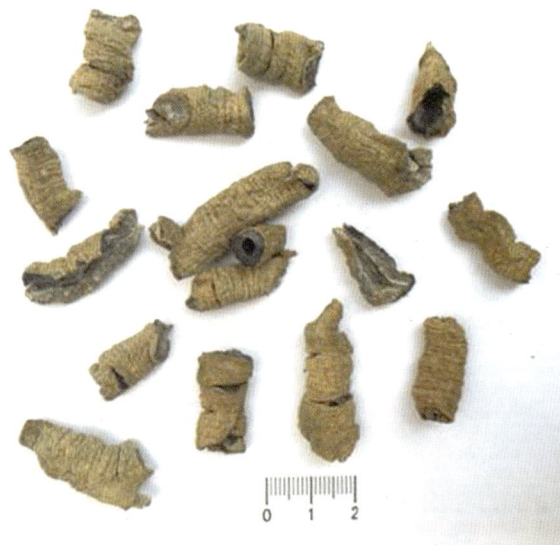

图 5 - 3　巴戟天药材图

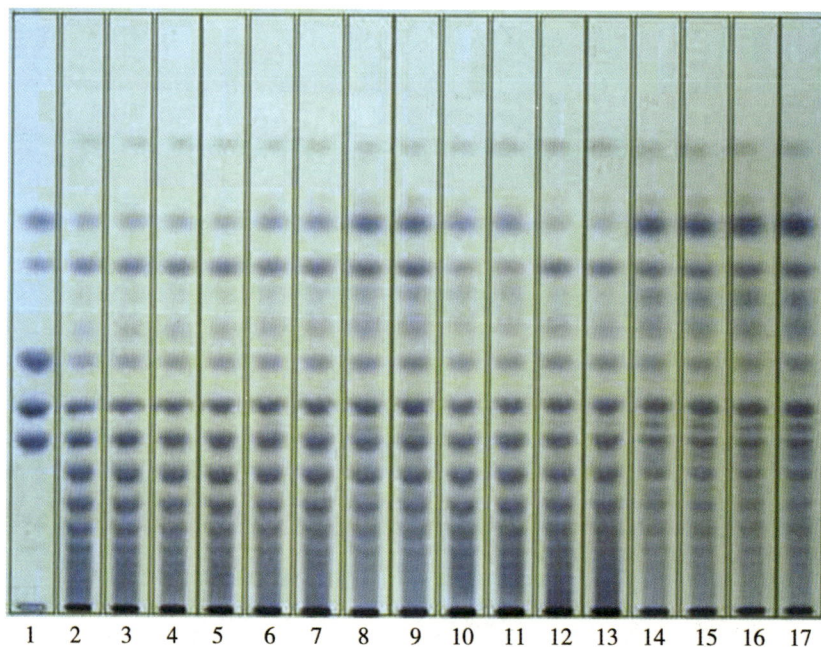

1 为对照品（从上至下为寡糖对照品，D - 果糖、蔗糖、1 - 蔗果三糖、耐斯糖、1^F - 果呋喃糖基耐斯糖）；2 ~ 3 和 10 ~ 11 为巴戟天药材；4 ~ 9 为炮制品（4 ~ 5 为甘草制，6 ~ 7 为蒸制，8 ~ 9 为盐制）；12 ~ 17 为炮制品（12 ~ 13 为甘草制，14 ~ 15 为蒸制，16 ~ 17 为盐制）

图 5 - 5　巴戟天薄层色谱指纹图谱

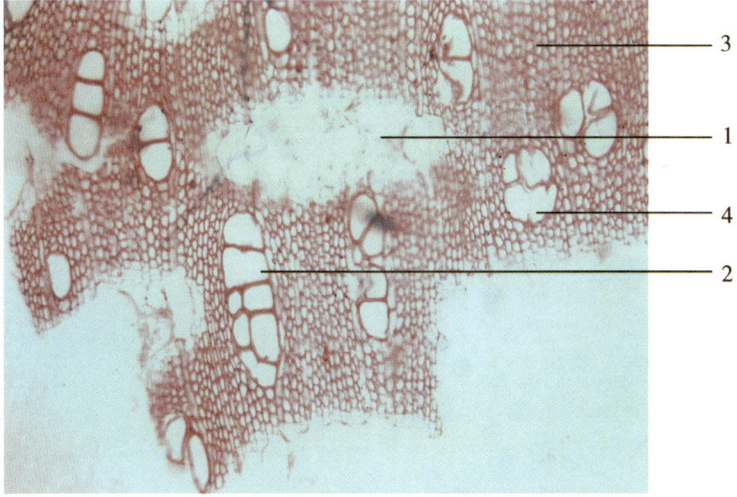

1. 木间韧皮部　2. 导管　3. 木纤维　4. 射线

图6-1　国产沉香横切面显微构造详图

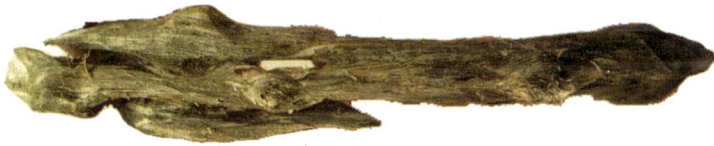

图6-6　鸡骨香

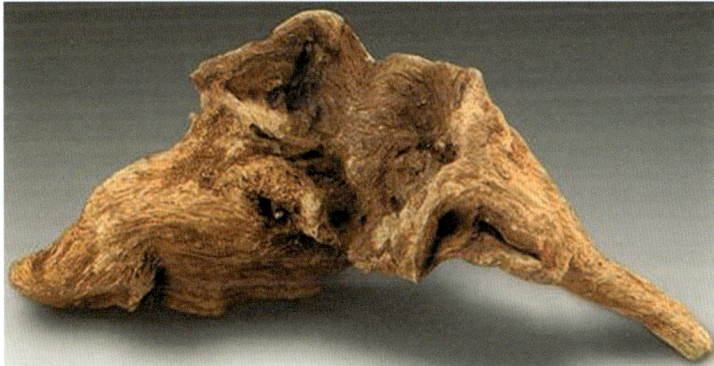

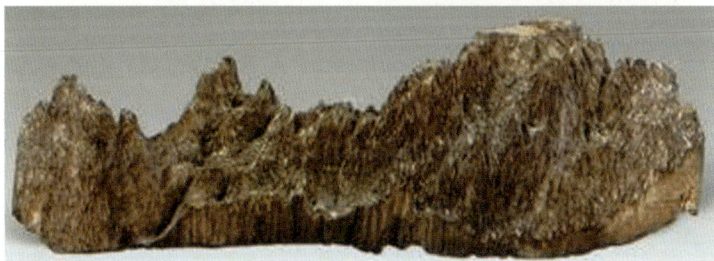

图6-7　黄熟香

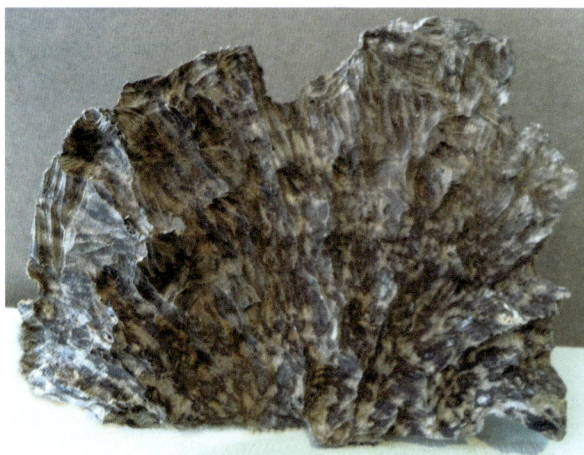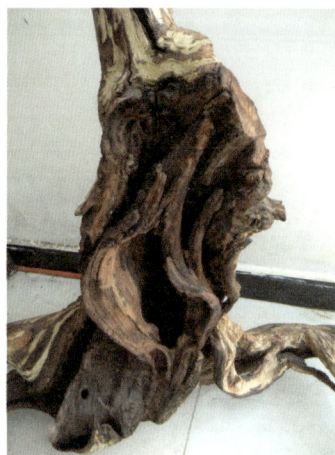

图 6 - 8　栈香

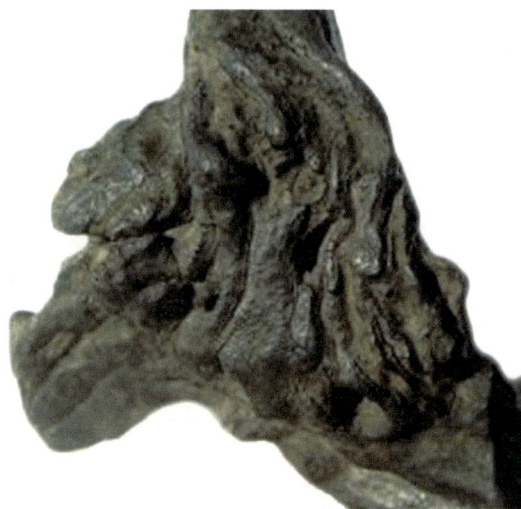

图 6 - 9　青桂香

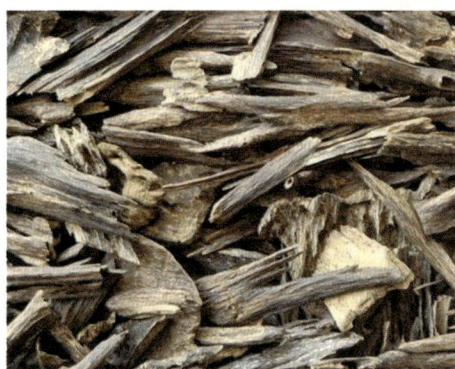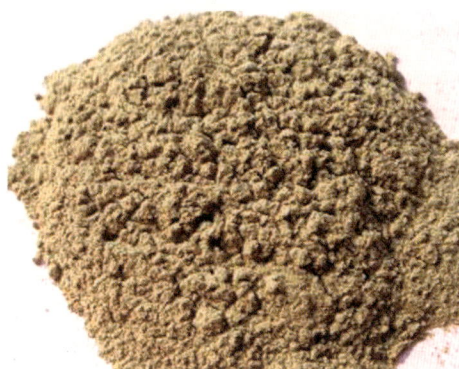

图 6 - 10　沉香的现代常用炮制法

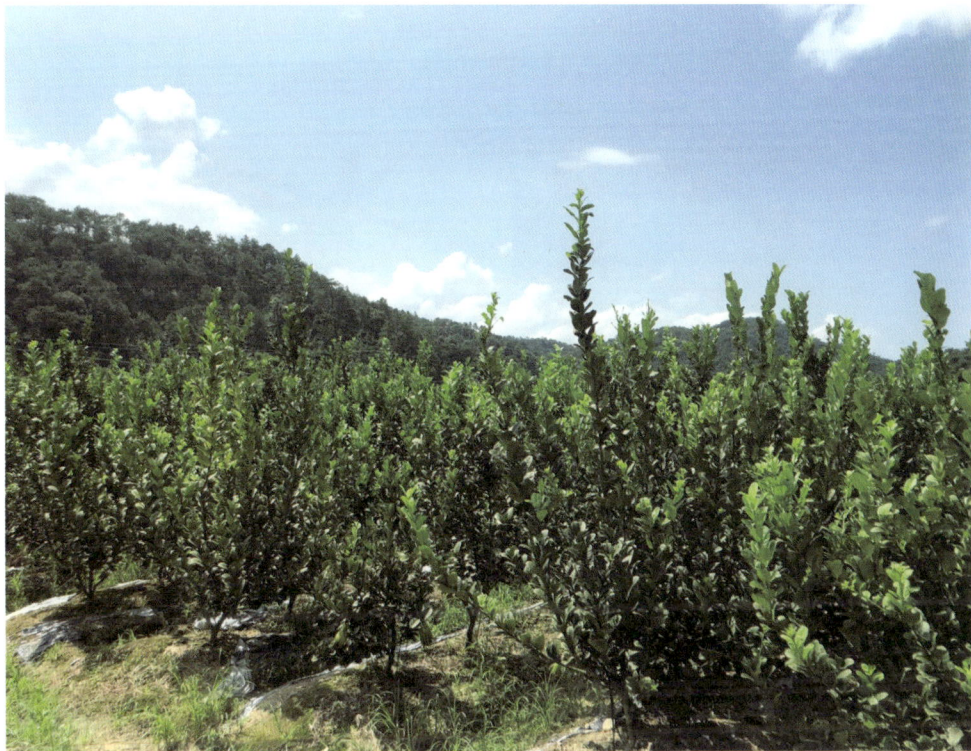

图 7 - 1 广佛手原植物——基地

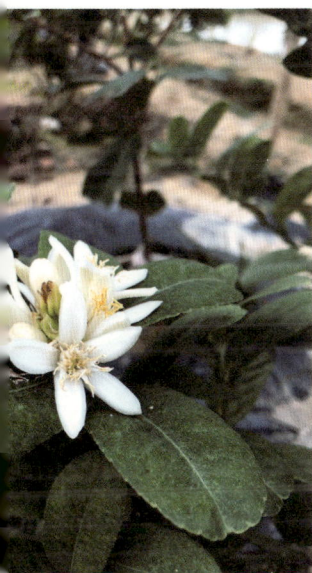

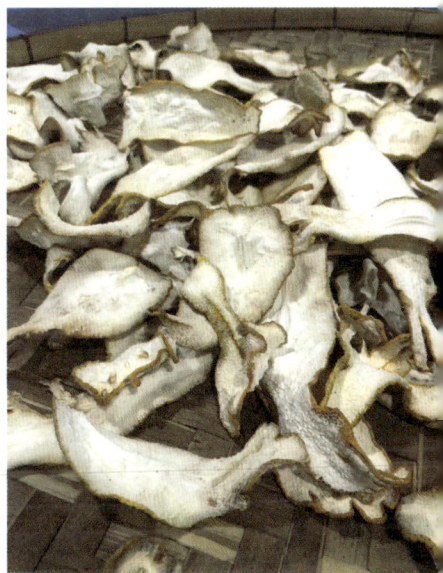

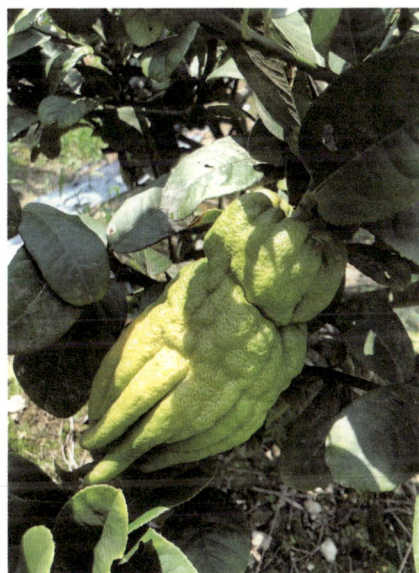

2 广佛手原植物——花　　　　图 7 - 3 广佛手原植物——果实　　　　图 7 - 4 广佛手药材

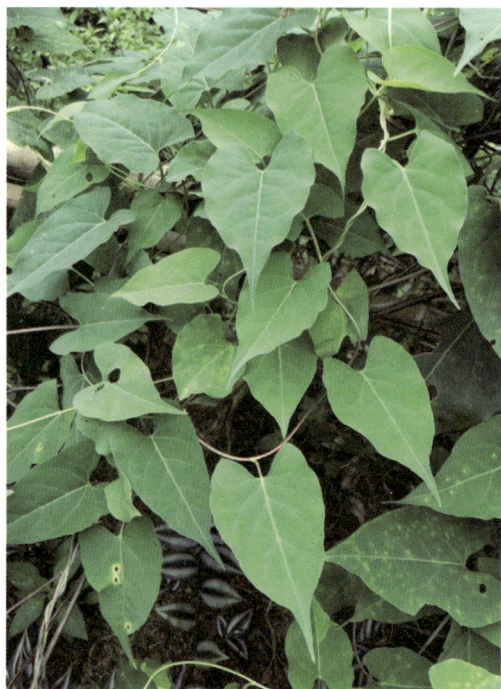

图 8-1　何首乌原植物

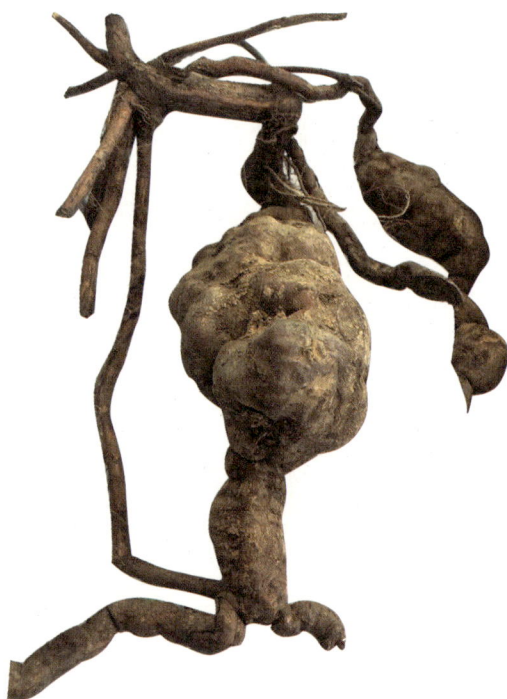

图 8-2　何首乌块根 1

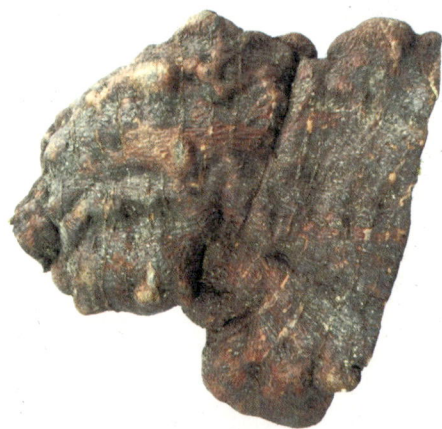

图 8-3　何首乌块根 2

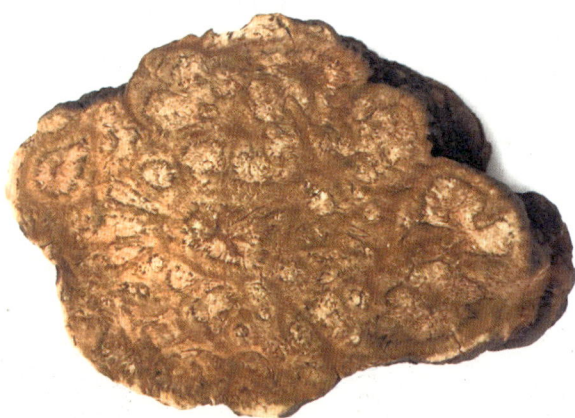

图 8-4　何首乌药材

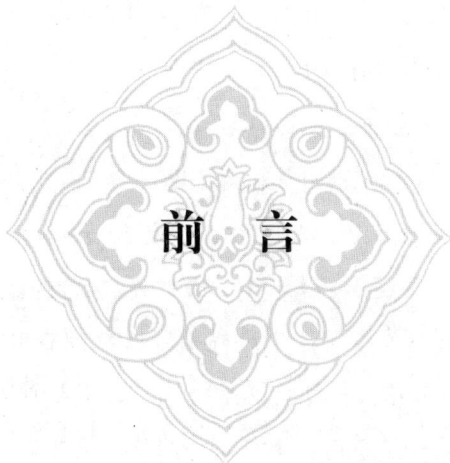

前　言

古代医药文献记载"药出州土"为代表的"道地药材"是自古以来医家对特定产区的名优正品药材的一种代称，是具有中国特色的用药经验积累，成为判定中药临床疗效的主要因素之一。其具特定的种质、特定的产区、特定的生产技术（采制加工方法），与现代科学上的原产地域产品保护或地理标志产品概念相似。作为古老而通俗、内涵丰富而科学的特殊概念，集地理、质量、经济、文化概念于一身。其形成与发展，关键在于优良品种遗传基因这一内在因素，既与当地土壤、气候、水质、生态环境等地理因子和生态因子密切相关，也与当地栽培（养殖）加工技术、应用历史、流通经营、传统习俗等社会经济和人文环境因素关系密切。

中药行业素有"川广云贵，南北浙怀"的药材选用传统，如四大川药（川贝、川芎、附子、黄连）；四大怀药（怀山药、怀牛膝、怀地黄、怀菊花）；四大南药（益智仁、槟榔、砂仁、巴戟天）；浙八味（浙贝母、延胡索、白术、杭白芷、杭白菊、玄参、浙麦冬、温郁金）；八大祁药（祁菊花、祁白芷、祁沙参、祁山药、祁荆芥、祁紫菀、祁薏米、祁花粉）；十大广药（阳春砂、巴戟天、广陈皮、化橘红、广佛手、沉香、高良姜、广藿香、广地龙、金钱白花蛇）。

中药产业作为资源依赖型产业，其源头中药资源成为未来中药学科战略性发展的关键和瓶颈。作为中药资源的重要组成部分，道地药材成为各省、市、自治区中药产业发展优势之一，它不仅涉及各地传统文化、医疗、风俗，而且涉及中药学传统专业基础领域，如药性理论、本草文献、生药品种鉴定、饮片炮制等。广东作为岭南医药的发源地，其岭南资源的发展历史是十分独特的，为了更好地推动广东岭南特色中药资源和道地药材的开发和保护，广东省人民代表大会常务委员会于 2016 年 12 月 1 日发布并于 2017 年 3 月 1 日施行了《广东省岭南中药材保护条例》（见附录），其中列明的八种首批保护的岭南道地药材（化橘红、广陈皮、阳春砂、广藿香、巴戟天、沉香、广佛手、何首乌），是在四大南药、十大广药基础上，经过专家评审、大众网络投票遴选、政府审核，再由省人大发布法定的八种保护道地药材。按照中药行业传统习惯，笔者把此八种首批保护的岭南道地药材称为"粤八味"。此外，2016 年湖南省发布了"湘九味"（湘枳壳、湘莲子、百合、玉竹、黄精、杜仲、山银花、茯苓、博落回），福建省发布了"福九味"（建莲子、太子参、金线莲、铁皮石斛、薏苡仁、巴戟天、灵芝、黄精、绞股蓝），安徽省发布了"十大皖药"（霍山石斛、灵芝、亳白芍、黄精、茯苓、断血流、宣木瓜、菊花、牡丹皮、桔梗）；2017 年浙江省发布了"新浙八味"（铁皮石斛、西红花、覆盆子、乌药、衢枳壳、前胡、灵芝、三叶青）；2020 年江西省发布了"赣十味"（枳壳、车前子、江栀子、吴茱萸、信前胡、江香薷、蔓荆子、艾、泽泻、天然冰片）和"赣食十味"（白莲、粉葛、芡实、百合、泰和乌鸡、陈皮、铁皮石斛、覆盆子、黄精、瓜蒌）。

目前，有关这些传统道地药材的专著，就笔者所知有关"四大怀药"的出版物有赵曦《四大怀药的研究与应用》（陕西师范大学出版社，1992）、邓振全《四大怀药简明教程》（光明日报出版社，2012）、焦作市科学技术局编（赵玉琴和李成杰主编）《四大怀药》（中原农民出版社，2004）、边宝林和常鸿《四大怀药专著系列》（地黄专论、山药专论、牛膝专论）（中医古籍出版社，2010、2013）等。岭南道地药材也有陈蔚文和徐鸿华《岭南道地药材研究》（广东科技出版社，2007）、梅全喜《广东地产药材研究》（广东科技出版社，2011）、范文昌和梅全喜的《广东地产清热解毒药物大全》（中医古籍出版社，2011）、徐鸿华《30 种岭南中药材规范化种植》（广东科技出版社，2011）、吴友根《广藿香规范化栽培及综合开发利用》（中国农业出版社，2011）、赵致《何首乌研究》（科学出版社，2013）、缪建华等《南药与大南药》（中国医药科技出版社，2014）、梅全喜《香药—沉香》（中国中医药出版社，2016）、梅全喜与杨得坡《新会陈皮的研究与应用》（中国中医药出版社，2019）等。

2017 年暨南大学岭南传统中药研究中心为推动广东地区中药资源研究，贯彻落实《广东省岭南中药材保护条例》精神，牵头粤港澳大湾区产学研队伍成立了广东省药学会岭南中草药资源专业委员会，积极开展岭南中药资源与道地药材研究。本书作者均为专委会主要骨干，长期从事岭南道地药材研究，在数十年的工作中搜集了国内外有关文献及科研资料，从历史概况（文献学研究及本草学考证）、生药学研究（植物学特性种植及产地加工研究基原鉴定、品质研究）、加工炮制研究（产地加工、炮制方法与机理研究、药材及饮片质量标准)、制剂研究(制剂类型及种类,制剂技术、工艺及质量标准研究等)、化学成分研究(物质基础、成分类型、药效成分)、药效学及安全性研究(药理作用、安全性评价研究)、临床与应用(古代临床应用、大健康产品开发等)、品牌建设(原产地保护、地理标志产品认证、原产地商标注册、新品种与新资源食品注册、知识产权、技术秘密)、评述与展望等多个方面精心编撰,全书共八章,八种岭南道地药材各成一章,故取名"粤八味"。其中:

化橘红由王艳慧、黄洁文、江晓、杨丽莹、吴舒楹等共同完成;

广陈皮由李泳雪、林锦锋、李华、区伯余、曾志坚、伍淑华等共同完成;

阳春砂由何国振、杨得坡、何卓航、李明晓、吕秉鼎等共同完成;

广藿香由张英、曹晖等共同完成;

巴戟天由丁平、杨得坡、杨丽、冯冲等共同完成;

沉香由梅全喜、田素英、李红念、范卫锋、黄冉等共同完成;

广佛手由姜涛、黄勇、刘子祯、姚艺新等共同完成;

何首乌由吴孟华、马志国、张伟等共同完成。

本书的编撰得到了从事岭南道地药材产学研的各单位的大力支持,包括暨南大学、中山大学、广州中医药大学、香港中文大学、澳门科技大学、广东省药品检验所、中国科学院华南植物研究所、深圳市宝安纯中医治疗医院、江门市药品检验所、广州市香雪制药有限公司、康美药业股份有限公司、广州至信中药饮片有限公司、化州化橘红药材发展有限公司、东莞市尚正堂莞香发展有限公司、江门市丽宫陈皮产业园有限公司、广州德泉生物科技有限公司、世界中联沉香产业分会、广东圭润农业发展有限公司,在此一并致谢!

作为"粤八味"首部专著,本书不但适合中医药学界、企业界人士参考,也适合从事岭南中药资源、道地药材相关工作的人士及社会大众阅读。

本书疏漏、错误之处在所难免,敬请读者批评指正。

曹　晖

广东省药学会岭南中草药资源专业委员会主任委员

暨南大学岭南传统中药研究中心主任

2021 年 3 月

目　录
CONTENTS

第一章 化橘红

第一节 历史概况

化橘红是芸香科植物化州柚 *Citrus grandis* 'Tomentosa' 或柚 *Citrus grandis*（L.）Osbeck 的未成熟幼果或近成熟的干燥外层果皮。前者习称"毛橘红"，后者习称"光橘红"。夏季果实未成熟时采收，杀青后直接干燥，或趁鲜切制，杀青，干燥。化州柚 *Citrus grandis* 'Tomentosa' 果被柔毛，果皮比柚的其他品种厚，果肉浅黄白色[1]，味酸带苦，不堪生食，然而，其未成熟幼果或近成熟的干燥外层果皮入药极佳。化州柚主产广东（化州），广西（博白、陆川）。从化州柚的拉丁学名可见，'Tomentosa' 意指被柔毛的，形容化州柚的果实表皮被毛。

化橘红是广东化州的道地药材，通常以果皮被毛密集者为佳。化橘红具有理气宽中、燥湿化痰的功效，临床用于咳嗽痰多，食积伤酒，呕恶痞闷。本书以来源于化州柚的化橘红为主要阐述对象。

一、化橘红名称本草考证

化橘红又名化州橘红，其历史悠久，明代万历年间《高州府志》已明确收载，冠以"橘红"之名[2]。

橘红之名在医药实践中始见于宋代《泊宅编》，[3] 本草记载首见于宋代陈衍《宝庆本草折衷》[4]，成为医家常用药。宋代韩彦直《橘录》云："橘皮最有益于药，去尽脉则为橘红"[5]。元代王好古《汤液本草》又进一步解释说："橘皮以色红日久者为佳，故曰红皮、陈皮。去白者曰橘红也"[6]。由此可知，古代所谓橘红，即橘皮去除内层果皮而取得的外层果皮经干燥的炮制品。宋代开始，橘红应用十分广泛。宋代《太平惠民和剂局方》所载利气和治痰饮方中，多有橘（陈）皮去白的要求，如"平胃散"

"橘皮半夏汤"等方都要求"去白"[7]。至清代，橘皮与橘红已有较严格区别，如《得配本草》曰"去白名橘红，消痰下气，发表邪，理肺经血分之郁。留白和中气，理脾胃气分之滞"[8]，明确说明橘红为经炮制去白的橘外果皮，不去白者为橘皮或陈皮，为两种不同的品名。

对化橘红的本草学研究证明，化橘红并不是橘。化橘红从其药名、加工方法及应用范围来看，其入药应在宋代以后，是在橘皮、橘红的基础上发展起来的，考虑到橘红在宋代和明代的声誉，所以把它称为橘红。在后来的研究和应用中又发现化橘红的功效比一般橘皮加工的橘红更优良，所以称其化州橘红以示区别[9]。从史书资料来看，化州橘红可能在明代已入药，明末清初已享有盛名。化橘红以"化州陈皮"之名始见于1658年《医门法律》[10]，1732年何克谏《增补食物本草备考》有"化州一种橘红"[11]。1764年《临证指南医案》中多处明确指出用"化州橘红"或"化橘红"[12]。

1765年，赵学敏于《本草纲目拾遗》中将"化州橘红"立目单独分出[13]。清代吴其濬《植物名实图考》及《植物名实图考长编》均单独以橘红立目专指化州橘红，并有附图[14,15]。化州橘红自清代以后，逐渐成为优质橘红的代名词。正如江世琳《橘红辨》云："化州所产橘红，医家以之利气化痰功倍于他药，人皆宝之。"化州赖家橘红园有橘红诗云："橘之为性温且平，能愈伤寒兼积食，消痰止咳功更奇。"[16]乾隆十三年（1778）《化州志》指出"化州药属凡得四十有一，皆非道地材，惟橘红最为佳品"。《清宫医案集成》中，太医处方常用橘红，名称有橘红（化）、广橘红、化橘红、毛橘红、橘红（署内）等，皆指化州橘红[17]。光绪年间郑肖岩辑著，曹炳章增订的《增订伪药条辨》也以化橘红立目[18]。1935年陈存仁《中国药学大辞典》化州橘红项下除收集以上各家论述外，在橘皮项下还收载了王士雄、张山雷等关于化州橘红的论述。

纵观橘红药材发展历史，清代特别是乾隆以后所说的橘红，常指化橘红；清代以前所说的橘红大多是指橘皮去白以后的加工品。化橘红自1963年就已出现在《中华人民共和国药典》（以下简称《中国药典》）中，当时橘红条目下包括橘类橘红和柚类橘红，其中柚类橘红分为两个品种，分别是毛橘红（化州柚）和光橘红（柚）。到了1977年，药典的橘红条目下已经没有了橘类橘红，只有柚类橘红的两个品种。1985年以后，橘红和化橘红在各版的《中国药典》中均分开单独列出。因橘类橘红加工费时、产量低，现已基本绝迹，柚类橘红尤其是道地化橘红因其良好的临床疗效一直为临床使用，并发展至今。

二、化橘红来源本草考证

化橘红又名化州橘红、化州陈皮、化皮，来源于化州柚而非橘。康熙十四年（1675）《广东通志》[19]卷22《物产》中高州府药之属内收载有"橘红"，该卷《物产》之后还有一段论述："五方风气各有不齐，物亦有然非徒以人言之也，江南江北枳橘亦变其性，物之所产土殆各有宜乎。粤中虽称沃壤，然风土浅薄斌质柔脆，人物同之，至于灵奇珍异，物亦独搜其美者……化州之橘红，增城之荔子，琼南之香犀、象贝，指不胜屈。"可见清初化州橘红已很有名气。清乾隆十三年（1748）知州杨芬重修州志，首次在《化州志》收载化州橘红，并说明其药效，曰："岐黄家用以利气化痰，功倍他药。"[20]清光绪十六年（1890）《化州志·物产》记载："（化橘红）其实非橘，皮厚肉酸，不中食。其皮厘为五片七片，不可成双。治痰症如神，每片真者可值一金……化州橘红赝者多而真者难得，今广东柑橘橙柚之皮皆充。"[21]以上州志均明确表明化橘红非橘，乃化州柚皮也。

除了方志外，清初出版的医药书中也逐渐出现关于化橘红的记载。如喻昌的《医门法律》（1658）谓"化州陈皮消痰甚灵"[10]，张璐的《本草逢原》（1695）谓"柑皮长广东化州者最胜"[21]。至1757年吴仪洛《本草从新》沿用《医门法律》："化州陈皮消痰甚灵，无非柚皮而已"[22]。以上化州陈皮与柑皮均应系化州橘红，为柚皮。到1765年赵学敏《本草纲目拾遗》[13]，书中将其正式立目单独分出，赵氏广泛收集当时关于化州橘红的记述，引录《岭南杂记》《关涵岭南随笔》《粤语》《识药辨微》《梁氏家藏方》及《百草镜》等有关论述，曰："广东高州府化州出陈皮，去白者名橘红，今亦罕得。土人以柚皮代之"，"皮极厚而泡松，纹极细而色黄，内多膜无筋，味甜多辛少者，乃柚子皮也，性忌冷服；纹细，色红润而皮薄，多有筋脉，味苦辛，入口芳香者，乃真化州橘红也，入药以此为贵"，其后的本草著作多以此为基础，并单独立目。1848年吴其濬《植物名实图考》[14]和《植物名实图考长编》[15]均单独以橘红立目专指化州橘红，谓："橘红产广东化州，大如柚，肉甜，刮制其皮为橘红。以城内产者为佳，然真者极难得。俗谓化州出滑石，树生石，故化痰有殊功。"光绪年间郑肖岩辑著、曹炳章增订的《增订伪药条辨》也以化橘红立目，"化橘红皮，皮薄，色黯黄，微有毛孔，气香味甘""真化橘红，煎之作甜香，取其汁一点入痰盂内，痰变为水，此为上品，如梁氏家藏苏泽堂橘红，每一个七破，反折作七歧，晒干气香甚烈，此亦上品"[18]。

综上所述，《化州志》及医药书籍记载表明化橘红的药用来源是化州柚。《中国药典》1963年版收录橘红基原植物有3种，包括橘类橘红的柑橘 *C. reticulata* 与柚类橘红的化州柚和柚。《中国药典》1977年版只收载柚皮橘红而不收载橘类橘红。在1985年版及其后的《中国药典》中，橘红指橘类橘红，来自柑橘，化橘红与之分列，来自化州柚和柚。1949年至1963年间，化州柚被大面积砍伐，所剩无几，为满足用药需求，柚作为化州柚的代用品，在《中国药典》取得合法地位。当前无论调剂配方或配制成药，一律配付柚类橘红[23,24]。

三、化橘红产地本草考证

橘柚一词首见于《神农本草经》中，曰："橘柚……一名橘皮。生南山川谷。"[25]《名医别录》云：橘柚"生南山，生江南"[26]。《本草经集注》曰：橘柚"生南山川谷，生江南"。南山即现在的秦岭以南，长江三角洲流域[27]。《新修本草》对橘柚的产地和前人描述一致，曰：橘柚"生南山川谷，生江南"[28]。《本草纲目》中，对其产地描述曰"闽中、岭外、江南皆有柚"[29]，即现代的福建、广东、海南及长江以南地区。《本草品汇精要》对柚子的产地描述为："图经曰：生南山山谷及江南，今江浙荆襄湖岭皆有之。"[30]书中明细了柚子的生产地区，包括华南地区及华中部分地区。

乾隆十三年（1748）《化州志·物产》记载"惟橘红最为佳品，其种二有红白瓤之分，即柚也"[2]，明确表述化橘红产地为广东化州。《本草从新》中记载"化州陈皮……无非柚皮而已"[22]，明确表明化橘红为柚皮，产地为广东化州。清代赵学敏《本草纲目拾遗》曰："今化橘红者，皆以增城香柚皮伪代之。"间接注明了当时化橘红的产地在广东省化州市。又曰"化橘红近日广中来者，……此种皆柚皮"[13]，也都间接说明了当时化橘红的产地在广东省。清代吴其濬《植物名实图考长编》曰："尔雅：柚，条。注：似橙，实酢。生江南。"又曰："增城香柚小而白，……潮州出斗柚，大如斗……"[15]说明柚的产地主要在华南地区。《中华本草》[31]收载："毛橘红主产于广东广茂县，产量小；光橘红主产于四川江津、綦江、重庆，自产自销。"《现代中药材商品通鉴》[32]中介绍，化橘红"主产于广东化州，质量最佳，为广东道地药材'大广药'之一。此外，广西亦产。销全国"。《金世元中药材传统鉴别经验》[33]收载：化州柚主产于广东茂名地区的化州、电白、廉江，但以化州为主，尤以赖家园产品最为著名（因茸毛细密）。其毗邻的广西陆洲、博白等地也有少量出产，但茸毛稀疏或极少，质次。柚主产广西浦北、陆川、博白、北流，广东电白、遂溪等地，湖南亦产。

以上记录均说明古代柚主要产区为长江以南地区，而化橘红来源于化州柚，其中以广东化州质量最优，为道地产区。

2017年3月起实施的《广东省岭南中药材保护条例》中也明确规定化州为"道地化橘红产地"。

广东省地方标准《地理标志产品 化橘红》（DB 44/T 615—2017）中规定，"化橘红地理标志产品保护范围为广东省化州市河西街道、石湾街道、新安镇、官桥镇、中垌镇、丽岗镇、林尘镇、江湖镇、合江镇、那务镇、平定镇、文楼镇、播扬镇、宝圩镇14个镇、街道现辖行政区域"。

四、化橘红功效本草考证

化橘红是在橘皮、橘红的基础上发展起来的。汉代以前橘皮并非常用药，唐代以后应用渐增，到了宋代发展为常用药，并有橘红之名。当时橘红系指橘皮去白的加工品，作下气消痰之用，并一直沿袭至明末清初。化橘红因其化痰止咳的良好疗效，逐渐取代了橘皮橘红成为主流品种。化橘红为明清时代的宫廷贡品、岭南珍稀中药材，其名声起于明朝，盛于清代，能找到的古书记载多在清代。清代古籍中有关化橘红功效的记载见表1-1。

表1-1　清代化橘红功效记载

出处	功效
《本草纲目拾遗》（赵学敏）	治痰症如神，消油腻谷食积，醒酒宽中。气虚者忌服，解蟹毒（主要作用于上焦）
《本经逢原》（张璐）	与橘皮同为下气之品，然性之温寒各异；能下气消痰
《本草从新》（吴仪洛）	化州陈皮，消痰至灵，然消伐太峻，不宜轻用
《橘红辨》（江世琳）	化州所产橘红，医家以利气化痰，功倍于他药
《化州志》（杨芬）	岐黄家用以利气化痰，功倍他药
《增订伪药条辨》（郑肖岩辑著，曹炳章增订）	皆属柚皮之类，然用于寒痰、湿痰尚效

五、化橘红典籍记载

（一）医药典籍记载

化橘红的医药古籍记载主要集中在明清时期，清朝居多。化橘红医药典籍记载详见表1-2。

表1-2　医药类典籍有关化橘红的记载

时期	出处	作者	收载条目	备注
清代	《医门法律》（顺治十五年，1658）	喻昌	化州陈皮	"化州陈皮清痰甚灵……况此形真者绝少"，此处"化州陈皮"即化橘红
清代	《本经逢原》（康熙三十四年，1695）	张璐	柑	"柑皮产广东化州者最胜。"有学者认为此处的柑皮很可能系指化州橘红，因康熙九年（1670）及其后的《化州志》均未见柑皮入药，即便入药，亦并不特殊，不可能有"最胜"的声誉

（续上表）

时期	出处	作者	收载条目	备注
清代	《幼幼集成》（乾隆十五年，1750）	陈复正	化橘红	书中共有"调元散"和"茱萸内消丸"2个药方含有化橘红
清代	《本草从新》（乾隆二十二年，1757）	吴仪洛	橘皮	"化州陈皮、消痰甚灵，……况此物真者绝少，无非柚皮而已。"此处化州陈皮应系指化橘红
清代	《临证指南医案》（乾隆二十九年，1764）	叶天士	化橘红、化州橘红	书中有5个药方含有化橘红，用于治疗中风、"木乘土"、疮疡等疾病
清代	《本草纲目拾遗》（乾隆三十年，1765）	赵学敏	化州橘红	该书首次将"化州橘红"正式立目单独分出。赵氏广泛收集当时关于化州橘红的记述，内容涉及化州橘红的传说、性状、真伪鉴别、性味功效、配方等，其后的本草著作多以此为基础
清代	《植物名实图考》（道光二十八年，1848）	吴其濬	橘红	该书以橘红立目专指化州橘红，并附有化州柚手绘图。"橘红产广东化州……然真者极难得。俗谓化州出滑石，树生石，故化痰有殊功。赝者皆以柚皮就化州作之……而化州所产则形状殊非橘也。"
民国	《增订伪药条辨》（1927）	曹炳章	化橘红	"近今通行有黄色绿色两种，均七岐对折，质薄有毛，黄色较绿色尤贵，虽非真品，皆属柚皮之类。然用于寒痰湿痰病尚效。"
民国	《药物出产辨》（1932）	陈仁山	橘红	橘红项下记载："产广东化州，以赖家园为最，近日李家园亦可用之。其余化州属所出者，虽是不如，但仍胜于柚皮作伪者。"
民国	《中国药学大辞典》	陈存仁	化州橘红	书中主要收集《本草纲目拾遗》和《增订伪药条辨》中各家论述
民国	《中国药物标本图影》（1935）	陈存仁	化州橘红	收录橘红、绿毛橘红的照片

（续上表）

时期	出处	作者	收载条目	备注
现代	《广西中药志》（1963）	广西壮族自治区卫生厅	橘红、橘珠	橘红：为化州柚或柚的干燥外层果皮和部分中果皮。 橘珠：别名橘胎，为化州柚的干燥幼果。春季收集落下的幼果，干燥即成。干品呈近球形，直径4～5 cm。 书中收录了七爪、橘珠的照片
现代	《广东中药志》（1994）	《广东中药志》编辑委员会	化州橘红、橘红胎	化州橘红：夏、秋间采收，摘取未成熟或近成熟的果实取其外果皮和部分中果皮制成七爪、五爪。附注提到，我国药用的橘红有三种：一种为化州橘红，一种为柚皮橘红，一种为橘及其栽培变种的干燥外果皮。 橘红胎：别名橘红珠，为化州柚的干燥幼小果实。收集被风吹落的或摘取因受虫害致伤的幼果，置沸水中稍烫，晒干或烘干。干品呈大小不一的圆球形，直径1～4 cm。以个大小均匀、茸毛多者为佳。饮片炮制为拣除杂质，洗净，闷润，切片，晒干
现代	《全国中草药汇编》（第二版下册）（1978）	《全国中草药汇编》编写组	橘红	橘红项下即化州橘红
现代	《中华本草》（1999）	国家中医药管理局《中华本草》编委会	化橘红、橘红珠	化橘红："10—11月果实未成熟时采收……化州柚的外果皮有毛，称毛橘红；柚的外果皮无毛，称光橘红。" 橘红珠："春末夏初采收落下的幼果，晒干。"

（续上表）

时期	出处	作者	收载条目	备注
现代	《新编中药志（第二卷）》（2002）	肖培根	化橘红	广东化州将化州柚的未成熟或近成熟的果实加工成正毛七爪（果皮绿色，被密短柔毛），副毛七爪（果皮柔毛稀少）、副毛六爪（果皮柔毛稀少），将幼小的果实（直径1~6 cm）按被毛的疏密区分为副毛橘红胎（毛稀少，果实较大，直径2~6 cm）和正毛橘红胎（果小，毛密，直径1~5.5 cm）； 书中指出，20世纪80年代实地调查化州城内由于植株数较少，因而产量不大，柚的果皮亦有代用但非正品，由于化州橘红产量小，其他地区皆以柚皮加工成七爪形，也称化橘红，沿用已久
现代	《岳美中医案》（2005）	中国中医研究院	化橘红	书中有共有"止咳汤"等5个药方含有化橘红
现代	《中药大辞典》（2006）	南京中医药大学	化橘红、橘红珠	化橘红："10—11月果实未成熟时采收……化州柚的外果皮有毛，称毛橘红；柚的外果皮无毛，称光橘红。" 橘红珠："春末夏初采收落下的幼果，晒干。干燥幼果近球形，直径4~5 cm。"
现代	《清宫医案集成》（2009）	陈可冀	化橘红	据该书记载，乾隆帝、慈禧太后等都使用过含化橘红的药方
现代	《金世元中药材传统鉴别经验》（2010）	金世元	橘红	橘红项下包括橘类橘红和柚类橘红两大类。 毛七爪：由于果实采收时间不同，如采收未成熟果实，外表皮青绿色，称"绿毛七爪"；采收近成熟果实，外表皮呈黄色，称"黄毛七爪"；如将未成熟的较小果实切成六裂，基部相连，不去内果皮，将尖头折进，压平，烘干，每十片扎成一把，称"毛六爪"，为毛橘红中之次品。 橘红胎：幼果干燥制成

（二）地方志记载

作为道地药材，化橘红被当地的地方志大量收载，这些方志的涉及面非常广泛，除药效、价值、辨伪、土壤、气候、种护、采集、加工、上贡、产地及标图外，还有大量歌颂化州橘红的艺文，值得前人花费如此篇幅在方志中介绍一味药材，足见化州橘红在当时的盛誉。有关化橘红的地方志记载见表1-3。

表1-3 地方志有关化橘红的记载

出处	备注
《广东通志》 （康熙十四年，1675）	该书《物产》中高州府药之属内收载有"橘红"，该卷物产之后有一段论述："粤中虽称沃壤，然风土浅薄斌质柔脆，人物同之，至于灵奇珍异，物亦独搜其美者，若罗浮之蝴蝶，……化州之橘红，……"可见清初化州橘红已很有名气
《化州志》 （乾隆十三年，1748）	首次在县志《化州志》收载化州橘红，并说明其药效，曰"化州药属凡得四十有一皆非道地药材，惟橘红最为佳品，其种二有红白瓤之分，即柚也。岐黄家用以利气化痰，功倍他药"
《化州志》 （光绪十六年，1890）	该书《物产》记载："（化橘红）其实非橘，皮厚肉酸，不中食。其皮厘为五片七片，不可成双。治痰症如神，每片真者可值一金……化州橘红赝者多而真者难得，今广东柑橘橙柚之皮皆充。"

第二节 生药学研究

一、植物学特性

（一）基原研究

据《中国药典》2015年版记载，化橘红有化州柚和柚两个植物来源，另外，文献指出，目前柚的品种（传统品种和新品种）有120个以上[34]，且柚类植物受产地、繁殖方式的影响，容易发生遗传变异，所以化橘红原药材质量差异大，市售化橘红饮片质量参差。

廖弈秋等[34]从植物分类学上对化橘红基原进行考证，首次提出了化州柚与柚在植物分类等级上并非并列关系，化州柚是柚的栽培变种，化州柚既有柚的一般植物学特征，也有化州柚的特征，例如果实被柔毛，果皮比柚的其他品种厚。据《中国植物志》

资料显示，柚是芸香科（Rutaceae）柑橘属（*Citrus*）植物，拉丁名为 *Citrus maxima*（Burm.）Merr.，而 *Citrus grandis*（L.）Osbeck 最早见于 1757 年。在全球植物网站 The Plant List 查询可知，*Citrus grandis*（L.）Osbeck 是 *Citrus maxima*（Burm.）Merr. 的异名。《中国植物志》柚 *Citrus maxima*（Burm.）Merr. 的品种有化州柚 *Citrus maxima*（Burm.）Merr. cv. Tomentosa（即 *Citrus grandis* 'Tomentosa'）、沙田柚 *Citrus maxima*（Burm.）Merr. cv. Shatian Yu、文旦 *Citrus maxima*（Burm.）Merr. cv. Wentan Buntan 等十余个变种。由此可见，化橘红药材的两个植物来源在植物分类学上并非平行关系，而应该是柚及柚的其中一个品种——化州柚。

2010 年以前，人们对化橘红品种的研究一般集中于毛橘红和光橘红；自 2010 年起，化橘红品种研究中出现了假西洋、大茶岭、凤尾、黄绒果、金钱脐、陆福、黄龙、正毛、密叶正毛、副毛等多个品种[35-37]。这是化州柚植物受产地、繁殖方式等影响发生遗传变异，化州当地出现了许多农业栽培品种。

研究表明，化州柚与柚的原植物具有一定差异（见表 1-4）。

表 1-4 化州柚与柚原植物差异比较[38]

植物特点	化州柚	柚
树形	常绿乔木，高 4~8 m	常绿乔木，高 10~15 m
幼枝	密被茸毛，具微小针刺	毛不明显，具明显针刺
叶	单身复叶，两面均有茸毛，叶质较厚	单身复叶，叶下面有疏毛，叶质较薄
花	腋生，单生或总状花序，雄蕊 20~25 枚，花期 2—3 月	腋生，单生或总状花序，雄蕊 25~45 枚，花期 3—4 月
柑果	果径 5~8 cm，外果皮密被黄绿色茸毛，果熟期 8—9 月	果径 10~15 cm，外果皮光滑无毛，果熟期 9—11 月
栅栏组织	叶肉栅栏组织由 3 层短圆柱状薄壁细胞组成，共厚约 70 μm	叶肉栅栏组织 3 层，共厚约 28 μm
草酸钙晶体	叶最外层栅栏组织含草酸钙方晶	叶最外层栅栏组织不含草酸钙方晶
叶脉	叶脉皮层较厚	叶脉皮层较薄
茎皮层	皮层由 3~8 层细胞组成，含较多淀粉粒	皮层含淀粉粒较少
果表皮	表皮可见由 1~5 个细胞组成的非腺毛	表皮细胞无非腺毛
中果皮	油室长椭圆形，径向长 90~365 μm，切向长 490~980 μm	油室长圆形，径向长 380~1 220 μm，切向长 285~810 μm

化州柚各品种间也具有一定差异，李润唐等[35-37]通过植物学性状研究，分别对不同品种化州柚的植株形态或叶、花、果实的外观性状进行观察，并进行描述记录（见表1-5）。

表1-5 化州柚各品种间差异比较

品种	植株形态	果实形态	特点
大茶岭	树形分散，枝条下垂，叶子小而薄，叶表较平整	果实球形，较小，色泽淡	大茶岭产区特有的变异品种
凤尾	树形开阔，冠幅较大，叶子小而薄，叶表较平整	果实球形，较小，上披短柔毛，柱头多不脱落	
黄绒果	树形集中簇立，冠幅较小叶子较为细长，先端较尖，叶片厚，叶表较平整	果实球形，较大，披较密短柔毛，毛色发黄，质地较轻	
金钱脐	树形开阔，冠幅较大，叶子大但较薄，叶表平整	果实球形，柔毛较稀疏，花柱脱落处有一个铜钱大小的圆环	
密叶正毛	树形直立，枝上刺较短、硬，叶椭圆形，平展，叶厚，叶尖钝，翼叶心形	花瓣数5，萼片数4，果形平肩梨形，表面茸毛较短、较密，果肩有放射沟，果顶部柱痕下凹	早结、丰产、稳产
正毛	树形直立，枝上刺短、软，叶近棱形，叶尖钝，翼叶长倒卵形	花瓣数4~5，萼片数4~5，果形不正，梨形，表面茸毛长、密，果肩歪斜，果顶印圈下凹	
黄龙	树形直立，枝上刺短、软，叶长椭圆形，叶尖钝，叶柄多毛，翼叶倒心形	花瓣数4~7，萼片数5~6，果形不正，扁圆形，果表面茸毛长、密，果肩凹或平，果顶部青色晕圈下凹	颜色好
陆福	树形开阔，冠幅较大，叶子大而厚，叶表有较多皱纹	果实扁球形，较大，在花柱脱落处有较多皱纹，质地重	
副毛	树形开张，枝上刺稍长、硬，叶对称棱形，微内抱，叶尖突出微凹，翼叶倒卵形	花瓣数4，萼片数4，果梨形，表面茸毛短、稀，果短颈，柱痕微凹	
假西洋	树形较开张，枝上刺稍长、硬，叶不对称椭圆形，稍内抱，光泽度高，叶尖稍钝，突出微凹，翼叶倒心形	花瓣数4，萼片数4，果近圆形，表面茸毛较短，较密，果肩平或短颈，果顶平	

（二）性状研究

化橘红药材由于植物来源、加工炮制方法不同，形成了不同的商品规格。毛橘红源于化州柚，光橘红源于柚[39]。化橘红药材呈对折的七角或展平的五角星状，基部相连，单片呈柳叶形，或呈小球形、圆片状。外表面黄绿色至棕褐色，密布茸毛及细密的小油室；内表面黄白色至浅棕色，有脉络纹。质脆，易折断，断面不整齐，外缘有1列不整齐的下凹油室，内侧稍柔而有弹性。气芳香，味苦、微辛。

（三）显微研究

据《中国药典》2015年版记载，化橘红药材粉末为暗绿色至棕色，有时呈黄白色至棕褐色。中果皮薄壁细胞形状不规则，壁不均匀增厚，有的作连珠状或在角隅处特厚。果皮表皮细胞表面观多角形、类方形或长方形，垂周壁增厚，气孔类圆形，直径$18 \sim 31 \mu m$，副卫细胞$5 \sim 7$个，侧面观外被角质层，靠外方的径向壁增厚。偶见碎断的非腺毛，碎段细胞多至十余个，最宽处直径约$33 \mu m$，具壁疣或外壁光滑、内壁粗糙，胞腔内含淡黄色或棕色颗粒状物。草酸钙方晶成片或成行存在于中果皮薄壁细胞中，呈多面形、菱形、棱柱形、长方形或形状不规则，直径$1 \sim 32 \mu m$，长$5 \sim 40 \mu m$。导管为螺纹导管和网纹导管。偶见石细胞及纤维。

有研究比较毛橘红、光橘红的粉末显微特征，发现毛橘红表皮为类方形细胞，外被角质层，非腺毛有$1 \sim 5$个细胞构成，气孔为不定式。中果皮薄壁细胞形状不规则，密布油室，分泌细胞扁长，中果皮外侧薄壁细胞中可见草酸钙方晶，螺纹导管；光橘红表皮为多角形、类方形细胞，外被角质层，气孔类圆形不定式。中果皮细胞类圆形，外侧油室较大，可见草酸钙方晶，螺纹导管[38]。

（四）理化研究

大量研究表明，不同品种化橘红的化学成分存在差异，因此，可通过理化研究区别毛橘红与光橘红，同时可通过有效成分的含量判断化橘红的质量。

林励等[40]通过 GC-MS 对化州柚和柚的挥发油进样成分研究，结果发现化州柚挥发油富含 γ-松油烯，而柚未检出。陈建华等[41]通过 HPLC 对化橘红的柚皮苷进行检测，结果毛橘红的柚皮苷含量是光橘红的 1.51 倍。此外，运用红外光谱、荧光光谱技术结合神经网络分析[42]、HPLC 指纹图谱结合神经网络分析[43]、HPLC 指纹图谱结合聚类分析[44]、HPLC 指纹图谱结合信息熵算法[45]均能识别毛橘红与光橘红。

赵红英等[35-46]分别采用紫外分光光度法和 HPLC 测定假西洋、大茶岭、凤尾、黄绒果、金钱脐、陆福6个化州柚品种的总黄酮和柚皮苷含量，发现大茶岭、凤尾两个品种的含量较其他品种高。研究人员建立了化橘红的指纹图谱，结果显示大茶岭、黄绒果、假西洋、金钱肚、凤尾、陆福 6 个品种相似度为 0.938～0.998，各品种间存在差异，但难以通过指纹图谱判别栽培品种[47]。魏航等[48]将不同栽培品种的指纹图谱利用灰色系统理论进行识别，采用熵权与范数的灰色关联分析能准确识别毛橘红和光橘红，而且毛橘红不同栽培品种有较好的识别率，但由于部分品种化橘红的化学成分种类和含量十分接近，可能导致误判。

（五）分子研究

中药分子鉴定技术已发展了 20 余年，该技术被纳入《中国药典》，被称作中药五大鉴定之一。近年来，学者们采用分子技术对化州柚品种进行研究，其中涉及随机扩增多态性 DNA 分析[49]、SSR 标记分析[50]、SCoT‑PCR 分子标记分析[51]、SNP 分子标记分析[52,53]、ISSR 分子标记分析[54,55]等。

胡珊等[54]用 ISSR 技术找到两条引物的特征条带，可将正毛橘红进行区分。邓峰等[55]利用 20 对 ISSR 引物分析化橘红、橘子、柚子共 16 个样品，结果只有 2 对引物多态性明显，能实现种间鉴定。林励等[49]利用 RAPD 技术，对不同产地的化州柚、不同品种的化橘红进行研究，发现产地相近的化州柚遗传距离近，不同产地的化州柚遗传距离较远；同一品种且无性繁殖的样品遗传距离近，由此揭示了化橘红遗传距离易受产地和繁殖方式的影响。王浩涵等[51]从 36 条引物中选出 6 条，进行 SCoT‑PCR 分子标记，并构建 UPGMA 聚类树，虽然结果没有将各个化州柚品种很好地聚类，但能成功将化州柚与沙田柚、红玉香柚、琯溪蜜柚、光青、柠檬等准确区分。赵俊生等[53]利用高分辨率熔解曲线（HRM）法对 21 份化橘红样品（植物叶片）和 3 份近缘种样品（植物叶片）的 25 个 SNP 位点进行基因分型，结果发现其中 21 个 SNP 位点有较好的多态性，化橘红基因型有 9 种，提示了化橘红除了正毛、密叶正毛、副毛、光果、假西洋、黄龙外，可能存在更多品系，该研究将 SNP 基因分型数据进行聚类分析，成功将化橘红与其他近缘种区分。谭婉菁等[50]采用 6 对 SSR 引物，对化橘红及其近缘物种进行研究，揭示了化橘红种质有较高的遗传多样性。

目前的分子研究技术已能将化州柚与其他近缘品种进行区分，但暂不能通过聚类或邻接树将化州柚的各个栽培品种准确归类。

（六）混淆品鉴别研究

《中国药典》2020 年版规定，化橘红来源有柚和化州柚，因此柚和化州柚加工炮制后得到的化橘红均为正品。最常见的化橘红混淆品是橘红。橘红与化橘红性味、归经相似，但二者药材来源、性状、显微特征、化学成分、临床应用均有不同。化橘红又称柚皮橘红，橘红又称橘皮橘红，二者差异见表 1-6。

表1-6 化橘红与橘红的差异[56]

比较点	化橘红	橘红
来源	芸香科植物柚或化州柚的未成熟或近成熟的干燥外层果皮	芸香科橘及其栽培变种的干燥外层果皮
性状	化州柚呈对折的七角或展平的五角星状,单片呈柳叶形。完整者展平后直径15~28 cm,厚0.2~0.5 cm。外表面黄绿色,密布茸毛,有皱纹及小油室;内表面黄白色或淡黄棕色,有脉络纹。质脆,易折断,断面不整齐,外缘有1列不整齐的下凹的油室,内侧稍柔而有弹性。气芳香,味苦、微辛。柚外表面黄绿色至黄棕色,无毛	呈长条形或不规则薄片状,边缘皱缩向内卷曲。外表面黄棕色或橙红色,存放后呈棕褐色,密布黄白色突起或凹下的油室。内表面黄白色,密布凹下透光小圆点。质脆易碎。气芳香,味微苦、麻
显微特征	本品粉末暗绿色至棕色。果皮表皮细胞表面观多角形、类方形或长方形,垂周壁增厚,气孔类圆形,直径18~31 μm,副卫细胞5~7个,侧面观外被角质层,靠外方的径向壁增厚。偶见碎断的非腺毛,草酸钙方晶成片或成行存在于中果皮薄壁细胞中,导管为螺纹和网纹。偶见石细胞及纤维	粉末淡黄棕色。果皮表皮细胞表面观多角形、类方形或长方形,垂周壁增厚,气孔类圆形,直径18~26 μm,副卫细胞不清晰;侧面观外被角质层,径向壁的外侧增厚。油室碎片的外围薄壁细胞壁微增厚
含量测定指标成分	柚皮苷	橙皮苷
功效主治	化痰,理气,健胃,消食。治胸中痰滞,咳嗽气喘,呕吐呃逆,饮食积滞	消痰,利气,宽中,散结。治风寒痰嗽,恶心,吐水,胸痛胀闷

二、化橘红的产地

据《中国植物志》记载,柚可见于长江以南各地,最北见栽种于河南信阳及南阳一带,东南亚各国也有栽种。化州柚主产于广东(化州)及广西(博白、陆川)。

道地化橘红受地域限制比较明显,化州柚的地域选择性非常强,化州产化橘红被柔毛,化州向西比邻的广西陆川、博白栽培的化州柚退化明显,果实外表面毛少或无[57]。

三、化橘红植物性状及生长特点

(一) 化橘红植物性状

柚为常绿乔木,高 5～10 m。幼枝及新叶被短柔毛,有刺或有时无刺;单身复叶互生,叶柄有倒心形宽叶翼,叶片长椭圆形或阔卵形,边缘浅波状或有钝锯齿,叶背主脉有短柔毛,有半透明油腺点;花单生或为总状花序,腋生,白色;花萼杯状,有 4 或 5 浅裂;花瓣数 4 或 5,长圆形,肥厚;雄蕊数 25～45,雌蕊数 1,子房长圆形,柱头扁头状;柑果梨形,柠檬黄色,未成熟时被短柔毛;种子扁圆形或扁楔形,白色或带黄色[58]。化橘红果被柔毛,果皮比柚的其他品种厚,果肉浅黄白色,味酸带苦,不堪生食。果期 10—11 月[58]。见图 1-1、1-2、1-3。

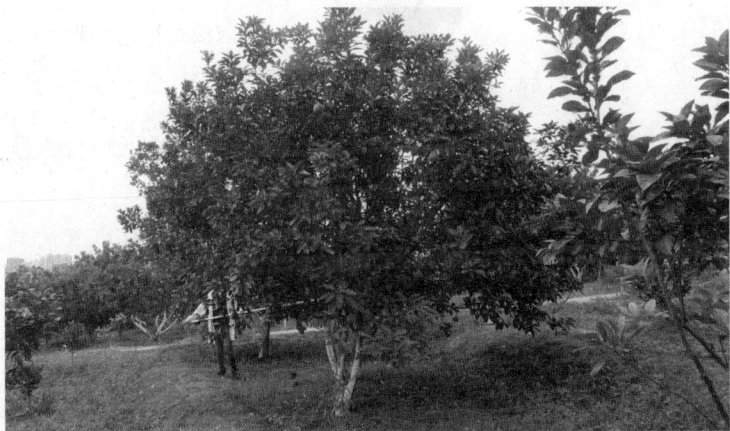

图 1-1 化州柚树

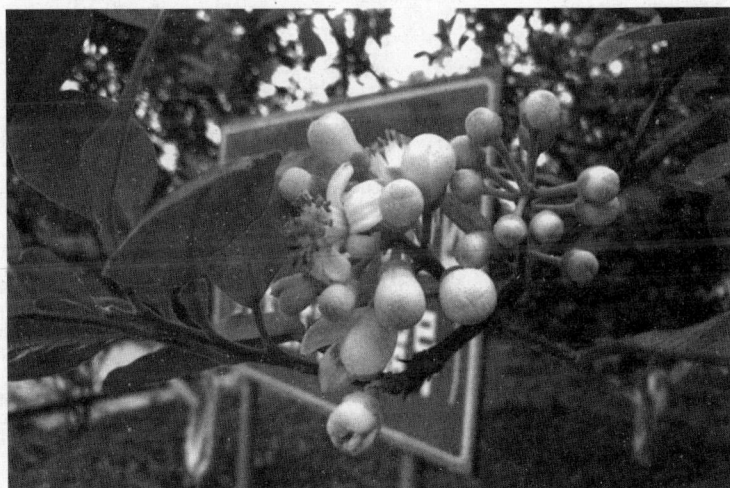

图 1-2 化州柚花

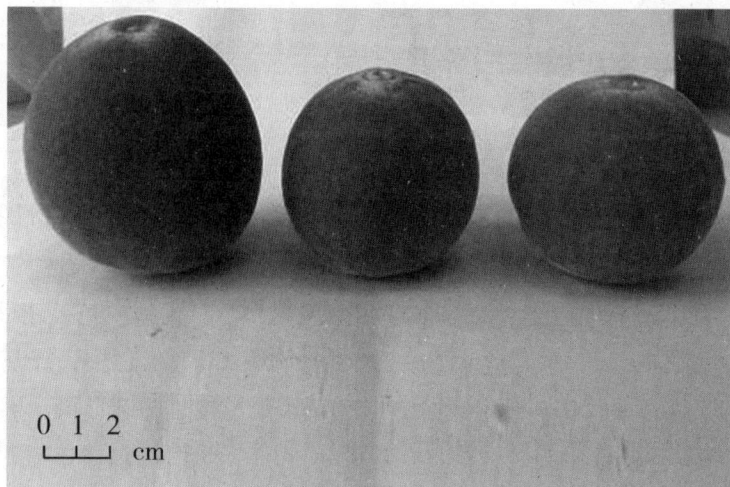

图 1-3 化州柚鲜果

（二）化橘红生长特点

化橘红花芽分化期为 11—12 月，次年 1 月花芽萌发，2 月下旬至 3 月初为始花期，3 月上旬为盛花期，3 月中旬为终花期[59]。

3 月下旬至 4 月中旬形成幼果，5—7 月果实膨大，9—10 月果实成熟[59]。其间会经历两次生理落果期，第一次在成果 7~14 天，第二次在成果 35 天前后[60]。

化橘红一年抽梢 3~4 次，分别是春梢 1—2 月，夏梢 5—7 月，秋梢 8—9 月，暖冬年份的 11 月会抽冬梢[59]。

化橘红一年有 3 次根系发育高峰，分别在 3—4 月、6—7 月、9—10 月[59]。

四、化橘红的种植

（一）科学建园

建园需选择水源、光照充足的地方，坡度在 30°以下，土壤层相对深厚、肥沃、疏松，并具有较优的排水性能[61,62]。在园区内设计出主路、支路等，方便后期运输和管理等，如果在山坡内建园，则需将其设计成宽约 3m 的等高梯田，在其内侧开垦竹节沟，果树的行距约为 5 m×6 m，每 667 m² 植树 22 棵，在表面上靠外 40% 的位置挖约为 80 cm×80 cm×80 cm 的栽种穴，将表土与底土各放一边，曝晒 1 个月左右回穴，将表土混土杂肥 25kg、石灰 0.5 kg 填入穴的底部，然后将底土与腐熟禽畜粪 25 kg、过磷酸钙 1 kg 充分拌匀后填在穴的中上部，做成高出地面 15~20 cm 的土墩，待松土坐实后种植[63]。据《地理标志产品 化橘红》（DB 44/T 615—2017）规定，化橘红种植密度为每公顷 330 株以下。

（二）化橘红育种

目前化橘红常见的育苗方式有三种，分别是圈枝（又称压条）、实生接和嫁育苗。

圈枝育苗即在2—4月或7—9月，选择长势旺盛、丰产稳产、无虫害且径粗1.5～3 cm的化橘红枝条，在距离下部分枝10～12 cm处环割两刀，深达木质部，两道割口相距约3 cm，在其间纵切一刀，将两割口之间的皮剥除，刮净附在木质部表面的形成层或将其裸露数日。再将浸透水的稻草放在用黏土、骨粉制成的泥浆中充分搓揉，以上圈口为中心，用稻草泥条从圈枝口下端缠绕而上，并拉紧泥条，使其紧贴枝条不松动，做成中间大、两端小的椭圆形泥团，并抹平泥团表面。然后用薄膜将泥团全部包扎密实，两端用包装带扎紧，防止水分散失，保持湿润，以利于促进生根。待伤口长出第三次根后，泥团细根密布，即可把苗从母树上剪下移植，剪下后随即短截枝条，剪去大部分枝叶，只留2～3片老复叶[63]。圈枝育种能最大限度地保留母树的优良性状，且该方法具有操作简单、成苗快、结果早的优点。但圈枝育种的树苗根系浅，抗风能力较弱。

实生育种即用成熟的化橘红种子直接培育成植株。该培育方法能得到根系发达的树苗，但化橘红品系繁多，有性繁殖易造成品种间遗传信息交流，不利于品种稳定。

嫁接育种即选择与化州柚有一定亲和力的实生苗作砧木，选择具有优良性状、丰产稳定、无病虫害的化橘红树梢作接穗，采用枝接或芽接的方法将接穗嫁接到砧木上，使两个部分长成一个完整植株。有研究人员将嫁接育种分为高接换种和低接换种两种，高接换种最佳嫁接时间为3—5月或9—10月，砧木高度以60～100 cm为好，一般10年以下树龄接4～7个接穗，10年以上树龄接8～12个接穗；低接换种则需锯树至20～30 cm，除去院内杂草、杂木，为每株化橘红选留健康的砧枝，在3—5月时进行嫁接[64]。嫁接后应及时抹除砧木上的阴芽，以促进接穗早发芽，同时加强苗圃管理[65]。嫁接育种结合了圈枝育种和实生育种的优势，既能使种苗有强壮的根系，又能保证化橘红品种优良。有研究人员对砧木种类进行研究，结果表明，用本地柚作为砧木，得到的化橘红总黄酮含量、柚皮苷含量、野漆树苷含量皆比沙田柚砧木、枳壳砧木高[66]。

除以上三种常用的育种方法外，近年出现了茎尖微芽嫁接技术和组织培养技术。徐雪荣等[67]等对茎尖微芽嫁接技术进行研究，比较了不同砧木、不同生长调节剂处理、不同接穗处理方法、不同培养基配方以及砧木苗龄对成活率的影响，得到了较优的技术条件，成功培养出嫁接苗。洪磊等[68,69]等用化橘红成年态茎段进行组织培养，解决了成年态茎段材料组织培养易受污染的问题，成功诱导化橘红腋芽萌发、生长，在培养基中培育成苗，但试管苗培养60天也未出现生根迹象。茎尖微芽嫁接技术和组织培养技术仍然处于研究阶段，依然有许多需解决的技术问题，暂未推广应用。

（三）幼年树管理

1. 施肥

为促进幼年树（1~3年）发新梢，壮大树冠，应做到一梢两肥，即新梢芽萌动时及新梢转绿时各施肥一次。施肥应以有机肥为主，化学肥料为辅；以氮肥为主，磷肥、钾肥、微量元素等肥料配合使用；应遵循勤施薄施的原则。树苗定植后靠淋水促进第一次抽梢，待新梢转成熟后开始施肥，随着树体生长适当加大施肥量。待幼树长至2~3年，可开挖浅沟进行施肥。应注意旱季及时浇灌，雨季及时疏水的工作。

2. 修剪

幼树发新梢后，应均匀地选择数个健壮新枝作为主枝，去除其余新枝，待主枝生长至25~30 cm时，进行人工打顶，促进新枝成熟及分枝生长，再从每个主枝中选留数个强壮的分枝，待分枝生长至25 cm左右再进行打顶，以此类推，构建强大的树形骨架。此外，还需适时调整树形生长角度，修剪枯枝、病枝、过密枝、过弱枝，从而形成健壮的树冠。

3. 中耕除草

幼年树一般每年除草3次，分别在2—3月、5—6月、10—11月，前两次浅中耕除草，10—11月进行深中耕除草，近树干处应浅耕，避免伤及根系[65]。

（四）结果树管理

1. 施肥

结果树施肥可分为花前肥、壮果肥、促梢肥。花前肥在大寒至立春前一次施下，应以有机肥料为主，能促使花穗抽生和提高坐果率。壮果肥在谢花后分1~2次施下，以钾肥为主，有保果壮果的作用。促梢肥在采果后施下，应以氮肥为主，令果树尽快恢复生长态势，为来年结果打下基础。据《地理标志产品　化橘红》（DB 44/T 615—2017）规定，每生产100 kg鲜果需纯氮2.4~7.0 kg，五氧化二磷1.2~3.0 kg，氧化钾3.0~5.6 kg。

2. 修剪

应在采果结束后，对结果树的枯枝、病虫枝、弱枝、密生枝、下垂枝、交叉重叠枝进行修剪。截去枯枝、病虫枝有利于果树健康生长；修剪密生枝、重叠枝能保持果树通风、透光，减少树枝病虫害的发生；截取徒长、过旺的枝条，可优化果树结构，便于采摘。适时对果树进行修剪，有助于调整营养生长和结果的关系，既能保持良好树形，又能提高产量。

3. 花果管理

为提高化橘红的产量和质量，需要在花期、果期进行适当管理。

（1）控梢促花。

施肥和剪枝。采果后至秋梢萌发前，应适当施肥和修剪，这样有助于果树恢复树势及正常生长，积累养分进行花芽分化；约9月下旬至10月上旬，应减少水分供应，这样有利于树体碳水化合物的形成，及时进入花芽分化期。

断根。一般在秋梢转绿后的10月份进行。断根的方法在是滴水线位置挖深20~30 cm、宽40~50 cm的环形沟（水田果园根群较浅，适当浅挖），切断1 cm的粗根，并让其曝晒一段时间，待叶色由浓绿变青绿时才可覆土，这样才能促使花芽分化的效果更理想[70]。

环扎或环割。在秋梢老熟后的10月进行。环扎：在主干或主枝选圆滑的部位，用14号或16号铁线扎圈，并用铁钳拧紧，以树皮有水渍出现或铁线嵌入三分之一为宜。环扎经20~30天后即应把铁丝解松。环割：用普通电工刀或专用环割刀环割主干1圈，以割断树皮皮层、不伤木质部为宜。这两种方法均有助于花芽分化。环扎或环割后如出现黄叶或过度落叶，则应及时淋水或叶面喷水，或叶面喷施0.2%的尿素溶液。对长势较弱的植株不宜进行环扎或环割[70]。

摘除冬梢。对于11月中旬后抽出的冬梢，要进行药物喷施嫩梢杀梢处理，或用人工方法摘除全部的冬梢。

此外，有研究指出，若全部摘除未成熟果，会造成树木生理机能紊乱，如果每株果树留3~5个果，待9—10月成熟时摘除有利于促花[70]。

（2）疏花。

疏花一般在2—3月花蕾饱满即将开放时进行，保留健康、花柄较粗壮的花蕾，其余花蕾摘去。有学者认为，疏花应进行两次：第一次在花蕾如火柴头大小时按一条结果枝挂3~5个果的原则，疏去结果枝顶端和生势较弱的花序，留下1~2个健壮的花序；第二次在第一次疏花后10~15天当花蕾如黄豆粒大小时，疏去顶端的花和过弱的花蕾[70]。疏花时，树势旺的多留花，树势较弱的少留花。适当疏花可减少开花时营养的消耗，增加坐果率。

（3）疏果。

疏果一般在4月份生理落果期结束后，主要是疏去病虫果、畸形果、弱果以及生长过度密集的果。适当疏果可以减少树体养分的消耗，有利于化橘红的生长。

（4）保果。

疏花、疏果能达到一定的保果作用，随着技术进步，越来越多的保果技术被开发应用，如环割技术、人工授粉技术、喷洒生长调节剂等。

有研究人员发现，85% 2,4-D可湿性粉剂处理可使留果率提高206.33%，2%腺嘌呤可溶液剂处理可使留果率提高168.65%[71]；疏花、人工授粉、环割、喷施光合菌肥和复合营养分别使坐果率提高114.40%、450%、63.57%、118.69%、154.35%[72]。谢春生等则通过研究发现环割技术可显著提高坐果率[73]。

（5）适时采收。

大量研究表明，随着化橘红的果龄增加，总黄酮、柚皮苷、柚皮苷元、二氢黄酮均呈下降趋势[74-76]，化橘红最佳采收时间为45~60天[76]。

（五）病虫害防治

化橘红常见的病害有炭疽病、煤烟病、溃疡病、疮痂病、流胶病、黄龙病。常见的虫害有潜叶蛾、红蜘蛛、蚜虫、锈蜘蛛、天牛、蚧壳虫、凤蝶、花蕾蛆、白蛾、蜡蝉等。以下介绍几种病虫害防治方法。

1. 加强果树管理

田间栽培管理不善、水肥不足或不合理施肥，致使树势衰退、受伤；园内积水；偏施氮肥，促使枝梢徒长纤弱；树冠郁闭，通风透气不良；新梢抽发不整齐等，常是炭疽病、疮痂病、流胶病、潜叶蛾、天牛、螨类等病虫害发生和加重的主要原因[77]。因此需要对灌溉、施肥进行合理管理，施肥应以氮肥为主，各种肥料结合使用，及时修剪弱枝、霸王枝以保障树冠通风，提高植株对抗病虫害的能力。

2. 清园

采果结束后修剪树枝，有利于树冠通风以及新梢抽发，提高植株抗病虫害的能力。及时修剪病虫害树枝，可防止害虫在病变部位产卵、孵化，或幼虫在树体越冬，从而避免来年发生虫灾。例如，星天牛产卵前先用上颚将树皮咬成长约 1 cm 的"｜""⌊""⊥"形伤口，产卵处表面湿润，有树脂泡沫流出[78]，将这种虫害枝剪去，可降低星天牛的虫口密度。此外，剪去病枝可减少疾病的传染，如炭疽病。

3. 物理防治

曲牙土天牛等鳞翅目昆虫的成虫具有趋光性[79,80]，可通过放置灭虫灯捕杀。此外，将树主干和大枝条涂白，破坏天牛的产卵环境，降低产卵量，或者刺杀幼虫，也可用细铁丝从蛀孔或排粪孔插入后反复穿刺，将幼虫刺死[80]。

4. 化学防治

根据化橘红园区的病虫害情况选择合适的杀虫剂，杀虫剂种类和剂量应符合中药材 GAP 标准。

5. 生物防治

合理提高害虫天敌的数量，利用天敌治害虫。如用食螨瓢虫治红蜘蛛[81]，用绿僵菌治花蕾蛆[82]，用小金蜂治凤蝶类虫[83]，用异色瓢虫、十斑大瓢虫治蚜虫[83]。

五、化橘红的道地性

化橘红作为广东省化州市特有的道地药材，其道地性与品种、种植地的气候、土壤等密切相关。

（一）品种

化橘红有柚和化州柚两个植物来源，化州柚果实加工后为"毛橘红"，柚的外层果皮加工后为"光橘红"。毛橘红的化痰作用、抗炎作用均优于光橘红[84]，且毛橘红的柚皮苷、野漆树苷、柚皮素均显著高于光橘红[41,85]。由此可见化州柚是中药化橘红的优质来源，化州柚具有非常强的地域选择性，生长在广东，化州柚果实外被柔毛；生长在比邻的地区，如广西陆川、博白等地区，其性状特征会发生改变。另外，有部分化州柚品种仅产于化州的某片区，如大茶岭品种，该品种是 GAP 基地大茶岭产区特有。因此，化州产化橘红具有品种优势。

（二）气候

化州柚性喜温暖、湿润，化橘红适生温度范围为 10 ℃～35 ℃，具有一定的耐寒和耐高温的能力；属全光照植物，日照要求 7～8 小时，全年总光照不少于 2 200 小时，开花结果期光照尤为重要；化橘红既不耐旱，也不耐涝，要求年降雨量 1 600～1 800 mm，且分布均匀[86]。

化州北部的平定、宝圩等乡镇年平均气温为 22.3 ℃～22.5 ℃，1 月平均气温为 15.6 ℃，7 月平均气温为 28.8 ℃，极端最高气温可达 38.8 ℃，极端最低气温可达 −2.5 ℃，年均温度 ≥35 ℃ 的高温日数有 6 天，非常适宜化橘红的生长[60]。

在化州北部，11—12 月的月日照时数在 166～184 小时，光照条件良好，可促进化橘红的花芽分化；2—4 月晴雨相间，月日照时数为 73.2～93.1 小时，能较好地满足化橘红开花结果的需要；5—7 月果实膨大期和成熟期的月日照时数增加至 155～220 小时，有利于化橘红产量的提高和优良品质的形成[60]。

化州北部各乡镇年平均降雨量为 1 769～1 850 mm，春、夏季降雨量比较充沛，秋、冬季降雨量明显减少。化州北部湿润度的年内变化与化橘红生长发育进程对水分的需求基本一致。化州冬季 11—12 月处于干旱期，是化橘红从营养生长向生殖生长转化的时期，相对的干旱有利于花芽分化；2—3 月处于半干旱期，是化橘红的开花期，晴雨相间对开花授粉最有利；化橘红根系生长期的大部分时间处于湿润气候条件下；5—7 月处于新梢、新根生长期，同时也是果实膨大期，需水量最大，此时化州处于过度湿润气候。可见，湿润度条件分析结果与降雨分析结果是一致的[60]。

（三）土壤

化橘红的品质特色，除了优良品种和得天独厚的气候条件外，主要还与化州市部分地区土质相关。《化州志》记载："化州城内宝山及署内有礞石土质"，"礞石能化痰，橘红得礞石之气，故化痰力更胜"。现代研究也表明，礞石主要组成元素包括铝和钾元素，土壤心土层铝、钾元素对化州柚遗传距离有显著影响，提示化橘红（毛橘红）的道地性可能与当地盛产的礞石有一定关系[87]。

此外，化橘红产地土壤中的微量元素也证实与化橘红有效成分相关。林兰稳[88]等发现化橘红幼果中的黄酮类、柚皮苷含量与土壤有效铜、有效硫含量呈显著或极显著的正相关关系。这反映了土壤中有效铜、有效硫对化橘红吸收土壤锰的协同作用，建议在化橘红产地适当施用铜、锰等微量元素肥料。

土壤 pH 值影响土壤养分的存在状态、有效性以及土壤微生物活动，从而影响植物对土壤养分的吸收。刘昀等[89]发现化橘红柚皮苷含量和土壤 pH 值呈显著负相关关系，并提出有利于化橘红柚皮苷含量积累的土壤 pH 值为 4.3 ~ 4.5 左右。另有文献指出，化橘红适合生长于土层深厚、富含腐殖质、疏松肥沃的中性或微酸性的土壤（红壤）[90]，据测定，化州平定 GAP 基地的土壤 pH 值约为 5.95（北坡）、6.52（南坡）[91]，暂未见化州其他地区土壤 pH 值研究结果。

第三节　加工炮制研究

一、采收与初加工

化橘红整个花果期都可采收，采收越早，产量越低，但皮厚、茸毛多，香气浓厚，药用价值高；采收越迟，果瓤膨大，果皮变薄、茸毛少，品质下降，但产量提高，故应根据用途适时采收。采摘时要注意用手轻摘、轻放、轻运，减少机械损伤，保持化橘红果皮表面茸毛的完整，并及时进行加工。

化橘红药材加工需经过杀青工艺，如沸水烫煮杀青、蒸汽杀青等。化橘红经过清洗和高温杀青后，可以破坏药材中某些分解酶，保护有效成分，使其在烘焙过程中不会被分解，从而抑制化橘红中苷类成分水解成糖和苷元，起杀酶保苷作用。另外，化橘红经过高温杀青后，可起到杀菌、分解农药残留的作用，同时破坏叶绿素，使化橘红药材烘干后外表呈金黄色，更加美观。

目前两广地区多把化橘红药材加工为圆果或长果，该类规格加工方法即把化橘红不去果瓤和中果皮，直接烘干。其中，外表面密被短茸毛者为正毛，茸毛较稀疏者为副毛。还有一类加工方法，就是《广东省中药材标准》记载的切片，其加工方法有两种：①产炮一体化加工：把化州柚未成熟果实洗净，切片，杀青，干燥；②把化州柚未成熟果实直接烘干，然后闷润，切片，再次烘干。

（一）橘红花

每年 2—3 月份开花期间，收集疏花或在树冠底下铺上薄膜收集生理落花，直接晒干或烘干，加工成橘红茶，以花朵完整、色黄者为佳。

（二）落果

每年 4—5 月份收集疏果或刚脱落的幼果，加工生产成橘红珠。将幼果置沸水中烫片刻，干燥，以大小均匀、茸毛多者为佳。

（三）幼果

每年5—6月份采收，大小5～10 cm。5～8 cm的未成熟果经清洗、杀青、切制、干燥后加工成橘红胎片、橘红胎丝；大于10 cm的近成熟果置于80 ℃热水中浸至果皮柔软，捞起晾干，用薄利刀将果皮割为7瓣（七爪），除去果瓤和部分中果皮，对折，压结，碾压实，再置烘干机烘至干燥。用麻线扎实，每扎10个，以黄绿色、茸毛密茂者为佳。

（四）文献记载加工方法

《岭南杂记》记载[92]，将橘红盛入竹篮放在开水锅内煮一下，等有一股气向上喷出时取出，将果皮割成五片、七片，不可成双。

《中华本草》记载[31]，10—11月果实未成熟时采收，置沸水中略烫后，将果皮割成5或7瓣，除去果瓤和部分中果皮，压制成形，晒干或阴干。

《中药大辞典》记载[93]，10—11月果实未成熟时采收，置沸水中略烫后，将果皮割成5或7瓣，除去果瓤和部分中果皮，压制成形，晒干或阴干。化州柚的外果皮有毛，称毛橘红；柚的外果皮无毛，称光橘红。

《广东植物志》记载[88]，小暑前采收嫩果，以沸水漂浸，取出晾干，切片时刨去部分白色的中果皮，文火烘干，压平。

《中国药典》2020年版记载[1]，夏季果实未成熟时采收，置沸水中略烫后，将果皮割成5或7瓣，除去果瓤及部分中果皮，压制成形，干燥。

二、加工炮制方法

传统道地化橘红有两种加工炮制形式（见彩插图1-4、1-5）：一是用近成熟的化州柚鲜果置沸水中略烫后，将果皮割成5或7瓣，压制成型，干燥。干品呈对折的七角或五角星形，外皮黄或黄绿色，密布茸毛，俗称"毛五爪""毛七爪"，临用时切制成丝、块，以便于调剂，现收载于《中国药典》2015年版；一是用未成熟的化州柚幼果直接杀青、干燥而成，外皮黄绿色，密布茸毛，俗称"橘红胎"，临用时经过闷润后切制成片、丝、块，以便于调剂，现收载于《广东省中药炮制规范》《广东省中药材标准》。岭南地区一直有化橘红"越小越好，越陈越好"的说法，现代研究表明化州柚鲜果越大，其有效成分的含量越低。经过时代的变迁，近成熟化州柚鲜果加工成的"毛五爪""毛七爪"现已难觅踪影。民间一直习用1984年版《广东省中药炮制规范》收载的化橘红胎果与其切片、切丝品种。在临床中发现化橘红胎果及其鲜切片的止咳化痰之效，尤胜于"毛五爪"或"毛七爪"。临床常将其用于咳嗽痰多、呕恶痞闷，因为患者反馈疗效显著，所以一直在临床中使用。

三、炮制机理研究

未见报道。

第四节 化学成分研究

化橘红的主要成分有黄酮类、挥发油、香豆素、多糖类及其他三萜类、有机酸等。

一、黄酮类

化橘红的黄酮类成分主要有柚皮苷、野漆树苷、芹菜素、柚皮素、枸橘苷等[95]。刘群娣等[96]采用 HPLC – DAD – MS/MS 联用分析法检测出化橘红中黄酮类成分有柚皮苷、野漆树苷、柚皮素、芹菜素等。彭维等[97]采用 RRLC – ESI – MS/MS 法鉴定了化橘红有效部位的 7 个黄酮类成分，分别为新北美圣草苷、樱桃苷、柚皮苷、忍冬苷、野漆树苷、melitidin（$C_{33}H_{40}O_{18}$）、柚皮素。袁旭江等[98]从化橘红中分离并鉴定了 5 种化合物，分别为柚皮苷元、芹菜素、原儿茶酸、柚皮苷和野漆树苷。柚皮中又报道[99,100]黄酮类成分有橙皮苷、4′,5,7 – 三羟基二氢黄酮（naringenin）、5 – 羟基 – 3′,4′,6,7,8 – 五甲氧基黄酮（5 – hydroxy – 3′,4′,6,7,8 – pentamethoxyflavone）、柑橘黄酮（4′,5,6,7,8 – pentamethoxy-flavone）、川陈皮素（3′,4′,5,6,7,8 – haxamethoxyflavone）、5,6,7,3′,4′ – 五甲氧基黄酮（5,6,7,3′,4′ – pentamethoxyflavone）、5 – 羟基 – 3,6,7,8,3′,4′ – 六甲氧基黄酮（5 – hy-droxy – 3′,4′,3,6,7,8 – haxamethoxyflavone）。

二、挥发油

化橘红挥发油主要成分是烯、醇、酸、醛和酯类化合物，种类繁多，其中以烯类化合物为主，占含量的 79.797%。主要有柠檬烯、β – 蒎烯、β – 月桂烯、芳樟醇、香叶烯、α – 蒎烯、柠檬醛等[101,102]。程荷凤等[103]对化橘红鲜果皮挥发油成分进行GC – MS 分析，分离出 52 个成分，鉴定出其中 17 个成分，其含量占 90.39%，其化学组成以单萜类及其衍生物为主体，其中含量较高的成分有柠檬烯（28.35%）、β – 月桂烯（13.68%）、柠檬醛（1.88%）、芳樟醇（1.66%）、顺香叶醇（1.60%）、对伞花烃（1.51%）、β – 蒎烯（1.50%）、α – 蒎烯（1.19%）等。林励等[40]用 GC – MS 法对化州柚与柚果皮化学成分进行检测，共检出 34 种成分，主要成分有柠檬烯、β – 月桂烯和棕榈酸。张立坚等[104]对橘红珠挥发油进行检测，并鉴定出 28 种化学成分，主要成分有柠檬烯、β – 香叶烯、λ – 萜品烯、橙花叔醇、α – 蒎烯、β – 蒎烯。韩寒冰等[105,106]比较了化橘红花果叶中挥发油成分，其从花中共分离出 75 种成分，鉴定出其中的 38 种，主要成分是 β - 蒎烯（6.27%）、β - 月桂烯（14.46%）、γ - 萜品烯（7.52%）、橙花叔醇（19.57%）和法尼醇（13.99%）；从果中共分离出 71 种成分，鉴定出其中的 36 种，主要成分是 β - 月桂烯（24.35%）、γ - 萜品烯（20.70%）和大根香叶烯 D（18.46%）；从叶中共分离出 70 种成分，鉴定出其中的 40 种，主要有 β - 蒎烯（8.27%）、β - 月桂烯（10.31%）、γ - 萜品烯（8.76%）、补骨脂素（6.75%）和角鲨烯（8.14%）。陈连剑等[107]从化橘红中鉴定出 25 种化学成分，有 λ - 松油烯、λ - 杜松烯、δ - 杜松烯、EPI - 双环倍半水芹烯、吉马烯 B、橙花叔醇、维生素 E、4 - 麦角甾醇 - 3 - 酮、4 - 豆甾醇 - 3 - 酮、Ergose - 5 - en - 3 - ol、Stigmasta - 5,22 - dierr - 3ol、Stigmast - 4 - en - 3 - one、Stigmasta - 4, 22 - dierr - 3 - one 13 种化合物首次从该类植物中分到。陈晓颖等[108]从化橘红胎乙醚萃取物中分离并鉴定了 20 种化学组分，含量较高的主要是低沸点烯烃类化合物及倍半萜类等挥发性成分，主要成分包括 β - 月桂烯、柠檬烯、λ - 松油烯、表双环倍半水芹烯等。苏薇薇等[109]从沙田柚中分离出 33 个组分，鉴定了其中 24 个化合物，其中主要成分为香芹酚（29.79%）、d - 柠檬烯（29.02%）、β - 石竹烯（19.27%）、α - 佛手柑烯（7.69%）、β - 月桂烯（4.61%）、α - 石竹烯（2.31%）、奴卡酮（1.91%）等。程荷凤等[110]对化州柚叶挥发油进行了化学成分研究，从其中分离出 59 个成分，鉴定出 18 个成分，含量较高的成分有 β - 香茅醛、β - 香茅醇、4 - 蒈烯、乙酸芳樟酯、d - 柠檬烯等，其中香茅醛含量高达 38.2%。

三、香豆素类

化橘红中香豆素类成分种类繁多。陈志霞等[111]从化橘红药材非挥发性部位分离得到 2 个香豆素类化合物，分别为异欧前胡素和佛手柑内酯。牛艳等[112]从化橘红药材的体积分数 95% 乙醇提取物中分离得到了 12 种化合物，分别为佛手柑内酯、异欧前胡素、水合氧化前胡素、佛手酚、6',7' - 二羟基柠檬素、马尔敏、橙皮内酯、异橙皮内酯、6 - 异丙氧基 - 7 - 甲氧基香豆素、5 - 羟基 - 8 - （3' - 甲基 - 2' - 丁烯基）呋喃香豆素、紫花前胡苷、methylcnidioside A、methylpicraquassioside A、cnidioside A。古淑仪等[113]从化州柚果皮中分离得到 3 个 7 - 甲基香豆素，分别为 meranzin - hydyate、iso-meranzin 和 pranferin。韩寒冰等[106]采用乙醇提取法提取化橘红叶中化学成分，共分离出 80 种成分，其中鉴定了甲氧基香豆素、补骨脂素、佛手柑内酯、前胡内酯和橙皮内酯等香豆素类化合物。

四、多糖

多糖是化橘红的主要成分之一，但目前对多糖结构研究相对较少。程荷凤等[114,115]

研究结果提示化橘红多糖为灰白色粉末，易溶于水，不溶于乙醇、丙醇、正丁醇等有机溶剂，是一个由 D - 木糖、D - 葡萄糖、D - 半乳糖、L - 阿拉伯糖、D - 甘露糖和一个未知物等组成的杂多糖。它们的摩尔比为 $1:3.1:3.6:2.8:1.8:3.9$。

五、其他成分

刘慧燕等[116]采用电感耦合等离子体质谱法测定化橘红中的 27 种无机元素，其中 Ca、K、Al、B、Ti、Rb、Sr、Be、Co、Ga、Mo 元素含量均高于其他产地化橘红；所有样品中重金属如 Pb、As、Hg、Cr 和 Cu 的含量均在安全限值范围内。程荷凤等[103]对化橘红乙醇提取物中的低极性成分经 GC - MS 分析，鉴定出十五烷酸、十六烷酸、十八烷酸、十九烷酸乙酯、2 - 辛基环丙烯 - 庚醇、11,14 - 二十碳二烯酸甲酯、9 - 十八碳烯醛、7,11 - 二甲基 - 3 亚甲基 - 1,6,10 - 十二碳三烯 8 个化合物，占总量的 52.04%，脂肪酸含量占鉴定部分的 39.40%。

第五节　制剂研究

一、制剂类型及种类

目前以化橘红为原料的中成药制剂有 60 余种，包括 31 种丸剂、7 种片剂、6 种颗粒剂、2 种散剂、5 种膏剂、2 种糖浆剂、4 种合剂、2 种曲剂、1 种搽剂（跌打万花油）。其中 12 种为《中国药典》2020 年版收载，41 种为中华人民共和国卫生部药品标准，4 种为国家中成药标准汇编收载，6 种为新药转正标准。

除以上具有国家标准的含化橘红的中成药外，还有一些医院制剂也含化橘红，如芪蛭益肺颗粒（北京中医药大学东直门医院）、慢支胶囊（甘肃省中医院）、橘红化痰消积合剂（山东大学附属省立医院）、橘红枇杷颗粒（广州医科大学附属肿瘤医院）、复方芪麻胶囊（广州中医药大学附属第二中医院）、健心平律丸（深圳市中医院）、小儿咳嗽停颗粒等。

二、制剂技术、工艺质量标准研究

化橘红相关制剂所涉及的工艺模式主要分三种：丸剂和散剂多为粉末直接入药；其他剂型多是先提取挥发油或蒸馏液后，再加水煎煮，最后制备制剂时加入挥发油或蒸馏液；也有直接用适当溶剂提取的。

挥发油是化橘红的主要活性成分，具有明显的镇咳、祛痰作用，但其性质不稳定，容易挥发，往往在生产过程中或产品贮藏过程中消失殆尽。王文平等[117]对化橘红药材挥发油提取及包合工艺进行了研究，最终优选的化橘红挥发油的提取工艺为不浸泡，加 10 倍量的水，提取 10 小时最佳包合工艺为油（mL）∶β-环糊精（g）∶水（mL）=1∶8∶80，包合温度为 50 ℃，包合时间为 3 小时。包合工艺的验证实验显示，挥发油包合率、包合物收得率平均值分别为 91.50%、88.36%；显微镜法、X 射线衍射法表明包合物形成，包合物状态良好。

（一）橘红痰咳液

橘红痰咳液是由化橘红、苦杏仁、半夏（制）、蜜百部、白前、茯苓、五味子和甘草 8 味中药，采用现代制剂工艺精制而成，是温化寒痰、燥湿化痰的代表性药物，适用于痰浊阻肺型急性、慢性气管/支气管炎，急性、慢性咽喉炎，感冒，慢性阻塞性肺疾病等呼吸系统疾病的治疗。橘红痰咳液现行质量标准虽有专属性较强的薄层色谱鉴别及单一成分含量测定项，但为完善橘红痰咳液质量控制体系，有效保证产品临床疗效，使产品质量更稳定、可控，研究人员建立了橘红痰咳液 HPLC 指纹图谱和多成分含量测定[118]，以及挥发性成分指纹图谱检测方法[119]。

（二）橘红痰咳颗粒

橘红痰咳颗粒由化橘红、苦杏仁、百部（蜜炙）、水半夏（制）、白前、茯苓、五味子、甘草 8 味中药制成，具有理气祛痰、润肺止咳功效，但其现行国家标准中仅有对工艺制法的简单描述，且质量标准低，只有简单理化鉴别和薄层鉴别项，未能有效控制产品质量。

为优选橘红痰咳颗粒的工艺参数，采用正交实验，考察化橘红、苦杏仁的水蒸气蒸馏方法和水蒸气蒸馏后药渣与水半夏（制）等 6 味药材的水提工艺，分别以苦杏仁苷含量和出膏率为指标优选工艺参数，结果优选的最佳提取工艺为化橘红、苦杏仁用水蒸气蒸馏，收集馏出液 150 mL，药渣与水半夏（制）等 6 味加水提取，第 1 次加水 10 倍量，第 2 次加水 8 倍量，每次 2 小时，该最佳提取工艺简便、可行[120]。通过测定橘红痰咳颗粒中主要活性成分苦杏仁苷和柚皮苷的含量，能更有效地控制橘红痰咳颗粒的质量[121]。

（三）橘红痰咳煎膏

橘红痰咳煎膏是由化橘红、苦杏仁、半夏（制）、蜜百部、白前、茯苓、五味子和甘草 8 味药制成，具有宣肺化痰、理气止咳之功能。其现行质量标准中仅有性状、理化鉴别、检查等项目，质控指标少，难以有效控制产品质量。为全面提高其质量标准，宋丽军等[122]对原标准进行全面修订，重点进行了样品前处理的优化，重新建立了含量测定方法，并对橘红痰咳煎膏中的全部药味进行了 TLC 鉴别研究，最终增加了化橘红、茯苓的 TLC 鉴别法，可为全面修订橘红痰咳煎膏的质量标准提供依据。

（四）橘红梨膏

橘红梨膏是由化橘红、梨、川贝母、天冬、麦冬、苦杏仁、枇杷叶、五味子 8 味中药制成，具有养阴清肺、止咳化痰的作用，用于治疗肺胃阴虚、口干咽燥、久咳痰少等症。橘红梨膏原质量标准只对其性状和剂型作一般检查，没有鉴别和含量测定项。余国禧[123]建立了橘红梨膏中化橘红、苦杏仁和五味子的薄层鉴别方法，同时采用 HPLC 法测定化橘红中柚皮苷的含量，为其质控提供参考。

（五）橘红枇杷片

橘红枇杷片是由化橘红、陈皮、枇杷叶、桔梗、紫苏子、甘草 6 味中药制成的中药复方制剂，具有止咳祛痰的功效。现行质量标准只有一个理化鉴别，通过增加枇杷叶、陈皮、紫苏子的薄层色谱鉴别和化橘红中柚皮苷、陈皮中橙皮苷的含量测定，能有效控制橘红枇杷片的质量[124,125]。

（六）橘红丸

橘红丸由化橘红、陈皮、甘草、炒紫苏子等 15 味药制成，具有清肺、化痰、止咳之功效。其现行标准收载于《中国药典》2020 年版一部，其中含量测定项仅要求测定柚皮苷含量，增加陈皮、甘草、炒紫苏子等药物及有效成分橙皮苷、甘草苷、迷迭香酸的含量测定，能更有利于对橘红丸进行质量评价和监控[126]。

（七）保济丸

橘红丸由钩藤、菊花、蒺藜、厚朴、木香、苍术、天花粉、广藿香、葛根、化橘红、白芷、薏苡仁、稻芽、薄荷、茯苓、广东神曲 16 味中药制成的大复方产品，主要用于胃肠道功能低下引起的消化不良、胃胀不适，感冒伴有泄泻、呕吐等症，是广东地区乃至东南亚华人家庭常备药品之一。其现行标准收载于《中国药典》2020 年版一部，主要对其中茯苓、苍术、菊花进行粉末显微鉴别、对葛根素和柚皮苷作薄层鉴别、对厚朴酚与和厚朴酚进行含量测定。建立可表达保济丸整体质量特征的 HPLC 指纹图谱，能有地鉴别和评价商品保济丸的真伪和质量优劣[127]。

（八）化橘红配方颗粒

按《中药配方颗粒质量控制与标准制定技术要求（征求意见稿）》的要求，选用基原为化州柚的 5 个不同基地的 15 批化橘红药材，进行炮制加工，制备样品，考察了出膏率；建立了柚皮苷的含量测定方法，测定样品中含量、计算转移率；建立了 HPLC 指纹图谱分析方法，制备化橘红饮片标准汤剂 HPLC 指纹图谱，为化橘红饮片标准汤剂和配方颗粒质量一致性研究提供依据[128]。

（九）以化橘红为基原的新药开发

中山大学以化橘红为原料，开发了一类新药柚皮苷和五类新药红珠胶囊，并开展了系统的临床前研究工作，包括药理药效研究、毒理研究、非临床动力学研究[129-131]以及质量研究[97,132-134]等。

第六节　质量评价研究

一、传统评价

清朝《本草纲目拾遗》[13]引载的《岭南杂记》谓："化州仙橘，相传仙人罗辨种橘于石龙之腹，至今犹存，唯此一株，在苏泽堂者为最，清风楼次之，红树又次之。其实非橘，皮浓肉酸，不中食。其皮厘为五片七片，不可成双，每片真者可值一金。彼土人云，凡近州始闻谯楼更鼓者，其皮亦佳，故化皮赝者多，真者甚难得。"关涵《岭南随笔》云："今称化州橘红者，皆以增城香柚皮伪代之。"《识药辨微》称："化橘红近日广中来者，皆单片成束，作象眼块，或三十五十片，两头以红绳扎之，成一把，外皮淡红色，内腹皮白色，周身亦有猪鬃皮，此种皆柚皮，亦能消痰。又有一种为世所重，每个五片如爪，中用化州印，名五爪橘红，亦柚皮所制，较掌片为佳。梁氏家藏苏泽堂化州橘红，每一个七破，反折作七歧，晒干，气甚香烈。"赵学敏按曰："广东高州府化州出陈皮，去白者名橘红，今亦罕得。土人以柚皮代之，出售外方，价亦不贵。辨别之法，须先看皮色筋味，如皮皱粗色黄而浓，内多白膜，味反甜带辛者，乃乳柑皮也，只堪点茶，不堪入药；皮极浓而泡松，纹极细而色黄，内多膜无筋，味甜多辛少者，乃柚子皮也，性忌冷服；纹细，色红润而皮薄，多有筋脉，味苦辛，入口芳香者，乃真化州橘红也，入药以此种为贵，然其性酸削，能伐生气，消痰虽捷，破气损人，不宜轻用。"这说明在古代柚皮是化橘红的赝品，而今柚皮得到《中国药典》收载，也成为化橘红的正品，且其价格更低，已具有相当的市场规模。

清代《植物名实图考》[14]认为"橘红产广东化州，大如柚，肉甜，刮制其皮为橘红。以城内产者为佳，然真者极难得"。

民国《增订伪药条辩》[18]曹炳章按曰："近今通行有黄色、绿色两种，均七歧对折，质薄有毛，黄色较绿色尤贵，皆属柚皮之类，然用于寒痰、湿痰尚效。"

《现代中药材商品通鉴》[32]谓："化橘红为广东道地药材'十大广药'之一。"其中：毛橘红，常呈对折的七角、六瓣状或展平的五角星状，单片呈柳叶形。外表面黄绿色，密布茸毛，有皱纹及小油室；内表面黄白色或淡黄棕色，有脉络纹。质脆，易折断，断面不整齐，外缘有1列不整齐的下凹的油室，内侧稍柔而有弹性。气芳香，味苦、微辛。青光橘红，外表面黄绿色至黄棕色，无毛。均以片薄均匀，气味浓者为佳。

《金世元中药材传统鉴别经验》[33]说化州柚以产区定优劣："主产于广东化州、电白、廉江，但以化州为主，尤以赖家园产品最为著名（因茸毛细密）。其毗邻的广西陆川、博白等地也有少量出产，但茸毛稀疏或极少，质次。"而柚则为"质量以新品为优，香气浓郁"。并根据采收时间和加工方式，将化州柚来源的化橘红分为"绿毛七爪""黄毛七爪""毛六爪""橘红胎"等，将柚来源的化橘红分为"光青七爪""光黄七爪""大五爪"等。

综上，化橘红传统评价方法强调产地质量，以化州柚来源的为道地药材，并在此基础上结合性状，如茸毛分布、气味、片薄均匀、柚皮瓣数等进行评价，以密被茸毛、气芳香醇厚者为佳。

二、现代研究

（一）化橘红品质影响因素研究

影响化橘红品质的因素有很多，包括不同基原、不同品系、不同产地、不同生长期、不同采收期、不同加工方法、贮藏年限等因素都会对化橘红药材质量造成影响。

1. 不同基原、不同品种、不同产地对化橘红品质的影响

不同基原的化橘红，品质有非常明显的差异。林励等[40,135-136]对化州柚和柚两种基原化橘红药材的质量作了大量对比研究，发现两类化橘红原植物存在外果皮茸毛、茎非腺毛等显著差异；化州柚及柚果皮挥发油的化学成分种类大致相同，但化州柚富含的γ-松油烯却不能从柚中检出；化州柚总黄酮含量、柚皮苷含量均高于柚，野漆树苷含量为柚的10倍，两者指纹图谱也有显著差异；药效学研究结果也显示化州柚的祛痰、镇咳、消炎作用均优于柚。以上结果证明了来源于化州柚的化橘红质量优于来源于柚的化橘红，充分说明了化橘红的道地性。王铁杰等[137]建立了能代表毛橘红与光橘红止咳、祛痰、抗炎药效的HPLC指纹图谱，结果也显示毛橘红和光橘红的化学成分种类和含量存在差异，毛橘红药效优于光橘红。

即便是相同基原，不同品系、不同产地对化橘红的品质也会有较大影响。庞瑞等[138]对不同产地不同品种化州柚与柚皮中总黄酮和柚皮苷的含量进行了比较，结果显示，各种化橘红和胡柚皮中总黄酮的含量普遍高于一般柚皮，化橘红中总黄酮含量以化州橘红为最高，胡柚中总黄酮含量以浙江金华胡柚皮为最高，普通柚皮中总黄酮含

量以海南柚皮为最高；柚皮苷含量方面，化橘红柚皮苷含量明显高于其他种类和产地的柚皮，且化橘红中柚皮苷的含量以广东化州原产药材为最高，平均达到 9.68%。张秋镇等[35]研究了化州地区出产的假西洋、大茶岭、凤尾、黄绒果、金钱肚、陆福等不同栽培品种的化橘红质量，以原植物表型描述法比较不同品种化州柚的外观，采用分光光度法测定其中总黄酮含量，以 HPLC 法比较其中柚皮苷、野漆树苷含量和指纹图谱，用 AFLP 标记分析不同品种化州柚的遗传距离。结果表明不同栽培品种化州柚的表型变异较大：大茶岭和凤尾两个品种的总黄酮和柚皮苷含量明显高于其他栽培品种，大茶岭产化州柚中野漆树苷含量最高；在分子水平上，不同栽培品种的化州柚之间的遗传相似系数全部在 95% 以上。这表明不同栽培品种化州柚表型的变异已基本形成，但是基因水平的变异尚未形成，大茶岭和凤尾产化州柚的品质最好。

2. 不同生长期对化橘红品质的影响

研究结果表明，果龄对化橘红化学成分含量有显著影响。GC - MS 分析结果显示，化州柚中亲脂性成分检出率随果龄的增长而降低[139]。使用薄层色谱法研究发现，柚皮苷元与化州柚的果龄成反比，果龄越长，其含量越小；佛手柑内酯与化州柚的果龄成正比，果龄越长其含量越高[75]。HPLC 分析结果显示，随着果龄的增加，化州柚果皮和叶中柚皮苷及总黄酮含量均呈显著性下降趋势；而指纹图谱显示成果初期果皮中野漆树苷含量随果龄的增加而显著升高，62 天后才显著下降[140]。进一步的研究发现，化州柚成果 20 天时干果皮总黄酮含量为 50.05%，柚皮苷含量为 46.01%；成果 27 天时总黄酮含量为 43.64%，柚皮苷含量为 32.15%；但 34 天时干果总黄酮含量 31.35%，柚皮苷含量为 24.56%；化州柚鲜果重量增加的峰值出现在成果 41 天时，几乎为 1 周前的 4 倍，此时其干果皮总黄酮含量为 16.81%，柚皮苷含量为 13.01%，此时采果作为化橘红原药材，其质量较优[135]。但也有研究表明，15～60 天不同果龄的化州柚果实中柚皮苷、野漆树苷，以及柚皮素和芹菜素等类黄酮的含量（占果实干重）均随着果龄的增大而降低；每果中类黄酮总量则随着果龄的增加而大幅提高，从 15 天的 0.55 g 提高至 60 天的 7.99 g[141]。两个研究的部分结果相悖，可能是由于两者采样方式不同所致。还有彭颖等[142]对不同月份化州柚果实的氨基酸含量进行了测定，结果表明化橘红果实月份越大，氨基酸总量与种类越多，化橘红果实 8 种必需氨基酸含量为 8.51～122.14 mg/100 mL、10 种药效氨基酸含量为 2.02～92.67 mg/100 mL，而且化橘红的果实越成熟，氨基酸的种量越丰富。对柚的研究结果同样呈现出随着采收时间的增加，柚皮苷含量呈显著下降的规律[143]。

3. 不同加工方法对化橘红品质的影响

黄兰珍等[144]以药材的外观色泽、香味和柚皮苷含量为指标，考察不同干燥方法对化橘红品质的影响。结果表明，从外观色泽和气味来判断，以静电干燥法所得药材较好，能保持原药材的暗绿色；经切制、粉碎后所得药材粉末色较白、味浓厚。从药材中主要成分柚皮苷含量来判断，静电干燥法所得的药材中柚皮苷含量最高，而真空热干、烘干、自然干均次之。静电干燥法是从药材内部加热使其迅速干燥的方法，具有速度快、时间短、灭菌、杀虫等效果，能提高药材质量，且其干燥温度可控制在40℃以下，适宜干燥含有热敏性成分的药材，同时保持药材的芳香性。因此，研究人员认为静电干燥法是炮制化橘红的较好方法。

伍柏坚等[145]以总黄酮含量、柚皮苷含量和醚提物含量为考察指标，对毛橘红传统产地烫煮工艺的必要性进行探讨和工艺优化，结果发现经过烫煮后烘干的毛橘红的总黄酮和柚皮苷含量较采收后直接烘干的高，因此他们认为毛橘红传统烫煮加工工艺具有一定的合理性、必要性与科学性；优化的烫煮炮制工艺条件为，毛橘红鲜果置于80℃水中烫煮1分钟取出，稍晾干后，以70℃烘焙80小时。

徐小飞[146]对化橘红饮片炮制工艺进行了研究，包括软化工艺和干燥工艺，以及炮制前后药效对比研究。该研究以总黄酮、柚皮苷、野漆树苷和挥发油为考察指标，通过综合评分并采用响应面法或正交实验法优选最佳化橘红饮片炮制工艺。结果显示，不同软化方法的含量比较情况如下：

总黄酮含量为减压水润法＞蒸汽温润法＞药材＞闷润法

柚皮苷含量为减压水润法＞蒸汽温润法＞闷润法＞药材

野漆树苷含量为闷润法＞减压水润法＞蒸汽温润法＞药材

挥发油含量为药材＞蒸汽温润法＞减压水润法＞闷润法

总黄酮含量为微波干燥法＞真空干燥法＞恒温干燥法＞药材

柚皮苷含量为微波干燥法＞真空干燥法＞恒温干燥法＞药材

野漆树苷含量为真空干燥法＞恒温干燥法＞微波干燥法＞药材

挥发油含量为药材＞微波干燥法＞真空干燥法＞恒温干燥法

通过镇咳实验和抗氧化实验，证明化橘红经过炮制（蒸制）之后，镇咳作用和抗氧化能力都得到了显著提高，且与其黄酮类成分的变化存在正相关。

4. 树龄对化橘红品质的影响

魏燕华等[147]研究了树龄对毛橘红药材中柚皮苷含量的影响规律，结果表明树龄对同一生产区毛橘红药材总黄酮和柚皮苷含量有一定的影响，以4年生含量为最高。4年生母树产毛橘红样品总黄酮含量显著高于3年生者，但随着树龄的继续增加，总黄酮和柚皮苷含量呈下降趋势。

5. 贮藏年限对化橘红品质的影响

熊萧萧[148]对不同贮藏年份化橘红中主要功效成分进行了比较，发现各个贮藏年份的化橘红样品的总黄酮含量存在差异：贮藏年份较长者的样品中总黄酮含量高于贮藏年份较短者；随着贮藏时间的增加，柚皮苷的含量比较稳定；随着贮藏时间的增加，化橘红中多糖的含量呈先上升后下降的趋势；不同贮藏年份化橘红中的香豆素类化合物在组成和含量上有差异，以香豆素和异欧前胡素为主；不同贮藏年份的化橘红中挥发油的主要成分基本相同，（＋）-柠檬烯的含量最高，随着贮藏时间的增加，化橘红中挥发性成分逐渐减少，（＋）-柠檬烯的含量逐渐降低。

（二）化橘红道地性内涵的现代研究

根据历代古籍记载，道地化橘红药材应是产自广东化州地区的化州柚。为探明化橘红道地性的内涵及其形成原因，研究学者对不同来源、不同产地的化橘红进行了系统的生态环境、生物遗传学、化学成分和药效学方面的分析比较。

为探明道地化橘红药材（毛橘红）形成原因，林励等[87]采用高效液相、随机扩增多态性 DNA 分析、等离子发射光谱法分别分析广东化州、广东广州、广西陆川等不同产地化橘红的柚皮苷含量、遗传距离以及土壤中 Al、K、Ca、Fe、Ti、B、Mg、Mn 8 种元素丰度，并应用 SPSS 11.5 统计软件作相关性分析。结果显示，产地土壤表土层 Ca 丰度对柚皮苷含量有显著影响，心土层 Al、K 元素丰度差值与化橘红遗传距离呈显著相关。由于化州柚产地多盛产中药礞石，礞石为硅酸盐类矿石，善治顽痰胶结阻肺之气逆喘咳、痰积惊痫等症，而礞石主要组成元素包括 Al 和 K 元素，因此研究人员认为化橘红（毛橘红）道地性可能与当地盛产的礞石有一定关系。刘慧燕等[140]从生态环境和种质遗传分析了化橘红道地性的形成，阐述了环境对药用植物道地性的影响。

研究学者采用小鼠酚红法、氨水引咳法、耳廓肿胀法及小鼠二甲苯致炎法等对毛橘红（化州柚）及光橘红（柚）进行化痰、镇咳、抗炎药效学比较，结果均证明毛橘红药效质量优于光橘红，从药效学的角度证明了毛橘红的道地性[84,136,137]。化橘红主要药效成分包括黄酮、多糖、香豆素、挥发油等，研究表明化州柚与柚的化学成分种类和含量存在明显差异。王铁杰等[137]建立了能代表毛橘红与光橘红止咳、祛痰、抗炎药效的 HPLC 指纹图谱，结果显示毛橘红与光橘红中 70% 乙醇提取物均具有止咳、祛痰和抗炎作用，毛橘红优于光橘红。毛橘红与光橘红的指纹图谱分别有 18 和 17 个共有峰，从对照指纹图谱和聚类分析结果看，两者存在明显差异，表明毛橘红和光橘红的化学成分种类和含量存在差异，这可能是导致两者药效差异的主要原因。林励等[136]比较了毛橘红（化州柚）与光橘红（柚）的总黄酮含量，结果发现毛橘红总黄酮含量、柚皮苷含量均高于光橘红，且前者野漆树苷含量甚至是后者的 10 倍。文小燕等[150]对不同产地化橘红中柚皮苷的含量进行分析，发现广东化州所产的毛橘红柚皮苷含量最高，达到 7.13%，其次为广西所产的光橘红，含量为 5.61%。此外，还有许多研究都表明化州柚中柚皮苷、野漆树苷、总黄酮等有效成分或有效部位的含量高于柚。

生物遗传学研究表明，化州柚与其他柚类的遗传物质有明显差异，不同产地的化州柚遗传距离也较大。王浩涵等[51]构建了适用于化州柚及其近缘种的 SCoT 分子标记体系，通过 UPGMA 聚类分析发现，化州柚能够较好地与琯溪蜜柚、水晶柚等其他柚类品种区分开。林励等[49]对 23 个不同产地和不同品系的化州柚与柚进行随机扩增多态性 DNA 分析，结果显示同一产地的化州柚遗传特征差异较小，亲缘性较近，而不同产地的化州柚遗传距离较大，研究人员认为化州柚是柚的栽培变种，其遗传特征具有不稳定的因素，产地改变、有性繁殖等都可能诱导该栽培变种遗传特征出现变异，这也应是化州柚表观形态特征易受产地、繁殖方法影响的主要原因。

（三）化橘红质量研究

化橘红质量研究主要集中在黄酮类、香豆素类、多糖和挥发油等化学成分的测定，此外还有生药学鉴别、外观性状鉴别、水分、灰分和浸出物检查等，常用分析技术包括分光光度法、薄层色谱法、液相色谱法和质谱联用法等。

1. 生药学鉴别

林励等[135]以形态分类法和显微鉴定法比较化橘红的原植物及显微构造，结果发现化橘红原植物存在外果皮茸毛、茎非腺毛等显著差异，见表1-7、表1-8。

表1-7 化橘红与光橘红原植物形态主要区别

形态	化橘红	光橘红
原植物	化州柚	柚
树高	常绿乔木，高 4～8 m	常绿乔木，高 10～15 m
幼枝	密被柔毛，具微小针刺	毛不明显，具明显针刺
叶	单身复叶两面均有柔毛，叶质较厚	单身复叶下面有疏毛，叶质较薄
花期	2—3 月	4—5 月
柑果	果径约 5～8 cm，外果皮密被白色茸毛	果径约 10～15 cm，外果皮光滑无毛

表1-8 化橘红与光橘红原植物显微特征主要区别

部位	化橘红	光橘红
原植物	化州柚	柚
茎表皮	有非腺毛	无非腺毛
茎皮层	淀粉粒较多	淀粉粒较少
茎韧皮部	草酸钙方晶较多	草酸钙方晶较少
叶外层栅栏组织	富含草酸钙方晶	不含草酸钙方晶
叶肉栅栏组织	厚约 70 μm	厚约 28 μm
上表皮	有非腺毛	无非腺毛
叶脉皮层	较厚	较薄

陈建华等[38]也研究了化橘红基原化州柚与柚的植物形态及加工饮片性状和显微特征，结果发现化州柚与柚在树高，柑果果径大小，幼枝、叶面及柑果表皮是否被茸毛，显微构造等方面存在显著差异，易于区别，由此提供了一种化州柚与柚的鉴别方法（具体见表1-4）。

2. 外观性状研究

外观性状是评价化橘红品质的重要指标之一。

熊萧萧[148]认为毛橘红、光橘红和柚皮性状的主要区别是：毛橘红表面为绿褐色或黄绿色，密被茸毛，质坚实，不易折断，气芳香醇厚；光橘红外果皮为黄绿色，无茸毛，质脆体轻，易折断，气香较弱；柚皮外表皮黄棕色，光而无茸毛，质柔体轻，易折断，气香微弱。

林励等[135]通过系统质量研究，制定了化橘红初加工品检验标准质量初步监测方法，其中关于产品等级划分的外观鉴定和有效成分含量要求见表1-9。

表1-9 不同等级化橘红质量标准

级别	特级品	甲级品	乙级品
外观	大小均匀，香气浓郁，坚实，成品圆柱直径小于2 cm，高小于3 cm；果皮表面青绿色，密被茸毛，手摸有细毛毡样舒适感	大小均匀，坚实，香气浓郁，成品圆柱直径小于3 cm，高小于5 cm，果皮表面青绿色，茸毛较多，手摸有细毛毡样舒适感	大小均匀，坚实，香气较浓，成品圆柱直径4 cm左石，高大于5 cm，果皮表面褐色，茸毛较少，手感较差
总黄酮含量	≥25%	≥11.5%	≥9%
柚皮苷含量	≥15%	≥8.5%	≥7%
野漆树苷含量	≥0.20%	≥0.20%	≥0.20%

陈小红等[151]对35批收集的化橘红样品以化橘红果实直径、质量和茸毛疏密程度等外观性状与内在指标综合分析，再结合市场调研结果，制定了化橘红商品规格等级标准。将化橘红分为一等、二等、三等、四等4个等级，一等，柚皮苷、总黄酮及野漆树苷质量分数分别为≥17.1%，≥21.0%和≥0.10%，果实直径≤3 cm，质量≤8.1 g；二等，柚皮苷、总黄酮及野漆树苷质量分数分别为8.1%~17.0%，12.2%~20.9%和≥0.10%，果实直径3~4 cm，质量8.2~21.5 g；三等，柚皮苷、总黄酮及野漆树苷质量分数分别为5.6%~8.0%，9.3%~12.1%和≥0.10%，果实直径4~5 cm，质量21.6~30.5 g；四等，柚皮苷、总黄酮及野漆树苷质量分数分别为3.5%~5.5%，5.5%~9.2%和≥0.10%，果实直径≥5 cm，质量≥30.6 g。该等级标准与传统的等级划分方法基本保持一致，可作为化橘红等级标准的参考。

3. 水分、灰分、浸出物等检查

欧剑锋等[152]对道地化橘红药材水分、灰分、浸出物标准的研究,认为道地化橘红药材应以含水量不超过 11.4%,总灰分不高于 3.66%,酸不溶性灰分不高于 0.08%,冷浸法水溶性浸出物含量不低于 31.87%,热浸法水溶性浸出物含量不低于 40.91%,冷浸法醇浸出物含量不低于 18.28%,热浸法醇浸出物含量不低于 22.57% 为宜。

4. 分光光度法在化橘红质量研究中的应用

分光光度法中,紫外光谱分析和红外光谱分析是检测中药有效成分总含量最常用的方法,化橘红的总黄酮和多糖含量常用分光光度法进行测定:

庞瑞等[138]以柚皮苷为对照品,在 283 nm 波长处测定吸光度,采用紫外分光光度法测定不同产地不同品种柚皮中总黄酮的含量,结果显示化橘红中总黄酮含量最高,胡柚皮次之,普通柚皮含量较少;化橘红中总黄酮含量以化州橘红为最高。考虑到化橘红的二氢黄酮类物质在碱性检测条件下不稳定,黄兰珍[74]根据黄酮类成分可与铝盐反应显色的原理,以柚皮苷为对照品,加硝酸铝显色,在 306 nm 处测定吸光度,采用紫外可见光分光光度法测得化州柚果皮的总黄酮含量。该方法的平均回收率为 98.36%,RSD 为 1.31%。总黄酮提取液组成复杂,样品处理过程中不可避免地带入天然色素等杂质成分,易产生背景干扰,为有效消除杂质成分的干扰,李琼霞等[153]建立了一种双波长分光光度法测定化橘红中总黄酮的含量,实验结果表明该方法简单易行,适用于化橘红产品的质量控制。此外,因近红外光谱分析技术具有快速、简便、准确、样品无损等优点,近年已有学者将其应用于化橘红的快速测定中,建立了化橘红中柚皮苷含量近红外定量模型,所建模型预测集相关系数为 0.992 7,校正集均方根偏差为 0.074 6,预测集均方根偏差为 0.282,验证集预测平均回收率为 101.65%($N=9$),表明所建模型性能较好,对化橘红中柚皮苷含量能预测准确[154]。

邓玲玲等[155]采用苯酚—硫酸比色法比较研究了不同产区和不同规格的化橘红类药材的多糖含量,结果表明:该方法的回收率达 99.1%,RSD 为 0.34%;化橘红多糖的含量因品种及产地不同而有较大的变化,其含量范围大致为 4% ~ 14%,从总体来看,副毛橘红中的多糖含量高于正毛橘红,平定产区的化橘红类药材中的多糖高于化州产区的化橘红类药材,研究人员认为这一结果与产地的加工方法有较大的关系。程荷凤等[115]用紫外光谱(扫描范围 190 ~ 400 nm)和红外光谱(扫描范围 400 ~ 4 000 cm^{-1}),对化橘红水溶性多糖进行了研究,根据红外光谱显示的多糖特征吸收峰,初步确定化橘红多糖为含 α – 构型糖苷键的杂多糖。

除含量测定外,卢丽萍等[44,156]还采用傅立叶红外光谱法(FTIR)建立不同品种化橘红药材红外指纹图谱,并应用 Spectrum v5.0.1 红外软件和 SPSS 13.0 统计分析软件对实验数据进行处理。结果 FTIR 图谱在 1 820 ~ 950 cm^{-1}范围内选点归一化处理后毛橘红和光橘红差异显著,其在 1 800 ~ 700 cm^{-1}范围内二阶导数谱差异亦显著,可作为两者主要鉴别特征；再通过聚类分析，鉴别不同品种化橘红药材正确率可达92.9%。

5. 薄层色谱法在化橘红质量研究中的应用

化橘红中的柚皮苷、野漆树苷、橙皮内酯水合物、异橙皮内酯、佛手柑内酯、异欧前胡素等成分可采用薄层色谱法进行鉴别或采用薄层色谱扫描法进行含量测定[157-160]，但目前这些检测多被灵敏度和准确度更高的液相色谱等方法取代。

袁旭江等[161]采用薄层色谱法，研究了毛橘红和光橘红各12个样品石油醚部分的指纹图谱的差异，结果显示，两品种差别主要表现为：光橘红中能检测到呈淡绿黄色斑点（即特异点），而毛橘红无法检出；毛橘红含佛手柑内酯，而光橘红难以检出；毛橘红中异欧前胡素含量高于光橘红，说明毛橘红与光橘红的石油醚部位的薄层色谱指纹图谱有显著差异，可用于区分毛橘红与光橘红。陈志霞等[162]以佛手柑内酯和异欧前胡素为对照，建立了10个化橘红药材样品的薄层色谱指纹图谱，结果显示道地药材毛橘红与不同地区收集的非道地药材光橘红的荧光色谱图有显著差异，毛橘红含有光橘红所不含的一个蓝色斑点，即佛手柑内酯，该鉴别方法斑点非常清晰、分离较为理想、重现性好，不仅可用于化橘红药材香豆素类成分的指纹图谱研究，且可用于鉴别毛橘红和光橘红。

6. 液相色谱法在化橘红质量研究中的应用

液相色谱法是中药分析领域最常用的分析技术，而且能连接多种检测器，如紫外检测器、蒸发光散射检测器、质谱检测器等，适用于大部分化学成分的分析，因此也被广泛地应用于化橘红中黄酮、香豆素和有机酸等化学成分的质量研究，包括多成分同时测定、指纹图谱研究等。

（1）含量测定。

李宇邦等[163]采用HPLC法建立一测多评法，同时测定毛橘红与光橘红中柚皮苷、新橙皮苷、野漆树苷、柚皮素和芹菜素5种黄酮类成分的含量，结果表明毛橘红与光橘红中的柚皮苷、野漆树苷、柚皮素含量存在较大差异，其中毛橘红远优于光橘红。刘慧燕等[116]采用HPLC法分析比较了不同产地化橘红中柚皮苷、野漆树苷、新北美圣草苷、樱桃苷、melitidin、柚皮素6种黄酮类成分，结果显示化州产化橘红中所测6种黄酮成分的含量都高于广西、福建产的。宋茜等[164]建立了同时测定化橘红中柚皮苷、野漆树苷、橙皮内酯水合物、水合氧化前胡素和异欧前胡素5种化学成分的HPLC方法，并测定了16批毛橘红和17批光橘红样品中的含量。结果表明不同产地的药材各个化学成分含量相差很大，且5种成分在毛橘红中的含量均高于在光橘红中的含量，柚皮苷、野漆树苷、橙皮内酯水合物、水合氧化前胡素和异欧前胡素在毛橘红中的平均含量分别为光橘红中的4.3、5.8、1.1、16.7和15.4倍。裴昆等[165]采用HPLC法同时测定化橘红药材中水合橘皮内酯、橘皮内酯、马尔敏和葡萄内酯的含量，通过对不同产地化橘红药材中水合橘皮内酯、橘皮内酯、马尔敏和葡萄内酯进行含量测定，结果表明，光橘红中上述 4 种成分的含量低于毛橘红，其中产地广西的化橘红虽然检测到含有马尔敏和葡萄内酯，但低于定量限。肖维强等[166]采用 HPLC 法测定化橘红中的 10 种香豆素成分，包括羟甲香豆素、香豆素、7 - 甲氧基香豆素、呋喃香豆素、6 - 甲基香豆素、5，7 - 二甲氧基香豆素、佛手柑内酯、欧前胡素、异欧前胡素和香柠檬亭，并对采自广东省茂名市化州市 10 个不同栽培地点的化橘红样品分析，除 6 - 甲基香豆素和 5，7 - 二甲氧基香豆素未在样品分离中出现外，化橘红样品含有其余的香豆素成分，10 个样品在香豆素含量上存在显著差异，各样品中基本以香豆素和异欧前胡素这两种香豆素含量为主。

刘群娣等[96]采用 HPLC - DAD - MS/MS 方法，比较分析毛橘红与光橘红中主要化学成分的组成和含量异同，结果获得黄酮类及香豆素类化学物丰富的结构信息，归属了其中 13 个化合物，发现毛橘红含有未在光橘红中检测出的佛手柑内酯，毛橘红的柚皮苷、野漆树苷、水合氧化前胡素和异欧前胡素明显高于光橘红。

张旭倩等[167]采用 HPLC - ELSD 法测定了不同来源和品种化橘红中的活性成分肌醇的含量，结果表明化橘红不同栽培品种中肌醇含量差别较大，由高到低为陆福 > 黄绒果 > 假西洋 > 金钱脐 = 大茶岭 > 凤尾。

超高效液相色谱（UPLC）法是在高效液相色谱法的基础上发展而来的一种新兴的液相色谱技术，具有超高效、超高分离度、超高灵敏度等特点，已被广泛应用于中药分析领域。邓少东等[168]采用 UPLC 法测定酸水解前后化橘红中柚皮苷、野漆树苷、柚皮素、芹菜素的含量，结果显示，酸水解前可同时测定柚皮苷、野漆树苷、柚皮素、芹菜素的含量，酸水解后柚皮苷、野漆树苷分别转化为柚皮素、芹菜素，该方法分离度良好、灵敏度高，且高效、快速，能在 5 分钟内完成检测。陈昭等[169]采用 UHPLC - MS 法测定化橘红 PPARα 靶标激动成分橙皮苷、柚皮苷和橙皮内酯水合物的含量，结果表明，化橘红有效部位中橙皮苷的平均含量为 0.738 mg/g，柚皮苷为 24.496 mg/g，橙皮内酯水合物为 4.167 mg/g，该方法快速、灵敏、准确，适用于对化橘红进行活性导向的多指标质量控制。

除检测内含物质外，液相色谱法还被应用于化橘红农残检测。郑龙等[170]针对化橘红生产环节常用的阿维菌素、吡虫啉、灭幼脲和噻嗪酮 4 种农药，建立了固相萃取—液相色谱—串联质谱检测方法，该方法操作简便快捷，结果准确可靠，能满足化橘红农药残留分析的要求。

（2）指纹图谱。

陈志霞等[171]应用 HPLC 法，以柚皮苷为参比、相对保留时间和峰面积百分比为参数，建立不同品种和产地的 10 批化橘红样品的 HPLC 指纹图谱，结果表明不同品种化橘红（毛橘红和光橘红）的图谱存在较大的差异，标示出 30 多个峰中 20 多个峰为毛橘红与光橘红的共有峰，其主要色谱峰的 DAD 光谱均显示黄酮特征；大部分光橘红样品在 51.4 分钟有一个含量超过 10% 的峰，而毛橘红则难以检测到此峰或含量极低。此外，毛橘红中柚皮苷和野漆树苷含量明显高于光橘红，故柚皮苷和野漆树苷所占的百分含量也可成为区分二者的另一个依据。王铁杰等[137]采用小鼠氨水引咳法、酚红排泄法和二甲苯致耳肿胀法对毛橘红和光橘红进行止咳、祛痰和抗炎作用研究，建立了基于药效的毛橘红和光橘红中 70% 乙醇提取物的 HPLC 指纹图谱，结果表明毛橘红与光橘红的指纹图谱分别有 18 和 17 个共有峰，从对照指纹图谱和聚类分析结果看，两者存在明显差异，这可能是导致两者药效差异的主要原因。王莲婧等[47]采集了 50 批不同栽培品种毛橘红的 HPLC 指纹图谱，生成毛橘红共有模式的对照指纹图谱，其中共有色谱峰 18 个，不同栽培品种样品指纹图谱整体特征相似，与对照指纹图谱比较，不同栽培品种毛橘红指纹图谱的相似度均高于 0.93；进一步处理，生成各个栽培品种的对照指纹图谱，将各栽培品种对照图谱与 50 批毛橘红指纹图谱进行相似度计算，结果显示品种判断成功率达 92%。邓少东等[172]采用 UPLC 法和 HPLC 法对 17 批化橘红药材的黄酮类成分进行指纹图谱分析，分别建立了化橘红黄酮类成分的 UPLC 与 HPLC 指纹图谱共有模式，其中 UPLC 法标识出 21 个共有峰，HPLC 法标识出 17 个共有峰，与 HPLC 法相比，UPLC 较更高效、快速、灵敏。肖维强等[173]应用 HPLC 技术，对来自化州市的化州柚产地 11 个点取样，建立化橘红香豆素类成分 HPLC 指纹图谱，其中共有峰 9 个，香豆素、呋喃香豆素、佛手柑内酯和异欧前胡素的含量高且较稳定。

7. 质谱联用法在化橘红质量研究中的应用

质谱联用法主要应用于化橘红中挥发油的质量分析。

林励等[40]用 CG - MS 法对不同品种化橘红挥发油成分作了比较，结果显示化州柚及柚果皮挥发油含量为 0.72% ~ 0.95%，从两者挥发油中均检出 30 多种化学成分，种类大致相同，但化州柚富含的 γ - 松油烯却不能从柚中检出。陈连剑等[107]采用 GC - MS 法对正毛化橘红、副毛化橘红和无毛化橘红超临界 CO_2 萃取物进行了分析，结果显示三者的化学成分差异明显，正毛化橘红含量较高的主要是低沸点的烯烃类化合物和倍半萜类化合物，包括 β - 月桂烯、柠檬烯、γ - 松油烯、EPI - 双环倍半水芹烯等；副毛化橘红中含量较多的组分集中在中沸点区域，以脂肪酸及其酯类为主，烯烃类及倍半萜类物质的数量和相对含量与正毛化橘红相比明显减少；广西产无毛化橘红主要成分集中在低沸点和高沸点两类中，且在低沸点区域未见 β - 月桂烯、柠檬烯、γ - 松油烯等有效止咳成分，在高沸点区则存在大量的酮式甾醇化合物，而化州产化橘红中不存在或仅有少量的酮式甾醇化合物，这是两者的一个显著差异。陈晓颖等[108]应用 GC - MS 技术对化橘红的外果皮和幼果的脂溶性化学成分进行分析，结果显示化橘红幼果中挥发油的数量和相对含量比化橘红外果皮明显增多，尤其是柠檬烯，研究人员认为挥发油含量较高可能就是化橘红胎疗效优于化橘红外果皮的原因。韩寒冰等[105]通过无水乙醇超声辅助提取化州柚的花、果实和叶中的化学成分，运用在线凝胶渗透色谱—气相色谱—质谱联用技术分析鉴定其中挥发油的成分，结果从果实中共分离出 71 种成分，鉴定出其中的 36 种，主要成分是：β - 月桂烯（24.35%）、γ - 萜品烯（20.70%）和大根香叶烯 D（18.46%）。

8. 其他分析技术在化橘红质量研究中的应用

除以上常用的分析技术外，电子舌和电子鼻技术、电感耦合等离子体质谱分析技术、神经网络技术等也被应用于化橘红质量研究中。

熊萧萧等[148,174]运用了电子舌和电子鼻技术对不同年份的化橘红进行了年份识别的尝试。结果发现，电子舌识别中采用 PCA 分析和 DFA 分析均保留了样品原始数据绝大部分的信息量，对不同配比样品之间做了较好的区分，10 个贮藏年份的样品在图中已经完全分离，互不干扰。电子舌也能将随机选取的不同年份的化橘红样品与广柑、柠檬、甜橙、沙田柚、臭皮柑等非化橘红样品进行有效区分。电子鼻能较好地识别化橘红溶液和非化橘红溶液，但对于区分不同年份的化橘红溶液效果较差，直接进行区分的难度较大。推测其原因是化橘红溶液的挥发性物质种类可能较为固定，不同年份之间差异较小，产生的电信号差异非常小，尚不足以达到区分的水平。

刘慧燕等[175]用电感耦合等离子体质谱法测定了化橘红中的 27 种无机元素含量，结果显示，被测的 27 种元素中道地化橘红的 Ca、K、Al、B、Ti、Rb、Sr、Be、Co、Ga、Mo 元素含量均高于其他产地化橘红；所有样品中重金属如 Pb、As、Hg、Gr 和 Cu 的含量均在安全限值范围内，表明道地化橘红在无机元素组成上具有明显的优势。

指纹图谱的相似度计算一般采用相关系数或相合系数法，两者能快速、较好地通过完整指纹图谱或色谱峰面积（峰高）计算指纹图谱的相似程度，然而存在一定的局限性——均采用等权重的形式求取相似度，这可能会淹没特征值的个性信息，进而可能导致对整体相似度的误判。在鉴别道地毛橘红时，使用两者计算所得的光橘红与毛橘红相似度均较高，难以作出有效识别[45]。因此，有学者应用光谱分析结果结合人工神经网络等数据分析技术，以提高化橘红的识别率。魏航等[43]收集不同产地的 23 批化橘红药材样品的 HPLC 指纹图谱，采用主成分分析法提取主成分，利用 BP 神经网络进行模式识别，建立了有效识别毛橘红和光橘红的神经网络模型，有效识别率超过 91.3%，其中毛橘红均能被正确识别。陈南迪等[176]采用傅立叶红外光谱法及 HPLC 法建立不同品种化橘红的指纹图谱，采用自组织竞争人工神经网络进行模式识别，结果自组织竞争型神经网络模型对化橘红粉末、提取物红外及 HPLC 指纹图谱预测平均准确率超过 91.67%，可有效用于化橘红品种的识别。陈南迪等[177]还研究了毛橘红总黄酮 HPLC 指纹图谱与其抗氧化活性的谱效关系，采用 HPLC 法制备毛橘红总黄酮指纹图谱，应用灰关联数学模型计算各色谱峰与抗氧化活性的灰关联度，采用逐步多元回归对指纹色谱峰进行回归，筛选出对抗氧化作用有统计学意义的 4 个峰，并结合广义回归人工神经网络（GRNN）进行抗氧化性预测结果，结果建立了可直接通过毛橘红指纹图谱判别其抗氧化活性的数学方程，可避免人为因素对实验结果的影响，同时为毛橘红药效评价系统的建立提供了研究基础。魏航等[48]运用基于范数与信息熵赋权法的灰色关联分析，建立了基于灰色系统理论的化橘红 HPLC 指纹图谱模式识别模型，结果显示熵权与范数的灰色关联分析均能准确识别出毛橘红与光橘红两个品种，克服了传统相似度或灰色关联在化橘红色谱指纹图谱分析中的误判问题；对药材中化学成分的种类与含量十分接近的毛橘红不同栽培品种的识别率超过 92.85%。潘莎莎等[42]以 81 个正毛化橘红、37 个其他品种橘红共 118 个样品为研究对象，构建了傅立叶变换衰减全反射红外光谱法结合 MLP 神经网络判别模型，以及荧光光谱成像技术结合 MLP 神经网络判别模型，它们均能快速、可靠地对化橘红的类别进行鉴别，且所需样品量少，无需复杂前处理，识别正确率可达 100%。

彭颖等[142]采用氨基酸自动分析仪，测定了化橘红 3 个不同月份果实及成熟期的叶与花的氨基酸含量，结果表明化橘红果实月份越大，氨基酸总量与种类越多，化橘红果实 8 种必需氨基酸含量为 8.51 ~ 122.14 mg/100mL、10 种药效氨基酸含量 2.02 ~ 92.67 mg/100mL。

（四）化橘红药材质量标准

1. 国家标准

以下为各版《中国药典》关于"化橘红"质量标准的记录情况：1953 年版未收载"化橘红"或"橘红"；1963 年版开始收载"橘红"，项下包括橘类橘红和柚类橘红；1977 年版也收载了"橘红"，但项下仅有柚类橘红，不包括橘类橘红；1985 年版首次建立"化橘红"项，并将"化橘红"与"橘红"分列，前者植物来源是化州柚或柚，后者植物来源是橘及其栽培变种。此后各个版本的收载情况与 1985 年版基本一致。

化橘红药材现行国家标准收载于《中国药典》2020 年版一部[1]，内容摘录如下：

【性状】

化州柚：呈对折的七角或展平的五角星状，单片呈柳叶形。完整者展平后直径 15 ~ 28 cm，厚 0.2 ~ 0.5 cm。外表面黄绿色，密布茸毛，有皱纹及小油室；内表面黄白色或淡黄棕色，有脉络纹。质脆，易折断，断面不整齐，外缘有 1 列不整齐的下凹的油室，内侧稍柔而有弹性。气芳香，味苦、微辛。

柚：外表面黄绿色至黄棕色，无毛。

【鉴别】

（1）粉末显微：化橘红粉末暗绿色至棕色。中果皮薄壁细胞形状不规则，壁不均匀增厚，有的作连珠状或在角隅处特厚。果皮表皮细胞表面观多角形、类方形或长方形，垂周壁增厚，气孔类圆形，直径 18 ~ 31 μm，副卫细胞 5 ~ 7 个，侧面观外被角质层，靠外方的径向壁增厚。偶见碎断的非腺毛，碎段细胞多至十数个，最宽处直径约 33 μm，具壁疣或外壁光滑、内壁粗糙，胞腔内含淡黄色或棕色颗粒状物。草酸钙方晶成片或成行存在于中果皮薄壁细胞中，呈多面形、菱形、棱柱形、长方形或形状不规则，直径 1 ~ 32 μm，长 5 ~ 40 μm。导管为螺纹导管和网纹导管。偶见石细胞及纤维。

（2）薄层色谱：取化橘红粉末 0.5 g，加甲醇 5 mL，超声处理 15 分钟，离心，取上清液作为供试品溶液。另取柚皮苷对照品，加甲醇制成每 1 mL 含 1 mg 的溶液，作为对照品溶液。按照《中国药典》2020 年版四部通则 0502 "薄层色谱法" 实验，吸取上述两种溶液各 2 μL，分别点于同一高效硅胶 G 薄层板上，以乙酸乙酯 – 丙酮 – 冰醋酸 – 水（8∶4∶0.3∶1）为展开剂，展开，取出，晾干，喷以 5% 三氯化铝乙醇溶液，在 105 ℃加热 1 分钟，置紫外光灯（365 nm）下检视。供试品色谱中，在与对照品色谱相应的位置上，显相同颜色的荧光斑点。

【检查】

（1）水分：按照《中国药典》2020 年版四部通则 0832 第四法测定，不得过 11.0%。

（2）总灰分：按照《中国药典》2020 年版四部通则 2302 测定，不得过 5.0%。

【含量测定】

柚皮苷（$C_{27}H_{32}O_{14}$）的含量测定，按照《中国药典》2020 年版四部通则 0512 高效液相法测定。

（1）色谱条件与系统适用性实验：以十八烷基硅烷键合硅胶为填充剂；以甲醇 – 醋酸 – 水（35∶4∶61）为流动相；检测波长为 283 nm。理论板数按柚皮苷峰计算应不低于 1000。

（2）对照品溶液的制备：取柚皮苷对照品适量，精密称定，加甲醇制成每毫升含 60 μg 的溶液，即得。

（3）供试品溶液的制备：取本品粉末（过二号筛）约 0.5 g，精密称定，置具塞的锥形瓶中，精密加入甲醇 50 mL，称定重量，水浴加热回流 1 小时，静置冷却下，再称定重量，用甲醇补足减失的重量，摇匀，滤过，精密量取续滤液 5 mL，置 50 mL 量瓶中，加 50% 甲醇至刻度，摇匀，即得。

（4）测定法：分别精密吸取对照品溶液与供试品溶液各 10 μL，注入液相色谱仪，测定，即得。

本品按干燥品计算，含柚皮苷（$C_{27}H_{32}O_{14}$）不得少于 3.5%。

2. 地方标准

查阅各国省市的中药材地方标准，共有 28 个相关地方标准收载了化橘红，其中广东省 3 个，其他省市 25 个。广东省地方标准中，《广东省中药炮制规范》（1984 年版）、广东省质量技术监督局发布的广东省地方标准《地理标志产品 化橘红》（DB 44/T 615—2017）[178]。内容摘录如下：

表 1-10　关于化橘红的代表性地方标准

序号	典籍名称	收载条目	备注
1	《广东省中药炮制规范》(1984)	橘红	化州柚的干燥未成熟外果皮。夏季采摘未成熟的果实，置沸水中略烫后，将果皮均成 5～7 瓣，除去果瓣及部分中果皮，压平，干燥。炮制：除去杂质，切丝
		橘红胎	化州柚的干燥幼果。春季收集幼果，晒干。炮制：除去杂质，洗净，闷润，切薄片，晒干
2	《广东省中药材标准》(2021)	化橘红胎（化橘红珠）	化州柚的干燥幼果。春末夏初果实未成熟时采收，杀青，干燥；或杀青后压制成圆柱形，干燥；或杀青后纵切为二或四瓣，干燥；或切片，杀青，干燥。炮制：类圆片状者除去杂质；未切片者洗净，闷润，切片、切丝或切块，干燥
3	《地理标志产品　化橘红》(DB 44/T 615—2017)	化橘红	化州柚的幼果及果皮。在幼果时采收。采收时间在 5 月初至 6 月中旬
4	《湖南省中药材炮制规范》(1999)	化橘红	化州柚或柚的未成熟或近成熟果实的外层果皮及幼小果实

(1)《广东省中药炮制规范》(1984 年版)——橘红胎。

【来源】

本品为芸香科植物化州柚的干燥幼果。春季收集幼果，晒干。

【性状】

本品呈小球形。表面密被黄绿色的茸毛。质坚硬。气香，味微苦。以个小、茸毛多、身重者为佳。

【炮制】

除去杂质，洗净，闷润，切薄片，晒干。

【性味】

苦、辛，温。

【功能与主治】

理气化痰，消积食。用于风寒咳嗽，食积气逆，胸闷气滞。

【用法与用量】

5～10g。

【贮藏】置阴凉干燥处，防潮。

（2）《地理标志产品　化橘红》（DB 44/T 615—2017）。

【范围】

本标准规定了化橘红的地理标志产品保护范围、术语和分类、技术要求、实验方法和标志。

本标准适用于国家质量监督检验检疫行政主管部门根据《地理标志产品保护规定》（质检总局 2005 年第 78 号公告）批准保护的化橘红。

【地理标志产品保护范围】

化橘红地理标志产品保护范围以广东省化州市人民政府《关于要求划定化橘红产地范围的函》（化府函〔2006〕25 号）提出的范围为准，为广东省化州市河西街道、石湾街道、新安镇、官桥镇、中垌镇、丽岗镇、林尘镇、江湖镇、合江镇、那务镇、平定镇、文楼镇、播扬镇、宝圩镇 14 个镇、街道现辖行政区域。

【术语】

化橘红：在化橘红地理标志产品保护范围内种植，以芸香科植物化州柚 *Citrus grandis*'Tomentosa'鲜果经过加工而成的质量符合本标准要求的产品。

化橘红珠（胎果）：在化橘红地理标志产品保护范围内种植，以谢花后 15 天内采摘的芸香科植物化州柚 *Citrus grandis*'Tomentosa'鲜果经过加工而成的质量符合本标准要求的产品。

【化橘红产品分类】

①化橘红珠（胎果）。

化橘红鲜果（幼果）经沸水烫漂后烘干或直接高温（80 ℃ ~90 ℃）烘干或压制而成的产品。

②化橘红片（皮）。

化橘红鲜果经沸水烫漂后烘干或高温（80 ℃ ~90 ℃）烘断青变软，再用切刀在化橘红果顶端开刀，往下行半径切至 3/4 收刀，共切 5 刀或 7 刀，削去果内瓤，烘干或压制而成的产品。

【技术要求】

①化橘红种植要求。

按附录 C 的规定进行。

②产品质量。

a. 感官要求应符合表 1 - 11 的规定。

表 1 – 11

项目	化橘红珠（胎果）	化橘红片（皮）
色泽	果皮表面黄绿色或青褐色	果皮表面黄绿色或青褐色
形态	表面密布茸毛，有小油室	呈对称的七角或展平五角星状，单片呈柳叶形，表面密布茸毛，有小油室

b. 理化指标应符合表 1 – 12 的规定。

表 1 – 12

项目	指标
总黄酮含量（%）	≥5.50
柚皮苷含量（%）	≥5.00
野漆树苷含量（%）	≥0.20
挥发油含量（%）	≥0.50
干燥失重（%）	≤15.00

c. 卫生指标应符合《食品安全国家标准　食品中污染物限量》（GB 2762）、《食品安全国家标准　食品中农药最大残留限量》（GB 2763）的规定。

【实验方法】

①感官检验。

在天然散射光线或无反射光的白色透射光线下，对化橘红产品进行眼看、鼻闻、口尝。

②总黄酮含量测定。

按本标准附录 B.1 方法进行。

③柚皮苷含量测定。

按《中国药典》2020 年版化橘红项下规定的方法检测。

④野漆树苷含量测定。

按本标准附录 B.2 方法进行。

⑤挥发油含量测定。

按《中国药典》2020 年版一部通则 2204 挥发油测定法甲法进行测定。

⑥干燥失重的测定。

按《食品安全国家标准　食品中水分的测定》（GB 5009.3）规定中的真空干燥法进行。

【标志】

产品的包装标志应符合《食品安全国家标准　预包装食品》（GB 7718）、《地理标志产品标准通用要求》（GB/T 17924）的规定。

（五）化橘红药材商品规格

传统的化橘红商品规格分为毛橘红和光橘红两种，根据果皮上柔毛的密集程度及加工方法不同又分为正毛七爪、副毛七爪、光青七爪、光黄七爪、六爪红、大五爪等[179]：①七爪红，呈扁扎状重选交错的山字形，长15~24 cm，高8~12 cm。正毛七爪外表面绿褐色，有密集的短茸毛及细密的油室小凹点，内皮黄白色至淡黄棕色，折断时有油外射及浸润，气芳香，味苦；副毛七爪外表面毛茸稀少，含油稍差；光青七爪外表面淡绿色或灰绿色，稍粗糙，密生凸凹交错的油室小点，内皮黄白色至淡黄棕色，具多数突起的点或线状维管束。质坚硬，断裂时无油外射，中果皮干枯，海绵状，气微香，味苦微酸；光黄七爪和光青七爪相同，惟其外表皮偏黄棕色。②六爪红，呈高装扎状截角六瓣形，直径8~10 cm，每扎厚15 cm。外表面绿褐色，略平滑，有密集的短茸毛及细密的油室小凹点。内皮黄白色至淡黄棕色。折断时有油外射及浸润。气芳香，味苦。③大五爪，呈扁扎状截角形五花瓣状，直径20~25 cm。外表面淡黄色或黄绿色。有密集的油室小凹点。内皮黄白色至黄棕色，海绵状。质坚脆。气微香，味酸微苦。

现如今市场上"七爪""五爪"化橘红已很少见，多把化橘红加工为化橘红片、化橘红丝、化橘红全果等形式。目前化橘红市场流通的商品规格主要有[180]：①圆果型化橘红，呈长圆形或扁圆形，直径5~6 cm，先端有残留的果柄痕，底部有残留的突起花柱痕。表面棕褐色，密布茸毛。断面类白色到棕褐色。气芳香，味苦，微辛。②长果型化橘红（压果）：大小均匀，呈圆柱形，侧面中央有残留的果柄痕，两端钝圆而平，直径约3 cm，表面棕褐色，密布茸毛。断面、气味同上。③橘红珠（胎、片）呈圆球形，大小不一。表面黄棕色或深绿色，全体被细密黄绿茸毛。果顶端微凹入，有时残留花柱残基，基部果梗痕明显。质坚实，不易切开。切开后可见中心瓤细小，通常小于断面的1/4。内果皮淡红棕色。气清香，味苦、微涩。

（六）化橘红药材入药部位探讨

目前《中国药典》2020年版中化橘红的入药部位是干燥外层果皮，但自古以来道地产区化州市就将化州柚未成熟全果入药，习称橘红胎、橘红珠。橘红珠是被《中华本草》[31]、《中药大辞典》[181]所收载的药材品种，且被收载在一些地方药材标准和炮制规范里面，如《广东省中药材标准》及《广东省中药炮制规范》（1984年版）中"橘红胎"的药用部位描述，都说明化州柚全果均可入药。

为充分利用化州柚资源，缓解道地药材紧缺的局面，有必要对化橘红入药部位进行科学研究。张秋玲等[182]采用紫外分光光度法测定化州柚外果皮、中果皮、果瓤的总黄酮含量，采用HPLC测定柚皮苷含量和色谱指纹图谱相似度，结合药效学研究，探讨化州柚的入药部位。结果是化州柚果实各部位总黄酮、柚皮苷的含量大致相仿，色谱指纹图谱相似度较高；外果皮、中果皮、果瓤与全果均能延长小鼠咳嗽潜伏期和减少小鼠的咳嗽次数，组间比较无统计学差异，表明化州柚以全果入药存在一定科学性与合理性。

第七节 药效学及安全性研究

一、药理作用

现代药理学研究表明，化橘红具有化痰、止咳、抗炎、抗氧化、抗癌、免疫调节、降血糖及防治糖尿病心肌功能损伤等作用。化橘红主要有效成分有黄酮类、挥发油、多糖和香豆素类化合物，其黄酮的主要有效成分为柚皮苷、野树漆苷，挥发油的主要有效成分是柠檬烯、α-蒎烯和β-蒎烯。其中柚皮苷含量常作为其质量监控指标。

（一）化痰作用

化橘红有良好的化痰作用，其提取物及主要有效成分多糖、黄酮、挥发油均有研究表明能有效使动物呼吸道分泌物变多变稀，促进痰液排出。相同剂量组的药效比较，毛橘红的化痰作用明显优于光橘红，这与传统认为道地药材质量较好的看法一致[84]。

李沛波等[129]的研究表明化州柚提取物能促进小鼠气管酚红的排泌和增加大鼠玻管的排痰量。侯秀娟等[183]用小鼠气管段酚红排泌法观察化州橘红多糖的化痰作用，发现化州橘红多糖中、高剂量组与空白对照组的结果之间存在极显著性差异（$P < 0.01$），低剂量组差异不明显。王雯[184]的化痰实验表明化橘红总黄酮低中高剂量组和阳性对照盐酸氨溴索组与空白对照组之间差异极显著（$P < 0.01$），低中高剂量组之间无明显差异（$P > 0.05$），化橘红总黄酮的低中高剂量组化痰效果与阳性对照组之间无明显差异（$P > 0.05$），可能是化橘红黄酮在低剂量就会产生明显的化痰作用，随着剂量增高，化痰效果改变不明显。化橘红黄酮主要成分之一柚皮苷及其主要代谢产物柚皮素既能通过促进浆液的分泌以稀释痰液，又能加强气道纤毛的转运功能以促进痰液的排出，还能通过抑制杯状细胞的增生和转化及减少黏蛋白（MUC5AC）的生成和分泌以降低痰液的黏稠度，从多个环节发挥作用，最终达到化痰的目的，有利于具有黏蛋白高分泌病理特征的慢性呼吸道疾病的治疗[131]。化橘红挥发油中的主要成分柠檬烯和蒎烯，吸入可使麻醉兔呼吸道分泌物变多变稀，故有祛痰作用。小鼠酚红法、小鼠氨水喷雾引痰法均证明了柠檬烯有显著的祛痰作用[185]。

（二）止咳作用

化州柚提取物具有明显止咳作用，但不产生中枢性镇咳，其止咳机制不是通过抑制气管内 C 纤维 P 物质释放，而是与快速适应性肺部牵张感受器（RARs）有关[130]。化橘红多糖有良好的止咳作用；化橘红黄酮主要成分之一的柚皮苷及其主要代谢产物柚皮素不仅对生理状态下的实验性咳嗽具有良好的抑制作用，而且对慢性气道炎症等病理状态下的咳嗽也具有显著化解作用。

侯秀娟等[183]采用小鼠浓氨水引咳法研究表明化州橘红多糖能明显地延长浓氨水刺激引起的小鼠的咳嗽潜伏期及减少 2 分钟内的咳嗽次数，其中化州橘红多糖高剂量组的效果好于磷酸苯丙哌林片阳性对照组。化橘红黄酮主要成分之一的柚皮苷及其主要代谢产物柚皮素对氨水诱导的小鼠实验性咳嗽有显著的镇咳作用[186-188]。此外，柚皮苷能显著降低慢性烟熏（8w）所致的慢性支气管炎豚鼠的气道高反应性和对辣椒素的咳嗽敏感性，并显著抑制肺部炎性因子的分泌和提高肺部抗氧化水平；且其抑制慢性烟熏（8w）所致的咳嗽敏感性增高的作用不弱于临床常用的外周性镇咳药左羟丙哌嗪和莫吉司坦[189]。进一步的机制研究表明，柚皮苷抑制慢性烟熏所致的慢性支气管炎豚鼠的咳嗽敏感性提高，是与其抑制烟熏诱导的肺组织 SP 含量和 NK-1 受体表达增加、抑制肺组织 NEP 酶活性的下降、进而降低慢性烟熏所致气道神经源性炎症水平有关[190]。

（三）抗炎作用

病理性咳嗽和咯痰是多种呼吸系统疾病的常见症状，常与呼吸系统的炎性刺激有关。因此，抗炎是治疗咳嗽和咯痰的重要措施。化橘红提取物及其多糖、黄酮、挥发油等有效成分均有良好的抑菌消炎作用，其中柚皮苷不仅能抑制小鼠肺部炎症造成的急性肺损伤，还对慢性呼吸系统疾病中的气道炎症有一定的抗炎作用。

化州柚提取物能明显抑制二甲苯所致的小鼠耳廓肿胀和鸡蛋清所致的大鼠足跖肿胀，也能抑制大鼠棉球肉芽肿的形成，说明化州柚提取物具有明显抗炎作用[191]。化州橘红多糖低、中、高剂量组对二甲苯耳廓肿胀致炎小鼠的肿胀抑制率分别为 24.93%、34.84% 和 48.72%，阿司匹林阳性对照组的肿胀抑制率为 52.83%，表明化橘红多糖具有较好的消炎作用[183]。Chen 等[192]通过观察柚皮苷对脂多糖诱导的急性肺损伤小鼠和比格犬的影响，研究发现柚皮苷能显著抑制脂多糖诱导的小鼠和比格犬急性肺部炎症及百草枯诱导的急性肺损伤。李泮霖等[193]采用 iTRAQ 技术，分析柚皮苷对烟熏诱导急性肺部炎症小鼠肺组织中蛋白表达的影响，实验结果显示 Arg1、Bhmt、Gnmt 等蛋白有可能为柚皮苷抗肺部炎症作用的重要分子靶点。

气管平滑肌细胞（Airway Smooth Muscle Cells，ASMCs）作为气道收缩的主要效应细胞，它的增殖能够导致气道重构，在慢性气道炎症的发生和发展中发挥重要作用，因而成为治疗慢性呼吸系统疾病的一个重要靶标。董晶等[194]通过对化橘红中主要活性成分柚皮苷和水合橘皮内酯进行提取，并通过原代培养豚鼠气管平滑肌细胞，采用 MTT 法观察其对细胞增殖的影响，结果发现柚皮苷（0.2~2.0 mg/mL）对豚鼠气管平滑肌细胞增殖有明显的促进作用，水合橘皮内酯（0.1~1.0 mg/mL）对豚鼠气管平滑肌细胞增殖有明显的抑制作用，说明化橘红对慢性呼吸系统疾病的气道炎症有一定的抗炎作用，这可能与其主要药效活性成分柚皮苷与水合橘皮内酯具有抑制气管平滑肌细胞增殖的作用密切相关。主要成分为柚皮苷和野漆树苷的化橘红黄酮在体外 RAW264.7 细胞中具有一定的抗炎效果，其具体作用机制或与 MAPK 和 NF－κB 信号通路相关，可能是通过抑制某些关键蛋白如 p38、ERK、JNK、IκBα 的磷酸化以及 p65 的核转移抑制相关信号通路的活化，从而对炎症因子的 mRNA 转录和蛋白表达进行调控，最终发挥对细胞炎症的调控作用[195,196]。

近年来，大量文献证实柠檬烯具有广谱的抗菌性，对大肠杆菌、金黄色葡萄球菌、枯草芽孢杆菌、黄曲霉等细菌和真菌均具有抑制作用[197,198]。

（四）抗氧化作用

在咳嗽的形成和发展过程中，机体的氧化—抗氧化平衡系统失调，导致机体过氧化而造成器官损伤，加剧病情的恶化。化橘红的多糖类、黄酮类等均有较好的抗氧化作用，这些物质通过清除人体内自由基，还原氧化物质，从而保护机体。化橘红多糖具有较好的抗氧化清除自由基的能力，并且抗氧化能力与多糖浓度之间存在良好的相关性[199]。程荷凤等[115]的研究表明化橘红水溶性多糖具有体外清除超氧阴离子自由基（SAFR）的抗氧化活性。化橘红总黄酮在 600 μg/mL 时，总还原力约为 80%，羟自由基的清除力接近 80%；在 400 μg/mL 时 DPPH 自由基清除率约为 95%[184]。清除羟自由基和 DPPH 自由基的 IC_{50} 分别为 49 μg/mL 和 220 μg/mL[200]。

此外，化橘红总黄酮能有效降低大鼠肝脏中 MDA 的含量和增加 SOD 活力，对酒精性肝损伤有一定的保护作用[201]，能较好地预防急性酒精中毒或缓解酒精中毒后的不适。

（五）抗癌作用

化橘红中有抗癌作用的成分主要是黄酮类和挥发油。多项研究指出，化橘红黄酮中主要活性成分柚皮苷、野漆树苷及其代谢产物柚皮素、芹菜素具有较强的抗癌作用，如对宫颈癌、软骨肉瘤、乳腺癌、神经胶质瘤及黑色素瘤等多种体外肿瘤细胞的增殖抑制[202-204]。

亚硝胺是强致癌物，某些消化系统肿瘤如食管癌的发病率与人们在膳食中摄入的亚硝胺数量相关。化橘红总黄酮对亚硝酸盐有较好的清除作用，其效果随总黄酮含量增加而增大，呈量效关系[205]，IC_{50} 为 17.70 μg/mL；其酯溶性和水溶性成分均能阻断亚硝胺的合成及清除亚硝酸盐，且后者作用较强；其中柚皮苷的抑制作用是 4 个主要成分中最强的，1.0 mg/mL 时对亚硝胺合成的最大阻断率和亚硝酸盐的最大清除率分别可达 94.7% 和 92.3%[206]。柚皮苷对不同的肿瘤细胞产生不同的增殖抑制现象，并且对肿瘤细胞的抑制作用呈浓度依赖性[207]。每天对肉芽瘤肿小鼠以 45 mg/kg 柚皮苷给药，能有效抑制其炎症应答[208]。温勇等[209]研究得出柚皮苷能够显著抑制卵巢癌细胞 SKOV3 的增殖、迁移并促进该细胞的凋亡，其机制可能是抑制 PTEN/Akt 通路的激活。野漆树苷作为化橘红中黄酮类活性成分之一，除具有促进胰岛素受体磷酸化、抗炎抗氧化、抗登革热等作用外，还具有抑制肿瘤细胞生长的作用。刘敬等[210]用高效液相色谱—串联四极杆飞行时间质谱（UPLC - Triple TOF - MS）技术分析了野漆树苷灌胃后的小鼠的粪便，证实了野漆树苷在小鼠体内的代谢产物有芹菜素和部分柚皮素，可能与黄酮类化合物治疗结肠癌作用相关。韩小芬[211]采用 MTT（四甲基偶氮唑蓝）法研究柚皮素对 Lewis 肺癌、小鼠肝癌 H22、人红白细胞白血病（K562）、人非小细胞肺癌（A549）、小鼠乳腺癌（4T1）、人乳腺癌细胞（MCF-7）的影响，发现柚皮素对肝癌的抑制率达 69.28%，可以降低肺肿瘤大小，减慢肺瘤生长速度，抑制乳腺肿瘤转移。王晋[212]采用 PI 单染色法测定胃癌多药耐药细胞周期，发现芹菜素可通过改变细胞周期诱导细胞凋亡；采用 MTT 比色法测定细胞生长增殖，得出芹菜素可抑制胃癌多药耐药细胞的生长，且浓度越高抑制作用越强；采用 Annexin V /PI 双染色法测定细胞凋亡，发现芹菜素可随浓度增加和时间延长提高细胞的凋亡率。

柠檬烯的抗癌功效具有广谱性，对乳腺癌、肝癌、结肠癌等均具有抑制作用，并能减轻各种癌症带来的损伤，其抗癌机制主要有化学预防作用、抑制细胞周期与诱导细胞凋亡以及抑制肿瘤的侵袭与转移等[213]。

（六）免疫调节作用

脾和胸腺的相对重量、吞噬活性均是衡量机体非特异性免疫功能的重要指标，T 淋巴细胞则是细胞免疫发挥主要作用的淋巴细胞。董宏坡等[214]通过探究化橘红多糖对小鼠的免疫调节作用，研究发现化橘红多糖能显著提高正常小鼠的脾脏、胸腺指数以及小鼠腹腔巨噬细胞的吞噬指数，促进小鼠 T 淋巴细胞的转化，增强小鼠的细胞免疫功能。

（七）降血糖及防治糖尿病心肌功能损伤作用

柚皮黄酮通过抑制 α - 葡萄糖苷酶和 α - 淀粉酶来阻碍和延缓人体对葡萄糖的吸收，从而达到降血糖血脂的作用，进而抵抗糖尿病，其 IC_{50} 为 741 μg/mL 和 888 μg/mL，抑制作用随黄酮浓度提高而增大[200]。

糖尿病心肌病（Diabetic Cardiomyopathy，DC）是糖尿病的最常见并发症，与慢性充血性心功能衰竭的发生发展密切相关，患者的致残致死率高，故如何预防和控制 DC 的发生发展已受到了各国学者的广泛关注。近年来，多项实验研究表明化橘红对糖尿病心肌功能损伤具有一定的防治和修复功能。杨澄等[215]研究表明化橘红对糖尿病心肌病中 TGF $-\beta_1$/Smad 通路起到了抑制作用，从而调控其下游的 MMPs/TIMPs 等通路，改善糖尿病心肌病的心肌纤维化进程，抑制心肌肥厚，减少心肌的损伤。郭润民等[216]通过观察化橘红提取物对实验性 2 型糖尿病心肌病大鼠的心肌结构功能损伤程度的影响，研究表明化橘红能防治糖尿病心肌病心肌结构功能损伤，其机制可能与抑制心肌 p38MAPK 信号通路有关。游琼等[217,218]通过前期的动物实验亦发现化橘红有效成分柚皮苷对心肌的炎症损伤有一定的抑制作用，故其以炎症损伤靶点——心肌微血管内皮细胞（CMECs）为切入点，以抑制 p38 丝裂原激活蛋白激酶炎症通路对抗 CMECs 凋亡为突破口，探讨柚皮苷对高糖诱导 CMECs 凋亡的影响。研究表明化橘红有效成分柚皮苷（50 μmol/L、100 μmol/L、200 μmol/L）能够减少高糖诱导的 CMECs 凋亡，可能与其能抑制 p38 MAPK 活化相关，并呈一定浓度依赖性。

二、安全性评价研究

化州橘红为清代皇家贡品，清代吴其濬《植物名实图考》[14]也收载了化橘红，谓："橘红产广东化州，大如柚，肉甜，刮制其皮为橘红。以城内产者为佳，然真者极难得。俗谓化州出滑石，树生石，故化痰有殊功。"也有关于化橘红应用禁忌的记载，如清代《本草从新》[22]言化橘红"化州陈皮，消痰至灵，然消伐太峻，不宜轻用"；《百草镜》言"其性峻削，能伐生气，消痰虽捷，破气损人，不宜轻用"；《本草纲目拾遗》[13]言"气虚者忌服"。

（一）药代动力学研究

化橘红黄酮类成分中主要含有柚皮苷、野漆树苷、柚皮素等。柚皮苷及其苷元柚皮素在降血脂、镇静、抗氧化、抗动脉粥样硬化等方面具有较强的生物活性。柚皮苷口服吸收后主要以柚皮素葡糖醛酸结合物存在于血液中，最后以柚皮苷原形及其硫酸化、乙酰化、葡糖醛酸结合代谢产物的形式，和柚皮素原形及其还原化、葡糖醛酸结合代谢产物的形式被排泄。

Fang 等[219]报告了利用 LC - MS/MS 测定大鼠血浆中柚皮苷和其两种代谢物，发现柚皮苷在口服给药 5 分钟后即可在血浆中被检测到，在 45 分钟左右达峰，2 小时内血药浓度快速升高并迅速消除，24 小时后血浆中将检测不到柚皮苷，而其代谢物柚皮素和柚皮素葡糖醛酸结合物分别在 9 小时和 7.5 小时达峰。柚皮素葡糖醛酸结合物的 AUC_{0-24} 大于柚皮苷和柚皮素，提示柚皮素葡糖醛酸结合物是大鼠血液中柚皮苷的主要存在形式。

Silberberg 等[220]比较了柚皮苷在健康大鼠和荷瘤大鼠体内的代谢，实验分析了血浆、肝脏、肾脏和尿液中代谢产物的形式，发现其被口服后以柚皮素葡萄醛酸结合物的形式大量存在于血浆样品中，而在健康大鼠体内的浓度远高于荷瘤大鼠，这提示疾病（特别是癌症）能影响柚皮苷的生物利用度。

Hsiu 等[221]比较了柚皮苷和柚皮素在家兔体内的药代动力学，研究表明柚皮苷和柚皮素的代谢存在很大差异。对比药动学参数，口服柚皮苷后的吸收速率更慢，峰浓度更低，但是持续时间比柚皮苷元长很多。柚皮苷可以作为柚皮苷元的缓释前提药物。口服柚皮苷会先以柚皮苷元葡糖醛酸结合物的形式入血，更少的以其苷元的形式。

孙国玲等[222]使用 UPLC－Q－TOF/MS 仪器分析了毛橘红醇提物中柚皮苷、柚皮素在大鼠尿液和粪便中的代谢与排泄，结果显示在大鼠含药尿液中存在柚皮苷及其6个代谢产物、柚皮素及其4个代谢产物；在含药粪便中存在柚皮苷及其3个代谢产物、柚皮素及其2个代谢产物。柚皮苷在大鼠尿液中0~4小时主要以原形和葡糖醛酸结合物的形式被排泄，4~8小时尿液中出现了羟化硫酸化代谢物，8小时后又产生了新的代谢物形式（羟化、羟化葡糖醛酸化和硫酸化代谢物）。柚皮素在尿液中0~4小时主要以原形和单葡糖醛酸、双葡糖醛酸、硫酸化葡糖醛酸结合物的形式被排泄，4~8小时以硫酸化代谢物的形式被排泄，8小时后无新的代谢形式出现。柚皮苷在大鼠粪便中0~24小时以原形以及硫酸化、乙酰化、葡糖醛酸结合代谢产物的形式被排泄，柚皮素以原形以及还原化、葡糖醛酸结合代谢产物的形式被排泄。

（二）毒理学研究

经动物实验证明，化州柚提取物对中枢神经系统、心血管系统和呼吸系统无不良影响。

李沛波等[223]用化州柚提取物分别按40 mg/kg、200 mg/kg、860 mg/kg 剂量对小鼠灌胃给药，每天1次，连续7天，采用爬杆法观察药物对小鼠协调运动能力的影响；以翻正反射消失法和延长睡眠时间法观察药物与戊巴比妥钠的协同作用，结果表明化州柚提取物低、中、高剂量组对小鼠自主活动、协调运动能力无明显影响，与戊巴比妥钠催眠无协同作用，即化州柚提取物对小鼠中枢神经系统无不良影响。用生理记录仪观察给予化州柚提取物5 mg/kg、50 mg/kg、300 mg/kg 灌胃前后比格犬的血压、呼吸频率、呼吸幅度、Ⅱ导联 P、R、T、QRS 波、PR、QT 间期等指标的变化，结果显示给药后各时间点的指标与给药前无显著性差异（$P>0.05$），即化州柚提取物对比格犬心血管系统和呼吸系统无不良影响[224]。

第八节　临床与应用

化橘红自明清时期就是宫廷贡品，历史悠久，远近闻名，为中国名贵药材。化橘红具有化痰治咳、理气宽中、解烟酒等功效。

一、古代临床应用

现存最早记录"化橘红"的文献见于明代万历年间的《高州府志》，而其药用价值的发现是在橘皮、橘红的基础上发展起来的，《橘红辨》言"化州所产橘红以理气化痰功效优于橘、橙皮"。明清时期化橘红栽培面积扩大，成为两朝宫廷贡品，名橘园赖家园、李家园的出现使化橘红声名大振。到清乾隆年间，赵学敏在《本草纲目拾遗》[13]一书中将化橘红正式立目单独分出，此后的本草著作中所提及的化橘红多指产于化州的橘红。《本草纲目拾遗》言化橘红："治痰症如神，消油腻谷食积，醒酒宽中。气虚者忌服，解蟹毒。"清代吴其濬《植物名实图考》[14]也收载了化橘红，谓："橘红产广东化州，大如柚，肉甜，刮制其皮为橘红。以城内产者为佳，然真者极难得。俗谓化州出滑石，树生石，故化痰有殊功。"

历史文献收载复方：

①治伏饮内停，年有喘吼。旋覆花三钱（包），代赭石四钱，浮海石三钱，姜半夏二钱，白茯苓三钱，炒苏子一钱五，炙甘草五分，炙白前二钱，化橘红一钱，老姜三片（去皮）。（《镐京直指》加减代赭旋覆花汤）

②治翻胃、噎膈、呕吐。血竭一钱五分，乳香一钱五分，没药一钱五分，辰砂一钱五分，元胡一钱，化州橘红一钱。每服三分，酒送下。（《本草纲目拾遗》卷七引《张氏秘效方》辰砂五香丸）

③治脾虚湿蕴，肝肾不足。西洋参三钱（研），茅术二钱，杭芍五钱，玄参五钱，化橘红三钱，猪苓五钱，泽泻三钱，云苓五钱，旋覆花三钱（包煎），枳壳三钱（炒），川贝三钱（研），蒌皮三钱，菟丝饼五钱，玉竹三钱，菊花三钱，桑皮三钱，莱菔子三钱（研），竹茹三钱，鸡内金四钱，三仙饮三钱。（《慈禧光绪医方选议》理脾和肝化湿膏）

④治心气不足，兼有脾湿而致心悸（房颤）。法半夏二钱，茯苓二钱，化橘红一钱半，炙甘草五分，炒枣仁三钱，远志一钱，石菖蒲八分，党参一钱半，枳实八分，松节三钱。（方出《蒲辅周医疗经验》，名见《千家妙方》上册加味益心汤）

⑤治羊痫风。雄黄、天竺黄、川贝母各五钱，真琥珀一钱，麝香一钱，陈胆星一两，以上各另研；全蝎十四个（去足酒洗），远志肉甘草汁制，钩藤、防风、化州橘红、姜衣、羌活、茯苓、天麻、石菖蒲各五钱，以上不可见火，晒干；蝉蜕三十个，白附子六钱，共为末，炼蜜为丸，如龙眼大，每服一丸，开水下。（《良方集要》）

⑥治产后由于恶露不下，出现胸闷烦躁、面赤、气急喘逆等。白蛤壳五钱，桃仁一三粒，川芎二钱，当归三钱，炙甘草五分，炮姜五分，琥珀一钱，黑料豆一合，川贝二钱（炒），化橘红一钱，苏木五分，降香四分。（《医方简义》卷六救肺生化汤）

⑦治妊娠后期，孕妇出现声音嘶哑或不能发声。桔梗一钱五分，独活一钱五分，

苏梗一钱五分，条芩一钱五分，化橘红八分。（《医方简义》卷五桔梗独活汤）

二、现代临床应用

化橘红从 1985 年至今一直在《中国药典》中有收载。根据《中国药典》2020 年版一部中化橘红药材的介绍，其味辛、苦、温，归肺、脾经，功用主治在于"理气宽中，燥湿化痰。用于咳嗽痰多，食积伤酒，呕恶痞闷"。

现代文献收载复方如下：

①治痰热咳嗽，痰多，色黄黏稠，胸闷口干。化橘红 75 g、陈皮 50 g、半夏（制）37.5 g、茯苓 50 g、甘草 25 g、桔梗 37.5 g、苦杏仁 50 g、炒紫苏子 37.5 g、紫菀 37.5 g、款冬花 25 g、瓜蒌皮 50 g、浙贝母 50 g、地黄 50 g、麦冬 50 g、石膏 50 g。（《中国药典》2010 年版一部橘红丸）

②治咳嗽痰多，咯吐不爽，气急胸闷。化橘红、川贝母、半夏、杏仁霜、远志、桔梗、甘草、天花粉、木香、肉桂、枇杷叶、款冬花、紫菀、前胡、黑苏子、麻黄。（《上海市药品标准》橘贝半夏曲）

③治外感风邪，痰热阻肺，症见咳嗽痰盛，气促哮喘。前胡、白前、苦杏仁（去皮炒）、桑叶、麻黄、半夏曲（麸炒）、桔梗、川贝母、紫苏子（炒）、化橘红（盐炙）、紫菀、款冬花（蜜炙）、旋覆花、海浮石（煅）、马兜铃（蜜炙）、茯苓、甘草（蜜炙）、远志（炒焦）、石膏、细辛、五味子（醋炙）、桂枝（炒）、浙贝母、白芍（酒炙）、葶苈子、射干、百部（蜜炙）、薤白、黄芩、党参、大枣、煅蛤壳粉、青黛、罂粟壳（蜜炙）、生姜、枇杷叶。（《卫生部药品标准中药成方制剂》第二十册京制咳嗽痰喘丸）

④治久病咳喘，干咳痰少。麻黄 400 g、蒲公英 200 g、紫苏子（去油）150 g、浮海石 150 g、白前 150 g、麦冬 125 g、紫菀 75 g、百合 75 g、甘草 75 g、白果（去壳）50 g、罂粟壳 50 g、化橘红 50 g。（《卫生部药品标准中药成方制剂》第十九册咳喘舒片）

⑤治大叶性肺炎，高热喘促，咳嗽胸痛，吐铁锈色痰。麻黄 3 g、炒杏仁 9 g、甘草 3 g、生石膏 30 g（先煎）、化橘红 9 g、牛蒡子 12 g、鱼腥草 30 g、川贝母 9 g。（《临证医案医方》肺炎汤）

⑥治小儿外感风寒、肺胃蕴热，症见发热恶寒，鼻塞流涕，咳嗽有痰。荆芥穗、薄荷、化橘红、黄芩、紫苏叶、法半夏、桔梗、甘草。（《卫生部药品标准新药转正标准中药》第四十册儿感清口服液）

⑦治小儿外感风寒、肺胃痰热，症见头痛身热，咳嗽痰盛，气促喘急，烦躁不安。黄芩 15 g、黄连 9 g、胆南星（酒炙）12 g、天竺黄 9 g、前胡 15 g、浙贝母 12 g、桔梗 15 g、苦杏仁（炒）5 g、陈皮 15 g、化橘红 15 g、法半夏 15 g、茯苓 15 g、甘草 12 g、

紫苏叶 15 g、木香 12 g、葛根 15 g、枳壳（麸炒）15 g、冰片 2.4 g、党参 12 g、朱砂 12 g、羌活 12 g。（《卫生部药品标准中药成方制剂》第八册保童化痰丸）

⑧治暑湿感冒，症见发热头痛，腹痛腹泻，恶心呕吐，肠胃不适。钩藤、菊花、蒺藜、厚朴、木香、苍术、天花粉、广藿香、葛根、化橘红、白芷、薏苡仁、稻芽、薄荷、茯苓、广东神曲。（《中国药典》2010 年版一部保济丸）

⑨治腹痛吐泻，嗳食嗳酸，恶心呕吐，肠胃不适。钩藤、薄荷、蒺藜、白芷、木香、神曲茶、菊花、广藿香、苍术、茯苓、厚朴、化橘红、天花粉、薏苡仁、葛根、稻芽。（《卫生部药品标准中药成方制剂》第十七册保济口服液）

⑩治脾胃虚寒引起的胃脘痛和消化不良。砂仁叶油 10 mL、化橘红 300 g、白术 300 g、枳壳 200 g。[《卫生部药品标准中药成方制剂》第十一册复方春砂颗粒（冲剂）]

⑪治脾胃寒温，脘腹胀满，时作疼痛。厚朴（制）200 g、化橘红 200 g、干姜 200 g、草豆蔻 100 g、茯苓 100 g、甘草 100 g、木香 100 g。（《卫生部药品标准中药成方制剂》第五册厚朴温中丸）

⑫治脾胃虚弱引起的精神倦怠，腰膝酸软，肢体沉重。车前子（清炒）480 g、菟丝子（精炒）480 g、楮实子 120 g、茼麻子 120 g、甘草 48 g、肉桂 48 g、大枣 60 g、化橘红 24 g、葶苈子 60 g。（《卫生部药品标准中药成方制剂》第六册滋补健身丸）

⑬治气滞血瘀证，症见胸胁胀闷、走窜疼痛，女子月经不调、痛经、闭经。化橘红 48 g、厚朴（制）97 g、陈皮 48 g、延胡索（醋炙）97 g、木香 97 g、蒲黄 97 g、降香 97 g、鸡内金 193 g、佛手 97 g、三棱（醋炙）97 g、沉香 97 g、郁金 97 g、莪术（醋炒）97 g、桃仁（去油）12 g、乳香 6 g、麝香 16 g、冰片 20 g、珍珠（飞）13 g、朱砂（飞）159 g、琥珀 318 g、蜂蜜（炼）1 800 g。[《国家中成药标准汇编》（内科脾胃分册）厚元行气丸]

⑭治咳嗽吐血，便血，血崩。仙鹤草、荷叶炭、陈棕炭各二两，川贝母、化橘红、茅根炭、当归炭、旱三七、白及、莲蓬炭各一两，驴皮胶、生地炭各二两，侧柏炭、槐花炭、茜草炭、陈蜜、蒲黄炭、山栀炭、甘草炭各一两。[《全国中药成药处方集》（武汉方）奉贤丸]

⑮治饮酒过多。化橘红 3 g，蜂蜜一匙。化橘红以开水冲泡，凉至适口，加入蜂蜜，搅匀饮用。

三、其他应用

梁凯桐等[225]检索分析了申请日在 2000—2016 年的化橘红中药专利所对应的适应证数量及种类，治疗呼吸系统疾病、消化道或消化系统疾病的化橘红中药专利申请量共占到总申请量的 50% 以上，与传统治疗的适应证相近。此外，从 2012 年开始，化橘红中药开发技术方向也有较大的延伸，如治疗神经系统疾病、心血管系统疾病、生殖或性疾病、代谢疾病、皮肤病等，以及用于非中枢性止痛剂、抗感染，这些方向都与化橘红作为中药材传统的功用主治大不相同，体现出化橘红作为中药主要原料，具有与其他中药材搭配开发新的中成药并治疗更多不同疾病的潜在研发价值。

第九节　品牌建设

化橘红是广东化州特有的道地药材，是明清代宫廷贡品，被誉为治痰珍品，深受国内外医药学家的认可，自古以来就有"南方人参"之称和"一片值一金"的说法，历史悠久。此外，作为代表性的岭南特色中药材，化橘红不仅在中国广泛使用，敢为天下先的广东人还将化橘红文化传播至东南亚、欧美等地区，在海外落地生根，形成了咳嗽咳痰就用化橘红的使用习惯。

由中国品牌建设促进会、经济日报社、中国国际贸促会、中国资产评估协会等单位联合发布的"2016 年中国品牌价值评价信息"中，化橘红品牌以品牌强度 855、品牌价值 41.78 亿元的综合评分在区域品牌（地理标志产品）评比中位居第四[226]。

尽管近年来化橘红产业取得了一定发展，但现有化橘红加工企业中成规模的企业较少，缺乏大型综合性龙头企业，加工工艺和技术相对落后，除香雪制药子公司化州中药厂等大型企业能发展全产业链外，大部分企业仅能从事化橘红的初级加工，产品结构单一，科技含量低，管理不规范，缺乏知名品牌，加之缺少完善的营销策略和销售网络，对化橘红独特的应用价值和悠久的历史文化、品牌价值宣传不够，市场效应尚未充分发挥，这些问题都制约了化橘红产业的进一步发展。这表明化橘红产业亟须突破产业瓶颈，搭建完善的化橘红全产业链，塑造道地品牌，扩大产业规模。

一、化橘红种植品牌建设

化州市政府高度重视并致力扶持化橘红产业的发展，制定了多项扶持和开发橘红产业的政策和措施，有效推进了化橘红产业的发展；同时还编制了《化橘红产品加工开发规划大纲》《化州市橘红种植发展规划》及《化州市化橘红产业建设实施方案》等文件，为化橘红产业化发展提供科学性、战略性的指导。2016 年化州全市已建立了河西山车、平定蓬利、林尘祥秀等 25 个化橘红种植基地，种植面积已发展到 7 万多亩，年产鲜果 4 000 余吨。

在化州市委、市政府以及各界人士的共同努力下，2006 年化州市被国家质检总局批准实施化橘红地理标志产品保护，2009 年化州被国家授予"中国化橘红之乡"的称号。2015 年"化橘红""化州橘红"的地理标志证明商标经国家工商行政管理总局商标局批准注册，2016 年成为首批《广东省岭南中药材保护条例》立法保护的八个品种之一。化州市借势打造道地化橘红品牌示范基地，加强品种保护，规范良种选育，规范种植管理，探索生态绿色种植和病虫害防治，从源头保证化橘红品质。

二、化橘红工业品牌建设

加强产学研合作，提升化橘红生产和加工科技水平，积极开发药品、食品、保健品、工艺品等大健康产品，不断丰富产品线，增加产品科技含量和附加值，推动化橘红产业加工向精深化、产品多样化发展，增加产品竞争力。培育和扶持大型综合性化橘红加工龙头企业；完善化橘红产业链条，增强企业辐射带动能力，打造知名化橘红品牌，加强化橘红专业市场培育和建设，形成化橘红产品完善的市场销售网络；建立化橘红数字化市场管理体系，加强产品质量监管和市场信息采集和发布；建立化橘红原料供应市场和产品展销市场，加强化橘红产品和品牌宣传力度，提高化橘红市场知名度；推进市场准入制度，规范和监督市场秩序，从市场环节控制投入品质量以及产品销售，保持化橘红产品质量，保持药材道地品质，打造种植、生产、营销、康养、旅游一体的化橘红健康产业链。

三、化橘红文化品牌建设

近几年来，化州市政府及协会通过举办"化橘红文化节""赏橘花""赏橘果"等大型节会，以及开办化橘红产品展示中心等，让越来越多的人了解和关注化橘红。借助粤港澳大湾区和"海上丝绸之路"建设，积极推进"橘红文化"建设，把化橘红文化、岭南中药文化、养生保健文化等元素融入市场、旅游等体系建设中，加强化橘红文化品牌建设。

第十节　评述与展望

化橘红别名化州橘红，为岭南道地药材，广东省"十大珍稀中药材"品种之一，广东立法保护中药材之首，国家地理标志保护品种，理气化痰大宗中药材，因其生长环境具有明显的地域优势，药材中药效成分的含量均优于地方种植品种。化橘红用药是在橘皮、橘红的基础上发展起来的，因其化痰止咳的良好疗效，逐渐取代了橘红成为主流品种。有关"化州橘红"的最早文字记载，则始于明代万历年间编纂的《高州府志》："化州橘红唯化州独有。"明清贡品治痰珍品，有"南方人参"和"一片值一金"的说法，其名声起于明朝，盛于清朝，得到国内外医学家的认可。

近年来，研究人员对其品种、栽培技术、生物特性、化学成分、药理作用、质量标准、临床应用、产品开发等方面进行了研究，化橘红已有较为扎实的研究基础。本文对其历史沿革、生药学、化学成分、质量评价、药理作用、组方制剂、临床应用、品牌建设等方面的研究进展进行分类阐述。

目前，化州市化橘红种植面积有7万多亩，年产4 000余吨，化橘红加工企业有65家，产品系列涵盖药品、食品、日化用品等多个领域，是化州当地特色支柱产业。以化橘红为原料的中成药制剂有60余种，像橘红痰咳液、橘红痰咳煎膏、橘红痰咳颗粒、橘红梨膏、橘红枇杷片、念慈庵川贝枇杷膏、橘红丸、保济丸等均使用化橘红作为中药原料，化橘红是极具培育价值的中药大品种。

针对化橘红现有的研究情况，提出以下建议：

①为保护化橘红的优良种质资源，同时为中成药的生产提供充足的优质药材原料，建议对化橘红的良种选育栽培等进行系统研究，形成行业标准，带动当地化橘红产业良性发展。

②鉴于广东化州所产的化橘红功效远高于其他产地的化橘红，建议加强功效物质基础、安全性和有效性研究，为合理开发该植物资源提供科学依据。

③道地药材的形成主要受种质资源、生态地理环境、栽培加工技术三个方面的影响。其中，生态地理环境因素是影响药材道地性的最关键因素，甚至能影响遗传因素。目前，化橘红道地性的基础研究不足，需系统研究道地性与药材成分、质量、药效的相关性，以提高道地药材品牌竞争力。

④化橘红大健康产品尚未多元化，产品结构单一，同质化严重，高附加值产品空白，需围绕其核心功效进行大健康产品开发，进一步丰富产品类型。

⑤化橘红相关产业尚未形成完整产业链，亟须突破产业瓶颈搭建完善的化橘红全产业链，加强道地品牌建设，并扩大产业规模。

（王艳慧　黄洁文　江　晓　杨丽莹　吴舒楹　等）

参考文献

[1] 国家药典委员会.中华人民共和国药典：一部[S].北京：中国医药科技出版社，2020：76－77.

[2] 广东省地方史志办公室.广东历代方志集成·高州府部：第9卷[M].广州：岭南美术出版社，2009：422.

[3] 方勺.泊宅编[M].许沛藻，杨立扬，校.北京：中华书局，1983：44.

[4] 陈衍.宝庆本草折衷[M].郑金生，张同君，辑校.北京：人民卫生出版社，1991：159.

[5] 韩彦直.橘录[M].上海：商务印书馆，1936.

［6］王好古．汤液本草［M］.崔扫麈，尤荣，辑点校．北京：人民卫生出版社，1987.

［7］太平惠民和剂局．太平惠民和剂局方［M］.陈庆平，陈冰鸥，校注．北京：中国中医药出版社，1996：100.

［8］严洁，等．得配本草［M］.姜典华，等译．北京：中国中医药出版社，1997.

［9］吴孟华，钟楚楚，余品皓，等．橘红与化橘红的古今演变探析［J］.中国中药杂志，2021，46（3）：736 – 744.

［10］喻昌．医门法律［M］.赵俊峰，点校．北京：中医古籍出版社，2002：221.

［11］何克谏.《增补食物本草备考》校注与研究［M］.郑洪，校注．北京：人民卫生出版社，2016.

［12］叶天士．临证指南医案［M］.苏礼，整理．北京：人民卫生出版社，2006.

［13］赵学敏．本草纲目拾遗［M］.闫冰，等校注．北京：中国中医药出版社，1998：273 – 275.

［14］吴其濬．植物名实图考［M］.北京：中华书局，1963：779.

［15］吴其濬．植物名实图考长编［M］.北京：文物出版社，1993：827.

［16］赖蕴山．橘中人语［M］.赖家园藏板．化州：清咸丰刻本．

［17］陈可冀．清宫医案集成［M］.北京：科学出版社，2009.

［18］曹炳章．增订伪药条辨［M］.刘德荣，点校．福州：福建科学技术出版社，2004：74 – 75.

［19］阮元．广东通志［M］.扬州：江苏广陵古籍刻印社，1996.

［20］广东省地方史志办公室．广东历代方志集成·高州府部：第10卷［M］.广州：岭南美术出版社，2009：50.

［21］张璐．本草逢原［M］.赵小青，裴晓峰，校注．北京：中国中医药出版社，1996：161.

［22］吴仪洛．本草从新［M］.北京：中国中医药出版社，2013.

［23］金世元．橘红的品种及今昔药用情况［J］.首都医药，2005，（5）：41 – 42.

［24］袁一平，翟华强，郭兆娟，等．化橘红历史源流分析及其标准体系构建［J］.中国中药杂志，2017，42（11）：2214 – 2218.

［25］顾观光．神农本草经［M］.北京：学苑出版社，2007.

［26］陶弘景．名医别录［M］.尚志钧，辑校．北京：人民卫生出版社，1986：91.

［27］陶弘景．本草经集注［M］.北京：学苑出版社，2013.

［28］苏敬．新修本草［M］.西安：陕西科学技术出版社，2013.

[29] 李时珍. 本草纲目 [M].北京：人民卫生出版社，1999.

[30] 刘文泰. 本草品汇精要 [M].陆拯，辑校. 北京：中国中医药出版社，2013.

[31] 国家中医药管理局《中华本草》编委会. 中华本草 [M].上海：上海科学技术出版社，1999：902 - 903.

[32] 张贵君. 现代中药材商品通鉴 [M].北京：中国中医药出版社，2001.

[33] 金世元. 金世元中药材传统鉴别经验 [M].北京：中国中医药出版社，2010：231 - 232.

[34] 廖弈秋，李泮霖，廖文波，等. 南药化橘红基原考证 [J].中药材，2015，38 （2）：401 - 404.

[35] 张秋镇，赵红英，林励，等. 不同栽培品种化州柚质量的研究 [J].安徽农业科学，2011，39 （18）：10790 - 10792.

[36] 李润唐，李映志，张映南，等. 化橘红种质资源的植物学性状观察 [J].广东农业科学，2010，37 （8）：43 - 44.

[37] 李润唐，李映志，汪永保，等. 中药"化橘红"原料植物化州柚种质资源初步研究 [J].中国南方果树，2012，41 （4）：53 - 55.

[38] 陈建华，林焕泽，廖景辉. 化橘红生源化州柚与柚的生药学研究 [J].中国当代医药，2011，18 （35）：56 - 57.

[39] 中华中医药学会. 中药材商品规格等级 化橘红 [S].2018.

[40] 林励，陈志霞，涂瑶生，等. 不同品种化橘红挥发油化学成分分析 [J].中药材，2001，24 （5）：345 - 346.

[41] 陈建华，廖景辉，林焕泽，等. 同产地条件两种化橘红柚皮苷含量分析 [J].国际医药卫生导报，2010，16 （11）：1297 - 1299.

[42] 潘莎莎，黄富荣，肖迟，等. 红外光谱法与荧光光谱成像技术结合神经网络对正毛化橘红的快速鉴别 [J].光谱学与光谱分析，2015，35 （10）：2761 - 2766.

[43] 魏航，林励，黄志煜，等. 神经网络技术在化橘红两品种识别中的应用 [J].广州中医药大学学报，2011，28 （3）：272 - 276.

[44] 卢丽萍，汪金玉，林励，等. 化橘红药材红外指纹图谱的聚类分析 [J].广东药学院学报，2011，27 （3）：284 - 287.

[45] 魏航，林励，陈沁群，等. 信息熵在指纹图谱相似度算法识别化橘红中的应用 [J].中药新药与临床药理，2011，22 （2）：190 - 193.

[46] 赵红英，文海涛，林励，等. 化州柚不同栽培品种总黄酮及柚皮苷含量的比较研究 [J].中药新药与临床药理，2010，21 （2）：183 - 186.

[47] 王莲婧，林励，魏航，等. 不同栽培品种毛橘红药材 HPLC 指纹图谱 [J].

中国中药杂志，2012，37（20）：3092－3096.

［48］魏航，林励，张元，等. 灰色系统理论在中药色谱指纹图谱模式识别中的应用研究［J］.色谱，2013，31（2）：127－132.

［49］林励，欧剑锋，肖凤霞，等. 化橘红种质资源的随机扩增多态性 DNA 分析［J］.广州中医药大学学报，2008，25（4）：350－354.

［50］谭婉菁，郑锦铃，简嘉棋，等. 化州橘红种质资源的 SSR 标记分析［J］.福建果树，2011，（1）：7－10.

［51］王浩涵，杨洁清，欧阳小健，等. 化州柚 SCoT－PCR 反应体系的优化及分类鉴别研究［J］.江苏农业科学，2018，46（11）：34－39.

［52］姜波，钟云，吴波，等. 利用 SNP 分子标记分析鉴定不同形态的化橘红单株［J］.果树学报，2015，32（6）：1007－1011.

［53］赵俊生，杨晓燕，曾祥有，等. 利用 SNP 分子标记分析化橘红种质资源［J］.分子植物育种，2016（5）：1203－1211.

［54］胡珊，杨志业，邬龙怡，等. 利用 ISSR 分子标记的特征条带鉴别正毛化橘红［J］.中国现代中药，2018，26（6）：663－668.

［55］邓锋，莫结丽，陈浩桉. 采用 ISSR 分子标记法鉴别道地药材化橘红［J］.广东药学院学报，2009，25（5）：455－458.

［56］刘如良，段卫兵. 橘红与混淆品化橘红饮片应用商榷［C］//2006 年第六届中国药学会学术年会论文集. 广州：中国药学会学术会务部，2006：43－45.

［57］黄璐琦. 道地药材"黄金"图谱精粹［M］.上海：上海科学技术出版社，2017：91－94.

［58］中国科学院中国植物志编辑委员会. 中国植物志：第43（2）卷［M］.北京：科学出版社，1997：187.

［59］潘柱，李英，于文杰，等. 化州种植化橘红的气象条件分析［J］.广东农业科学，2009（2）：27－28.

［60］曾庆钱，蔡岳文，王玉生，等. 化橘红果实发育特性和生理落果动态分析［J］.时珍国医国药，2009，20（4）：804－805.

［61］黄锦勇. 化州橘红栽培技术措施探讨［J］.南方农业，2017，11（15）：3－4.

［62］黎国伟. 广东化州橘红及其栽培技术［J］.云南热作科技，1986，4（12）：127－129.

［63］谢春生. 化州橘红优质高产栽培技术［J］.中国热带农业，2006，（1）：49－50.

［64］梁崇润，李守锦，李国武，等. 化橘红改接换种技术［J］.中国热带农业，2017，（6）：59－60.

[65] 林汉龙，董永胜，陈端．化橘红优质高产栽培技术 [J]．广西热带农业，2009，(3)：34 – 36.

[66] 张肖，林励，李海波．砧木种类对化橘红黄酮类成分含量的影响 [J]．中药新药与临床药理，2016，27 (6)：876 – 879.

[67] 徐雪荣，黎思娜，李映志．化州橘红茎尖微芽嫁接技术研究 [J]．热带作物学报，2013，34 (7)：1237 – 1241.

[68] 洪磊，李凯，陈亚鸿，等．化州橘红成年态茎段再生体系研究初报 [J]．广东农业科学，2009，(9)：40 – 43.

[69] 李凯，陈雄庭，洪磊，等．化州橘红成年态茎段离体培养的改良 [J]．热带生物学报，2011，2 (1)：42 – 45.

[70] 刘付玉俊，李尚兴，李晓幸，等．化橘红标准化栽培技术 [J]．北京农业，2012，(15)：33 – 34.

[71] 曹征，赵宇，罗剑斌，等．几种化橘红保果技术比较 [J]．南方农业，2018，12 (8)：1 – 2.

[72] 严振，曾庆钱，莫小路，等．提高化橘红坐果率的栽培技术研究 [J]．现代中药研究与实践，2008，(5)：11 – 13.

[73] 谢春生，李润唐，李映志，等．化橘红环割效应初步探讨 [J]．中国园艺文摘，2010，26 (10)：34 – 35.

[74] 黄兰珍．道地化橘红有效成分动态变化的研究 [D]．广州：广州中医药大学，2005.

[75] 袁旭江，林励，陈志霞．果龄对化橘红化学成分含量的影响 [J]．中药新药与临床药理，2003，14 (3)：188 – 190.

[76] 陈建华，廖景辉，林焕泽，等．化橘红的适宜采收期的研究 [J]．中国当代医药，2010，17 (15)：31 – 32.

[77] 丘金裕，李向明．化橘红 GAP 基地珍贵药材病虫害综合防治措施 [C] //全国第 9 届天然药物资源学术研讨会论文集．广州：中国自然资源学会天然药物资源专业委员会，2010：296 – 300.

[78] 张国斌，陈君，徐常青，等．不同处理对化州柚害虫星天牛产卵的影响 [J]．中国中药杂志，2009，34 (3)：354.

[79] 叶学林，曾祥有，曹征，等．化橘红主要钻蛀性害虫调查及其防治 [J]．中国农业文摘 – 农业工程，2018，(4)：90 – 94.

[80] 覃蓉敏，陈君，徐常青，等．化橘红害虫曲牙土天牛生物学特性初步研究 [J]．中国中药杂志，2008，33 (24)：2887 – 2891.

[81] 郭良泽，徐常青，陈君，等．红蜘蛛在化橘红植株上发生动态及空间分布调

查［J］.中药材,2010,33（12）:1839－1841.

［82］乔海莉,陈君,徐常青,等.化橘红花蕾蛆的空间分布及绿僵菌的毒力测定［C］//全国第9届天然药物资源学术研讨会论文集.广州:中国自然资源学会天然药物资源专业委员会,2010:306－310.

［83］陈荣敏,陈君,于晶,等.化橘红害虫及天敌种类调查［J］.中药材,2008,31（11）:1615－1618.

［84］张秀明,陈志霞,林励.毛橘红与光橘红的化痰及抗炎作用比较研究［J］.中药材,2004,27（2）:122－123.

［85］李宇邦.基于一测多评法对毛橘红与光橘红的质量比较研究［D］.广州:广州中医药大学,2017.

［86］严振,丘金裕,蔡岳文.化橘红的栽培［J］.中药材,2002,25（6）:391－392.

［87］林励,欧剑锋,廖观荣,等.化橘红道地性的初步研究［J］.广州中医药大学学报,2010,27（2）:163－170.

［88］林兰稳,钟继洪,骆伯胜,等.化橘红产地土壤中量微量元素分布及其与化橘红药用有效成份的相关关系［J］.生态环境,2008,17（3）:1179－1183.

［89］刘昀,熊礼燕,廖观荣,等.土壤酸度对化橘红柚皮苷含量的影响［J］.广州中医药大学学报,2012,29（6）:707－709.

［90］张文生,王静爱,尹圆圆.道地药材数字地域药匣理论与实践［M］.北京:科学出版社,2014:27－208.

［91］林励,涂瑶生,刘法锦.化州市平定镇化橘红 GAP 基地环境的初步研究［C］//中国自然资源学会全国第四届天然药物资源学术研讨会论文集.大连:中国自然资源学会,2000:54－56.

［92］张忠炎,曹伯占.橘红小史［J］.山东中医学院学报,1984,8（2）:57－59.

［93］南京中医药大学.中药大辞典［M］.上海:上海科学技术出版社,2006:635－636.

［94］中国科学院华南植物园.广东植物志［M］.广州:广东科技出版社,2009:272.

［95］孙国玲.毛橘红化学成分及其代谢研究［D］.镇江:江苏大学,2010.

［96］刘群娣,谢春燕,闫李丽,等.化橘红化学成分的 HPLC－DAD－MS/MS 分析［J］.世界科学技术—中医药现代化,2011,13（5）:864－867.

［97］彭维,吴万珍,邹威,等.原创中药红珠胶囊基于 RRLC－ESI－MS/MS 技术的化学成分分析［J］.中山大学学报（自然科学版）,2014,53（4）:119－122.

［98］袁旭江,林励,陈志霞.化橘红中酚性成分的研究［J］.中草药,2004,35

（5）：498 - 500.

[99] 郅景梅，张天歌．胡柚皮中化学成分的研究 [J].黑龙江医药，2018，21（4）：30 - 31.

[100] 赵雪梅，叶兴乾，席屿芳，等．胡柚皮中的黄酮类化合物 [J].中草药，2003，34（1）：11 - 13.

[101] 李春，向能军，沈宏林，等．化橘红挥发油成分分析研究 [J].精细化工中间体，2009，39（4）：65 - 67.

[102] 伍虹，沈勇根，蔡志鹏，等．化橘红挥发油化学成分 GC - MS 分析 [J].农产品加工（学刊），2011，（5）：90 - 91.

[103] 程荷凤，蔡春．化橘红乙醇提取物中低极性成分的气 - 质联用分析 [J].广东医学院学报，1996，3（4）：261 - 265.

[104] 张立坚，蔡春，王秀季．橘红珠、橘红及化橘红挥发油成分的比较 [J].广东医学院学报，2006，24（4）：344 - 345.

[105] 韩寒冰，张启，魏国程，等．南药化橘红花果叶中挥发油成分比较分析 [J].中医药导报，2018，24（7）：33 - 36.

[106] 韩寒冰，王明阳，刘杰凤，等．水蒸气蒸馏与乙醇提取化橘红叶成分的 GC - MS 分析 [J].食品研究与开发，2015，36（11）：117 - 119.

[107] 陈连剑，李婷，李成．化橘红超临界 CO_2 萃取物的 GC - MS 分析 [J].中药材，2003，26（8）：559 - 560.

[108] 陈晓颖，郭晓玲，梁从庆．质谱联用 - 质谱联用法比较化橘红胎与化橘红皮的脂溶性成分 [J].时珍国医国药，2007，18（2）：371 - 372.

[109] 苏薇薇，王永刚．沙田柚幼果挥发油成分的气相 - 质谱联用分析 [J].中国医院药学杂志，2005，25（4）：333 - 334.

[110] 程荷凤，蔡春，李小凤．化州柚叶挥发油化学成分的研究 [J].现代应用药学，1996，13（5）：25 - 26.

[111] 陈志霞，林励．化橘红药材中香豆素类成分的研究 [J].中药材，2004，27（8）：577 - 578.

[112] 牛艳，王磊，黄晓君，等．化橘红香豆素类的化学成分 [J].暨南大学学报（自然科学与医学版），2012，33（5）：501 - 505.

[113] 古淑仪，宋晓虹，苏薇薇．化州柚中香豆素成分的研究 [J].中草药，2005，3（3）：341 - 342.

[114] 程荷凤，蔡春，李小凤．化橘红多糖的分离纯化及其组成的质谱联用分析 [J].广东医学院学报，1998，16（Z1）：15 - 16.

[115] 程荷凤，李小凤，东野广智．化橘红水溶性多糖的化学及体外抗氧化活性

的研究 [J].化学世界, 2002,(2): 91-94.

[116] 刘慧燕, 刘瑛, 宋丹, 等. 高效液相色谱法和电感耦合等离子体质谱法分析化橘红药材中的黄酮和无机元素含量 [J].食品安全质量检测学报, 2016, 7 (9): 3752-3755.

[117] 王文平, 尹兴斌, 董晓旭, 等. 化橘红药材挥发油提取及用饱和水溶液法包合工艺研究 [J].中国中医药信息杂志, 2017, 24 (11): 67-70.

[118] 广州市香雪制药股份有限公司. 橘红痰咳制剂的检测方法: CN2015103193800.X [P].2015-06-09.

[119] 广州市香雪制药股份有限公司. 橘红痰咳制剂中挥发性成分指纹图谱的构建及检测方法: CN201510811340.7 [P].2015-11-19.

[120] 刘绪林, 刘磊. 橘红痰咳颗粒制备工艺研究 [J].中国药业, 2009, 18 (2): 36-37.

[121] 张伟, 林彤, 江英桥. RRLC 法同时测定橘红痰咳颗粒中苦杏仁苷和柚皮苷 [J].中成药, 2012, 34 (5): 865-868.

[122] 宋丽军, 赵文昌. 橘红痰咳煎膏的质量标准研究 [J].中国药房, 2011, 22 (15): 1404-1407.

[123] 余国禧. 橘红梨膏质量标准研究 [J].中药材, 2003, 26 (5): 363-365.

[124] 洪美华, 李晓菌, 单当当. 橘红枇杷片的质量标准 [J].中国药师, 2007, 10 (8): 771-772.

[125] 符小英, 唐铁鑫, 江鸿丽. 橘红枇杷片的质量标准研究 [J].今日药学, 2008, 18 (3): 40-42.

[126] 谢强胜, 王坤, 尹宁宁. RP-HPLC 法测定橘红丸中甘草苷、柚皮苷、橙皮苷和迷迭香酸 [J].中成药, 2011, 33 (12): 2085-2088.

[127] 王祥红, 谢培山, 田润涛, 等. 复方中成药保济丸的 HPLC-DAD 指纹图谱研究 [J].中国中药杂志, 2007, 32 (17): 1748-1751.

[128] 陈浩, 何小女. 化橘红饮片标准汤剂的质量研究 [J].江西中医药大学学报, 2017, 29 (6): 86-88.

[129] 李沛波, 马燕, 王永刚, 等. 化州柚提取物止咳化痰平喘作用的实验研究 [J].中国中药杂志, 2006, 31 (16): 1350-1352.

[130] 李沛波, 苏畅, 毕福钧, 等. 化州柚提取物止咳作用及其机制的研究 [J].中草药, 2008, 39 (2): 247-250.

[131] 李沛波, 王永刚, 吴忠, 等. 以化橘红为基源的一类新药柚皮苷的临床前研究 [J].中山大学学报 (自然科学版), 2015, 54 (6): 1-5.

[132] 彭维, 苏薇薇, 古淑仪, 等. 原创中药新药红珠胶囊质量标准的研究 [J].

中山大学学报（自然科学版），2013，52（6）：110-113.

［133］彭维，苏薇薇，邹威，等．一测多评法测定红珠胶囊中6种黄酮类成分的含量［J］．中药材，2013，36（11）：1860-1863.

［134］刘孟华，刘海滨，苏薇薇，等．从化州柚中提取的柚皮苷的杂质研究［J］．中药材，2012，35（1）：56-61.

［135］林励，李向明，万建义，等．化橘红药材质量评价、监测与应用研究［J］．中国现代中药，2010，12（8）：21-26.

［136］林励，陈志霞，袁旭江，等．两种化橘红的质量鉴别［J］．广州中医药大学学报，2004，21（4）：308-312.

［137］王铁杰，宋茜，江坤，等．毛橘红与光橘红的HPLC药效指纹图谱比较研究［J］．药物分析杂志，2014，34（5）：896-902.

［138］庞瑞，杨中林．不同产地不同品种柚皮中总黄酮和柚皮苷的含量比较［J］．药学与临床研究，2007，15（3）：205-207.

［139］袁旭江，林励．果龄对化橘红中亲脂性成分GC/MS研究［J］．广东药学院学报，2004，20（2）：99-101.

［140］林励，黄兰珍，欧剑锋，等．化橘红原植物化州柚生长过程中黄酮类成分的变化规律研究［J］．广州中医药大学学报，2006，23（3）：256-261.

［141］韩寒冰，李海航，曾祥有，等．化橘红果实生长发育过程中类黄酮的动态变化［J］．植物学报，2014，49（4）：424-431.

［142］彭颖，周如金．化橘红不同月份和部位氨基酸的测定与分析［J］．中国食品添加剂，2017，（3）：147-151.

［143］谢强，王志梅，邬伟魁，等．不同采收时期柚果中柚皮苷的含量研究［J］．陕西中医，2013，34（9）：1223-1225.

［144］黄兰珍，梁照恒，林励，等．不同炮制方法对化橘红中柚皮苷含量的影响［J］．中药新药与临床药理，2005，16（1）：59-61.

［145］伍柏坚，陈康，林励，等．毛橘红传统产地加工工艺的探讨及优化［J］．广州中医药大学学报，2014，31（2）：280-283.

［146］徐小飞．化橘红饮片炮制工艺及质量标准研究［D］．广州：广州中医药大学，2012.

［147］魏燕华，成差群，黄健虹，等．树龄对毛橘红药材中黄酮类物质含量的影响［J］．广东药学院学报，2011，27（3）：280-283.

［148］熊萧萧．化橘红有效成分分析及年份识别研究［D］．武汉：华中农业大学，2012.

［149］刘慧燕，苏薇薇，彭维．生态环境对化橘红道地性的影响研究［J］．中国园

艺文摘，2015，（5）：216 –218.

[150] 文小燕，谭梅英，张诚光．不同产地化橘红中柚皮苷的含量分析 [J].湖南中医杂志，2013，29（6）：125 –126.

[151] 陈小红，陈康，潘超美，等．化橘红药材商品规格等级标准分析 [J].中国实验方剂学杂志，2017，23（11）：23 –28.

[152] 欧剑锋，林励，黄兰珍，等．道地化橘红药材水分、灰分、浸出物标准的研究 [J].广州中医药大学学报，2005，22（6）：468 –469.

[153] 李琼霞，黎晓欣，廖辉．双波长分光光度法测定化橘红中总黄酮的含量 [J].中国民族民间医药，2017，26（9）：11 –13.

[154] 陈朋，涂瑶生，孙冬梅，等．化橘红中柚皮苷含量近红外定量模型的建立 [J].中药材，2014，37（9）：1573 –1576.

[155] 邓玲玲，宓静英．化橘红类药材中多糖的含量测定研究 [J].江西中医学院学报，2003，25（3）：46 –48.

[156] 卢丽萍，林励，黄爱华，等．化橘红药材红外指纹图谱的研究 [J].中药新药与临床药，2011，22（3）：319 –323.

[157] 袁旭江，林励，陈志霞．化橘红中柚皮苷与野漆树苷的化学成分鉴别 [J].广州中医药大学学报，2002，19（4）：309 –311.

[158] 李晓光，林励，陈志霞．薄层扫描法测定化橘红中柚皮苷含量 [J].浙江中医学院学报，2003，27（1）：82.

[159] 陈志霞，林励，孙冬梅．薄层扫描法测定化橘红中佛手内酯含量 [J].中成药，2005，27（12）：1468 –1469.

[160] 陈志霞，林励，孙冬梅．薄层扫描法测定不同品种和产地化橘红中异欧前胡素的含量 [J].中成药，2003，25（2）：124 –126.

[161] 袁旭江，林励，李向明．毛橘红与光橘红的紫外光谱和薄层色谱指纹图谱研究 [J].广州中医药大学学报，2003，20（4）：305 –307.

[162] 陈志霞，林励，孙冬梅．化橘红中香豆素类成分薄层色谱指纹图谱研究 [J].中南药，2005，3（1）：9 –11.

[163] 李宇邦，肖凤霞，宋小欣，等．一测多评法比较毛橘红与光橘红 5 种黄酮类成分含量 [J].中草药，2018，49（2）：444 –449.

[164] 宋茜，江坤，殷果，等.HPLC 法同时测定化橘红中 5 种化学成分 [C] // 第十届全国生物医药色谱及相关技术学术交流会论文集．威海：中国化学会，2014.

[165] 裴昆，夏放高，陈海芳，等.HPLC 法测定化橘红中水合橘皮内酯、橘皮内酯、马尔敏和葡萄内酯的含量 [J].药物分析杂志，2015，35（2）：218 –221.

[166] 肖维强，张超洪，谢路斯，等．化橘红中香豆素类物质的高效液相色谱法

测定 [J].食品科学,2009,30 (24):320 –323.

[167] 张旭倩,肖凤霞,邓少东,等.不同来源和品种化橘红果实中肌醇含量比较 [J].中国实验方剂学杂志,2013,19 (2):55 –57.

[168] 邓少东,王莲婧,林励,等.UPLC 法测定酸水解前后化橘红中 4 种黄酮类成分的含量 [J].中华中医药杂志,2012,27 (4):924 –928.

[169] 陈昭,胥爱丽,黄丹娥,等.化橘红 PPAR α 靶标激动成分的测定和有效部位筛选 [J].中药材,2017,40 (8):1884 –1887.

[170] 郑龙,杨春亮,曾少东.超高效液相色谱串联质谱测定化橘红中阿维菌素等 4 种农药残留的分析方法 [J].广东农业科学,2014,(23):102 –105.

[171] 陈志霞,林励,孙冬梅.化橘红黄酮类成分的 HPLC 指纹图谱研究 [J].中草药,2003,34 (7):657 –661.

[172] 邓少东,王莲婧,林励,等.化橘红黄酮类成分 UPLC 与 HPLC 指纹图谱的比较研究 [J].中草药,2013,44 (9):1195 –1198.

[173] 肖维强,张超洪,黄炳雄,等.化橘红 HPLC 指纹图谱的建立 [J].食品科学,2010,31 (22):318 –321.

[174] 熊萧萧,王鲁峰,徐晓云,等.基于电子舌技术对不同年份的化橘红的识别 [J].宁波大学学报(理工版),2012,25 (3):21 –24.

[175] 刘慧燕,刘瑛,宋丹,等.高效液相色谱法和电感耦合等离子体质谱法分析化橘红药材中的黄酮和无机元素含量 [J].食品安全质量检测学报,2016,7 (9):3752 –3755.

[176] 陈南迪,卢丽萍,汪金玉,等.基于自组织竞争型神经网络的化橘红指纹图谱研究 [J].中药新药与临床药理,2012,23 (5):562 –566.

[177] 陈南迪,方妙玉,于超凡,等.毛橘红总黄酮指纹图谱与其抗氧化活性的谱效关系研究 [J].广州中医药大学学报,2012,29 (6):702 –706.

[178] 化州市技术监督协会.地理标志产品 化橘红:DB 44/T 615—2017 [S].广州:广东省质量技术监督局,2017:1 –8.

[179] 高宾,郭淑珍.化橘红的商品规格与加工规格 [J].首都医药,2010,17 (13):35.

[180] 武鑫,王光恩.橘红与化橘红的性状鉴别与临床合理应用 [J].内蒙古中医药,2017,(19):109 –110.

[181] 南京中医药大学.中药大辞典 [M].上海:上海科学技术出版社,2006:3745 –3746.

[182] 张秋玲,伍柏坚,黄晓丹,等.化州柚入药部位的探讨 [J].中国现代中药,2016,18 (5):583 –587.

[183] 侯秀娟，沈勇根，徐明生，等．化州橘红多糖对小鼠消炎、止咳及化痰功效的影响研究 [J]．现代食品科技，2013，29（6）：1227－1229．

[184] 王雯．化橘红总黄酮提取纯化工艺及其功效研究 [D]．南昌：江西农业大学，2013．

[185] 柯铭清．中草药有效成分理化与药理特征 [M]．2 版．长沙：湖南科学技术出版社，1982：91．

[186] 苏薇薇，王永刚，方铁铮，等．柚皮苷用于制备治疗咳嗽的药物：ZL03113605.2 [P]．2005－09－07．

[187] 苏薇薇，王永刚，方铁铮，等．柚皮素及其盐用于制备止咳化痰药物：ZL200410015024.0 [P]．2006－03－22．

[188] SU W W, WANG Y G, FANG T Z, et al. Uses of naringenin, naringin and salts thereof as expectorants in the treatment of cough, and compositions thereof：European Patent 1591123 [P]．2009－08－19．

[189] LUO Y L, ZHANG C C, LI P B, et al. Naringin attenuates enhanced cough, airway hyperresponsiveness and airway inflammation in a guinea pig model of chronic bronchitis induced by cigarette smoke [J]. International immunopharmacology, 2012, 13 (3)：301－307．

[190] LUO Y L, LI P B, ZHANG C C, et al. Effects of four antitussives on airway neurogenic inflammation in a guinea pig model of chronic cough induced by cigarette smoke exposure [J]. Inflammation research, 2013, 62 (12)：1053－1061．

[191] 李沛波，马燕，杨宏亮，等．化州柚提取物的抗炎作用 [J]．中草药，2006，37（2）：251－253．

[192] CHEN Y, WU H, NIE Y C, et al. Macoactive effects of naringin in lipopolysaccharide－induced acute lung injury mice and beagle [J]. Environmental toxicology and pharmacology, 2014, 38 (1)：279－287．

[193] 李泮霖，廖弈秋，刘宏，等．采用 iTRAQ 技术研究柚皮苷对烟熏所致小鼠急性肺部炎症相关蛋白表达的影响 [J]．中山大学学报（自然科学版），2017 (4)：102－110．

[194] 董晶，肖移生，陈海芳．化橘红中主要活性成分对豚鼠气管平滑肌细胞增殖的影响 [J]．井冈山大学学报（自然科学版），2015，2 (1)：88－90．

[195] 胡梦君．化橘红黄酮对 LPS 诱导的 RAW264.7 细胞的抗炎作用及其机制探究 [D]．武汉：华中农业大学，2017．

[196] 宋小欣，韩凌，李宇邦，等．野漆树苷对 LPS 诱导的 RAW264.7 细胞的抗炎作用及机制探究 [J]．河南师范大学学报（自然科学版），2018，46 (2)：84－88．

[197] 王文渊，韩立路，张芸兰，等．橘皮柠檬烯的研究与应用进展 [J]．精细与专用化学品，2012，20（5）：46－50.

[198] 关天旺，刘嘉煜．柠檬烯的防腐作用及抑菌机理研究进展 [J]．保鲜与加工，2015，15（6）：83－87.

[199] 侯秀娟，沈勇根，徐明生，等．化橘红多糖的提取纯化及抗氧化活性研究 [J]．中国酿造，2012，（9）：135－138.

[200] 杨喆茗．柚皮多糖与黄酮提取工艺及其生物活性研究 [D]．长春：吉林农业大学，2013.

[201] 肖凤霞，邓超明，邓少东．毛橘红总黄酮对酒精性肝损伤大鼠的保肝作用 [J]．现代中药研究与实践，2012，26（3）：42－45.

[202] YOSHINANGA A，KAJIYA N，OISHI K，et al. NEU3 inhibitory effect of naringin suppresses cancer cell growth by attenuation of EGFR signaling through GM3 ganglioside accumulation [J]. Eurpean journal of pharmacology，2016，782：21－29.

[203] TAN T W，CHOU Y E，YANG W H，et al. Naringin suppress chondrosarcoma migration through inhibition vascular adhesion molecule－1 expression by modulating miR－126 [J]. International immunopharmacology，2014，22（1）：107－114.

[204] AROUI S，NAJLAOUI F，CHTOUROU Y，et al. Naringin inhibits the invasion and migration of human glioblastoma cell via downregulation of MMP－2 and MMP－9 expression and inactivation of p38 signaling pathway [J]. Tumour biology，2016，37（3）：3831－3839.

[205] 吴洪，高平章．18 种中药材对亚硝酸盐清除活性与黄酮含量相关性研究 [J]．安徽农业科学，2011，39（24）：14636－14638.

[206] 段志芳，付莉，赵则海．化橘红黄酮类化合物抑制亚硝化反应活性研究 [J]．植物研究，2012，（2）：253－256.

[207] 杨慧慧，王秀珍．柚皮苷体外抗肿瘤活性及其机制研究 [J]．广东药学院学报，2016，32（6）：757－761.

[208] 陈海芳，张武岗，杨武亮，等．柑橘属常用中药黄酮类成分的研究进展 [J]．时珍国医国药，2008，（12）：2863－2865.

[209] 温勇，刘春源，邢青青．柚皮苷对人卵巢癌细胞 SKOV3 增殖、凋亡及迁移的影响 [J]．临床肿瘤学杂志，2017，22（12）：1085－1090.

[210] 刘敬，王清，辛贵忠，等．UPLC－Triple TOF－MS 方法鉴定野漆树苷在大鼠体内的代谢物 [J]．中国野生植物资源，2015，34（5）：23－27.

[211] 韩小芬．柚皮素抗纤维化、抗肿瘤作用的研究 [D]．开封：河南大学，2005.

［212］王晋．芹菜素对人胃癌细胞多药耐药性的影响及其机制［D］.上海：第二军医大学，2007：4-5.

［213］黄巧娟，孙志高，龙勇，等. d-柠檬烯抗癌机制的研究进展［J］.食品科学，2015，36（7）：240-243.

［214］董宏坡，江明树，朱伟杰．化橘红多糖对小鼠的免疫调节作用［J］.中成药，2010，32（3）：491-493.

［215］杨澄，刘历威．化橘红对糖尿病心肌病心肌细胞 TGF-β1/Smad 信号通路的干预作用［J］.分子影像学杂志，2017，40（2）：170-174.

［216］郭润民，吴子君，黄瑞娜，等．化橘红对大鼠糖尿病心肌病的防治作用及其机制研究［J］.中国医药科学，2016，6（19）：40-43.

［217］游琼，吴铿，黄海丽，等．化橘红有效成分柚皮苷对高糖诱导 CMECs 凋亡的抑制作用［J］.中国心血管病研究，2014，12（7）：629-632.

［218］游琼，吴铿，涂焰明，等．柚皮苷调控心肌核因子 NF-κB 炎症信号通路对糖尿病心肌病大鼠防治作用［J］.中国免疫学杂志，2013，（2）：121-124.

［219］FANG T，WANG Y，Ma Y，et al. A rapid LC-MS/MS quantitation assay for naringin and its two metabolites in rats plasma［J］. Journal of pharmaceutical and biomedical analysis，2006，40（2）：454-459.

［220］SILBERBERG M，GIL-LZQUIERDO A.，COMBARET L，et al. Flavanone metabolism in healthy and tumor-bearing rats［J］. Biomedecine & pharmacotherapy，2006，60（9）：529-535.

［221］HSIU S L，HUANG T Y，HOUY C，et al. Comparison of metabolic pharmacokinetics of naringin and naringenin in rabbits［J］. Life sciences，2002，70（13）：1481-1489.

［222］孙国玲，钱大玮，段金廒，等．毛橘红醇提物中柚皮苷、柚皮素在大鼠尿液和粪便中的代谢与排泄［J］.药学学报，2010，45（6）：761-766.

［223］李沛波，王永刚，彭维，等．化州柚提取物对小鼠中枢神经系统影响的安全性药理学研究［J］.中药材，2007，30（11）：1434-1436.

［224］李沛波，田珩，王永刚，等．化州柚提取物对 Beagle 犬心血管系统和呼吸系统的影响［J］.南方医科大学学报，2006，26（12）：1767-1768.

［225］梁凯桐，刘子志．化橘红中药专利技术主题及治疗适应证现状［J］.中药材，2017，40（8）：1821-1825.

［226］中国中医药协会．品牌价值最高的46家药企［EB/OL］.［2016-12-12］.http：//www. catcm. org. cn/newsmain. asp？id=8364&tid=&cname=.

第二章 广陈皮

第一节 历史概况

传统中药陈皮因道地广东而得名广陈皮，广陈皮也可称为"广皮""广橘皮"，因其主产于江门市新会区，又被称为"新会皮""会皮"，是陈皮中的上品，倍受医家推崇。而关于广陈皮和新会皮的历史众说纷纭，本节从本草记载和商贸发展情况进行考证挖掘，以期对广陈皮的历史有更深入的了解。

一、陈皮与广陈皮的本草考证

（一）陈皮的基原植物

陈皮是常用药食两用的中药材，《中国药典》2020 年版一部记载其"为芸香科植物橘 *Citrus reticulata* Blanco 及其栽培变种的干燥成熟果皮。药材分为'陈皮'和'广陈皮'"[1]。

陈皮始载于《神农本草经》，列于"橘柚"项下，曰："橘柚，味辛，温。主胸中瘕热逆气，利水谷。久服去臭，下气通神。一名橘皮。生南山川谷。"[2]

不同版本的《神农本草经》对此段文字有不同的标点、不同的认识。历代本草学家对橘柚多有考证或评注，也多有争议。有的认为柚字为误写，橘柚即橘皮；有的认为橘柚是指橘和柚两种植物；有的认为柚是指橙，或是橘所变；还有的认为橘柚是芸香科柑橘属植物的统称。

吴焕考查了历代本草并参考历代艺文、诗词歌赋等文献，认为"《神农本草经》之橘柚可能系沿袭古艺文的通称而来，有泛指今柑橘类果皮之意，但当时橘柚并非常用药材，其主流入药者仍系橘皮。在我们所查的现存本草及方剂中，仍未发现在方剂中有用橘柚之名者，因此《神农本草经》所说的橘柚主要系指橘皮"[3]。

但是，在汉之前，文献对橘的植物描述记载并不多，春秋战国时期记述官营手工业各工种规范和制造工艺的《考工记》有云："橘逾淮而北为枳。"唐代的《新修本草》如此描述橘皮的性味："柚皮厚，味甘，不如橘皮味辛而苦。其肉亦如橘，有甘有酸，酸者名胡甘。橘皮较柚皮味辛而苦，有甘有酸，且橘皮较柚皮薄。"宋代苏颂的《本草图经》对橘的植物性状有详细描述："橘、柚，生南山川谷及江南，今江浙、荆襄、湖岭皆有之。木高一、二丈，叶与枳无辨，刺出于茎间。夏初生白花，六月、七月而成实，至冬而黄熟，乃可啖。"[4]明代李时珍的《本草纲目》云："橘实小，其瓣味微酢，其皮薄而红，味辛而苦。"[5]清代的《本草崇原》云："橘生江南及山南山谷，今江浙荆襄湖岭皆有。枝多坚刺，叶色青翠，经冬不凋，结实青圆，秋冬始熟，或黄或赤，其臭辛香，肉味酸甜，皮兼辛苦。橘实形圆色黄，臭香肉甘，脾之果也。"[6]由上述记载可见在主流本草中关于陈皮的基原植物应是芸香科柑橘属植物橘 *Citrus reticulata* Blanco。

（二）陈皮名称的来历

南北朝的齐梁时代讲究以经年陈久之橘皮入药，陶弘景《本草经集注》云："凡狼毒、枳实、橘皮、半夏、麻黄、吴茱萸皆须陈久者良，其余须精新也。"[7]此后历代医家皆宗此说，从而"陈皮"一名在方剂、临床上逐渐取代了"橘皮"之名，陈皮作为橘皮之处方用名，始见于唐代孟诜的《食疗本草》[8]。近代药学文献也使用陈皮为正名，而《中国药典》自1963年版收载该品种起就一直以"陈皮"作为正名。

（三）青皮、橘红的品种分化

由于用药的发展，橘皮出现了黄橘皮（陈皮）、青橘皮（青皮）之别。青皮始载于宋代张元素所著《珍珠囊》，宋代苏颂的《本草图经》所云"今医方乃用黄橘、青橘两物，不言柚"[4]，除认为柚不作为橘皮入药外，还认为橘皮分黄橘和青橘两种植物。而明代陈嘉谟的《本草蒙筌》曰"青皮，陈皮一种……因其迟收早收，特分老嫩而立名也"[9]，认为二者来源于同一种植物，只是采收时间不同而已。

橘皮的临床应用在宋代开始出现留白与去白的区分，《圣济总录》认为，凡橘皮入和中理胃药则留白，入下气消痰药则去白。"留白则补脾胃，去白则理肺气。"[10]《雷公炮炙论》称橘皮"凡修事须去白膜一重，细锉用"[11]。橘红之名最早出现在宋代《太平惠民和剂局方》卷四《绍兴续添方》中的"二陈汤"中[12]，说明南宋时已开始将去白橘皮以橘红之名在处方中使用，而首次在本草著作中以橘红之名收载则是宋代陈衍所撰的《宝庆本草折衷》[13]。

（四）广陈皮的道地性

最早《神农本草经》记载橘的产地为"南山川谷"，指的应是今秦岭地区，属于长江中游流域。陶弘景的《本草经集注》云："以东橘为好，西江亦有而不如。其皮小冷，疗气，乃言胜橘。"[7]陶弘景所云东橘应是今长三角地区的江浙一带，而西江则应是今江西地区。宋代的《本草图经》曰："今江浙、荆襄、湖岭皆有之。"[4]表明江浙地区已成为橘皮名副其实的道地产区。而广陈皮之名的确凿出现是在元代汪汝懋所撰《山居四要》（撰于1341—1368年）卷五："二陈汤：治痰饮为患，呕吐，生冷脾胃不和，伤寒后虚烦上攻，此药最好并宜服之。广陈皮（去白）五钱，半夏（治）五钱，白茯苓（去皮）四钱，甘草右依此"[14]。《本草纲目》记载："今天下多以广中来者为胜，江西者次之。"[5]"广中"是古代人对广东的称呼之一，表明明朝时橘皮道地产区已经南移到广东。明弘治十八年（1505）太医院刘文泰等集体撰辑《本草品汇精要》记载了诸多中药材的道地产地，在卷三十二《果部上品·果之木》的"橘皮"条目下记载就是"道地：广东"[15]，可见明代的御医已经认为"陈皮"道地广东。明代还有大量的医学典籍运用了"广陈皮""广橘皮""广皮"的称谓。而到了清代除了这些称法继续有医家沿袭，还出现了"新会皮"的叫法，清代凌奂所著《本草害利》所云"广东新会皮为胜，陈久者良，故名陈皮。福建产者名建皮，力薄。浙江衢州出者名衢皮，更次矣"[16]，说明陈皮的道地产区进一步明确为广东新会。

除各种医学论著外，一些地方志也对广陈皮的道地有所论及。清咸丰年间陈淑均纂台湾府《噶玛兰厅志》说"陈皮、橘皮也以广中陈久者良，能燥能宣有补有泻，可升可降"[17]，说明台湾在清代也认可广陈皮道地和药效，可见广陈皮的知名度及其所到范围之大。清乾隆年间孔兴琏纂修《番禺县志·物产》："橘白，华赤，实黄者，熟皮香可入药。以广陈皮为最，味亦甘美。"[18]清光绪《潮阳县志·物产》："陈皮即橙橘皮，晒干为之，粤中药材称为第一。"[19]可见广陈皮在清代已是广东药材之冠了，不仅味美，药效也极佳。广陈皮的生产和贸易的规模也相当大。

综上所述，广陈皮作为道地药材使用和称呼起源于宋元，确切说是宋代，元代之后广陈皮的称呼被医家广泛认可和使用。明清以来达到鼎盛。明清两代宫廷御医都认可广陈皮为道地优质药材。新会皮盛于明清，尤其在清代以后，新会皮道地称呼得到广泛认可。广陈皮或称新会皮以其卓越的药效成就了其岭南道地药材的地位，也使得广陈皮与新会皮之美名广播天下。

二、商贸发展历史

广陈皮的道地产区为广东新会。新会陈皮是广东省江门市新会区的传统名产，早在宋代就已成为南北贸易的"广货"之一。到明代，有新会商人利用运销葵扇之便，将新会陈皮销往外省。清代乾隆、嘉庆年间，新会葵商在重庆、成都等地相继开设德隆、悦隆等9家"隆"字商号，主营葵扇外又大量经销新会陈皮。清末光绪三十四年（1908）的《新会乡土志》记载，陈皮为当时主要物产之一。在1912年前后，会城有经营陈皮的专营店 30 间，兼营葵扇的商号 5、6 间，它们集中在会城河以南贤洲街一带（今冈州大道中原贤洲路段），其中的一些大户还在上海等地开设批发店，这些大户不少历经几代人的传承，其中刘怡记最初叫刘全记，乾隆年间（1736—1795 年）开业；而小户在本地或广州卖货。当时，新会陈皮运到上海、重庆、广州 3 个主要市场，然后转销到全国各地[20]。

这样的行销方式一直持续到民国时期。据何卓坚撰写的《解放前新会陈皮的经营概况》描述，柑皮经由坐商运销到全国各地，三个主要市场分别是上海、重庆和广州。"运销外地的柑皮，俱用蒲席包装，包装前先用热水把柑皮扑湿，使之柔软，然后压实打包。抗战前，付往上海的每包是一百司斤（注：1 司斤等于 604.79 克），重庆每包二百司斤，均从水路运去……向来外销包装，必用新会牛绳（将蒲葵柄撕去外皮，用柄芯编成的）捆扎，作为'新会地道'的标志。外省经营'新会陈皮'的商人，特地把捆包的牛绳悬于铺门前作商标，以广招徕。"[21]

当时，黑龙江、吉林、辽宁、内蒙古、河北、河南、山东、安徽、浙江等省的商人，都在上海购货；青海、新疆、西藏、甘肃、陕西、云南、贵州等省的商人，都在重庆购货；至于广州的市场，除附近各省如江西、福建、广西、湖南等省外，还有各地的商人亲自到这里购货。这三个市场，适销的品种不同：因上海的客户多是零售性质，故主销一级货；广州、重庆则是以批发供应药房作配剂用，故分别适销二、三级货，货源来自会城的陈皮商[22]。

抗日战争和解放战争时期，受战争的影响，新会陈皮的生产销售一度衰落。20 世纪 50 年代后，陈皮产业得以一定程度的恢复，但陈皮药用量亦大增，而广陈皮产量少价格高，供不应求，各地配方逐渐以使用陈皮为主。而"文化大革命"时期陈皮的产业经营再次受到了很大影响。广陈皮这一道地药材似乎被淡忘，现在大多数地区不复经营。除广东本地使用及出口境外的仍以广陈皮为主要品种外，仅有老字号同仁堂、陈李济、胡庆余堂等大药厂长期采用道地新会产广陈皮。直至改革开放后，这一行业才又逐渐兴起，新会柑种植面积、加工经营新会皮的企业和个体工商户日渐增多[23]。

2002 年 12 月，由果农发起、新会区农业局和区工商联（总商会）推动的新会柑（陈皮）行业协会成立了，行业协会对新会陈皮行业的生产、销售等行为进行规范和保护，促进了整个行业的发展，新会陈皮的产品宣传力度也逐步加大。2013 年 6 月投资建设的新会陈皮村，集新会陈皮历史文化体验和陈皮消费购物于一体，有利于弘扬新会陈皮文化、进一步扩大新会陈皮的知名度与影响力，推动了新会陈皮产业做强做大。

现如今，广陈皮作为中成药和中药饮片原料的比例已大大降低，但随着生活水平的提高，其在食品、制茶、香料等方面的需求日益增多，而因其"陈久者良"的说法和价格逐年攀升，广陈皮的收藏热也于近年兴起，其商贸的重心也转移到这些方面来。

第二节　生药学研究

据调查，国内数十个柑橘栽培品种或品系的成熟果实均作为陈皮入药，而广陈皮的道地产区新会历来只以茶枝柑果皮作为"广陈皮"入药，广东产的其他种类柑橘的果皮均不能称为"广陈皮"，因此广陈皮的来源单一、明确，即为芸香科柑橘属植物橘的栽培变种茶枝柑 *Citrus reticulata* Blanco cv. Chachiensis 成熟果实的干燥果皮。

一、植物学特性

1. 植物性状特征

茶枝柑 *Citrus reticulata* Blanco cv. Chachiensis 又名新会柑。为常绿小乔木：枝扩展或下垂，有刺；叶互生，为单身复叶，叶片近革质，椭圆形、卵形或披针形，通常长 4～8 cm，宽 2.5～3 cm，顶端钝，常凹头，基部楔尖，边缘多少有圆齿或钝齿，稀为全缘；中脉至叶片顶部凹缺处常叉状分枝，侧脉清晰；羽叶狭长或仅有痕迹，与叶片相连处有关节。春夏间开花：花白色，两性，1～3 朵腋生；花萼长约 3 mm，不规则 3～5 裂；花瓣长圆形，长不超过 1.5 cm；雄蕊 20～25 枚。柑果扁圆形：高 4.5～6 cm，宽 6.3～7.1 cm，重 100～138 g，果顶部略凹，花柱痕迹明显，有时有小脐，蒂部偶见放射状排列的沟槽，成熟时深橙黄色，略显粗糙，果皮厚 2.7～3.3 mm，甚脆，易折断；瓤囊 10～12 瓣；果肉汁多，甜酸适度；种子 15～25 粒，卵圆形，端尖或钝，种子多胚，淡黄色；果期为 11—12 月[24,25]。见彩插图 2-1。

2. 生长环境特点

种植环境（大气、水源、土壤）是生产优质广陈皮的前提和基础。广陈皮性喜温暖、湿润。其生长环境最适宜的温度为 19 ℃～32 ℃，最适宜的土壤为土层深厚、疏松、透气性和排水良好、富含有机质、酸碱值在 pH 5.6～6 的土壤[24]。见图 2-2。

广陈皮的道地产区江门市新会区位于北纬 22°29′—22°32′，东经 112°56′—113°01′之间。年平均气温介于 21 ℃～23.3 ℃之间，平均气温 21.8 ℃；10 ℃以上年有效积温介于 7 450 ℃～8 450 ℃之间，平均年有效积温 7 729.7 ℃；历年极低温度 >0 ℃；年均日照时数介于 1 500～2 080 小时之间，平均年有效积温日照时数为 1 731.6 小时；年均降雨量介于 1 100～2 420 mm 之间，平均年降雨量达 1 784.6 mm。年均相对湿度介于74%～83%之间，平均相对温度达 80%。年均无霜期达 349 天。地下水位深度 0.7m 以上。土壤类型为储育型水稻土、赤红壤；土壤有机质含量 >2.0 g/kg；土壤 pH 值为5.0～7.0，活土层厚度在 60 cm 以上[26]。

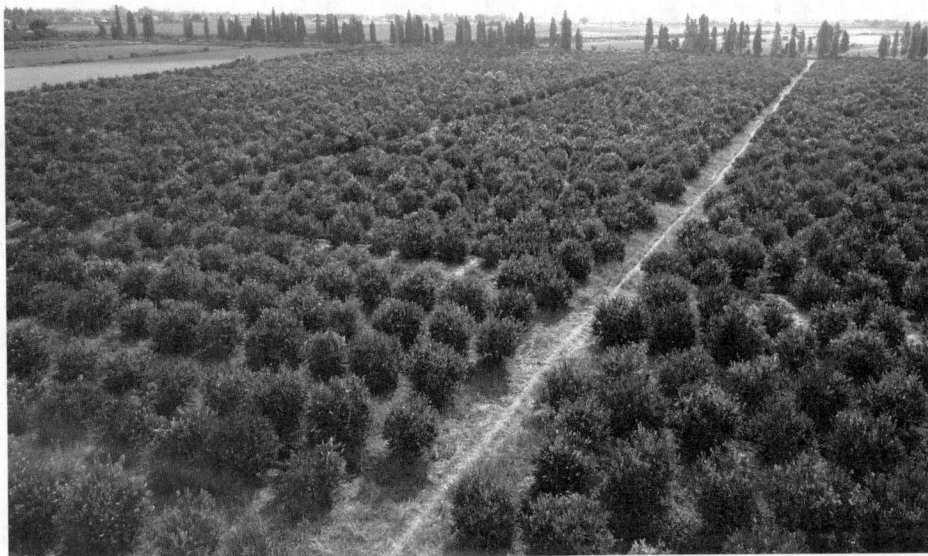

图 2-2　茶枝柑生长环境图

二、种植及产地加工研究

柑橘的栽培具有悠久的历史，早在 2 000 多年前的秦汉时期，我国就已有了大面积栽培柑橘的历史，历年来选育和保存了很多优良柑橘品种。当今陈皮均来自芸香科柑橘属（*Citrus* L.）植物果皮较易剥离的一类柑橘。在宋代之前，橘皮的道地产区为长江中下游区域，至元、明时期橘皮道地产区已经南移到广东，大量的医学典籍中出现了"广陈皮""广橘皮""广皮"的名称。清代出现"新会皮"的叫法，表明陈皮的道地产区进一步明确为广东新会。

新会古称冈州，现为广东省江门市辖区，位于广东珠江三角洲西南部，有西江和潭江两大水系。西江从县境北部流入，纵贯县境东部，从南端虎跳门出海；潭江从县境西部流入，横贯县境中西部，在中南部与西江支流的江门水道、虎坑河汇集于银洲湖，南流经崖门出海。新会东与中山、南与斗门相邻，北与江门、鹤山，西与开平、西南与台山接壤，扼粤西南之咽喉，据珠江三角洲之要冲，濒临南海，毗邻港澳，陆地面积 1 355 平方千米。

在原料上，新会历来只以茶枝柑果皮作为"广陈皮"入药用，广东产的其他种类柑橘果皮均不能称为"广陈皮"。

目前，茶枝柑主要在江门市新会区大量栽培，周边江门市所辖其他区、市、县以及肇庆市所辖四会市等地亦有少量种植。

1. 茶枝柑的栽培研究

（1）整地[24,27]。

育苗地：选择地势开阔、向阳、土层深厚、肥沃、疏松、排水良好的沙质土壤，除尽杂草，深耕30 cm以上，耙细，施足基肥，每亩施肥2 500~5 000 kg，耙平，起成高20 cm、宽1.2~1.5 m的畦，畦面平整，并开好排水沟。

大田：新建园的土壤前茬作物不能是柑橘。经全垦后，平原水田地按每667 m² 100~200株的标准，要深沟高畦，保持畦面与沟水平面经常位差60 cm以上，起畦宽6.5~7.5 m，筑墩种植。丘陵和坡地按每667 m² 100株的规格要求进行挖穴，穴深、宽各80~100 cm，或开挖宽80 cm、深60 cm的壕沟，回填活土或有机质肥后，起低畦，低墩种植。

（2）育苗[24,27]。

有培育实生苗法、压条法和嫁接法。

①实生苗法（播种法）：在2—3月将柑核种在地里，但此法生长很慢，现在很少采用。

②压条法（移木法）：农历十二月间，在已成长十七八年的老柑树上，拣粗壮的枝干，沿周围用刀切成一分宽的缝，刮去树皮，在沿缝处涂上一圈湿泥，外包稻草以防泥土松落，每隔1~2天浇水一次，15天后就能发芽生根。每株老树可接种6~7枝。40天后根芽全部生成，用刀切下栽种在田里，至5—6月再起土移植到柑田中。

③嫁接法：嫁接多采用枳壳、红柠檬、江西红橘、年橘、软枝酸橘等种子所培育的实生苗作为砧木，亲和力强，生长迅速。早春2—3月，在整好的苗床上均匀撒播，每667 m²用种子量12 kg左右，播种前先将种子在40 ℃~45 ℃热水中浸20~30分钟，再在25 ℃水温下催芽，撒播后覆土盖草。幼苗出土后将盖草揭去，育苗期要常除杂草，勤施追肥，保持土壤湿润，当年秋季或翌年春季即可做砧木。选用优良的柑橘母株的健壮枝条或芽作接穗，进行枝接或芽接。

枝接法在砧木树液开始流动而接穗尚未萌动时进行，将砧木在离地面10~30 cm处锯断，再从砧木断面中央向下垂直纵切5~6 cm深切口，选择无病虫害、健壮、质量好的茶枝柑嫩枝作接穗，将接穗剪成10~15 cm长并有2~3个芽，在接穗基部两侧各削1刀，呈"V"字形，其长度与劈口相等。将接穗插入砧木切口内，双方形成层韧皮部互相衔接，然后以薄膜包扎。

芽接法在9—10月进行，于砧木离地面5 cm处开1.5 cm的方洞，去表皮直至木质部，从茶枝柑树叶腋处切取1.5 cm左右的方块芽作接穗。将削好的芽片嵌入砧木切口内，两者的韧皮部紧接，接后用塑料薄膜带自下向上捆扎，并露出芽头，接口愈合后，去掉薄膜。当芽生长正常后，剪除接口以上的砧木。

凡早春进行接驳的苗木如管理精细，当年秋、冬季至翌年春季即可出圃定植。

广东省产区现主要采用嫁接法。

（3）定植[24,27]。

在秋、冬或早春萌芽前，选阴雨天进行。植前，在已备的穴中放入有机肥，与土拌匀。将苗木的根系和枝叶适度修剪，栽植时将树苗放入穴中央，放正，舒展根系，扶正，边填土边轻轻向上提苗、踩实，使根系与土壤密接。每穴1株并保持行列整齐。种后回土踩实，在树苗周围做直径1 m的树盘，淋足定根水。栽植深度以嫁接口露出地面5～10 cm为宜。

（4）田间管理[24,27]。

①合理间种。种植的间作物或草类应是与柑橘无共生性病虫、浅根、矮秆，以豆科植物和禾本科牧草为宜。适时收割翻埋于土壤中或覆盖于树盘。

②扩穴、覆盖与培土深翻。扩穴一般在秋梢老熟后进行，从定植穴外缘开始。幼龄树每年向外扩展0.4～0.5 m。回填时混以绿肥、秸秆或腐熟的有机肥等，表土放在底层，心土放在表层，然后向穴内灌足水分。高温或干旱季节，建议树盘内用秸秆等覆盖，厚度10～15 cm，覆盖物应与根颈保持10 cm左右的距离。培土在秋冬旱季中耕松土后进行。可培入塘泥、河泥、沙土或柑橘园附近的肥沃土壤，厚度8～10 cm。

③中耕除草。可在夏、秋季和采果后进行，每年中耕1～2次，保持土壤疏松无杂草。中耕深度8～15 cm，坡地宜深些，平地宜浅些。雨天不宜中耕。

④灌排水。灌溉：柑树在春梢萌动期、开花期及生理落果期（2—5月）和果实膨大期（6—10月）对水分敏感，若此期长时间无雨，傍晚出现叶片萎蔫时应及时灌溉。在果实成熟期和采收期（10月中旬—12月中旬）若发生干旱应及时适量淋水。排水：疏通排灌系统。多雨季节或果园积水时应及时排水，多雨的年份果实采收前还可通过地膜覆盖园区土壤来降低土壤含水量，提高果实品质。

⑤施肥。土壤施肥：可采用埋施、淋施和土面撒施等方法。叶面追肥：在不同的生长发育期，选用不同种类的肥料进行叶面追肥，以补充树体对营养的需求。高温干旱期应按使用浓度范围的下限施用，果实采收前20天内停止叶面追肥。幼树施肥：勤施薄施，以氮肥为主，配合施用磷肥、钾肥。结果树施肥：一般以产果100 kg施纯氮0.8～1.0 kg，氮、磷、钾比例以1：（0.3～0.4）：（0.8～1.0）为宜。根据土壤肥力或叶片营养分析，适当施用微量元素肥。

⑥整形修剪。调整树形：茶枝柑的特点是枝条多、软，适宜的树形为自然开心形。主干定高20～40 cm，主枝（3～4个）在主干上的分布均匀合理。主枝分枝角30°～50°，各主枝上配置副主枝2～3个。保持果园通风透光，叶果比不少于60：1。修剪：以发挥树冠最大光合效能，利于优质、高产、稳产为原则。

⑦控花保果。控花：通过冬季疏剪、回缩以及花前复剪，进行控花。强枝适当多留花，弱枝少留或不留，有叶单花多留，无叶花少留或不留；摘除畸形花、病虫花等。保果：应根据树势和挂果量决定环割时期和次数，一般每次间隔时间不少于15天，次

数不多于 3 次。对于树势旺盛、花量中等偏少的树，谢花后在主枝基部环割一圈（不要剥皮），以抑制夏梢，减少落果。老弱树应在开花前增施速效氮肥。开花前和谢花后每 7～10 天喷施一次营养液。盛花期每 2～3 天摇动主枝一次，以摇落花瓣，利于小果见光。疏果：在生理落果后进行，根据叶果比进行疏果，疏除小果、病果、畸形果、密弱果。适宜叶果比为（50～60）∶1。

（5）病虫害防治[27]。

①物理防治。应用灯光防治害虫：可用黑光灯引诱或驱避吸果夜蛾、金龟子、卷叶蛾等。应用趋化性防治害虫：大实蝇、拟小黄卷叶蛾等害虫对糖、酒、醋液有趋性，可利用其特性，在糖、酒、醋液中加入农药进行诱杀。应用色彩防治害虫：可用黄板诱集蚜虫。

②生物防治。结合防风在果园营造生态林网，实行果园有选择和有条件的"有限生草栽培法"营造果园生态环境。人工引移、繁殖释放天敌，放养捕食螨防治害螨；用日本方头甲和湖北红点唇瓢虫等来防治矢尖蚧；用松毛虫赤眼蜂防治卷叶蛾等。应用生物源农药和矿物源农药防治害螨。利用性诱、光诱、食诱和色诱进行捕杀，例如在田间放置性引诱剂，如丁香油、丁香酚、甲基丁香酚等少量农药，杀死蛀果虫雄虫，减少雌虫的交配机会。

③化学防治。按《无公害食品柑橘生产技术规程》（NY/T 5015—2001）中 3.7.5 执行。禁止使用高毒、高残毒或有三致作用的药剂（见 NY/T 5015—2001 附录 A）。限制使用中等毒性以上的药剂（见 NY/T 5015—2001 附录 B），每年每种药剂最多使用 1 次。允许使用低毒及生物源农药、矿物源农药（见 NY/T 5015—2001 附录 C），每年每种药剂最多使用 2 次。农药必须按要求控制施用量。注意不同作用机理的农药应交替使用和合理混用，以免害虫产生抗药性。

2. 茶枝柑的生长发育规律[28]

茶枝柑定植或移植后，三年就能开花，一般还不会结果，结果者亦极少数，必须将它摘去，以利果树发育。在种植过程中，须经常施以适当的肥料。第四年起开始结果，但此时仍不宜将果养得太大，在中秋前后即应摘果，否则会妨碍树的生长进而影响以后的产柑率，剥取的果皮可制成四级或五级的规格；到五六年后才能正式生产柑果，多而且大，每树可产柑 30 余斤，每 667 m² 200 株可产柑 6 000 余斤；若在丰收时采摘，每株可产 50～60 斤，产量约多一倍光景。十五年以上者称为老树，产量减少，每 667 m² 只能产柑 700～1 500 斤。二十年以上已无产柑的机能，当地药农多将其锯下作为燃料。

3. 广陈皮的采收加工与贮藏

（1）采收[27]。

12 月为果实采收期，一般次年 1 月前采摘完毕。果实采前的 10～15 天内，果园不准漫灌。极其干旱情况下建议进行适量的淋水，宜在晴天、雾水干后采收，雨天、雾天不宜采收。做到先熟先采、分期分批采收。采收时一果两剪，首剪在果蒂适当部位剪下，留叶的第二剪在靠果柄两片叶处剪掉，不留叶的第二剪沿果蒂平齐剪掉。

（2）加工[27]。

①开皮。用"正三刀法"或"对称二刀法"（见图2-3）。正三刀法：果蒂朝下，从果顶向果蒂纵划三刀，留果蒂部相连，正三瓣剥开。对称二刀法（又称丁字二刀法）：果蒂朝上，从果肩两边对称反向弧划两刀，留果顶部相连，三瓣剥开。在开皮过程中，严格要求不能破坏柑皮的完整性。

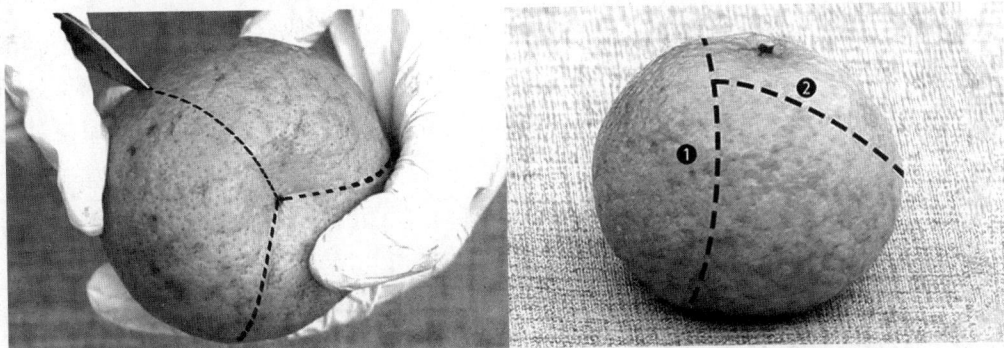

正三刀法   对称二刀法

图2-3　广陈皮开皮刀法

②翻皮。选择晴朗天气，将已开好的鲜果皮置于当风、当阳处，使其自然失水萎蔫，质地变软后翻皮，使橘白向外。

③干皮。晒干法：选择晴朗、干燥天气，将已翻好的果皮置于专用晒皮容器或晒场内自然晾晒干。烘干法：将翻好的果皮置于干皮专用容器，在低温烘房内（最高温度不超过45 ℃）烘干。

④陈化。用透气性好，无异味和污染的材料包装；在地势较高、自然通风、干燥的地方，离地、离墙、离顶存放；在道地产区保护范围内自然条件下陈放3年以上。

（3）包装[27]。

用透气性好、无异味和污染的材料包装。包装要牢固、密封、防潮，以保证药材在运输、贮藏、使用过程中的质量。包装上应注明品名、重量、规格、产地、批号、日期、编号、注意事项等。

（4）运输[27]。

运输工具必须清洁、干燥、无异味、无污染，运输中应防雨、防潮、防曝晒、防污染、防损坏。严禁与可能污染其品质的货物混装运输。

（5）贮藏[27]。

选择通风、干燥、清洁、阴凉、无异味、无污染的地方作为专用仓库，彻底灭虫，防止霉变和虫蛀。

三、品质鉴定

1. **性状鉴别**[29-31]

广陈皮与陈皮的性状主要区别如下：

陈皮：常剥成数瓣，基部相连或破裂呈不规则的片状，厚 0.5～1.5 mm。外表面橙红色、黄棕色至棕褐色，久贮后颜色变深，有细皱纹及许多圆形小油点。内表面浅黄白色。质硬而脆。气香，味辛、苦。

广陈皮：常 3 瓣相连，形状整齐，厚度均匀，约 0.8～1 mm。外表面棕黄色，细皱，点状油室较大；内表面黄白色，较粗糙，淡黄色筋络贴于内表面。对光照视可见透明油室，质柔韧。气清香特异，味苦、辛。见图 2-4。

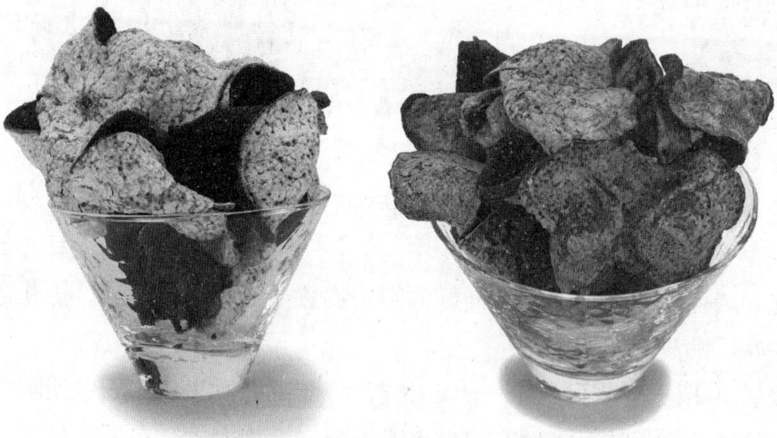

陈化 3 年　　　　　　　　　　　陈化 15 年

图 2-4　广陈皮

2. **显微鉴别**

对陈皮与广陈皮的显微对比研究报道不多，《中药志》[32,33]对广陈皮与陈皮的横切面及粉末显微特征进行了描述。徐国钧[34]对广陈皮与朱橘果皮的粉末显微特征进行了研究。上述研究结果表明各种陈皮横切面结构及粉末特征基本相似，主要在油室大小、多少及分布方面有所区别。二者显微特征如下：

陈皮[30,31]：表皮由 1 列极小的细胞组成，外被角质层，有气孔。表皮以下均为中果皮薄壁细胞，有橙皮苷结晶和少数草酸钙方晶，长 15～30 μm；大型油室不规则排列成 1～2 列（有时油室位于中果皮中部），油室卵圆形或椭圆形，径向长 250～740 μm，切向长 200～500 μm；维管束细小，纵横散布。

广陈皮[30,31]：油室较大，径向长 410～1 650 μm，切向长 160～1 320 μm。

此外，范崔生等[30]对广陈皮及各种来源的陈皮进行了研究，结果表明广陈皮偶有细胞壁念珠状增厚的中果皮细胞和孔纹导管；十月橘可见极大的中果皮细胞和孔纹导管；朱橘皮、川陈皮、建陈皮等草酸钙结晶极多，而蕉柑皮则极少见到草酸钙结晶。

3. 指纹图谱

高俊丽等[35]建立了广陈皮挥发油和黄酮类成分的高效薄层色谱指纹图谱，可以快速、有效地对广陈皮及其同属药用植物进行鉴定和质量评价。黄月纯等[36]用 HPLC 法建立了广陈皮甲醇提取物的 HPLC 指纹图谱，为广陈皮药材的质量控制积累数据，并探讨广陈皮与市场陈皮的鉴别应用。郭念欣等[37]建立了 12 批广陈皮药材的 HPLC 指纹图谱，通过与普通陈皮的 HPLC 指纹图谱比较，可以直观地对其进行区分。徐展翅等[38]建立的广陈皮 HPLC 指纹图谱可用于区分广陈皮与四川大红袍、温州蜜柑、年橘、贡柑、蕉柑等普通陈皮。

4. 其他技术

闫珂巍等[39]采用近红外光谱技术（NIRS）建立了快速鉴别广陈皮药材的定性分析模型，能够较好地区分广陈皮和川陈皮。

陈林等[40]基于"气味"采用电子鼻对不同产地、不同来源的陈皮样品的挥发性成分整体信息进行分析测试，结果表明不同产地、品种来源及不同贮藏年限的陈皮样品挥发性成分存在相似性和差异性，采用 DFA 分析方法可以区分广陈皮样品和其他陈皮样品。杨诗龙等[41]依据陈皮气味信息，采用电子鼻技术，建立了 BP 人工神经网络模型，可以对不同品种来源和储藏年限的陈皮进行快速鉴别。

杨桂玲等[42]通过对来源不同的陈皮样本的 *trn*H – *psb*A 序列进行分析，建立广陈皮的 DNA 条形码，结果表明广陈皮样本与橙类果皮样本之间有明显的差异，可用于初步鉴别广陈皮。

四、品质研究

（一）传统评价

传统的评价认为陈皮道地产区为广东，其品质优于其他产区。明代李时珍于《本草纲目》中就已提出了橘皮"以广中来者为胜，江西者次之"[5]。而明代御医也在《本草品汇精要》橘皮的条目下记载"道地：广东"[15]。清代凌奂所著《本草害利》所云"广东新会皮为胜，陈久者良，故名陈皮。福建产者名建皮，力薄。浙江衢州出者名衢皮，更次矣"[16]，将陈皮的道地产区进一步明确为广东新会。清咸丰年间的《噶玛兰厅志》曰："以广中陈久者良。"[17]乾隆《番禺县志·物产》云："以广陈皮为最，味亦甘美。"[18]光绪《潮阳县志·物产》记载："陈皮即橙橘皮，晒干为之，粤中药材称为第一。"[19]可见除各种医学论著外，各地方志也均认为陈皮以广东产者为佳。

陈仁山《药物出产辨》云："陈皮产广东新会为最好，四会、潮州、四川所产者，俱不适用。"[43]

（二）现代研究

影响广陈皮品质的因素很多，不同产地、不同采收期、不同储藏年限等都会对广陈皮药材挥发油及橙皮苷等主要成分造成影响。

1. 品质影响因素研究

（1）不同产地对广陈皮品质的影响。

郑国栋等[44]建立 HPLC 法测定 12 批不同产地广陈皮中 5 种活性黄酮的含量，研究结果表明，不同产地广陈皮药材中各黄酮类成分的含量相差甚大，除生长环境不同外，该结果还与药材采收时间、贮藏年限等相关。由此可知，要全面控制药材质量就要从药材的种植、生产、采收、加工等各个环节全面实现规范化生产，才能确保药材质量稳定。

孙冬梅等[45]采用高效液相色谱法，对不同产地陈皮药材中辛弗林的含量进行测定，结果显示，不同产地陈皮药材中的辛弗林含量差异较大。

周欣等[46]采用 GC/MS 分析了不同产地陈皮挥发油的成分和含量，结果表明新会陈皮含柠檬烯较其他产地偏低，γ - 松油烯含量却偏高，同时含有其他产地陈皮挥发油中均不具备的 2 - 甲氨基 - 苯甲酸甲酯成分。

（2）不同采收期对广陈皮品质的影响。

王洋等[47]比较了不同采收期广陈皮药材中 3 种黄酮类成分橙皮苷、川陈皮素、橘皮素的含量动态变化，结果 3 种黄酮类成分的含量随着采收期的推迟而逐渐下降。原因可能是随着果实体积增大，果皮重量增加，黄酮类成分在单位重量的果皮中所占比例逐渐下降，因此并认为采收期的确定应当综合考虑有效成分的含量及药材的产量。

潘靖文[48]对不同采收期广陈皮挥发油成分的变化进行了研究，结果表明不同采收期广陈皮挥发油中的组分基本一致，但成分的含量上差异较大：广陈皮挥发油中相对含量较高的成分有柠檬烯和 1 - 甲基 - 4 - 异丙基 - 1,4 - 环己二烯，但柠檬烯含量随采收期延迟而明显增高；1 - 甲基 - 4 - 异丙基 - 1,4 - 环己二烯含量则随采收期延迟而明显降低。此外，α - 蒎烯、β - 蒎烯、1 - 甲基 - 2 - 异丙苯、4 - 松油醇、百里香酚、2 - 甲氨基苯酸甲酯、石竹烯、Z,Z,Z - 1,5,9,9 - 四甲基 - 1,4,7 - 环十一碳三烯、4a,8 - 二甲基 - 2 - 异丙烯基 - 1,2,3,4,4a,5,6,8a - 8 氢萘、α - 法尼烯、（1S - cis）- 4,7 - 二甲基 - 1 - 异丙基 - 1,2,3,5,6,8a - 六氢萘等 12 种成分随采收期延迟含量略有降低；β - 月桂烯随采收期延迟含量略有增加，表现出较好的规律性。

（3）不同贮藏年限。

周欣等[49]对不同年份新会陈皮挥发油 GC/MS 进行分析，结果表明随年份增加其 α-蒎烯、β-蒎烯含量有所增加，4-间-散花烃的含量几乎以成倍的速率增长，而 β-月桂烯、d-柠檬烯、γ-松油烯的含量却在减少，其他成分含量变化不明显。而且前 3 年变化缓慢，超过 3 年的陈皮挥发油成分含量变化有逐渐加强的趋势。另外，储存十年的新会陈皮在成分上会多一些醇、酮、酸、酯类等化合物。

杨宜婷等[50]对不同储存年限广陈皮的多甲氧基黄酮的提取研究表明，随着广陈皮的储存时间延长，其 95% 乙醇提取物和超临界 CO_2 流体萃取提取物中的多甲氧基黄酮类成分含量均呈下降趋势。

郑国栋[51]等认为，随着贮藏时间的延长，广陈皮黄酮类成分的含量在开始几年有增高趋势，随后趋向稳定；含量增高并不是由自身代谢引起，而是由于挥发性成分散失所致，当挥发性成分散失到一定程度即趋向稳定，黄酮类成分含量也趋向稳定。

韦正等[52]的研究表明广陈皮中辛弗林及总黄酮的含量随贮藏年限的延长刚开始有一定增加趋势，随后出现反复，但出现反复的现象更可能是与药材相关，其可能受到采样时间、采样地点、果树树龄、贮藏条件及商品流通等因素的影响。

胡继藤等[53]对陈皮全药材 FTIR 谱图中 1 630 cm^{-1} 与 1 740 cm^{-1} 处两峰峰强度比值与年份的拟合发现相关性良好。新会陈皮挥发油 GC-MS 分析结果中 β-月桂烯与 2-甲氨基-苯甲酸甲酯的校正后峰面积的比值随年份增长逐渐升高，两者含量的动态变化规律可为新会陈皮年份鉴别提供一定依据，但其变化是否对新会陈皮的药效有影响还有待进一步验证。

2. 道地性内涵的现代研究

钟永翠等[54]通过测定陈皮中橙皮苷、川陈皮素和橘皮素 3 种黄酮类成分含量，比较不同品种样品含量比值，得到道地广陈皮中 3 种黄酮类成分的含量比值，其中茶枝柑比值为 19：2：1，这可作为准确鉴别广陈皮和其他陈皮的一种新方法。

郭念欣等[55]采用近红外光谱技术对陈皮药材进行研究，建立了广陈皮道地药材的判别模型，结果表明近红外光谱技术可以全面地反映广陈皮的整体质量信息，对不同种属的陈皮，特别是茶枝柑能较为准确地识别。

巩珺[56]借助近红外光谱技术、UPLC 指纹图谱技术、UPLC/Q-TOF-MS 技术、UPLC 含量测定等多种分析技术和聚类分析、主成分分析、一致性检验等多种统计学方法研究了来源不同的 98 批陈皮样品，对广陈皮分别从性状和化学成分两个层面开展陈皮道地性的质量控制数字化指标的评价研究。研究结果表明：近红外光谱法可以快速简便地鉴别出广陈皮；测定 3 种黄酮类成分含量，其比值、主成分分析和聚类分析均可鉴别广陈皮；UPLC 指纹图谱信息量大，以其相似度评价指标难以对广陈皮进行鉴别，故对其相似度值进行主成分分析，可鉴别广陈皮。

3. 指纹图谱和质量控制

对广陈皮的指纹图谱和质量控制研究报道较多，主要采用高效液相色谱法、气相色谱—质谱联用技术，也有采用薄层色谱等其他方法或采用多种技术方法结合以更系统地评价其质量。

（1）高效液相色谱（HPLC）。

许润娟等[57]通过测定不同的新会柑皮样品，在 HPLC 色谱图中得到 11 个共有指纹峰，对色谱图的相对保留时间和相对峰面积进行相关性分析对比，建立了新会柑皮的 HPLC 指纹图谱，为新会柑皮的质量评价提供了科学的依据。

张素中等[58]采用 HPLC 法建立了广陈皮甲醇提取物的特征指纹图谱，按拟定的方法，测定了 13 批广陈皮的甲醇提取物，共标出 7 个共有峰，均以 2、4、6 号峰为三强峰，7 个共有峰峰面积的相对含量均较稳定，相似度高达 0.996 ~ 1，该研究为广陈皮药材的质量控制与鉴定提供了参考。

易伦朝等[59]采用 HPLC 法对 3 件正品陈皮药材（包含广东新会产的广陈皮）、14 件商品药材以及 5 件栽培变种及近缘植物果皮进行分析，并用基于主成分分析的投影法对所得的特定（指纹）图谱进行分类。结果表明柚皮、红光橙皮、温州蜜桔皮和砂糖桔皮与陈皮的特定（指纹）图谱存在明显差别，不可作陈皮药用。不同产地的陈皮根据特定（指纹）图谱可分为两类，即与正品陈皮特征相似的一类及与之不同的一类。后者是否具有陈皮的药效还待临床观察证实。将液相色谱特定（指纹）图谱与基于主成分分析的投影法结合用于陈皮质量控制是一种行之有效的方法。

杨洋等[60]采用 HPLC 分析测定了 26 批陈皮样品（包含《中国药典》中和市场上常用作陈皮的品种），建立了广陈皮的指纹图谱，确定了 17 个共有峰，且三个主峰化合物明确，在一定程度上能快速鉴别区分不同来源的陈皮药材；道地药材相似度大于 0.97，不同品系来源药材的相似度存在较大差异。该指纹图谱检测方法简便、重现性好，可作为广陈皮药材质量控制的重要方法。

郭念欣等[37]建立了 12 批广陈皮和 8 批陈皮药材的 HPLC 指纹图谱，广陈皮样品之间相似度在 0.95 以上，陈皮之间的相似度在 0.99 以上，说明两种指纹图谱可以分别代表广陈皮或陈皮的鉴别特征。而通过广陈皮与普通陈皮的 HPLC 指纹图谱比较，可以直观地对其进行区分。因此，该方法可以从整体性、特征性等方面科学地判断药材或药物的真假优劣。

徐展翅等[38]利用 10 批来自新会不同城镇的广陈皮进行研究，建立了 HPLC 指纹图谱，再用各陈皮 HPLC 色谱图与共有模式图谱进行比对得到相似度。结果显示，各批次广陈皮之间差异极小；大红袍、温州蜜柑的相似度分别为 0.870、0.873，而其他普通陈皮的相似度仅有 0.746、0.749 及 0.720，表明普通陈皮与广陈皮之间存在一定差异。据此可以推断广陈皮与普通陈皮的成分差异较为明显。广陈皮 HPLC 指纹图谱可用于区分道地药材广陈皮与普通陈皮。

张利等[61]对广东省江门市新会地区不同来源、不同贮藏年限的广陈皮进行了高效液相色谱研究，建立了广陈皮甲醇提取物的特征指纹图谱，为广陈皮提取物原料的质量控制提供重要依据。

罗艳等[62]基于大样本（收集 32 批不同贮藏年限广陈皮）建立了广陈皮 HPLC 指纹图谱，以相似度分析结合化学计量学构建的质控模式可用于鉴别广陈皮（32 批）及陈皮（10 批），为其质量控制提供了更系统的方法。

（2）气相色谱—质谱联用（GC - MS）。

欧小群等[63]采用 GC - MS 技术建立了广陈皮挥发油的指纹图谱，初步分析了以三年储存时间为界点的柑皮和陈皮的区分点，一方面为陈皮"陈久良者"提供了物质基础，为进一步开展谱效学奠定良好基础；另一方面通过分析化学成分的变化原理为陈皮的陈化过程提供科学依据，为柑皮和陈皮的鉴定找到了新的出发点，同时建立了柑皮和陈皮的共有峰模式，可作为广陈皮的质量控制标准方法之一。

董岩等[64]采用微波预处理法提取挥发油，采用气相色谱—质谱—计算机联用技术对挥发油中的化学成分进行了分离和分析，结果分离出 38 种组分，以面积归一化法测得了挥发油各组分相对含量，经过质谱计算机软件和质谱检索库检索，并结合标准质谱谱图，鉴定了 32 个化学成分，占挥发油相对含量的 99.84%。

潘靖文[48]采用 GC - MS 法测定了不同采收期广陈皮样品中挥发油的成分，探讨不同采收期广陈皮中挥发油含量的动态变化规律，结果表明不同采收期广陈皮挥发油中分离得到的组分变化不明显，说明同一来源、同一产地的广陈皮药材有相似的物质基础，但不同采收期样品在成分的含量上有较大差异。

陈彤等[65]采用 GC - MS 建立了 8 个不同产地 22 种陈皮挥发油的指纹图谱，选取其中的 7 个色谱峰作为共有模式图的特征峰，并将指纹图谱的共有特征峰和一些微量成分作为主成分分析法（PCA）的分析数据源，应用相似度分析法和 PCA 统计分析法找出 22 种陈皮挥发油之间的相似性及差异性，结果显示 22 种陈皮挥发油的相似度在0.886～1，来自广东四会、四川、江西南丰、广东新会和广西桂林的样品获得了良好的区分，而来自广东云浮、广西梧州和广东清远这 3 个产地的样品聚成了一类，根据主成分组分的含量变化能显著区分陈皮挥发油的不同产地，研究结果可对陈皮挥发油质量的整体控制及其制剂的质量评价有一定的指导作用。

（3）薄层色谱（TLC）等其他技术。

周芳等[66]采用薄层扫描法同时测定新会产区 6 个不同乡镇所产广陈皮中橙皮苷、川陈皮素、橘皮素 3 种黄酮类成分的含量，方法简便快速、重现性较好，为广陈皮药材质量控制提供了一种新的参考方法。

高俊丽等[35]研究建立了广陈皮挥发油成分和黄酮类成分高效薄层色谱指纹图谱，以采自广东新会的陈皮为对照药材，建立薄层色谱指纹图谱共有模式，考察了不同来源广陈皮的指纹图谱的特征；并对广陈皮近缘种常用药用植物进行了研究。结果发现不同商品来源的广陈皮质量存在一定差异，其中黄酮类成分差异性较挥发性成分大，该研究为广陈皮及其近缘种药用植物的鉴定和质量评价提供了简便、有效的方法。

周欣[67]运用红外光谱、红外二阶导数光谱和二维相关红外光谱对陈皮进行了三级宏观指纹分析研究，建立了不同贮存年限新会陈皮的红外指纹图谱、不同产地陈皮的红外指纹图谱和快速鉴别不同贮存年限新会陈皮和不同产地陈皮的红外光谱三级宏观指纹分析方法。实验结果表明：①随着贮存年限的增长，橙皮苷含量增多，并产生一定量的有机酸或有机酯类物质；②产自广东、广西陈皮的挥发油都含有 2 – 甲氨基 – 苯甲酸甲酯成分，而其他产地的陈皮挥发油不含该组分。

郭念欣[68]利用近红外光谱技术结合聚类分析法和指纹图谱法建立了 60 份陈皮和广陈皮药材的定性分析模型，以陈皮药材整体质量的相似性为依据，并采用判别分析法对该类陈皮样品进行鉴别分析，得到了 100% 的识别率，为陈皮药材中鉴别出广陈皮提供了较为科学的依据。作者还将近红外光谱技术与陈皮药材的定量分析相结合，以偏最小二乘（PLS）法建立了陈皮药材水分和橙皮苷的定量分析模型，与传统的方法相比，该法不需要对样品进行复杂的预处理，分析速度快、结果准确、对样品无损害、无化学污染，具有传统化学分析方法所不具备的显著特点。

陈林等[40]因此证明，采用电子鼻对不同产地、不同来源的陈皮样品的挥发性成分整体信息进行分析测试，获得数据通过 Alpha soft V12.3 软件进行处理，结果显示不同产地、品种来源及不同贮藏年限的陈皮样品挥发性成分存在相似性和差异性，采用 DFA 分析方法可以区分广陈皮样品和其他陈皮样品。因此证明，采用电子鼻技术基于"气味"对陈皮样品进行鉴别是可行的。

（4）多种技术方法结合。

巩珺[56]以来源不同的 98 批陈皮样品为研究对象，结合近红外光谱技术、UPLC 指纹图谱技术、UPLC/Q – TOF – MS 技术、UPLC 含量测定等多种分析技术和聚类分析、主成分分析、一致性检验等多种统计学方法对广陈皮分别从性状和化学成分两个层面开展陈皮道地性的质量控制数字化指标的评价研究，为广陈皮道地性鉴别提供新的科学依据。

4. 陈皮药材质量标准[1]

陈皮

Chenpi

CITRI RETICULATAE PERICARPIUM

本品为芸香科植物橘 *Citrus reticulata* Blanco 及其栽培变种的干燥成熟果皮。药材分为"陈皮"和"广陈皮"。采摘成熟果实，剥取果皮，晒干或低温干燥。

【性状】

（1）陈皮：常剥成数瓣，基部相连，有的呈不规则的片状，厚 1～4 mm。外表面橙红色或红棕色，有细皱纹和凹下的点状油室；内表面浅黄白色，粗糙，附黄白色或黄棕色筋络状维管束。质稍硬而脆。气香，味辛、苦。

（2）广陈皮：常 3 瓣相连，形状整齐，厚度均匀，约 1 mm。外表面橙黄色至棕褐色，点状油室较大，对光照视，透明清晰。质较柔软。

【鉴别】

（1）本品粉末黄白色至黄棕色。中果皮薄壁组织众多，细胞形状不规则，壁不均匀增厚，有的成连珠状。果皮表皮细胞表面观多角形、类方形或长方形，垂周壁稍厚，气孔类圆形，直径 18～26 μm，副卫细胞不清晰；侧面观外被角质层，靠外方的径向壁增厚。草酸钙方晶成片存在于中果皮薄壁细胞中，呈多面体形、菱形或双锥形，直径 3～34 μm，长 5～53 μm，有的一个细胞内含有由两个多面体构成的平行双晶或 3～5 个方晶。橙皮苷结晶大多存在于薄壁细胞中，黄色或无色，呈圆形或无定形团块，有的可见放射状条纹。可见螺纹导管、孔纹导管和网纹导管及较小的管胞。

（2）取本品粉末 0.3 g，加甲醇 10 mL，加热回流 20 分钟，滤过，取滤液 5 mL，浓缩至 1 mL，作为供试品溶液。另取橙皮苷对照品，加甲醇制成饱和溶液，作为对照品溶液。照薄层色谱法（通则 0502）试验，吸取上述两种溶液各 2 μL，分别点于同一用 0.5% 氢氧化钠溶液制备的硅胶 G 薄层板上，以乙酸乙酯－甲醇－水（100∶17∶13）为展开剂，展至约 3 cm，取出，晾干，再以甲苯－乙酸乙酯－甲酸－水（20∶10∶1∶1）的上层溶液为展开剂，展至约 8 cm，取出，晾干，喷以三氯化铝试液，置紫外光灯（365 nm）下检视。供试品色谱中，在与对照品色谱相应的位置上，显相同颜色的荧光斑点。

（3）另取 2-甲氨基苯甲酸甲酯对照品，加甲醇制成每 1 mL 含 0.1 mg 的溶液，作为对照品溶液，再取广陈皮对照提取物，加甲醇超声处理 20 分钟，制成每 1 mL 含 15 mg 的溶液，作为对照提取物溶液。照薄层色谱法（通则 0502）试验，吸取上述两种溶液及〔鉴别〕（2）项下的供试品溶液各 2 μL，分别点于同一硅胶 G 薄层板上，以甲苯－乙酸乙酯－甲醇－水（10∶4∶2∶0.5）10℃以下放置的上层溶液为展开剂，展至约 5 cm，取出，晾干，再以环己烷为展开剂，展至约 8 cm，取出，晾干，置紫外光灯（365 mn）下检视。供试品色谱中，在与对照提取物色谱和对照品色谱相应的位置上，显相同颜色的荧光斑点（广陈皮）。

【检查】

（1）水分：不得过 13.0%（通则 0832 第四法）。

黄曲霉毒素照黄曲霉毒素测定法（通则 2351）测定。

取本品粉末（过二号筛）约 5 g，精密称定，加入氯化钠 3 g，照黄曲霉毒素测定法项下供试品的制备方法测定，计算，即得。

本品每 1 000 g 含黄曲霉毒素 B_1 不得过 5 μg，黄曲霉毒素 G_2、黄曲霉毒素 G_1、黄曲霉毒素 B_2 和黄曲霉毒素 B_1 总量不得过 10 μg。

【含量测定】

（1）陈皮：照高效液相色谱法（通则 0512）测定。

色谱条件与系统适用性试验：以十八烷基硅烷键合硅胶为填充剂；以乙腈 - 水（22：78）为流动相；检测波长为 283 nm。理论板数按橙皮苷峰计算应不低于 2 000。

对照品溶液的制备：取橙皮苷对照品适量，精密称定，加甲醇制成每 1 mL 含 0.4 mg 的溶液，即得。

供试品溶液的制备：取本品粗粉（过二号筛）约 0.2 g，精密称定，置具塞锥形瓶中，精密加入甲醇 25 mL，密塞，称定重量，超声处理（功率 300 W；频率 40 kHz）45 分钟，放冷，再称定重量，用甲醇补足减失的重量，摇匀，滤过，取续滤液，即得。

测定法：分别精密吸取对照品溶液与供试品溶液各 5 μL，注入液相色谱仪，测定，即得。

本品按干燥品计算，含橙皮苷（$C_{28}H_{34}O_{15}$）不得少于 3.5%。

（2）广陈皮：照高效液相色谱法（通则 0512）测定。

色谱条件与系统适用性试验：以十八烷基硅烷键合硅胶为填充剂；以乙腈为流动相 A，以水为流动相 B，按表 2 - 1 中的规定进行梯度洗脱；橙皮苷检测波长为 283 nm，川陈皮素和橘皮素检测波长为 330 nm。理论板数按橙皮苷峰和川陈皮素峰计算均应不低于 2 000。

表 2 - 1　广陈皮梯度洗脱表

时间（分钟）	流动相 A（%）	流动相 B（%）	检测波长（nm）
0 ~ 10	22	78	283
10 ~ 20	22→48	78→52	283
20 ~ 35	48	52	330

对照品溶液的制备：取橙皮苷对照品、川陈皮素对照品、橘皮素对照品适量，精密称定，加甲醇制成每 1 mL 含橙皮苷 0.2 mg、川陈皮素 25 μg、橘皮素 15 μg 的混合溶液，即得。

供试品溶液的制备：取本品粗粉（过二号筛）约 0.2 g，精密称定，置具塞锥形瓶中，精密加入甲醇 25 mL，密塞，称定重量，超声处理（功率 300 W；频率 40 kHz）45 分钟，放冷，再称定重量，用甲醇补足减失的重量，摇匀，滤过，取续滤液，即得。

测定法：分别精密吸取对照品溶液与供试品溶液各 5 μL，注入液相色谱仪，测定，即得。

本品按干燥品计算，含橙皮苷（$C_{28}H_{34}O_{15}$）不得少于 2.0%；含川陈皮素（$C_{21}H_{22}O_8$）和橘皮素（$C_{20}H_{20}O_7$）不得少于 0.42%。

饮片

【炮制】

除去杂质，喷淋水，润透，切丝，干燥。

本品呈不规则的条状或丝状。外表面橙红色或红棕色，有细皱纹和凹下的点状油室。内表面浅黄白色，粗糙，附黄白色或黄棕色筋络状维管束。气香，味辛、苦。

【含量测定】

（1）陈皮：同药材，含橙皮苷（$C_{28}H_{34}O_{15}$）不得少于 2.5%。

（2）广陈皮：同药材，含橙皮苷（$C_{28}H_{34}O_{15}$）不得少于 1.75%；含川陈皮素（$C_{21}H_{22}O_8$）和橘皮素（$C_{20}H_{20}O_7$）不得少于 0.40%。

【鉴别】【检查】

同药材。

【性味与归经】

苦、辛，温。归肺、脾经。

【功能与主治】

理气健脾，燥湿化痰。用于脘腹胀满，食少吐泻，咳嗽痰多。

【用法与用量】

3～10 g。

【贮藏】

置阴凉干燥处，防霉，防蛀。

注：栽培变种主要有茶枝柑 *Citrus reticulata* 'Chachi'（广陈皮）、大红袍 *Citrus reticulata* 'Dahongpao'、温州蜜柑 *Citrus reticulata* 'Unshiu'、福橘 *Citrus reticulata* 'Tangerina'。

第三节 加工炮制研究

《中国药典》虽根据产地和栽培品种将陈皮分为普通陈皮和广陈皮两类，但是在采收加工和饮片炮制上并未区分。实际上二者在传统的采收加工方面略有不同，广陈皮药材的现代加工工艺研究也可见报道。在饮片炮制方面，因广陈皮价高、作为中医临床配方或成药生产投料使用较少，饮片的炮制主要以普通陈皮为主，将广陈皮的饮片炮制单独收载或研究的较少。现将广陈皮加工和炮制内容分述如下。

一、采收加工研究

1. 传统的采收加工方法

①普通陈皮：采摘成熟果实，剥取果皮，呈基部相连或不相连的不规则片状，晒干或炕干。

②广陈皮：茶枝柑果实成熟后，摘取果实，用刀将果皮剖成3瓣，基部相连，剥下，呈3瓣相连状，通常采用阴干的办法使其干燥。20世纪70年代以前常将干燥果皮用稻草结成串或装于陶罐中，挂于土灶灶口（称火尾），以灶中余热熏烤多时，取下密封备用。现今多将干燥果皮密封于塑料袋中，放置2～3年后，待其外表颜色变为深棕色后使用[30]。

2. 现代加工工艺研究

周菲菲等[69]采用HPLC对日晒和不同温度热风干燥下的茶枝柑果皮中的黄酮进行定性和定量分析，同时利用GC-MS检测分析了其精油成分及相对含量。结果表明，36℃、40℃、45℃和50℃干燥条件下的茶枝柑果皮的主要黄酮类化合物的含量与日晒相比有显著差异，42℃热风干燥与日晒相比则无显著差异。不同热风干燥条件下茶枝柑果皮精油的总离子流图基本一致，但是其精油成分的总含量均显著高于日晒条件下的，此外精油成分的种类、数目、相对含量也存在一定的差异性，42℃热风干燥下的精油成分与日晒最为接近。从保证茶枝柑果皮品质和节约能源提高生产效率的角度出发，42℃热风干燥是有利于保存茶枝柑果皮黄酮和精油成分的较佳干燥方式。

吴霞等[70]以广陈皮中主要活性成分橙皮苷及多甲氧基黄酮（PMFs）、川陈皮素和橘皮素为指标，采用正交实验法，考察了广陈皮形状、烘烤温度及恒温时间3个因素对陈皮中活性成分含量的影响，优选出活性成分含量最高的工艺为最佳炮制工艺，结果表明以水提物中有效成分为指标时的最优工艺是广陈皮丝状，在80℃烘烤温度下，恒温2小时。研究建立的炮制工艺为广陈皮的开发利用提供了科学依据。

龚丽等[71]应用热泵和传统热风干燥方法，研究了一定环境相对湿度下，温度、风速对广陈皮干燥特性、外观及营养成分（挥发油、橙皮苷）的影响，与传统热风干燥相比，热泵干燥效率更高，产品外观和营养成分保持更好。

陈景怀等[72]介绍了采用烘干机进行新会陈皮烘干的加工技术，该技术可提高工作效率，有利于专业化、规模化生产，可降低自然环境的制约风险，减少天气变化因素带来的损失。

胡丽云等[73]研究探讨了新鲜的新会茶枝柑果皮在常温下自然发酵过程中，天然微生物菌群、糖组分、有机酸组分、色泽、多酚和抗氧化活性等品质指标的动态变化，结果表明微生物对茶枝柑果皮的各类物质影响很大，这为研究加速陈皮陈化的物质提供了前提。

二、饮片炮制工艺

陈皮炮制始载于唐代孙思邈的《备急千金要方》，曰"去赤脉"，是陈皮最早的净选加工。此后，王焘的《外台秘要》载有"切""炙令黄焦香气出"；昝殷的《食医心鉴》增加了"去瓤，微炒"炮制之法；蔺道人在《仙授理伤续断秘方》中还指出"去白"的炮制方法。宋代又发展了巴豆炒、麸炒、姜汁煮、童便浸、黑豆制等多种炮制方法，其中《圣济总录》记载的方法就有"剉用巴豆半两打破同炒黄，去巴豆不用"，"汤浸去白，醋浸一宿"，"一斤以童子小便浸三日去白……将橘皮铺在地上，着盆合一复时"，等等。金元时期，陈皮的炮制方法没有大的发展，较多沿袭前代的炮制方法，论述较详者如元《丹溪心法》"去白""炒""半斤，以水化盐三钱，拌令得体，煮干，焙燥"。明代，陈皮的炮制工艺在宋代的基础上有了进一步的继承和创新，虽以净选切制为主流，但炮制品种达数十种，新增了诸如煅制、蜜制等方法。明《普济方》中有"去白，麸炒""焙，和去白用""净"……十几种之多的炮制方法，陈皮炮制工艺进入一个崭新的阶段。至清代，陈皮的炮制方法在秉承前人的制法上，又有质的突破，提出了用香附、白矾、甘草合乌梅等多种辅料分别炮制陈皮，使陈皮的炮制品种之多跃为鼎盛时期[74]。

现代陈皮的炮制方法主要有净选切制、制陈皮炭、灶心土炒、麸炒、蒸陈皮、蜜炒、盐水炒、加多种辅料制陈皮和法制陈皮等[75]。《中国药典》2020 年版一部陈皮饮片项下"炮制"内容为"除去杂质，喷淋水，润透，切丝，干燥"[1]，即净选、切制之法，未收载其他方法，也未将广陈皮的饮片炮制区别收载。而各地方炮制规范大多也收载了切制的陈皮饮片，有的除此外还保留一、二种其他炮制方法，如北京、天津、山东、河南、甘肃等都用"陈皮炭"；浙江、江苏、山东、重庆用"炒陈皮"；广东、四川用"蒸陈皮"等，而个别地方炮制规范还将广陈皮的炮制区别于普通陈皮独立收载，如《北京市中药饮片炮制规范》2008 年版就收载了广陈皮饮片。国家标准及各地方规范收载陈皮炮制工艺详见表 2 – 2。

表 2 – 2　现代陈皮炮制工艺

收载出处	饮片名称	制法简述
《中国药典》（2015）	陈皮	净制，切制（丝）
《全国中药炮制规范》（1988）	陈皮	净制，切制（丝）
	陈皮炭	净陈皮丝，炒炭
《安徽省中药饮片炮制规范》（2005）	陈皮	净制，切制（丝）

（续上表）

收载出处	饮片名称	制法简述
《北京市中药饮片炮制规范》（2008）	陈皮	净制，切制（切窄丝）
	广陈皮	净制，切制（加工成块）
	陈皮炭	净陈皮丝，炒炭
《云南省中药饮片标准（第二册）》（2005）	陈皮粉	净制，粉碎成中粉
	醋陈皮	醋拌闷润，炒干
《福建中药饮片炮制规范》（1998）	陈皮	净制，切制（丝）
	盐陈皮	净陈皮丝，照盐水炙法炒干
	制陈皮	净陈皮丝加辅料（醋、姜、盐）煮或蒸
《甘肃省中药饮片炮制规范》（1980）	陈皮	净制，切制（丝）
	制陈皮	净陈皮剪成小方块，蜜制
	盐陈皮	净陈皮剪成小方块，盐水炒
	陈皮炭	净陈皮剪成小方块，炒炭
《广东省中药炮制规范》（1984）	陈皮	净制，切制（丝）
	蒸陈皮	净陈皮蒸制，切制（丝）
《广西壮族自治区中药饮片炮制规范》（2007）	陈皮	净制，切制（丝）；新鲜陈皮净制，蒸制，切制
《贵州省中药饮片炮制规范》（2005）	陈皮	净制，切制（丝）
《河南省中药饮片炮制规范》（2005）	陈皮	净制，切制（丝）
	土陈皮	净陈皮丝，土炒
	陈皮炭	净陈皮丝，炒炭
《湖北中草药炮制规范》（1979）	陈皮	净制，切制（丝或块）
《湖南省中药饮片炮制规范》（2010）	陈皮	净制，切制（丝）
《江苏省中药饮片炮制规范》（2002）	陈皮	净制，切制（丝）
	炒陈皮	净陈皮炒制
《江西省中药饮片炮制规范》（2008）	陈皮	净制，切制（三角小块或丝）
	麸炒陈皮	净陈皮块片或丝，麸炒
《辽宁省中药饮片炮制规范》（1975）	陈皮	净制，切制（丝）
《山东省中药饮片炮制规范》（2012）	炒陈皮	净陈皮丝，炒制
	土陈皮	净陈皮丝，灶心土炒
	陈皮炭	净陈皮丝，炒炭
《上海市中药饮片炮制规范》（2008）	陈皮	净制，切制（丝）
	蜜麸炒陈皮	照麸炒法，用蜜炙麸皮拌炒

（续上表）

收载出处	饮片名称	制法简述
《四川省中药饮片炮制规范》（2015）	蒸陈皮	陈皮蒸制，切制（丝）
	麸炒陈皮	切制（丝），麸炒
《天津市中药饮片炮制规范》（2018）	陈皮炭	炒炭
《浙江省中药饮片炮制规范》（2015）	炒陈皮	陈皮丝清炒
《重庆市中药饮片炮制规范》（2006）	陈皮	净制，切制（丝）
	炒陈皮	净陈皮炒制

三、炮制机理研究

对于陈皮炮制机理的研究主要在于炮制对陈皮化学成分的影响，而且因广陈皮在中医临床配方或成药生产投料方面的使用较少，其炮制机理研究也较少，故此处将二者合述如下。

1. 炮制对陈皮黄酮类成分的影响

陈皮中的黄酮类化合物主要以糖苷或苷元的形式存在，包括黄酮、橙皮苷、新橙皮苷及柚皮苷等的化合物。梁永枝等[76]在实验中分别以生品陈皮、炒陈皮、麸炒陈皮和土陈皮为对象用吸光度的方法测量，发现生品陈皮的黄酮类含量最高，炒陈皮的含量最低。罗向华等[77]用不同炮制方法对陈皮炭的黄酮含量进行分析时发现，陈皮炭中总黄酮含量在温度为 185 ℃、时间为 10 分钟时最高。但随着温度的增高，黄酮的含量有下降的趋势。吴霞等[70]以橙皮苷为指标，发现在 80 ℃烘烤温度下，恒温 2 小时时广陈皮的活性成分溶出最大。吴梓春等[78]在进行大量实验后证明，蜜炙陈皮的橙皮苷含量是各炮制品中最高的，土炒陈皮则是橙皮苷含量最低的。不同炮制品中橙皮苷的含量依次为生品 > 蜜炙品 > 清蒸品 > 盐炙品 > 麸炒品 > 土炒品[79]。

2. 炮制对陈皮挥发油的影响

挥发油占陈皮化学成分的 1.9% ~3.5%，作为陈皮主要有效成分之一，它具有抗氧化、平喘和促进消化液分泌等作用。陈皮中挥发油的含量不仅和产地有关，还和炮制方法有着密切关系。高明等[80]研究了不同陈皮的炮制品挥发油的含量，发现陈皮经过蒸制以后，有些挥发油会变少，壬醛、4 - 蒈烯、橙花醇等一些挥发油会消失，还会新增一些新的挥发油，如 3 - 蒈烯、α - 水芹烯、γ - 松油烯等。吴晓东等[81]将广陈皮在 70 ℃ ~80 ℃蒸制 30 分钟后发现其挥发油含量最高可达 0.9%。郑文红等[82]利用 GC 和 HPLC 色谱分析法进一步证明了广东传统的陈皮炮制方法可行合理。

3. 炮制对陈皮生物碱成分的影响

陈皮经过炮制以后，辛弗林含量也会有所变化。徐小飞等[83]研究发现，按《广东省中药炮制规范》进行炮制的广陈皮，其辛弗林的含量会增多。但随着时间延长，广陈皮中辛弗林含量有下降趋势[52]。

4. 炮制对陈皮其他成分的影响

胡海娥等[84]提取酒制陈皮中的果胶，果胶的提取率增加了4%，说明陈皮的炮制品可以增加果胶的溶出率。

四、广陈皮饮片质量标准

除了《中国药典》收载的陈皮饮片标准外，《全国中药炮制规范》1988年版及各省、市、自治区的炮制规范共收载了多种陈皮的饮片标准，其中《北京市中药饮片炮制规范》1986年版还专门将广陈皮饮片单列以区别于普通陈皮，此处将具代表性的各种陈皮饮片的标准内容转载如下。

（一）广陈皮[85]

1. 别名
广皮，新会皮。

2. 来源
本品为芸香科植物茶枝柑 *Citrus reticulata* Chachi 的干燥成熟果皮。均为栽培。主产于广东的新会、广州近郊、四会等地。冬季果实成熟时采摘，剥取果皮，切成三瓣或四瓣，阴干。药材以片大、皮厚、表面色紫红、棕眼大、内表面色白、香气浓者为佳。

3. 炮制
取原药材，除去杂质，刷去白浮膜，去柄，掰成碎块。

4. 性状
本品呈不规则的片状。外表面黄橙色至红橙色。粗糙，多皱缩，有密集大而深陷的圆形小凹点；内表面黄白色，有分布不均匀的筋络，亦有微凹入小点。质柔软。香气浓郁，味微苦、辛。

（二）陈皮[1]

1. 炮制
除去杂质，喷淋水，润透，切丝，干燥。

2. 性状
本品呈不规则的条状或丝状。外表面橙红色或红棕色，有细皱纹和凹下的点状油室；内表面浅黄白色，粗糙，附黄白色或黄棕色筋络状维管束。气香，味辛、苦。

3. 鉴别
同药材。

4. 检查

同药材。

5. 含量测定

同药材，含橙皮苷（$C_{28}H_{34}O_{15}$）不得少于2.5%。

（三）陈皮炭[86]

1. 炮制

取净陈皮丝置锅内，用中火加热，炒至黑褐色，喷淋清水少许，灭尽火星，取出，晾干、凉透。

2. 性状

形如陈皮丝片，表面黑褐色，内部棕褐色，质松脆易碎。气微，味淡。

（四）炒陈皮[87]

1. 炮制

取净陈皮丝，置锅内，文火微炒，取出，放凉。

2. 性状

本品为不规则的丝片状，丝宽约3 mm，厚1~4 mm。外表面橙红色或红棕色，有细皱纹和凹下的点状油室；内表面浅黄白色，粗糙，附黄白色或黄棕色筋络状维管束。质脆易碎。气香，味辛、苦。

3. 鉴别

取本品粉末0.3 g，加甲醇10 mL，加热回流20分钟，滤过，取滤液5 mL，浓缩至1 mL，作为供试品溶液。另取橙皮苷对照品，加甲醇制成饱和溶液，作为对照品溶液。照薄层色谱法（《中国药典》2010年版一部附录ⅥB）实验，吸取上述两种溶液各2 μL，分别点于同一用0.5%氢氧化钠溶液制备的硅胶G薄层板上，以乙酸乙酯－甲醇－水（100∶17∶13）为展开剂，展至约3 cm，取出，晾干，再以甲苯－乙酸乙酯－甲酸－水（20∶10∶1∶1）的上层溶液为展开剂，展至约8 cm，取出，晾干，喷以三氯化铝试液，置紫外光灯（365 nm）下检视。供试品色谱中，在与对照品色谱相应的位置上，显相同颜色的荧光斑点。

4. 检查

（1）水分：不得过13.0%（《中国药典》2010年版一部附录ⅨH第二法）。

（2）总灰分：不得过5.0%（《中国药典》2010年版一部附录ⅨK）。

（五）土陈皮[87]

1. 炮制

先将锅用文火加热，放入灶心土细粉，待能较轻松地翻动细粉时，倒入净陈皮丝，翻炒至表面挂匀细粉，微带焦斑时，及时取出，筛去细粉，放凉。

2. 性状

本品为不规则的丝片状，丝宽约3 mm，厚1~4 mm。外表面棕黄色或棕褐色，有细皱纹和凹下的点状油室；内表面浅黄白色，粗糙，附黄白色或黄棕色筋络状维管束。表面挂匀土粉，带焦斑。质脆易碎，略有焦土气。气香，味辛、苦。

3. 鉴别

同炒陈皮。

（六）蒸陈皮[88]

1. 炮制

取陈皮，除去杂质，湿润后，照蒸法（通则0213）蒸透，取出，切丝，低温干燥。

2. 性状

本品呈不规则的丝条状。外表面橙红色或红棕色，有细皱纹和凹下的点状油室。蒸后内表面变为棕红褐色，质硬，气清香。

3. 鉴别

（1）显微鉴别。

本品粉末黄白色至黄棕色。中果皮薄壁组织众多，细胞形状不规则，壁不均匀增厚，有的成连珠状。果皮表皮细胞表面观多角形、类方形或长方形，垂周壁稍厚，气孔类圆形，直径18~26 μm，副卫细胞不清晰；侧面观外被角质层，靠外方的径向壁增厚。草酸钙方晶成片存在于中果皮薄壁细胞中，呈多面体形、菱形或双锥形，直径3~34 μm，长5~53 μm，有的一个细胞内含有由两个多面体构成的平行双晶或3~5个方晶。橙皮苷结晶大多存在于薄壁细胞中，黄色或无色，呈圆形或无定形团块，有的可见放射状条纹。螺纹导管、孔纹导管和网纹导管及管胞较小。

（2）薄层色谱鉴别。

取本品粉末0.5 g，加甲醇10 mL，加热回流20分钟，滤过，取滤液5 mL，浓缩至1 mL，作为供试品溶液。另取橙皮苷对照品，加甲醇制成饱和溶液，作为对照品溶液。照薄层色谱法（《中国药典》通则0502）实验，吸取上述两种溶液各2 μL，分别点于同一用0.5%氢氧化钠溶液制备的硅胶 G 薄层板上，以乙酸乙酯－甲醇－水（100：17：13）为展开剂，展至约3cm，取出，晾干，再以甲苯－乙酸乙酯－甲酸－水（20：10：1：1）的上层溶液为展开剂，展至约8 cm，取出，晾干，喷以三氯化铝试液，置紫外光灯（365 nm）下检视。供试品色谱中，在与对照品色谱相应的位置上，显相同颜色的荧光斑点。

4. 检查

（1）水分：不得过13.0%（《中国药典》通则0832第四法）。

（2）黄曲霉毒素：照黄曲霉毒素测定法（《中国药典》通则2351）测定。

取本品粉末（过二号筛）约5g，精密称定，加入氯化钠3g，照黄曲霉毒素测定法项下供试品的制备方法测定，计算，即得。

本品每1 000 g含黄曲霉毒素 B_1 不得过5 μg，含黄曲霉毒素 G_2、黄曲霉毒素 G_1、黄曲霉毒素 B_2 和黄曲霉毒素 B_1 的总量不得过10 μg。

5. 含量测定

照高效液相色谱法（《中国药典》通则0512）测定。

（1）色谱条件与系统适用性实验：以十八烷基硅烷键合硅胶为填充剂；以甲醇 - 醋酸 - 水（35∶4∶61）为流动相；检测波长为283 nm。理论塔板数按橙皮苷峰计算应不低于2 000。

（2）对照品溶液的制备：取橙皮苷对照品适量，精密称定，加甲醇制成每1mL含0.4 mg的溶液，即得。

（3）供试品溶液的制备：取本品粗粉约1 g，精密称定，置索氏提取器中，加石油醚（60 ℃~90 ℃）80 mL，加热回流2~3小时，弃去石油醚，药渣挥干，加甲醇80 mL，再加热回流至提取液无色，放冷，滤过，滤液置100 mL量瓶中，用少量甲醇分数次洗涤容器，洗液滤入同一量瓶中，加甲醇至刻度，摇匀，即得。

（4）测定法：分别精密吸取对照品溶液与供试品溶液各5 μL，注入液相色谱仪，测定，即得。

本品按干燥品计算，含橙皮苷（$C_{28}H_{34}O_{15}$）不得少于2.0%。

（七）麸炒陈皮[88]

1. 炮制

取陈皮，除去杂质，湿润后，切丝，照麸炒法（《中国药典》通则0213）炒至颜色变深。

2. 性状

本品呈不规则的丝条状。外表面橙红色或红棕色，有细皱纹和凹下的点状油室。气芳香，味苦，炒后颜色加深。

3. 鉴别

（1）显微鉴别。

同蒸陈皮。

（2）薄层色谱鉴别。

同蒸陈皮。

4. 检查

（1）水分。

同蒸陈皮。

（2）黄曲霉毒素。

同蒸陈皮。

5. 含量测定

同蒸陈皮。

（八）盐陈皮[89]

1. 炮制

取陈皮丝，照盐水炙法炒干。

2. 成品性状

形如陈皮，色略深，偶有焦斑。气香，味辛、微苦、微咸。

（九）制陈皮[89]

1. 炮制

取陈皮丝，照煮法或蒸法至辅料汁吸尽。干燥。

陈皮每 100 kg，用醋 5 kg、姜 5 kg、盐 3 kg。

2. 成品性状

形如陈皮，色略深，具辅料气味。

第四节　制剂研究

陈皮为治疗消化系统和呼吸系统疾病的常用药物，处方中含有陈皮的制剂很多，近年来有关陈皮制剂的研究也不断深入，并不断有新的陈皮制剂的研究报道。

（一）制剂类型及种类

《中国药典》2020 年版一部收载成方制剂中含有陈皮的制剂有 171 个，约占收载中成药制剂总数（1 493 个）的 11.5%，包含处方 139 个（部分为同方不同剂型），按不同剂型分为丸剂 85 个、片剂 23 个、颗粒剂 20 个、胶囊剂 16 个、合剂 13 个及其他剂型 14 个。

其中，处方含陈皮的，常用于化痰止咳的制剂主要有通宣理肺丸、杏苏止咳颗粒、橘红丸、二陈丸、止咳橘红丸、蛇胆陈皮散等；常用于理气和胃的制剂主要有藿香正气水、保和丸、正柴胡饮颗粒、午时茶颗粒、香砂养胃丸、香苏正胃丸、六合定中丸等。

（二）制剂技术、工艺及质量标准研究

处方中含陈皮的制剂对陈皮的制法工艺主要有如下5种：

1. 研粉入药

此工艺在陈皮制剂中应用最多，且主要集中用于丸剂和散剂，如《中国药典》2020年版一部收载的处方含陈皮制剂的，有保和丸、香砂养胃丸、香附丸、补中益气丸、通宣理肺丸、健脾丸、橘红丸、蛇胆陈皮散、如意金黄散等，均为研粉直接入药。部分胶囊剂和片剂也将陈皮研粉后装胶囊或压片入药，如橘红胶囊、蛇胆陈皮胶囊、蛇胆陈皮片、复方陈香胃片等。研粉直接入药工艺简单，可保留陈皮中的各类成分，但粉碎过程产生的热以及细胞壁的破碎易引起陈皮中的挥发性成分损失，这点应在制剂生产过程中引起注意，并采取适当的措施减少有效成分的损失。喻雄华等[90]以粉碎细度、干燥温度、干燥时间为可变因素，以挥发油含量、橙皮苷含量为考察指标，进行正交实验，得出陈皮粉碎的适宜工艺为在50℃条件下干燥2小时，粉碎成100目的细粉。

2. 蒸馏提取挥发油并结合水提的工艺

此工艺可以使陈皮中的挥发性成分和水溶性成分都得到充分利用，因此在片剂、颗粒剂、胶囊剂、合剂和糖浆剂等剂型中都得到了较多的应用，如保和片、通宣理肺片、橘红片、健胃片、午时茶颗粒、保和颗粒、香砂养胃颗粒、午时茶胶囊、开胸顺气胶囊、女金胶囊、补中益气合剂、藿香正气口服液和健脾糖浆等。由于陈皮挥发油在制剂过程中易挥发，遇光和热不稳定，导致用量不易控制，影响疗效。近年来有研究用β–环糊精包合工艺对陈皮挥发油进行包合，以增加陈皮挥发油的稳定性，且能消除异味。报道的包合挥发油较成熟的方法有搅拌法、饱和水溶液法、研磨法、液—液包封法、气—液包封法等，其中饱和水溶液具有包合物收率高、省工时的特点，应用较广泛。也有采用超声法进行包合实验的报道，筛选出的最佳工艺为50℃，油与β–CD比例为1∶3，包合时间为40分钟[91]。近几年还有以阿拉伯胶为囊材，采用喷雾干燥法制备陈皮挥发油微囊的研究[92]，该技术得到的微囊不仅载药量大，而且能够较显著地提高挥发油微囊的稳定性。

3. 水提工艺

此工艺作为比较接近传统煎药模式的工艺方法，也在处方含陈皮的制剂中得到了较多的应用，如通宣理肺胶囊、温胃舒胶囊、金果饮、健儿消食口服液、百咳静糖浆等。有的还在水提之后进一步采用醇沉工艺对提取液进行纯化浓缩，如甜梦口服液和胃脘舒颗粒。

4. 醇提工艺

此工艺对于陈皮中的橙皮苷等黄酮类成分提取效率较高，在处方含陈皮的制剂中

也得到了一定程度的应用，尤其是在酊剂和酒剂等液体制剂中的应用，如藿香正气水、筋痛消酊、冯了性风湿跌打药酒和国公酒。

5. 水蒸气蒸馏提取挥发油

此工艺仅仅利用了陈皮中的挥发性成分，因此较少有制剂采用此制法工艺。在《中国药典》2020 年版一部收载的含有陈皮的 171 个制剂中仅胆宁片采用了该制法工艺。

第五节　化学成分研究

广陈皮与陈皮所含化学成分较接近，国内外研究人员对二者的化学成分研究以陈皮为主，而对广陈皮的研究相对较少。研究表明广陈皮主要含挥发油、黄酮、生物碱及糖类等成分。

一、挥发油类成分

萜烯类化合物是广陈皮的主要挥发性成分。刘文粲等[93]用 GC－MS－DS 法测定了广陈皮各品种中挥发油的各种成分及含量，结果表明，广陈皮各品种中均含有柠檬烯、β－月桂烯、α－蒎烯、α－松油烯等药理活性较强的成分。董岩等[64]分析鉴定了广陈皮挥发油中的 32 个化学成分，占挥发油相对含量的 99.84%，主要成分为柠檬烯 75.39%、γ－松油烯 9.8%、β－月桂烯 4.37%、α－蒎烯 2.27%。周欣等[46]通过对挥发油的测定去鉴别不同产地、不同年份的陈皮，发现 2－甲氨基－苯甲酸甲酯是新会陈皮的特有成分，而且含量相对较高。高蓓[94]鉴定了广陈皮（茶枝柑）挥发油中的 53 个成分，其中萜烯类 26 个、醇类 10 个、醛类 10 个、醌类 3 个、酮类 2 个、酚类 1 个，并发现萜烯类是挥发油的主要成分。d－柠檬烯、β－月桂烯、γ－松油烯、α－蒎烯和异松油烯是萜烯类中最主要的成分，其中 d－柠檬烯的含量最高。随着年份的增加，挥发性成分减少，d－柠檬烯和 β－月桂烯含量逐渐降低，而 α－蒎烯和 β－蒎烯含量逐渐增加，γ－松油烯和异松油烯含量先增加后降低。

二、黄酮类成分

文献研究报道[94-99]广陈皮中黄酮类成分主要为橙皮苷、新橙皮苷、柚皮苷、葡萄糖基芹菜素等黄酮苷类成分和橙皮素、5,6,7,8,4'－五甲氧基黄酮（橘皮素）、柚皮素、5,6,7,8,3',4'－六甲氧基黄酮（川陈皮素）、5,7,8,4'－四甲氧基黄酮、4,5,7,8－四甲氧基黄酮、5－羟基－6,7,8,3',4'－五甲氧基黄酮、3',4',5,6,7－五甲氧基黄酮、3',4',5,7,8 - 五甲氧基黄酮、5,7,8,3',4' - 五甲氧基黄酮、3 - 羟基 -5,6,7,8,3',4' - 六甲氧基黄酮、3,5,6,7,3',4' - 六甲氧基黄酮、3,5,6,7,8,3',4' - 七甲氧基黄酮等多甲氧基黄酮类成分。

三、生物碱类成分

广陈皮中生物碱的主要成分是辛弗林和 N - 甲基酪胺[100]，黄爱东等[101]用 TLCS 法测定了广陈皮各品种中辛弗林和 N - 甲基酪胺的含量，结果表明，广陈皮各品种均含有辛弗林和 N - 甲基酪胺，但含量差异较大，分别在 0.02% ~ 0.10% 及 0.010% ~ 0.030% 之间，二者含量均以正品茶枝柑皮为最低。

四、糖类成分

研究发现陈皮多糖主要有甘露糖、核糖、鼠李糖、半乳糖醛酸、葡萄糖、果糖、半乳糖、木糖、阿拉伯糖等[100]。

五、其他成分

郑国栋[98]采用多种层析法从广陈皮中分离出 5 - 羟甲基糠醛、胡萝卜素、正十九烷酸、阿魏酸、羟基桂皮酸等化合物。

第六节　药效学及安全性研究

陈皮味苦、辛，性温，具理气健脾、燥湿化痰的功效，常用于脘腹胀满、食少吐泻、咳嗽痰多等证的治疗。其药理作用和安全性评价的研究报道较多，现简要归纳如下。

一、药理作用

（一）祛痰、平喘、止咳作用

陈皮挥发油及柠檬烯有刺激性祛痰作用[102]。

范崔生等[30]采用酚红法测定 7 种陈皮（广陈皮、川陈皮、建陈皮、朱橘、樟头红、南丰蜜橘、早橘）的祛痰作用，结果显示广陈皮、川陈皮、建陈皮及南丰蜜橘皮 4 种陈皮有促进呼吸道分泌的作用；还研究了陈皮煎剂对大鼠肺条和豚鼠气管、肺条的作用，结果表明 7 种陈皮煎剂对大鼠肺条和豚鼠气管、肺条均有轻度松弛作用。

蔡周权等[103]研究陈皮挥发油对二硝基氟苯（DNFB）诱导的小鼠迟发性哮喘模型的作用效果，结果发现陈皮挥发油可抑制哮喘发生的炎症细胞嗜酸性粒细胞的活性，表明陈皮挥发油具有平喘、镇咳的作用。Shi 等[104]研究了陈皮的抗哮喘作用机理，根据豚鼠的体内解痉、体外解痉和镇咳的实验结果，认为陈皮中的辛弗林、水苏碱等生物碱类成分具有抗哮喘的作用。

（二）平滑肌解痉作用

陈皮挥发油对胃肠道有温和的刺激作用，能促进唾液（淀粉酶）、胃液等消化液分泌和排除肠内积气，增加食欲[102,105]。等量混合陈皮水煎剂与正常人唾液的生理盐水稀释液，以比色法测定唾液淀粉酶活性，结果表明陈皮水煎剂能增强离体唾液淀粉酶活性[106]。但是它们对离体胃肠道平滑肌有抑制作用[107]，陈皮煎剂、醇提液、注射剂和橙皮苷、甲基橙皮苷对豚鼠、小鼠、兔、犬的胃、肠及离体肠平滑肌运动均有直接抑制作用[108-110]。煎剂、甲基橙皮苷对小、大鼠离体子宫均有抑制作用，并能对抗子宫收缩[111]。何占坤等[112]通过采用肢体缺血再灌注（LIR）方法建立大鼠胃肠动力障碍模型，证明了陈皮有效提取物可不同程度调节 LIR 大鼠胃肠平滑肌收缩活力和血清胃泌素（GAS）、胃窦组织胆囊收缩素（CCK）、生长抑素（SS）水平。

（三）保肝利胆作用

陈皮挥发油及主要成分柠檬烯均有明确的溶解胆固醇结石的药理作用和临床效果[113]。蒋林等[114]通过研究陈皮总黄酮对糖尿病小鼠的降血脂、保肝效果，证明陈皮总黄酮具有一定程度的保肝作用。

（四）心血管作用

陈皮具有升压、强心、扩张冠脉作用。陈皮煎剂、注射剂给犬、大鼠静脉注射均有升高血压作用，且无急性耐受，因此静滴本品对抢救休克有很好疗效。陈皮煎剂、醇提物及橙皮苷能使离体蛙心、兔心和在体蛙心、兔心收缩力增强，心输出量增加及冠脉流量增加，但对心率无影响[110]。欧立娟等[115]通过结扎左冠状动脉前降支建立大鼠急性心肌缺血模型，用复方丹参滴丸作为阳性对照药，发现陈皮提取物可显著保护大鼠心肌缺血，具有一定的强心作用。静脉注射陈皮注射剂对家猫有明显的强心作用，从而产生升血压和抗休克的功效[116]。

（五）抗炎抑菌作用

贺燕林等[117]用脂多糖（LPS）处理 RAW264.7 细胞建立炎症模型，用 NO 试剂盒测定各实验样品对模型细胞 NO 释放量的影响，用 MTT 法检测细胞活力并以模型细

N 释放量和细胞活力为指标，发现 259 μg/L 陈皮醇提液、陈皮水提液和橙皮苷部分均可在不影响细胞活力的前提下降低模型细胞 NO 释放量，具有显著的抗炎作用。Huang 等[118]研究柑橘及近缘种柚、橙、柠檬果皮中的 4 种含糖基黄酮类和 3 种多甲氧基黄酮类的抗炎效果，实验结果表明多甲氧基黄酮类的抗炎效果优于含糖基黄酮类，其中川陈皮素的抗炎效果最好。

陈皮中主要成分川陈皮素能拮抗人体滑膜纤维细胞和嗜酸性粒细胞，破坏细菌结构，抑制琥珀酸脱氢酶（SDH）和苹果酸脱氢酶（MDH）活性，干扰细胞膜渗透，影响细胞成分释放，使细胞代谢障碍，同时能抑制蛋白质合成，使细菌固缩和死亡[119]。陈皮试管内可抑制葡萄球菌、卡他奈氏菌及嗜血菌。橙皮苷能预防流感病毒、小泡性口腔炎病毒等[120,121]。Viuda - Martos 等[122]认为柠檬和橘子挥发油成分可抑制黄青霉菌、青霉菌、黑曲霉等真菌的活性，即具有抗真菌的活性。Chutia 等[123]研究宽皮橘类果皮的挥发油成分的抑菌活性，结果表明挥发油可抑制植物性病原菌真菌孢子。

（六）抗氧化作用

陈皮中的黄酮化合物具有较强的清除羟自由基和有机自由基 DPPH 的能力，表明其具有抗氧化作用，且其总抗氧化能力与浓度有显著的量效关系[124,125]。莫云燕等[126]用 Fenton 法、DPPH 法、FRAP 法，以抗坏血酸为阳性对照，同时利用比色法测定陈皮多糖的抗氧化作用，发现陈皮多糖和抗坏血酸对羟自由基的清除作用呈二次曲线关系，且二者清除 50% 自由基所需要的样品浓度（SC_{50}）值接近，表明它们清除羟自由基的能力相当；陈皮多糖和抗坏血酸还能清除 DPPH，但 SC_{50}（陈皮多糖）> SC_{50}（抗坏血酸），表明抗坏血酸清除 DPPH 的能力比陈皮多糖强；除此之外，陈皮多糖和抗坏血酸均能还原 Fe^{3+}；而就总抗氧化能力来说，陈皮多糖的能力不如抗坏血酸，以上均证明了陈皮多糖在水溶性系统中具有体外抗氧化作用。

二、安全性评价研究

根据古文献记载气虚证、阴虚燥咳、吐血证及舌赤少津、内有实热者慎服陈皮。如《医学启源》曰："《主治秘要》云：'其多及独用则损人。'"《本草经疏》曰："中气虚、气不归原者，忌与耗气药同用；胃虚有火呕吐，不宜与温热香燥药同用；阴虚咳嗽生痰，不宜与半夏、南星等同用；疟非寒甚者，亦勿施。"《本草汇言》曰："亡液之证，不可用，因其辛以散之也；自汗之证，不可用，因其辛不能敛也；元虚之人，不可用，因其辛不能守也；吐血之证，不可用，因其辛散微燥，恐有错经妄行也。"《本草崇原》曰："阳气外浮者，宜禁用之。"《本草从新》曰："无滞勿用。"《得配本草》曰："痘疹灌浆时禁用。"

（一）药代动力学研究

沈明勤等[116]研究了陈皮水溶性生物碱静脉注射给药后对大鼠的升血压作用，结果陈皮水溶性生物碱可显著升高大鼠的血压，SAP 的最大平均上升百分率达53%，维持升压4分钟；心率在给药后20秒内明显减少（$P < 0.05$），2分钟后则显著增加（$P < 0.05 \sim 0.001$），9分钟后恢复正常；大鼠的 MAP 平均上升百分率与上述3剂量的对数剂量间呈良好的线性关系（$R = 0.9985$），给药后 $0.5 \sim 5$ 分钟动物体内残余药量呈一级消除，经计算求出其药动学参数 $K = 0.55$ min^{-1}，$t_{1/2} = 1.24$ 分钟，其作用时间短暂，清除快。

孙莹[127]对川陈皮素在大鼠和犬体内的吸收、代谢和生物利用度进行研究，采用非房室模型的方法分析其药动学参数，结果表明川陈皮素在大鼠和犬体内消除较慢（ > 14 小时），体内平均滞留时间较长（ > 9 小时）；采用预先计算的模型预测关于化合物的吸收性质，使用 MDCK 细胞模型测得川陈皮素渗透值，结果参照由 Caco - 2 细胞透过性衡量口服药物吸收程度的指标，川陈皮素在大鼠空肠各肠段的有效渗透系数为 6.43×10^{-6} cm/sec，两项结果显示，川陈皮素的吸收程度为中等偏低的化合物；采用大鼠肝微粒体与人肝微粒体代谢模型进行研究比较，实验结果显示川陈皮素可以被人肝微粒体和肠道内的细菌所代谢。经文献报道和质谱鉴定，川陈皮素的代谢产物为去甲基化的代谢产物。

源瀚祺[128]围绕茶枝柑皮提取物中抗氧化活性成分川陈皮素及桔皮素在机体内的药动学行为进行研究：在大鼠灌服提取物后，对不同时间点其血浆中的川陈皮素及桔皮素的浓度进行测定，结果表明川陈皮素及桔皮素在体内吸收及消除速度相对来说属于中等偏快，对于以多甲氧基黄酮为活性成分的提取物，其临床给药方案应设计成缓释或控释制剂以提高服用者顺应性；建立了大鼠单向肠灌流模型，以提取物配制成灌流液对大鼠小肠（十二指肠、空肠、回肠和结肠）肠段进行单向灌流，对灌流前后川陈皮素及桔皮素的浓度进行测定，运用重量法对灌流过程中成分浓度受水分流失和吸收的影响进行校正，并计算吸收系数 K_a 和 K_{app}，结果表明川陈皮素在肠道的吸收情况为空肠 > 回肠 > 十二指肠 > 结肠；桔皮素在肠道的吸收状况为空肠 > 回肠 > 结肠 > 十二指肠，说明提取物中川陈皮素及桔皮素在全肠段均有良好的吸收，且在空肠段吸收最好，但同种成分在不同肠段的吸收参数在统计学上无显著性差异（$P > 0.05$）；而桔皮素在小肠各肠段的吸收状况总体比川陈皮素要好，吸收参数在统计学上具有显著性差异（$P < 0.05$）。因此在提取物的剂型设计上可考虑把其制备成空肠定位缓释制剂，以提高其活性成分在体内的吸收。

（二）毒理学研究

橘皮50%鲜品煎剂3 mL/kg给犬灌胃，或50%干品煎剂在多种实验中给动物连续多次大量（每次 1 mL/kg）静脉给药，均未见急性中毒现象。川陈皮素给小鼠 1 次口服观察 24 小时的半数致死量为 0.78 ± 0.09 g/kg。纯品甲基橙皮苷对小鼠静注的 LD_{50} 为 850 mg/kg。3,6 - 二甲基橙皮苷查耳酮对小鼠的 LD_{50} 为 60 mg/kg，毒性较大。如自橘皮提取橙皮苷，用乙醇提取者甲基化后毒性较低，小鼠 LD_{50} 为 1 200 mg/kg；用丁醇提取的橙皮苷甲基化为甲基橙皮苷，其 LD_{50} 为 150 mg/kg，这是因为用乙醇提取者会将毒性较大的查耳酮除去较多之故[24,31]。

孙莹[127]对川陈皮素细胞毒性研究的实验结果表明，川陈皮素浓度在 0~250 μm 之间几乎没有细胞毒作用，对 Caco - 2、MDCK、大鼠原代肝细胞和人肝细胞的 TC_{50} 值均 >250 μm；对于大鼠原代肝细胞和人肝细胞，加药浓度在 0~250 μg/mL 之间时，川陈皮素几乎没有细胞毒作用，LDH 值检测进一步证明了这一结论。

第七节 临床与应用

陈皮作为常用的理气药，自古以来一直在中医临床中得以广泛的应用。同时，陈皮又属于药食两用品种，是传统的香料和调味佳品，近年来以新会产广陈皮作为原料开发、加工的各类食品也日益增多。

一、古代临床应用

综合诸家本草，陈皮功用主要有：①化痰止咳（消痰涎、治上气咳嗽、消痰止嗽、痰实结气、消痰泄气）；②理气宽胸（治疗胸中瘕热逆气、气冲胸中、胸膈间气、胸中滞气、快膈、理气）；③降逆止呕（治疗逆气、下气、呕吐、胸中吐逆）；④健胃消食（开胃、治脾不能消谷、补胃和中、调中、导滞、燥湿）；⑤止泄止痢（治疗霍乱、止泄、气痢）；⑥利水通淋（治膀胱留热停水、通五淋、利小便、利水）；⑦通便（治疗大肠秘塞）；⑧活血消症（治症瘕、痃癖、破症）；⑨解毒（消乳痈、解酒毒、解鱼肉诸毒）；⑩截疟（治疗疟疟）；驱虫（去寸白）[129]。

（一）应用与配伍[31]

1. 用于脾胃气滞湿阻所致的脘腹胀满，不思饮食，呕吐哕逆

陈皮善理脾胃气滞，又能燥湿，凡脾胃气滞、湿阻之证皆为常用之品。脘腹胀满或疼痛，因于气滞者，常与枳壳、木香等配伍，以增强行气止痛之功；如因湿阻中焦，兼便溏苔腻者，多与苍术、厚朴等同用，共奏理气燥湿之效，如《局方》平胃散；属中寒气滞者，则与温中行气之砂仁、干姜等合用；属脾虚气滞者，宜配党参、白术等益气健脾之品，如《小儿药证直诀》异功散；若脾气虚而饮食不消所致胀满者，宜与

白术、枳实益气健脾，消积除满，如《兰室秘藏》橘皮枳术丸。

2. 用于肝气横逆乘脾，腹痛即泻

陈皮能理气、止痛止泻，可与白芍、白术、防风同用，以泻肝和胃。对于胃失和降、反胃吐食、干呕、呃逆，《直指方》用本品单味研末，姜、枣煎服；《金匮要略》橘皮汤用本品与生姜煎服，以温胃止呕。属胃热吐逆者，《简便单方》以橘皮与栀子、竹茹同用，以清热止呕；若虚实夹杂者，又可配人参、竹茹等以补虚清热止呕，如《金匮要略》橘皮竹茹汤。

3. 用于霍乱吐泻，脚转筋

可与藿香、木瓜配伍，以化湿舒筋。其行气化滞之功，又能通利谷道、水道，故又可用于大便秘结、小便不通。《普济方》治气滞便秘单用为末服；李东垣治虚人便秘，气秘佐以杏仁，血秘佐以桃仁；《重订通俗伤寒论》五仁橘皮汤，用之配杏仁、柏子仁等，以治津枯肠燥便秘。治小便不通，或单味为末服，或与通阳利尿之葱白、葵子同用。

4. 用于痰湿壅滞，咳嗽痰多，胸膈满闷

陈皮又长于燥湿化痰，理肺气之奎滞，临床常与半夏、茯苓等同用，以增强燥湿化痰之功，如《局方》二陈汤。轻症单用即可见效，如治痰膈气胀，《简便单方》以一味陈皮煎水饮。治停痰留饮，可配干姜、高良姜温中化饮。其辛散苦降之性，又可用于胸痹、胸中气塞短气，常与化痰散滞之枳实、生姜合用，如《金匮要略》橘皮枳实生姜汤。

5. 单用陈皮浓煎饮汁，可治食鱼中毒，解酒毒及伤酒干渴

用其配甘草，以治乳痈初起肿硬者；若治耳烂，则配灯芯烧灰，加冰片研吹；治疗毒，用橘皮嚼烂外涂；治癣用橘皮汁外搽。

（二）古文献收载复方[31]

①治脾胃不调，冷气暴折，客乘于中，寒则气收聚，聚则壅遏不通，是以胀满，其脉弦迟。黄橘皮四两，白术二两。上为细末，酒糊和丸如桐子大。煎木香汤下三十丸，食前服。（《鸡峰普济方》宽中丸）

②治元气虚弱，饮食不消，或脏腑不调，心下痞闷。橘皮、枳实（麸炒黄色）各一两，白术二两上为极细末，荷叶裹烧饭为丸，如绿豆一倍大。每服五十丸，白汤下，量所伤加减服之。（《兰室秘藏》橘皮枳实术丸）

③治小儿脾疳泄泻。陈橘皮一两，青橘皮、诃子肉、甘草（炙）各半两。上为粗末。每服二钱，水一盏，煎至六分，食前温服。（《幼科类萃》益黄散）

④治寸白虫。橘皮四分，牙子、芜荑各六分。上三味捣筛，蜜丸如梧子。以浆水下三十丸，先食，日再服。（《外台》引自《范汪方》橘皮丸）

⑤治泄泻下痢。陈皮三钱，藿香二钱。因虚者，加白术（土炒）三钱，茯苓二钱，甘草一钱；因实者，加枳实（麸炒）三钱，厚朴二钱，木香一钱。水煎服。（《本草汇言》）

⑥治干呕哕逆，手足厥冷。橘皮四两，生姜半斤。二物以水七升，煮取三升，一服一升。（《医心方》引自《小品方》橘皮汤）

⑦治霍乱呕吐。陈皮三钱，藿香二钱。因寒者，配干姜、砂仁各一钱五分；因热者，配黄连、黄芩、滑石各一钱五分；因热者，配黄连、黄芩、滑石各一钱五分。水煎服。（《本草汇言》）

⑧治产后大小便不通。陈皮、苏叶、枳壳（麸炒）、木通各等分。上锉散。每服四钱，水煎温服。（《济阴纲目》通气散）

⑨治血淋不可忍。陈皮、香附子、赤茯苓各等分。上锉散。每服三钱，水煎空腹服。（《世医得效方》通秘散）

⑩治湿痰因火泛上，停滞胸膈，咳唾稠黏。陈橘皮半斤，入砂锅内，下盐五钱，化水淹过，煮干。粉甘草二两，去皮，蜜炙。各取净末，蒸饼和丸梧桐子大，每服百丸，白汤下。（《纲目》引丹溪方润下丸）

⑪治肺积，在右胁下，覆大如杯，发为痈。陈皮、苦枯梗、甜葶苈（炒）。上等分为末。煮枣肉为丸如梧桐子大。每服五十丸，米饮下。（《古今医统》枣膏丸）

⑫治胸痹，胸中气塞短气。橘皮一斤，枳实三两，生姜半斤。上三味，以水五升，煮取二升。分温再服。（《金匮要略》橘皮枳实生姜汤）

⑬治妊娠卒心痛欲死不可忍者。橘皮三两，豆豉三两。上为细末，炼蜜为丸，如梧桐子大。温水下二十丸，无时服。（《普济方》）

⑭治卒失声，声噎不出。橘皮五两。水三升，煮取一升，去滓，顿服。（《肘后方》）

⑮治寒湿脚气肿痛。花椒、陈皮各四两。同炒热，用绢袋装在火箱上，以脚底踏袋熏之最效，不可水洗。（《万病回春》）

⑯治嵌甲作痛，不能行履者。浓煎陈皮汤浸良久，甲肉白离，轻手剪去，以虎骨末敷之，即安。（《医林集要》）

⑰治室女血气相搏，腹中刺痛引心端，经行涩少，或经事不调，以致疼痛。橘皮二两，玄胡索（醋煮去皮）、当归（去芦、酒浸、锉、炒）各一两。上为细末，酒煮米糊为丸如梧桐子大。每服七十丸，加至一百丸，空心艾汤下，米饮亦得。（《普济方》三神丸）

二、现代临床应用

现代医学继承了陈皮的古代临床应用思想，也对陈皮的应用进行更深入、更广泛的研究。

1. 治疗功能性消化不良

用二陈调气丸治疗功能性消化不良8例。组成：半夏、陈皮、茯苓、竹茹、枳实、紫苏叶、黄连、藿香、桂枝，制成水丸，每粒约重0.3 g。每次6 g，每日3次，4周为1个疗程。结果：治愈18例，显效36例，有效24例，无效8例；总有效率为90.7%[130]。

2. 治疗急性胃炎

用平胃散加味治疗急性胃炎76例。组成：苍术15 g，厚朴、陈皮各10 g，甘草8 g，随症加减。每日1剂，水煎，分2次服。结果：治愈53例，显效18例，有效5例；总有效率为100%。1疗程5~10天有55例，15~20天有21例[131]。

3. 治疗慢性胃炎

用二陈汤加味治疗慢性胃炎40例。组成：法半夏、陈皮、砂仁（后下）、瓜蒌皮各10 g，白芍、茯苓等各15 g，炙甘草、川黄连各5 g，枳实6 g，薏苡仁30 g。每日1剂，水煎2次，温服，3周为1个疗程。结果：显效31例，有效7例，无效2例；总有效率为95%[132]。

治疗组予加味陈皮膏（源于《回回药方》陈皮膏子，优化后加味陈皮膏组成）：陈皮12 g，炙黄芪30 g，炒白术10 g，炙甘草6 g，太子参10 g，肉豆蔻9 g，丁香6 g，荜茇3 g，高良姜3 g，干姜3 g，炒白芍20 g，当归15 g，丹参12 g，刘寄奴12 g。由宁夏医科大学附属回医中医医院（制剂室制备）治疗，20克/次，2次/天，饭后0.5小时直接口服或温开水冲服。对照组口服乳酶生片及吗丁啉片，如烧心或泛酸加用奥美拉唑肠溶片。用法：乳酶生片0.15 g/片，4片/次，3次/天；吗丁啉片10毫克/片，1片/次，3次/天，三餐前口服；奥美拉唑肠溶片20毫克/片，1片/次，每12小时口服1次。疗程均为3个月，在停药后1周复查胃镜及病检。治疗组痊愈15例，显效25例，有效7例，无效3例；总有效率94.0%。对照组痊愈10例，显效20例，有效5例，无效15例；总有效率为70%[133]。

4. 治疗胃溃疡

用加味平胃散合并雷尼替丁治疗胃溃疡56例。组成：苍术12 g，陈皮、厚朴各9 g，甘草6 g，蒲公英15 g，生姜3 g，大枣7枚。上药加水400 mL，浸泡1小时，武火煮沸腾后文火煎30分钟，得药液约150 mL；二煎加水200 mL，煎煮20分钟，得药液约100 mL，两次所得药液混合。分2次口服，早晚各1次，饭前30分钟服用。雷尼替丁，每次150 mg，每日2次。结果治疗8周后，治愈42例，显效9例，好转3例，无效2例；总有效率约为96.42%[134]。

5. 治疗胆汁反流性胃炎

用二陈汤加味治疗胆汁反流性胃炎45例。组成：柴胡、陈皮、半夏各12 g，白芍、郁金、茯苓各9g，穿心莲15g，甘草6g。每日1剂，水煎，分早晚2次服，7天为1个疗程，连服4个疗程。结果：治愈7例，显效21例，好转15例，无效2例；总有效率约为95.56%[135]。

6. 治疗小儿厌食症

用异功散加味治疗小儿厌食症40例。组成：党参6g、白术6g、茯苓6g、陈皮6g、砂仁4g、鸡内金6g、甘草2g。2日1剂，水煎服，每日2次，服3剂后休息1天为1个疗程，1~2个疗程观察疗效。结果：痊愈27例，好转12例，无效1例；有效率为97.5%[136]。

7. 治疗妊娠呕吐

用陈皮10g、竹茹10g、党参12g、生姜9g、大枣5枚、子芩15g、白术10g、砂仁6g、苏梗10g，每日1剂，水煎取汁300mL，频频温服，治疗妊娠呕吐40例。结果：治愈25例，好转12例，无效3例；总有效率为92.5%[137]。

8. 治疗糖尿病胃轻瘫

用橘皮竹茹汤加减治疗糖尿病胃轻瘫42例。组成：橘皮12g、竹茹12g、大枣5枚、生姜9g、甘草6g、人参3g。每日1剂，水煎2次取汁400mL，分煎2次饭前30分钟口服。结果：显效21例，有效18例，无效3例；总有效率为92.86%[138]。

9. 治疗剖宫产后胃肠道功能障碍

除术后常规护理外，用陈皮25g、生姜25g（切片）、稻米50g加水2000mL同煮，煮成稀粥。产妇术后6小时开始饮粥100mL。以后每隔4小时饮200~300mL，直至肛门排气。观察剖宫产后肠道功能碍72例，肛门排气时间和首次排便时间都缩短[139]。

10. 治疗老年慢性支气管炎

用五味陈皮合剂治疗老年慢性支气管炎30例。五味陈皮合剂由五味子、陈皮、桑皮、半夏、当归、川贝、茯苓、甘草各200g煎熬浓缩制成，每日3次口服，每次25mL，连服10天为1个疗程。结果：显效6例，好转19例，无效5例；总有效率约为83.3%[140]。

11. 治感冒咳嗽

陈皮20g，榕树叶30g，枇杷叶（去毛）20g。每日1剂，水煎，分2次服。(《壮族民间用药选编》[141])

12. 治疗复发性口腔溃疡

用加味平胃散治疗复发性口腔溃疡30例。组成：苍术、当归各15g，厚朴、陈皮、甘草、黄芩、黄连、沙参、麦冬各10g，金银花20g。水煎服，每日3次，共用药10天。结果：愈合2例，显效8例，有效16例，无效4例；总有效率约为86.7%[142]。

13. 治疗偏头痛

以二陈汤加味为基础方配合曲克芦丁及点压穴位治疗偏头痛60例。组成：半夏

10 g、陈皮 15 g、白茯苓 20 g、生姜、乌梅、甘草各 3 g。每日 1 剂，水煎滤汁 400 mL，早晚分 2 次温服，10 天为 1 疗程。结果显效 30 例，有效 26 例，无效、因怀孕停止治疗 4 例；总有效率为 93.3%[143]。

14. 治疗内耳眩晕综合征

用参芪二陈汤结合西医常规治疗内耳眩晕综合征 48 例。组成：人参 20 g、黄芪 30 g、陈皮 12 g、半夏 15 g、茯苓 12 g、炙甘草 6 g。每日 1 剂水煎服，10 天为 1 个疗程。结果：显效 40 例，好转 7 例，无效 1 例；总有效率约为 97.9%[144]。

15. 治疗腰椎间盘突出

经皮激光椎间盘减压术加中药内服治疗腰椎间盘突出症 36 例。组成：陈皮、半夏、白术、川芎、川牛膝各 15 g，茯苓、丹参各 20 g，甘草 5 g。每日 1 剂，水煎至 200~300 mL，早晚各服 1 次，术后 1 日开始口服，1 周为 1 疗程。结果：疗效优 19 例，疗效良 10 例，疗效尚可 3 例，疗效差 4 例；优良率约为 80.56%[145]。

16. 治疗斑秃

黄芪 45 g、陈皮 6 g、甘草 9 g、党参 15 g、白术 12 g、茯苓 12 g，每日 1 剂，水取汁 600 mL，分 2 次服用，一般都在饭前 1 小时服用。另用 50% 酒精 1 000 mL 将上述原方浸泡 1 周后，取汁兑入 5% 斑蝥酊外搽脱发区，每 70 mL 异功散酊兑 30 mL 5% 斑蝥酊，每日 2 次，治疗斑秃 50 例。结果：治愈 41 例，好转 5 例，无效 4 例；总有效率为 92%。疗程最短 30 天，最长 45 天，平均 37 天[146]。

17. 治疗流产后阴道出血

用加味平胃散治疗药物流产后阴道出血 110 例。组成：苍术 15 g、陈皮 15 g、厚朴 12 g、当归 15 g、川牛膝 15 g、芒硝 6 g、益母草 30 g、马齿苋 30 g、黄芪 30 g、甘草 6 g。每日 1 剂，水煎服，共 5 剂。结果：自孕囊排出开始至阴道出血完全干净的持续天数，7 天及以内者 30 例，8~10 天者 65 例，11~15 天者 12 例，15 天以上者 3 例；平均（8.3±2.6）天[147]。

18. 治疗乳腺增生

用陈皮 80 g，夏枯草、王不留行、丝瓜络各 30 g，随症加减。结果：临床治愈 81 例，显效 24 例，好转 9 例，无效 6 例；总有效率为 95%[148]。

19. 治乳腺炎

陈皮、薄荷叶各 60 g。加水四大碗，煎汤两大碗，去渣后用干净毛巾浸汤，热敷患处，每日早晚各热敷 1 次［《山东医刊》1964（6）：封三］。[31]

自拟经验方，组成：泽兰 20 g、赤芍 30 g、陈皮 30 g、当归 15 g、青皮 15 g、夏枯草 15 g、连翘 15 g、炙乳香没药各 15 g、路路通 15 g、生甘草 15 g，水煎服，每日一剂。（停用一切西药）治疗两天疼痛大减，肿块显著缩小，上方去乳香没药，又服两剂，诸症悉除，病告痊愈。泽兰赤芍陈皮汤疏肝清胃，活血通络，使肝郁得解，胃热得清，血行流利，乳络通畅，淤滞之乳汁得消，而乳痈自愈。重用陈皮、赤芍是本方妙处，盖陈皮能疏肝理气，解郁散结，增加赤芍之用量，意在活血散瘀[149]。

20. 治疗腮腺炎

方用泽兰赤芍陈皮汤加减。处方：泽兰 10 g、赤芍 10 g、陈皮 15 g、连翘 7.5 g、夏枯草 7.5 g、青皮 5 g、板蓝根 10 g、桔梗 7.5 g、大黄 5 g（后下）、甘草 7.5 g，水煎服，每日 1 剂。治疗 3 天病情好转，疼痛消失，腮肿明显缩小，上方去大黄，又服 3 剂，肿块全消，一切如常。泽兰赤芍陈皮汤治疗腮腺炎颇有良效，笔者曾以此方治疗数十例，多数 2~3 剂控制症状，6~7 剂而收全功。本方增加板蓝根以增强清热解毒功能，加桔梗以引诸药上行直达病所；加大黄以釜底抽薪，清热解毒，活血消肿，增加疗效[149]。

21. 治断乳后乳房胀痛

陈皮 30~40 g，柴胡 10 g。水煎服，每日 1 剂，连服 2~3 天［《江苏中医杂志》1984（5）：29］。[31]

22. 治疗高脂血症

用二陈汤加味治疗高脂血症 90 例。组成：陈皮、半夏、山楂、泽泻各 15 g，茯苓、苍术各 10 g，甘草 5 g，随症加减。每日 1 剂，水煎，分上下午 2 次温服，4 周为 1 疗程。以《中药新药临床研究指导原则》中的疗效标准评定疗效，经 2 个疗程治疗后观察疗效。结果：显效 53 例，有效 30 例，无效 7 例；总有效率约为 92.22%[150]。

23. 治疗脂肪肝

对照组，采用柴胡、陈皮治疗，药用：柴胡 25 g，陈皮 15 g，白术 10 g，山楂 10 g，佛手 6 g，大枣 10 g，甘草 17 g。加水煎熬，取汁液 200 mL 服用，早晚各服用 1 次。观察组，采用中药丹参联合柴胡、陈皮治疗，药用：丹参 30 g，柴胡 25 g，陈皮 15 g，大枣 10 g，山楂 10 g，白术 10 g，佛手 6 g，甘草 17 g。随症加减：肝郁气滞型加半夏 10 g，川楝子 10 g；脾虚湿痰型加生姜 10 g。用法：加水煎熬，取汁液 200 mL 服用，早晚各服用 1 次。7 天为 1 个疗程，两组分别治疗 2 个疗程。观察组患者治疗有效率为 94.29%（33/35），明显高于对照组的 82.86%（29/35）（P < 0.05）[151]。

三、其他应用

陈皮除药用外，在香料、食品、保健品等方面也有比较大的开发价值。广陈皮经常作为食材或调料在广东民间餐饮中使用，制作菜肴若加入广陈皮，不但能除去禽类、鱼肉的膻腥气味，且会使菜肴特别可口；制作绿豆沙、红豆粥等甜品，如加入一点陈皮，味道则会分外芳香。在凉果等加工食品方面，新会陈皮梅、陈皮膏、陈皮饼、陈皮鸭、陈皮酒，其色、香、味都具特色。

（一）作为食材或香料、调味料烹制各种菜肴[23,152]

广陈皮的苦味物质是以柠檬素和苦味素为代表的类柠檬苦素，这种类柠檬苦素味平和，易溶解于水，有助于食物的消化。广陈皮用于烹制菜肴时。其苦味与其他味道相互调和，可形成独具一格的风味。除此之外，烹调中加入广陈皮还可以起到除异味、增香、提鲜的效果，所以厨师们制作卤菜、卤汁时便十分青睐它。广陈皮与肉类同烹可消脂除腻，故常用于烹制陈皮牛肉、陈皮鸡翅等风味菜肴。煮绿豆沙、红豆粥等甜品，若加入一点陈皮，味道会分外芳香。

用广陈皮烹饪，已成为大部分广东人的传统习惯。无论蒸排骨、煎鱼、炒菜，还是煲汤、煲糖水，大家都喜欢放一点广陈皮来调味。常见广陈皮特色菜肴有：

1. 陈皮水鸭汤

材料：广陈皮、水鸭、猪腒肉、灯芯草。做法：将材料生炖，炖的过程要求密封，追求原汁原味。适合冬季饮用，精选广陈皮，配以水鸭、火腿肉猛火炖6小时。汤色金红，陈皮味浓，清而鲜，具有化痰理气功效。（江门丽宫国际酒店提供）

2. 金牌陈皮鸽

材料：初生乳鸽、广陈皮、甘草。做法：采用秘制广陈皮汁将乳鸽腌制入味，上浆吊干，最后生炸而成。乳鸽肉性甘平，四季食用都有温补功效。陈皮鸽配以广陈皮及多种酱料生腌，风干，以保持鸽肉的水分，再入油锅生炸而成。这样制作出来的鸽子皮脆肉滑，肉汁饱满，透着淡淡广陈皮幽香，骨软味鲜。（江门丽宫国际酒店提供）

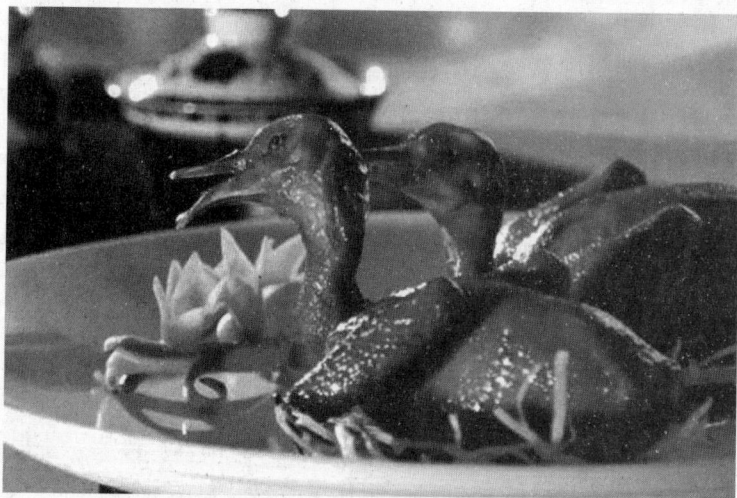

图2-5 金牌陈皮鸽

（图片来源：江门丽宫国际酒店）

3. 绿豆陈皮煲猪骨

以猪骨、绿豆和广陈皮一同煲制。清热解毒，止咳消暑，利尿润肤，促进体内毒素排出。广陈皮和猪骨煲汤能让骨髓里的养分彻底释放出来，提高汤的营养价值。

4. 陈皮粥

广陈皮 10 g，大米 100 g。将广陈皮择净，切丝，水煎取汁，加大米煮为稀粥即可；或取广陈皮末 3~5 g，调入已沸的稀粥中，即可食用，有防治便秘和糖尿病的作用。

5. 陈皮冬瓜老鸭汤

广陈皮、老鸭、苡仁、生姜、食盐等一并炖汤，汤水鲜美味，健脾开胃。

6. 陈皮牛腩

用广陈皮 3~5 g 来代替料酒和葱、姜末给牛腩去腥，做出的牛腩能吃到淡淡的广陈皮香，且有助于消化吸收。

7. 陈皮鱼

在烹饪泥鳅、白鳝、黄鳝、塘虱鱼、钳鱼等无鳞水产时，放入一小块广陈皮就能将其腥味完全消除。广陈皮微苦的物质是类柠檬苦素，有助于对食物的消化。当广陈皮与鱼搭配时，其苦味与鱼鲜相互调和，可形成独特风味。

8. 陈皮焖肉

五花肉、冰糖、水淀粉和炖肉佐料，加入广陈皮一并焖煮，肉熟即可食用。

（二）将陈皮泡茶饮用[23,153]

1. 直接冲泡饮用

只要把广陈皮用温水洗净，然后放一小瓣于杯中，沸水冲泡即可。

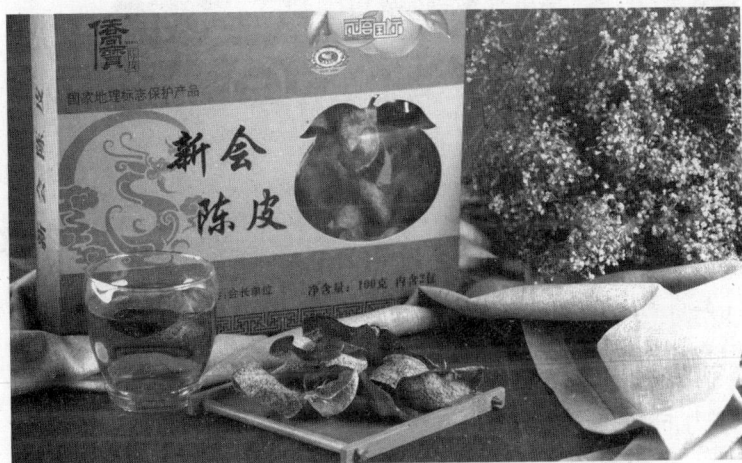

图 2-6　广陈皮直接泡水

（图片来源：江门市丽宫陈皮产业园有限公司）

2. 与其他茶叶搭配冲泡饮用

比较著名的是陈皮普洱茶，又名柑普茶，是新生的养生保健茶。最初由棠下良溪村（原属新会，现属蓬江）进士罗贵（曾在云南任职）辞官后将云南普洱带回新会老家，一次偶然的机会将普洱与广陈皮结合而成，距今已有近200年历史。柑普茶以纯天然的新会柑和云南普洱茶为原料，在没有任何添加剂的情况下，经特殊的制作工艺加工而成，主要工艺流程：采摘→选果→洗果→挖果、打孔→冲洗→热风晾干→填茶→干燥（仿生晒低温烘制）→提香工艺→包装→检测。广陈皮与普洱两者完美结合，相得益彰，陈皮飘香、普洱甘醇，越陈越香，耐冲耐泡，汤色明亮，入口顺滑。普洱熟茶消脂瘦身、抗衰老、抗辐射、降血糖、降血脂、保护心脑血管的作用，配上广陈皮理气健脾、消积化滞、疏肝润肺、平喘化痰等作用，加上陈皮"遇升则升，遇降则降"的特殊性能，保健功效十分显著。

3. 陈皮保健茶

广陈皮与其他中药搭配成具有保健功能的茶，如陈皮川贝茶、陈皮参茶、降脂茶、麦芽茶等，都有自己的特点和功效。

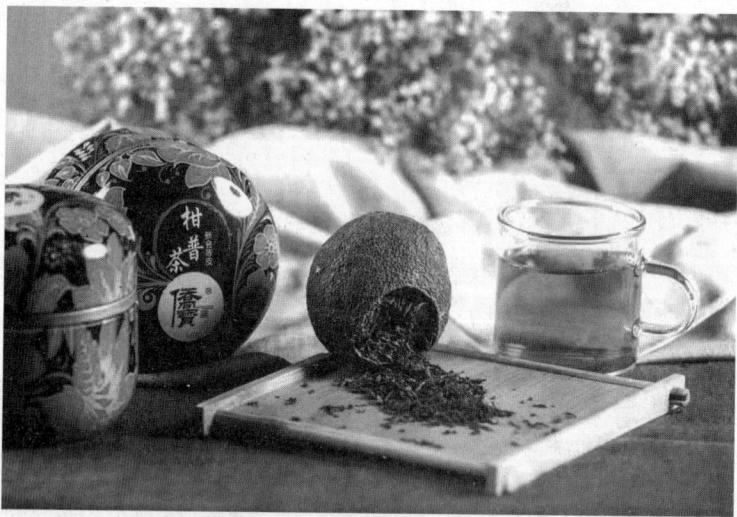

图 2-7　陈皮普洱茶（又名柑普茶）

（图片来源：江门市丽宫陈皮产业园有限公司）

（三）作为原料加工制作饮料[23]

广陈皮还可以加入一些其他材料加工制作成饮料。例如陈皮话梅饮料、当归陈皮安眠饮料，等等。其中话梅陈皮饮料具有咸、酸、甜、香、辛、甘各味，使人感到美味十足，且有生津解渴、消滞开胃、提神醒脑之功，迎合人们的需求。

（四）加其他材料制成特殊酒类[23,154]

广陈皮可以加入其他的材料经过一些程序制成特殊的酒类。例如陈皮酒、人参陈皮保健酒、陈皮枸杞保健酒、桂花陈皮酒等。

陈皮酒，选用养颜补血的黑糯米酒为原料，配以广陈皮、黑枣、枇杷、党参、枸杞、黄芪、红枣等辅料，经过长时间在陶瓷缸浸泡，慢慢酝酿而成。陈皮酒有补气益血、滋润养颜、养生保健的功效。

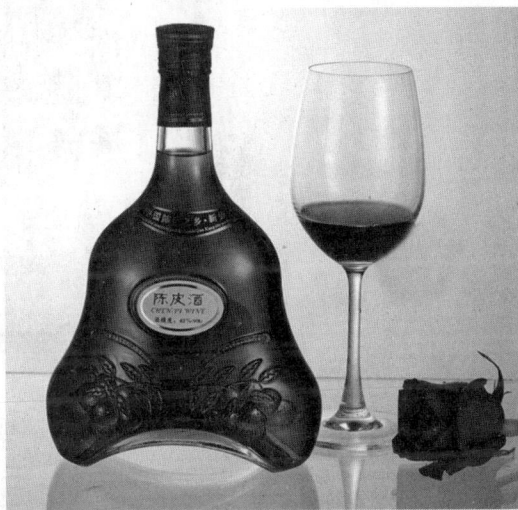

图2-8　陈皮酒

（图片来源：江门市丽宫陈皮产业园有限公司）

人参陈皮保健酒，保健和防病效果更好，可以达到消除疲劳、增强体质、生发乌发、补肾壮阳、安和五脏、养血安神、健脑提神、补气益阴、保肝养肝和免疫抗癌的功效，制成品中不含固态物和微生物，性能稳定，保存期长，有益人体健康。

陈皮养生黄酒，以传统名方"陈皮酒"为依据，结合现代科学保健养生观念，采用营养丰富的半甜黄酒和广陈皮为主要原料，并配伍适量既能食用又有保健功能的植物原料，经浸提、酿制、调配、贮存、勾兑、过滤、杀菌、灌装而成的陈皮养生黄酒具有健脾开胃、养血益精、安神明目、补益心脾的作用。

（五）深加工成凉果等其他食品[23,153]

广陈皮还可以深加工成糖果蜜饯、糕点等食品。

九制陈皮：采用优质的柑橘皮为原料，其中以新会柑的柑皮价值最高。其色泽黄褐，片薄均匀，甘、甜、咸、酸味兼有，且具陈皮芳香，可化痰止咳，顺气解渴，成为大众喜爱的休闲食品。因工艺繁杂严谨，故称之"九制"。

陈皮梅：色泽黑，有陈皮芳香，具甜、咸、酸、香风味，深受消费者青睐。

其他：陈皮甜品（陈皮红豆沙、陈皮绿豆沙、陈皮冰糖木瓜等）、陈皮糕点（陈皮糕、陈皮饼等）、新会陈皮果酱、陈皮糖、陈皮姜等。

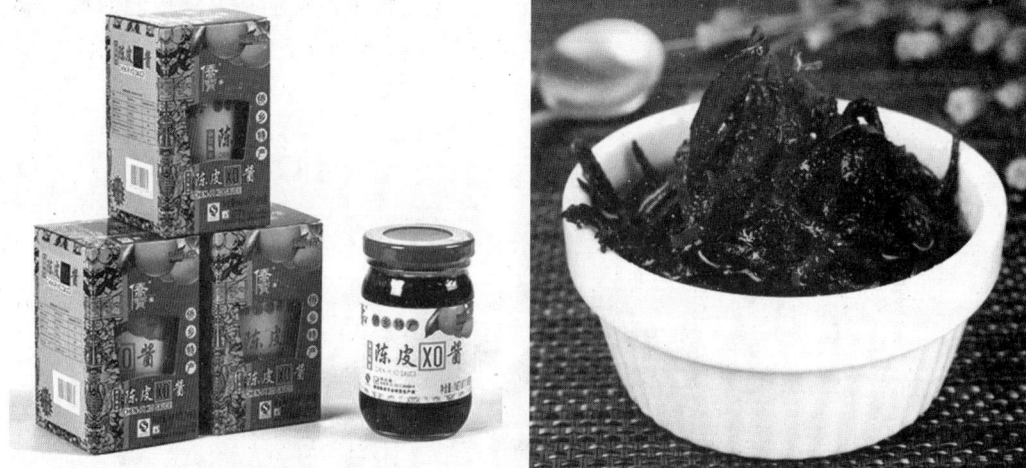

图 2-9　陈皮 XO 酱

（图片来源：江门市丽宫陈皮产业园有限公司）

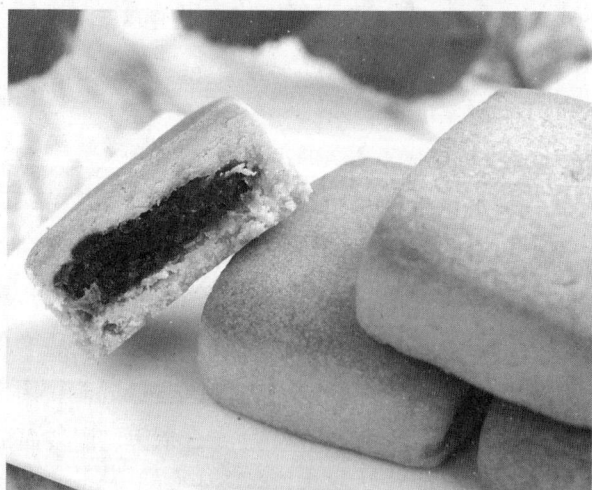

图 2-10　陈皮饼

（图片来源：江门市丽宫陈皮产业园有限公司）

第八节 品牌建设

早在明清时期，广陈皮已是贡品，在广东三宝里，新会广陈皮也属于打头阵的。最上等的陈皮取自新会的大红柑。新会陈皮产业在近些年得到了充分发展，如何加强新会陈皮的品牌打造，提升新会陈皮产品的附加值，已经成为新会人面临的新挑战。

一、打造广陈皮品牌生产示范基地

围绕新会陈皮这一特色产品，新会为打造新会广陈皮品牌已经迈出了坚实的一大步。

1. 以新会陈皮为核心，打造集陈皮产业服务平台、特色餐饮、休闲养生、文化旅游于一体的中国首个大型特色农产品商业文化综合体——陈皮村

陈皮村（全名为江门市新会陈皮村市场股份有限公司）总占地面积为 25 万平方米，投资额达 5 亿元。项目包含新会陈皮交易中心、新会陈皮标准仓储中心、新会陈皮检验检测中心、陈皮文化体验馆、987 美食都会等，可容纳 200 多家商户。

陈皮村柑橘种植专业合作社：通过成立"陈皮村柑橘种植专业合作社"，带领社员建立标准化新会柑种植园区，从源头实现安全种植、标准化种植，作出了示范效应。截至 2016 年，合作社社员规模达 128 名，种植规模达 10 平方千米，产值约达 3 亿元，已成为新会柑种植人数最多，种植面积、种植产值最大的合作社，更被广东省农业厅评为"广东省农村合作社省级重点示范社"。

新会陈皮全产业链平台：为推进新会陈皮产业的发展，大力打造新会陈皮全产业链平台，从鲜果交易、一条龙标准化加工仓储服务到仓单交易，为投资者提供安全便利的新会陈皮投资服务。

鲜柑交易平台：鲜柑交易平台是陈皮村为联系柑农和投资者，推进新会陈皮产业所搭建的平台。陈皮村将柑农提供的新会柑的价格、数量、产地等信息上传到交易平台，投资者即可便捷地了解相关信息，降低因信息不透明而花费的时间成本。

陈皮仓单交易平台：陈皮村不仅帮投资者购买鲜果、加工、仓储，还接受客户委托，以仓单形式出售其存放在陈皮村标准仓内的新会陈皮，以打造完整的全产业链服务平台。客户可选择自提或直接进行仓单交易，继续交由陈皮村标准仓存储。

陈皮村作为特色农产品商业综合体，成功带动陈皮三大产业融合发展，建立"品质+标准+金融+互联网"现代农业模式，不仅惠及三农，同时也切切实实推动了陈皮作为新会产业及文化旅游名片的打造。如今的新会陈皮村，已是"国家特色景观旅游名村"，2015 年接待游客量达 150 万人次，被评为"国家农业发展三产融合示范基

地"。

2017年12月29日，新会陈皮村二期建设工程开工，将建设"三产融合陈皮农业园"。

2. 以地方特色农产品新会广陈皮为切入点，科学规划产业布局，着力提升广陈皮产业链和价值链，推动三产深度融合发展，创建新会陈皮国家现代农业产业园

2017年9月广东省江门市新会区现代农业产业园（新会陈皮产业园）成功入选第二批创建国家现代农业产业园名单，新会陈皮再添"国家号"名片，为新会陈皮产业锦上添花。

新会陈皮产业园涵盖圭峰会城、三江镇和双水镇，区域面积430平方千米，园区集聚与新会陈皮相关的生产、加工、研发、经销、物流、旅游等经营主体680多家，培育出健康食品板块、三产融合板块、精深加工板块、绿色种植板块、品牌传承板块等，形成集种苗繁育、广陈皮种植、广陈皮加工、文化休闲等于一体的广陈皮现代产业集群，2016年全产业价值已达50亿元。

依托新会陈皮国家现代农业产业园建设，新会区人民政府提出要打造新会陈皮品牌，完善产品质量安全和溯源系统建设，打造高品质农业；同时延伸产业链，努力实现现代化陈皮生态农业＋乡村文旅田园综合体的目标。

2017年第四季度新会区人民政府发布了《新会陈皮现代农业产业园创建方案》，以 "一轴、四园、三基地"的空间布局和"一皮三产四业"的全产业格局规划，明确了一条特色化、标准化、产业化的产业发展之路。

3. 围绕道地药材新会陈皮在种植、加工、生产方面存在的关键问题，大力支持开展各项科学研究，打通产学研合作的渠道

2016年4月12日，在江门丽宫国际酒店，中国热带农业科学院研究所、华南农业大学与丽宫陈皮研究院签署合作协议，标志着新会陈皮产学研战略合作项目正式落户江门。三方将从新会柑的种植、科研机构与市场的学术交流以及农产品的深加工等方面开展更深层次的合作。根据陈皮产业发展需求，积极推进陈皮加工科技创新，丰富陈皮加工理论与技术，促进陈皮加工行业人才培养，加快行业转型升级，新会陈皮产业供给侧改革起到促进作用。同时，借鉴青蒿素的科研成就，通过校企联合发挥中医药科学研究引领作用，为新会陈皮研究提供更完善的科研设备与技术平台，推动新会陈皮在中医临床中的应用。

2017年，"南药阳春砂、广陈皮与巴戟天规模化生态种植及其精准扶贫示范研究"项目成功入选2017年国家重点研发计划项目，而该项目的子课题"广陈皮（新会陈皮）生态种植基地与产地加工技术示范"主要是围绕道地药材新会陈皮在种植、加工、生产方面存在的关键问题，通过产学研合作方式，结合生态种植技术和产地加工技术，着力破解关键技术难题，包括：①新会陈皮优良品种的选育及评价方法的确定；②新

会陈皮生态种植关键技术研究；③新会陈皮合理采收、加工、贮藏（陈化）方法的确定；④新会陈皮道地性成分与鉴别的研究。项目开展周期为5年，计划打造规范化的新会陈皮生产示范基地，提供优质、安全、稳定、高产的新会陈皮原料，实现中药材大宗品种资源规模化及持续稳定的生产供应，并将在新会区建立广陈皮药苗圃、示范基地进行种植推广。项目的科研成果将直接应用于新会陈皮的选种、种植、贮藏、鉴定等全产业领域，这是新会陈皮首次被列入国家重点科研项目。

4. 融合岭南乡土文化与陈食药文化，打造"新会陈皮文化节"，推广陈皮文化，提升新会陈皮品牌影响力

有近千年历史的新会陈皮，2006年被列入国家地理标志产品保护，2009年入选广东省非物质文化遗产名录。为进一步弘扬新会陈皮文化，提高新会陈皮的知名度和影响力，推动新会陈皮产业做大做强，使新会陈皮走向世界，新会打造了每两年一届的陈皮文化节。通过文化节加强广陈皮相关项目的招商引资、促进商家购销，并围绕中国陈食药文化、养生文化、中药保健茶道等多方面畅谈新会陈皮的种种价值，为新会陈皮发展献计献策，谋划新篇。至2017年，"中国·新会陈皮文化节"在新会已经连续成功举办了四届。

除了打造陈皮文化节，新会区人民政府还联合中央电视台制作出品了大型人文纪录片《道地陈皮》。该纪录片共分《相遇》《至味》《传承》《他乡》4集，每集30分钟，20多位来自世界各地的主人公讲述了自己与新会陈皮的故事。《道地陈皮》以国际化视角向世界介绍新会陈皮，让不同国家、不同肤色的人在包容、开放、创新的理念中分享中国优秀的陈皮美食文化。

在多方面的努力下，新会陈皮品牌价值节节攀升。2018年中国品牌价值评价中，新会陈皮的品牌价值为89.1亿元，比2016年增加了31.82亿元，品牌强度上升了13位，带动新会柑种植农民2万多人，农民人均增收约1.88万元。

据新会区人民政府的发展规划，至2020年新会广陈皮将形成年产陈皮柑茶2万吨、百亿级产业规模，带动新会柑种植面积达53.33平方千米。到2035年，新会的新会柑、新会南药、新会茶种植将实现高度产业化，同步发展药食茶健，形成千亿产业规模；带动种植面积达12万亩，促进产业聚集、产品增值、农业增效、农民增收，形成具有全球知名度和美誉度的广陈皮产业发展引领区。

二、注册广陈皮地理标志商标

新会陈皮是广东省江门市新会区的传统名产，生产和加工始于宋代，至今已有800多年的历史，居"广东三宝"之首，属"十大广药"之一，但是一直以来，新会陈皮的名气只是在坊间流传，品牌和价值没有被挖掘出来。为了发掘新会陈皮品牌价值，早在2001年，新会区工商局就积极推动新会陈皮申报地理标志证明商标工作，江门市

工商局多次向广东省工商局、国家工商总局商标局了解新会陈皮注册中存在的问题，并最终找到了有效解决办法，"新会陈皮"于 2008 年 6 月 28 日被核准注册为证明商标，成为江门五邑地区首件地理标志证明商标。

"新会陈皮"核准注册为地理标志证明商标后，通过广泛宣传推广，带动了种植户、陈皮产业乃至地方经济的发展。新会陈皮产业产值从注册前的 3 亿元暴增至 9 亿元，产业从业人数从注册前的 4 000 人增长到 12 000 人，注册后新会地区年度经济规模扩大了 20%，新会陈皮及其衍生产品远销东南亚、南美等地，出口产量达 400 吨。

2017 年 6 月 29 日上午，国家工商总局与世界知识产权组织联合举办的 2017 年世界地理标志大会在扬州隆重开幕。江门、新会两级工商部门派代表携新会陈皮亮相世界地理标志大会。大会期间，新会陈皮作为全国的 88 件地理标志参展产品之一进行展览展示，向与会嘉宾展示自己独特的品质和内涵，讲述属于中国地理标志的品牌故事，迎接走向国际的新机遇。在大会上，新会陈皮的展台吸引了国内外人士的驻足品尝，并对其给予了非常高的评价。世界知识产权组织总干事弗朗西斯·高锐也来到新会陈皮展台，详细了解了新会陈皮的各项用法和功效。

近年来，广东省、江门市及新会区等各级领导高度重视新会陈皮品牌发展工作，将之视为品牌兴市、商标富农、精准扶贫的重要抓手。在江门市人民政府的指导下，江门、新会两级工商部门先后制定了《新会陈皮品牌建设工作方案》《新会区"新会陈皮"品牌建设工作清单》《"新会陈皮"证明商标维权体系》《"新会陈皮"地理标志证明商标管理规则》等有关新会陈皮品牌建设的文件。另外，广东省人大于 2017 年 3 月 1 日出台地方性法规——《广东省岭南中药材保护条例》，也将新会陈皮（广陈皮）纳入了第一批中药材保护名录。

三、挖掘广陈皮商业价值

经过多年的培育和发展，新会陈皮目前实现了产品的多元化、多维化功能和高附加值的目标，产业正朝着"品质＋标准＋金融＋互联网"的现代农业方向发展，展现出广阔的发展前景和巨大的全球市场潜力。

新会陈皮产业跨界融合的脚步一直没有停止，其不断延伸自身产业链，创造更多可能。其中，新会陈皮与茶（柑茶）的结合，本身就为消费市场提供了健康生活的新场景，这也让更多从业者看到新会陈皮（柑茶）产业的发展空间与商机。在此基础上，江门新会特有的小青柑近几年来销售情况良好。

除了传统的药用、食用和保健等方面的应用价值外，近年来广陈皮的收藏价值也得以发掘。

广陈皮的市场发展逐步凸显了其稀缺性、历经时间沉淀后深厚的历史文化性，已足够与上等茶叶、美酒和精品紫砂壶媲美。一定年份的陈皮更能体现出它的价值，和红酒、茅台酒一样，越老的陈皮越值钱，久存且良，"陈久者良""百年陈皮胜黄金"使之渐成市场焦点。和股票、黄金不同，陈皮"越陈越香"，存放技术不难而且可将风险化整为零。据陈皮收藏家温伟成介绍，十几年前，陈皮的收藏价值还没有被挖掘出来，那时陈皮主要被当作煲汤材料和小零食，价格普遍不高。"谁都没想到这几年新会陈皮价格会涨这么快，它的价值已得到认可，越来越多的藏家可以涉足这一领域。越来越多热钱涌入陈皮柑普茶业，我觉得发展前景较好。"温伟成这样说。

第九节　评述与展望

广东有"广东三件宝，陈皮、老姜、禾秆草""百年陈皮胜黄金""千年人参，百年陈皮"的说法，从这些民谚可以看出广陈皮自古以来在当地百姓心目中就具有极重要的地位。而且当地人还将广陈皮行销至各地，早在宋代广陈皮就已成为南北贸易的"广货"之一，行销全国和南洋、美洲等地区。2006年，"新会柑"和"新会陈皮"获批为国家地理标志产品列入保护，2007年获国家原产地证明商标，2009年"新会陈皮制作技艺"先后成为江门市级和广东省级非物质文化遗产项目，2015年11月3日，国家质检总局正式批准成立国家地理标志产品保护示范区（广东新会），新会成了广东省首个获批国家地理标志产品保护示范区的地区。国家地理标志产品保护工作既推动了当地柑橘种植业发展，也带动了广陈皮食品深加工的发展，从"一个小柑橘、一块小陈皮"发展成"一条大产业链"，加速了产业链条的延伸。目前，新会陈皮产业已初步勾勒出一个以陈皮为中心，集陈皮加工、柑鲜果交易、仓储物流、文化观光等于一体的区域产业聚集区，形成种植、橘皮陈化、陈皮酒、陈皮凉果、陈皮糕点、陈皮普洱茶等上下游配套的产业链，建立起农工商同步、产学研共建、三大产业融合的农业产业新格局。新会陈皮产业2000年以来发展迅猛，全产业产值从1996年的不足300万元，到2017年已突破60亿元。

从小农种植走向规模耕种，从作坊式加工走向工业化生产，从单一农业走向产业融合，新会陈皮的价值已不仅限于"一块皮"。如今的新会陈皮产业园，以广陈皮为特色优势产业，以龙头企业为平台，推动柑果种植、生产加工、仓储物流、电子商务、金融投资、休闲旅游融合发展，促进了小农户与现代农业的有效衔接，建立了产业集群。

相信在未来完善溯源系统建设、统一种植标准和生产工艺、大力推动公共品牌宣传、做好产业规划的基础上，新会陈皮产业会朝着"品质＋标准＋金融＋互联网"的现代农业方向发展，展现出广阔的发展前景和巨大的全球市场潜力。

（李泳雪　林锦锋　李　华　区伯余　曾志坚　伍淑华　等）

参考文献

[1] 国家药典委员会.中华人民共和国药典：一部［S］.北京：中国医药科技出版社，2020：199.

[2] 尚志钧.神农本草经校注［M］.北京：学苑出版社，2008：175－176.

[3] 吴焕，李承祜.橘柚的本草学研究［J］.中药通报，1985，10（11）：11－13.

[4] 苏颂.本草图经［M］.尚志钧，辑校.合肥：安徽科学技术出版社，1994：496.

[5] 李时珍.本草纲目［M］.天津：天津古籍出版社，1998：300.

[6] 张志聪.本草崇原［M］.北京：中国中医药出版社，2008：78.

[7] 陶弘景.本草经集注［M］.昆明：群联出版社，1955：360－362.

[8] 谢宗万.中药品种理论与应用［M］.北京：人民卫生出版社，2008：766－768.

[9] 陈嘉谟.本草蒙筌［M］.北京：人民卫生出版社，1988：103.

[10] 赵佶.圣济总录［M］.北京：人民卫生出版社，1962.

[11] 雷敩.雷公炮炙论［M］.尚志钧，辑校.合肥：安徽科学技术出版社，1991.

[12] 太平惠民和剂局.太平惠民和剂局方［M］.陈庆平，陈冰鸥，校注.北京：中国中医药出版社，1996：62－134.

[13] 陈衍.宝庆本草折衷［M］.郑金生，张同君，辑校.尚志钧，等校.北京：人民卫生出版社，1991：159.

[14] 胡文焕.寿养丛书全集［M］.李经纬，等点校.北京：中国中医药出版社，1997：134.

[15] 刘文泰.本草品汇精要［M］.尚志钧，等校点.北京：人民卫生出版社，1982：769.

[16] 凌奂.本草害利［M］.北京：中医古籍出版社，1982：61.

[17] 陈淑均.噶玛兰厅志［M］.台北：成文出版社，1983：384.

[18] 孔兴珤.番禺县志［M］.北京：全国图书馆文献缩微复制中心，1992：804.

[19] 周恒重，张其翰.潮阳县志［M］.台北：成文出版社，1966：160.

[20] 曾艳，陈金涛，方凯，等.广东新会陈皮产业现状、问题及发展对策［J］.南方农村，2015，（6）：39－43.

[21] 陈旺南，李小静，梁社坚.陈皮话古今［J］.生命世界，2016（10）：6－9.

[22] 新会陈皮网.新会陈皮的历史［EB/OL］.［2016－09－09］.http：//www.99bbs.cn/chenpi/2016－09－09/276.htmL.

[23] 蒋林，杜卓.全国陈皮产业分析及新会陈皮与其他品种的区别［C］//第三

届中国新会陈皮产业发展论坛主题发言材料．江门：中国药文化研究会，2011.

［24］《广东中药志》编辑委员会，广东中药志：第 1 卷［M］．广州：广东科技出版社，1994：539 - 544.

［25］中国科学院中国植物志编辑委员会．中国植物志：第 43 卷［M］．北京：科学出版社，1997：201.

［26］林乐维，蒋林，郑国栋，等．广陈皮基地生态环境质量评价［J］．今日药学，2009，19（3）：42 - 44.

［27］林乐维，蒋林，潘华金，等．广陈皮规范化种植 SOP（试行）［J］．现代中药研究与实践，2008，22（6）：6 - 10.

［28］陈文铭，葛文俊，余蓉卿．广陈皮［J］．中药通报，1958，4（12）：418 - 419.

［29］肖培根．新编中药志［M］．北京：化学工业出版社，2002：342 - 351.

［30］徐国钧，徐珞珊，王峥涛．常用中药材品种整理和质量研究：南方协作组第 4 册［M］．福州：福建科学技术出版社，1997：463 - 502.

［31］国家中药管理局《中华本草》编委会．中华本草：第 4 册［M］．上海：上海科学技术出版社，1999：886 - 891.

［32］中国医学科学院药物研究所，等．中药志：第 2 册［M］．北京：人民卫生出版社，1959：206.

［33］中国医学科学院药物研究所，等．中药志：第 3 册［M］．北京：人民卫生出版社，1984：30.

［34］徐国钧．中药材粉末显微鉴定［M］．北京：人民卫生出版社，1986：219.

［35］高俊丽，邵艳华，李倩，等．广陈皮及其近缘种药用植物的 HPTLC 研究［J］．中国现代中药，2015，17（10）：1020 - 1025.

［36］黄月纯，魏刚．广陈皮 HPLC 指纹图谱的建立及在药材鉴定中的应用研究［J］．中草药，2008（2）：275 - 277.

［37］郭念欣，李颖春，谢伟桥，等．广陈皮与陈皮 HPLC 指纹图谱的建立与鉴别［J］．中国实验方剂学杂志，2011，17（7）：90 - 93.

［38］徐展翅，马换换，李伟，等．广陈皮与普通陈皮的 HPLC 指纹图谱对比分析［J］．广州中医药大学学报，2018，35（4）：721 - 726.

［39］闫珂巍，王福，梅国荣，等．基于近红外光谱技术快速定性鉴别广陈皮模型的建立［J］．中草药，2015，46（20）：3096 - 3099.

［40］陈林，胡媛，刘友平，等．电子鼻在陈皮"气味"鉴别中的应用研究［J］．中药与临床，2014，5（3）：6 - 9.

［41］杨诗龙，王瑾，汪云伟，等．基于电子鼻与人工神经网络的陈皮鉴别研究

[J].时珍国医国药，2015，26（1）：112－114.

[42] 杨桂玲，陈晓妮.广陈皮DNA条形码的初步研究［J］.广州化工，2015，43（2）：72－73.

[43] 陈仁山.药物出产辨［M］.广州：广东中医专科学校，1930.

[44] 郑国栋，蒋林，杨得坡，等.HPLC法同时测定不同产地广陈皮中5种活性黄酮成分［J］.中草药，2010，41（4）：652－655.

[45] 孙冬梅，毕晓黎，胥爱丽，等.高效液相色谱法测定不同产地陈皮中辛弗林的含量［J］.今日药学，2009，19（8）：3－4，45.

[46] 周欣，黄庆华，廖素媚，等.不同产地陈皮挥发油的对比分析［J］.今日药学，2009，19（4）：43－45.

[47] 王洋，乐巍，吴德康，等.不同采收期广陈皮药材三种黄酮类成分的含量测定［J］.现代中药研究与实践，2009，23（5）：66－68.

[48] 潘靖文.GC－MS分析不同采收期广陈皮中挥发油成分的变化［J］.中国医药指南，2011，9（21）：258－259.

[49] 周欣，黄庆华，莫云燕，等.GC/MS对不同年份新会陈皮挥发油的分析［J］.中药材，2009，32（1）：24－26.

[50] 杨宜婷，罗琥捷，叶勇树，等.不同储存年限广陈皮的多甲氧基黄酮提取研究［J］.食品工业科技，2011，32（9）：258－260.

[51] 郑国栋，蒋林，杨雪，等.不同贮藏年限广陈皮黄酮类成分的变化规律研究［J］.中成药，2010，32（6）：977－980.

[52] 韦正，陈鸿平，杨丽，等.不同贮藏年限广陈皮中辛弗林及总黄酮含量变化规律研究［J］.辽宁中医杂志，2013，40（5）：982－985.

[53] 胡继藤，唐铁鑫，杨宜婷，等.利用FTIR和GC－MS鉴别不同贮藏年份新会陈皮的研究［J］.时珍国医国药，2014，25（7）：1646－1648.

[54] 钟永翠，巩珺，徐家能，等.基于3种黄酮类化合物含量比值鉴别广陈皮道地性［J］.药物分析杂志，2017，37（1）：20－29.

[55] 郭念欣，蔡佳良，姬生国.近红外光谱技术在陈皮道地性分析中的应用［J］.中国药房，2013，24（15）：1394－1396.

[56] 巩珺.利用药物分析的组合技术研究"广陈皮"的道地性内涵［D］.广州：广州中医药大学，2015.

[57] 许润娟，张芳红.新会柑皮HPLC指纹图谱的研究［J］.中药材，2005，28（7）：596－599.

[58] 张素中，黄月纯，魏刚.广陈皮HPLC指纹图谱的方法学研究［J］.中药材，2008，31（2）：217－219.

［59］易伦朝，谢培山，梁逸曾，等．液相色谱特定（指纹）图谱分析用于陈皮的质量考察［J］.药物分析杂志，2006，（7）：918－922.

［60］杨洋，蒋林，郑国栋，等．道地药材广陈皮的 HPLC 指纹图谱研究［J］.中药材，2011，34（2）：191－195.

［61］张利，黄敏，王婷，等．广陈皮提取物的 HPLC 指纹图谱研究［J］.食品研究与开发，2017，38（19）：127－130.

［62］罗艳，柯雪红，黄可儿，等．指纹图谱结合化学计量学评价及鉴别广陈皮与陈皮［J］.中药新药与临床药理，2018，29（1）：47－53.

［63］欧小群，王瑾，杨秀梅，等．新会茶枝柑果皮的挥发油指纹图谱建立和对比研究［J］.时珍国医国药，2015，26（4）：895－897.

［64］董岩，崔庆新，魏兴国．陈皮挥发油化学成分质谱联用－质谱分析［J］.山东中医杂志，2004，3（6）：370－372.

［65］陈彤，曹庸，刘飞，等.GC－MS 指纹图谱结合主成分分析法评价不同产地陈皮挥发油的质量［J］.现代食品科技，2017，33（2）：216－222.

［66］周芳，郑国栋，蒋林，等．薄层扫描法同时测定广陈皮中三种黄酮化合物的含量［J］.中药材，2009，32（6）：911－913.

［67］周欣．陈皮的红外光谱三级宏观指纹谱图分析研究［D］.广州：广东药学院，2007.

［68］郭念欣．近红外光谱技术对陈皮及其制剂的综合评价研究［D］.广州：广东药学院，2012.

［69］周菲菲，肖更生，林羡，等．干燥条件对茶枝柑果皮黄酮和精油成分的影响［J］.食品工业科技，2015，36（11）：287－291.

［70］吴霞，叶勇树，王国才，等．广陈皮炮制工艺研究［J］.内蒙古中医药，2015，34（4）：126－127.

［71］龚丽，龙成树，刘清化，等．广陈皮热泵干燥工艺参数优化研究［J］.食品工业科技，2015，36（17）：220－223.

［72］陈景怀，钟伟文．新会陈皮烘干技术［J］.现代农业装备，2007，（7）：69.

［73］胡丽云，余元善，徐玉娟，等．自然发酵对新会茶枝柑果皮品质的影响［J］.广东农业科学，2015，42（18）：77－81.

［74］王其献，朱满洲，庞国兴，等．陈皮炮制的历史沿革研究［J］.中药材，1998，21（3）：127－129.

［75］王孝涛．历代中药炮制法汇典：现代部分［M］.南昌：江西科学技术出版社，1989：234.

［76］梁永枝，唐卫东．对陈皮不同炮制品中黄酮类成分变化的研究［J］.亚太传

统医药，2010，6（5）：34 -35

[77] 罗向华，禹建春，吴昌枝. 不同方法炮制陈皮炭总黄酮含量的比较研究[J].山东中医药大学学报，2014，38（2）：168 -170.

[78] 吴梓春，王华，何兆锦. 不同炮制方法对陈皮中有效成分橙皮苷的影响[J].临床合理用药杂志，2015，8（11）：94 -95.

[79] 张群智. 浅述陈皮的药理及炮制研究 [J].中国药业，2002，11（5）：71 -72.

[80] 高明，徐小飞，陈康，等. 陈皮炮制前后挥发性成分的比较研究 [J].中药材，2012，35（7）：1046 -1048.

[81] 吴晓东，林楠，陈华师. 蒸制陈皮炮制工艺的研究 [J].中国药师，2011，14（9）：1265 -1267.

[82] 郑文红，蓝义琨，陈淑映，等. 不同炮制方法陈皮的色谱图谱分析 [J].江西中医药，2012，4（4）：71 -72.

[83] 徐小飞，陈康，汪金玉. 广陈皮和青皮炮制前后辛弗林含量比较研究 [J].河南中医，2011，31（7）：807 -808.

[84] 胡海娥，张金桃，肖南，等. 复合酶辅助水浸提九制陈皮的工艺研究 [J].农产品加工，2015，（12）：28 -31.

[85] 北京市卫生局. 北京市中药炮制规范 [S].1986：206.

[86] 中华人民共和国药政管理局. 全国中药炮制规范 [S].北京：人民卫生出版社出版，1988：159.

[87] 山东省食品药品监督管理局. 山东省中药饮片炮制规范 [S].济南：山东科学技术出版社，2012：360.

[88] 四川省食品药品监督管理局. 四川省中药饮片炮制规范 [S].成都：四川科学技术出版社，2016：41 -42.

[89] 福建省卫生厅. 福建省中药炮制规范 [S].福州：福建科学技术出版社，1988：260 -261.

[90] 喻雄华，张大舜. 医院制剂生产过程中陈皮粉碎工艺优选 [J].中国药房，2006，17（23）：1784 -1785.

[91] 王晓颖，叶梦屏. 陈皮挥发油 β - 环糊精包合工艺研究 [J].福建中医学院学报，2005，15（2）：28 -29.

[92] 冯怡，张瑛，杨胤，等. 喷雾干燥法制备陈皮挥发油微囊的影响因素考察 [J].中草药，2007，38（10）：1480 -1483.

[93] 刘文粲，黄玫馨，黄爱东，等. 广陈皮挥发油成分 [J].中山医科大学学报，1991，12（2）：136 -138.

[94] 高蓓. 广陈皮中黄酮类化合物和挥发油成分及其活性研究 [D]. 武汉：华中农业大学，2011.

[95] 钱士辉，陈廉. 陈皮中黄酮类成分的研究 [J]. 中药材，1998，21（6）：301 - 302.

[96] 蔡葵花，文剑明，袁显忠，等. 新会柑皮中抗白血病主要成分的鉴定 [J]. 分析化学，1997，25（11）：1270 - 1273.

[97] 胡燕飞. 陈皮中抗肿瘤活性成分的研究 [D]. 大连：大连理工大学，2004.

[98] 郑国栋. 岭南特色药材广陈皮化学成分及其质量评价研究 [D]. 广州：中山大学，2009.

[99] 吴宏伟. 陈皮多甲氧基黄酮有效部位研究 [D]. 北京：北京中医药大学，2006.

[100] 陈娴，李辰，容启仁，等. 新会陈皮及其副产物的研究进展 [J]. 安徽农业科学，2017，45（6）：65 - 67.

[101] 黄爱东，刘文粲，王玫馨，等. 广陈皮中辛弗林和 N - 甲基酪胺的含量测定 [J]. 中药材，1994，17（9）：31 - 32

[102] 南京药学院《中草药学》编写组. 中草药学：中册 [M]. 南京：江苏人民出版社，1976：524.

[103] 蔡周权，代勇，袁浩宇. 陈皮挥发油的药效学实验研究 [J]. 中国药业，2006，15（13）：29 - 30.

[104] SHI Q, LIU Z, YAN Y, et al. Identification of anti - asthmatic compounds in Pericarpium Citri Reticulatae and evaluation of their synergistic effects [J]. Acta pharmacologica sinica, 2009, 30 (5)：567 - 575.

[105] 王春燕. 浅谈陈皮的药理作用及临床应用 [J]. 中国中医药现代远程教育，2013，11（3）：120 - 131.

[106] 张志海，王彩云，杨天鸣，等. 陈皮的化学成分及药理作用研究进展 [J]. 西北药学杂志，2005，20（1）：47 - 48.

[107] 欧立娟，刘启德. 陈皮药理作用研究进展 [J]. 中国药房，2006，17（10）：787 - 789.

[108] 钟颖. 用平衡不完全区组设计分析 11 种陈皮对平滑肌的作用 [J]. 福建中医药，1989，20（2）：42 - 43，57.

[109] 陈廉，王殿俊，常复蓉，等. 青皮、陈皮、枳实药理作用的比较 [J]. 江苏中医杂志，1981（3）：60 - 61.

[110] 中山医学院，等. 药理学 [M]. 北京：人民卫生出版社，1979：478

[111] 阴健，郭力弓. 中药现代研究与临床应用：第 1 册 [M]. 北京：学苑出版

社，1993：388-399.

[112] 何占坤，张国梁，唐方，等. 陈皮、藿香不同提取物对胃肠动力障碍大鼠胃肠平滑肌收缩活动及胃肠激素的影响 [J].天津医药，2017，45（11）：1175-1179.

[113] 张文芝，周梦圣，华连敏. 陈皮水煎液对离体唾液淀粉酶活性的影响 [J].辽宁中医杂志，1989（4）：30.

[114] 蒋林，钟文俊，胡继藤. 陈皮总黄酮对代谢综合征预防效果研究 [C] // 2014年中华中医药学会第七届李时珍医药论坛暨浊毒理论论坛论文集. 鄂州：中华中医药学会李时珍研究分会，2014：15.

[115] 欧立娟，孙晓萍，刘启德，等. 干姜、陈皮提取物对大鼠心肌缺血的影响 [J].中药材，2009，32（11）：1723-1726.

[116] 沈明勤，叶其正，常复蓉. 陈皮注射剂对猫心脏血流动力学的影响 [J].中药材，1996，19（10）：517-520.

[117] 贺燕林，杨中林. 陈皮不同提取物及橙皮苷部位的抗炎活性比较研究 [J].亚太传统医药，2014，10（13）：23-25.

[118] HUANG Y S, HO S C. Polymethoxy flavones are responsible for the anti-inflammatory activity of citrus fruit peel [J]. Food chemistry, 2010, 119 (17): 868-873.

[119] 吴惠君，欧金龙，池晓玲，等. 陈皮药理作用研究概述 [J].实用中医内科杂志，2013，27（17）：91-92.

[120] 王本祥. 现代中药药理学 [M].天津：天津科技出版社，1997：641.

[121] 国家医药管理局中草药情报中心站. 植物药有效成分手册 [M].北京：人民卫生出版社，1986.

[122] VIUDA-MARTOS M, RUIZ-NAVAJAS Y, FERNANDEZ-LOPEZ J, et al. Antifungal activity of lemon (*Citrus lemon* L.), mandarin (*Citrus reticulata* L.), grapefruit (*Citrus paradisi* L.) and orange (*Citrus sinensis* L.) essential oils [J]. Food control, 2008, 19 (12): 1130-1138.

[123] CHUTIA M, BHUYAN P D, PATHAK MG, et al. Antifungal activity and chemical composition of *Citrus reticulata* Blanco essential oil against phytopathogens from North East India [J]. LWT-Food science and technology, 2009, 42 (3): 777-780.

[124] 张海丽. 陈皮提取物的抗氧化活性研究 [J].黑龙江医药，2014，27（2）：306-309.

[125] 王卫东，赵志鸿，张小俊，等. 陈皮提取物中黄酮类化合物及抗氧化的研究 [J].食品工业科技，2007，(9)：98-103.

[126] 莫云燕，黄庆华，殷光玲，等. 新会陈皮多糖的体外抗氧化作用及总糖含量测定 [J].今日药学，2009，19（10）：22-25

［127］孙莹.川陈皮素的早期药代动力学研究［D］.延边：延边大学，2008.

［128］源瀚祺.茶枝柑皮提取物中川陈皮素和桔皮素的药动学及肠吸收研究［D］.广州：广东药学院，2014.

［129］张丽艳，梁茂新.论陈皮潜在功用的发掘与利用［J］.中华中医药杂志，2017，32（1）：107－110.

［130］秦福生，张清洲，呼培星，等.二陈调气丸治疗功能性消化不良临床观察［J］.中国中医药信息杂志，2009，16（3）：68.

［131］杨楚徐.平胃散加味治疗急性胃炎76例疗效观察［J］.新中医，2005，（2）：33－34.

［132］顾维明.加味二陈汤治疗慢性胃炎40例［J］.湖北中医杂志，2003，（4）：38.

［133］虎喜成，田文荣，刘敬霞，等.加味陈皮膏治疗慢性萎缩性胃炎临床观察［J］.中国中西医结合消化杂志，2014，22（9）：517－520.

［134］王禄.加味平胃散合并雷尼替丁治疗胃溃疡56例［J］.陕西中医，2006，（9）：1063－1064.

［135］农振勇，李凯风，宁小玲.二陈汤加味治疗胆汁反流性胃炎45例疗效观察［J］.临床医药实践，2009，18（28）：765.

［136］东野长新.异功散加味治疗小儿厌食症40例［J］.河南中医，2004，（11）：58.

［137］吴红.加味橘皮竹茹汤治疗妊娠恶阻40例［J］.黑龙江医药，2007，（3）：264－265.

［138］胡艳丽，王桐玲.橘皮竹茹汤加减治疗糖尿病胃轻瘫42例［J］.河北中医，2005，（11）：848.

［139］温远辉，林道彬.陈皮生姜粥在促进剖宫产产妇胃肠道功能恢复中的应用［J］.护理研究，2009，23（2）：157－158.

［140］陈艳，郑秀华.五味陈皮合剂治疗老年慢性支气管炎30例［J］.辽宁中医杂志，2003，（4）：291.

［141］方鼎.壮族民间用药选编：上册［M］.南宁：广西民族出版社，1985：129.

［142］张琼.加味平胃散治疗复发性口腔溃疡30例［J］.陕西中医，2009，30（9）：1177.

［143］王亚.二陈汤加味配合维脑路通及点压穴位治疗偏头痛60例［J］.陕西中医，2010，31（2）：150－151.

［144］刘守国.中西医结合治疗内耳眩晕综合征48例［J］.中国民间疗法，2003，

（5）：8.

[145] 王立新，卿茂盛．经皮激光椎间盘减压术加中药内服治疗腰椎间盘突出症36例疗效观察 [J]．新中医，2006，（6）：23－24.

[146] 马建国，冯燕．异功散加味治疗斑秃50例疗效观察 [J]．河北中医，1998，（1）：37.

[147] 於永梅．加味平胃散治疗药物流产后阴道出血110例 [J]．中国民间疗法，2003，（10）：48－49.

[148] 王启俊，张丽霞．重剂陈皮汤治疗乳腺增生120例 [J]．北京中医，1996，（2）：40.

[149] 冷长春．泽兰赤芍陈皮汤的临床应用 [J]．黑龙江中医药，1989，（3）：46.

[150] 陈柏安．二陈汤加味治疗高脂血症90例 [J]．浙江中医杂志，2008，（11）：678.

[151] 朱岚铟，罗萍．中药丹参联合柴胡、陈皮治疗脂肪肝临床疗效研究 [J]．辽宁中医杂志，2014，41（11）：2407－2409.

[152] 吕选民，姬水英．柴草瓜果篇　第四十讲　陈皮 [J]．中国乡村医药，2018，25（19）：47－48.

[153] 欧阳志荣，黄巧宇，潘华金．亦食亦药说陈皮 [J]．生命世界，2016，（10）：10－13.

[154] 黄生权．陈皮的药用功效及其深加工前景分析 [C] // 第三届中国新会陈皮产业发展论坛主题发言材料．江门：中国药文化研究会，2011：7.

第三章　阳春砂

第一节　历史概况

阳春砂 *Amomum villosum* Lour.，为姜科（Zingiberaceae）豆蔻属（*Amomum*）多年生草本植物，道地产区为广东省阳春市。砂仁古称"缩砂蜜"。阳春砂以其干燥成熟果实入药，称阳春砂；具化湿开胃，温脾止泻，理气安胎等功效；用于湿浊中阻，脘痞不饥，脾胃虚寒，呕吐泄泻，妊娠恶阻，胎动不安等症[1]。阳春砂为药食同源中药，除临床入药外，还可作为卤菜的配料；阳春砂的花序可用于酿酒等；而叶片、直立茎可用于提取挥发油或作为猪和家禽的饲料。现代研究表明，阳春砂挥发油具有抗炎、止痉、镇痛、抗菌等药理作用。

一、本草考证

（一）历史文献记载及分析

砂仁最早从唐朝开始有典籍记载。唐代甄权所著《药性本草》记"缩砂蜜出波斯国"指出砂仁产自波斯国（今伊朗）；宋代唐慎微所著《证类本草》称之为新州缩沙蜜。刘翰于《开宝本草》[2]中记砂仁"生南地，苗似廉姜，子形如白豆蔻，其皮紧厚而皱，黄赤色，八月采之"，苏颂在《本草图经》[3]中对阳春砂的产地和性状有详细的描述："缩砂蜜生南地，今唯岭南山泽间有之。苗径似高良姜，高三四尺。叶青，长八九寸，阔半寸已来。三四月开花在根下，五六月成实，五七十枚作一穗，状似益智而圆，皮紧厚而皱，外有细刺，黄赤色。皮间细子一团，八隔，可四十粒，如大黍米，外微黑色，肉白而香，似白豆蔻。七八月采之。"以上文献记载的砂仁均"生南地"，且《本草图经》所附砂仁图的植物形态、果实特征等都与现今广东阳春的阳春砂一致。

清代李调元《南越笔记》[4]曰："阳春砂，一名缩砂蜜，新兴也产之，而生阳江者大而有力。"《增订伪药条辨》[5]记："缩砂即名阳春砂，产广东肇庆府阳春县。"清末民国初期，陈仁山于《药物出产辨》中称砂仁"产广东阳春县为最，以蟠龙山为第一"。

近代对砂仁的记载普遍认为砂仁以广东的阳春砂为道地，品质最优。《中国药学大辞典》[7]记载"产各属及安南等处者，曰缩砂仁，产广东之阳春县者曰阳春砂……惟阳春砂功力可靠"。《中国药典》1977年版、1985年版记载了砂仁药材为阳春砂和海南砂的干燥成熟果实，其后的药典记载的砂仁为姜科豆蔻属植物阳春砂 Amomum villosum Lour.、绿壳砂 Amomum villosum Lour. var. xanthioides T. L. Wu et Senjen 及海南砂 Amomum longiligulare T. L. Wu 的干燥成熟果实。

（二）功效及应用考证

中药材砂仁的功效最早记载于唐代甄权《药性论》[8]，谓："主冷气腹痛，止休息气痢、劳损、消化水谷，温暖脾胃。"明代缪希雍《本草经疏》将阳春砂对脾胃疾病的功效机理记载为"盖以风寒湿之邪，多由脾胃而入，脾主肌肉，为邪所侵，则腠理闭密，而寒热诸痹所从来矣，辛温走散开发，故能使风寒湿之邪从腠理而出"[9]。此后有唐代陈藏器《本草拾遗》曰"主上气咳嗽，奔豚，惊痫邪气"，五代吴越日华子《日华子本草》记："治一切气，霍乱转筋，心腹痛。"再之后，宋代卢多逊之《开宝本草》、金张元素《医学起源》、明代张介斌《景岳全书》、明代陈嘉谟《本草蒙筌》、清代汪昂《本草备药》[9]等对其功效描述大多基于此，重点提出其"化湿开胃，温脾止泻，理气止痛"的功效及用以治疗湿阻气滞证。《本草经疏》和清代黄宫绣《本草求真》更是提出了其"砂仁为醒脾调胃之要药"的观点。砂仁的"安胎"功效在许多著作中均有提及，其中宋代杨士瀛首次提出了其"行气安胎"的功效，谓："和中，行气，止痛，安胎。"[10]元代朱丹溪在《本草衍义补遗》提出了安胎之效在于砂仁之行气功能，谓："安胎、止痛，行气故也"，并提出了与半夏、黄芪、竹茹、白术、苏梗配伍治疗湿阻气滞、脾虚气滞、妊娠呕吐[11]；明代张介斌《景岳全书》[12]谓："安气滞之胎。"清代汪昂之《本草备要》[13]谓："止痛安胎，气行痛止，气顺则胎安。"均提出了能够通过砂仁的理气功效达到安胎作用的辩证观点，其中张璐在《本经逢原》[14]中特别指出"止痛安胎，用之悉效……唯新产妇忌之，恐气骤行动血也……若气虚者多服，反耗其气，多致难产"，提出了"气虚者，应慎用或忌用"的观点。春砂仁理气能安胎，亦能豁痰，明代张介斌《景岳全书》谓："快胸膈开痰，平气逆咳嗽"，晚清谢观《中国医学大辞典》谓："利肺快隔，调中和胃"以及至近代王一仁《饮片新参》[8]谓："宽胸理气，化痰，治咳嗽。"

阳春砂还有醒酒的功效，清代汪昂《本草备要》曰"消食醒酒"，清代刘汉基

《药性通考》曰："通行结滞，消食醒酒。"因酒乃五谷高粱发酵而成，过量饮酒容易伤脾，导致脾胃气滞，痰湿内停[8]。阳春砂醒酒功效的根源应在于理气之功。

纵观阳春砂的相关历史文献，其醒脾理气的功效很早便被探知，但随着时间前进，古代医家对其功效的重视程度越来越高，从"辛香可调食味"到"醒脾调胃之要药"，从"化湿开胃，温脾止泻"到"理气祛痰，行气安胎"，关于阳春砂的功效研究、临床配伍也逐步完善与补充。历代医药学家的临床实践和知识沉淀，丰富了阳春砂的药用内涵，扩大了阳春砂的功效主治范围。

（三）相关讨论

从古至今，市场上所用的砂仁药材商品国产与进口并存。国产者为阳春砂，唐末宋初出现，产自广东省阳春县，后逐渐引种到阳春县周围以及外省；进口者为绿壳砂。关于阳春砂的产地，唐代《药性论》[15]称："缩砂蜜出波斯国"。书中称砂仁出产于波斯国，即今天的伊朗。《海药本草》[16]中也记载："生西海及西戎诸国。"至宋代，《开宝本草》[2]记载"生南地，苗似廉姜，形如白豆蔻，其皮紧皱而厚，黄赤色，八月采"。《本草图经》[3]也有更详细的记载："缩砂蜜，生南地，今惟岭南山泽间有之。苗茎似高良姜，高三四尺。叶青，长八九寸，阔半寸已来。三月、四月开花在根下，五六月成实，五七十枚作一穗，状似益智而圆，皮紧厚而皱如栗纹，外有刺，黄赤色。皮间细子一团，八漏，可四十余粒，如黍米大，微黑色，七月、八月采。"这些记载当中都提到缩砂蜜"生南地"，可见在宋代，阳春砂已经在我国岭南地区有种植分布。至清朝，开始有阳春砂的确切分布的记载，如《南越笔记》提到"阳春砂，一名缩砂蜜，新兴也产之，而生阳江者大而有力。曰缩砂者，言其壳。曰蜜者，言其仁。曰缩砂蜜者，言其鲜者。曰砂仁者，言其干者也"[15]。《药物出产辨》[16]更是称"产广东阳春县为最，以蟠龙山为第一"。《增订伪药条辨》[5]中提到"缩砂即阳春砂，产广东肇庆府阳春县者名阳春砂，三角长圆形，两头微尖，外皮刺灵红紫色，肉紫黑色，嚼之辛香微辣，为最道地。罗定产者，头平而圆，刺短，皮紫褐色，气味较薄，略次。广西出者名西砂，颗圆皮薄，刺更浅，色赭黑色，香味皆淡薄，更次"，这本古籍中详细比较了阳春、罗定、广西三个产区所产的阳春砂的区别，而其中阳春产地的阳春砂质量最佳。根据古籍记载，再加上现代临床药效的验证，可以认定广东省阳春市为阳春砂的道地产区。

第二节　生药学研究

《中国药典》2020版一部收录阳春砂的原植物来源为姜科植物阳春砂 *Amomum villosum* Lour.、绿壳砂 *Amomum villosum* Lour. var. *xanthioides* T. L. Wu et Senjen 或海南砂 *Amomum longiliglare* T. L. Wu。最早从唐代始载阳春砂产自广东阳春，后逐渐引种到如新兴、高州、信宜等广东周边地区，以及云南、广西等外省。阳春砂品质以广东阳春所产为最佳，但由于自然环境变化及其他因素的影响，道地产区的阳春砂产量很低。目前市场上的阳春砂多产自云南。

一、植物学特性

（一）植物学性状特性

阳春砂是姜科豆蔻属多年生常绿草本植物，株高1～2 m，有的高达3 m。具根状茎和直立茎。根状茎匍匐于地面，有节，节上有鞘状膜质鳞片，并生有许多不定根；芽鲜红色，锥状；直立茎散生，不分枝，基部膨大成球状，由叶鞘构成假茎。叶2列；两面光滑无毛；叶缘无锯齿，略显波浪形；顶端尾尖、基部渐狭或近圆形；无叶柄或近无叶柄。中部叶片长披针形，长约37 cm，宽约7 cm；上部叶片线形，长约25 cm，宽约3 cm。叶舌半圆形，长0.3～0.5 cm，褐色。叶鞘抱茎。总状花序椭圆形，被褐色短茸毛由根状茎上长出，总花梗长3～10 cm，或更长，其长度与地面覆盖物的厚薄相关；鳞片膜质，椭圆形，褐色，长0.8～2.5 cm；总苞片膜质，长椭圆形，长约1.8 cm，宽约0.5 cm；小苞片管状、膜质、无毛、褐色，长约1 cm，先端2裂；花萼管状，淡红色，长约1.7 cm，顶端具3浅齿；花冠管状，白色，由3裂片组成，裂片长匙形，长1.6～2 cm，宽0.5～0.7 cm；唇瓣圆匙形，长宽约1.6～2.0 cm，白色，中脉突起，沿中脉有一条黄绿色色带，色带间有红色斑点，顶端具2浅裂、反卷、黄绿色或浅绿色的小尖头，基部2条棕红色痂状斑构成一个锐角，具瓣柄；雄蕊1枚，长约2 cm，花丝扁平，花药长约0.6 cm，贴生于花丝上，花药长圆形，具2药室，纵裂，药隔附属体3裂，中间裂片大、呈半圆形，两侧裂片小而呈耳状；子房下位，长圆柱体，外表淡黄色、被柔毛，3室，胚珠多数；花柱细长，从2对花粉囊中间穿过，基部具2枚蜜腺，柱头呈杯状体，中间凹陷，稍高或平、或稍低于花粉囊顶部；蒴果，椭圆形、卵圆形或近球形，直径1.5～2 cm，不开裂，具不明显3棱，幼时鲜红色，成熟时紫红色，干后褐色，表面具不分裂或分裂的柔刺；种子多数，黑褐色，成团，有浓郁的香气，味苦凉。花期为4—6月，果期为4—8月[17-19]。见彩插图3-1、3-2、3-3。

（二）生长环境特点

阳春砂在广东省北纬20°54′51″至25°12′36″，东经110°07′20″至116°30′43″范围内均适宜种植。根据历史记载的阳春砂道地产区和现在资源分布、栽培基地情况，阳春市是道地阳春砂产地核心区，新兴、高州、信宜等县市是道地产地周边区。阳春市地处亚热带季风气候区，年平均气温18 ℃ ~ 25 ℃，最冷月平均气温 > 7 ℃，年积温6 500 ℃ ~ 8 000 ℃，雨量充沛，年降水量1 450 ~ 2 000 mm，适宜阳春砂生长。

二、种植及产地加工研究

（一）阳春砂生长发育规律

阳春砂在年平均温度在22 ℃ ~ 28 ℃时生长良好，14 ℃ ~ 19 ℃时生长缓慢，能忍受0 ℃的短暂低温，偶尔有短期霜冻仍能越冬生长，但如有较长时间的0 ℃或有严重霜冻，直立茎会受冻死亡。低温也会影响其生殖生长，花芽萌动需要月平均12 ℃以上的气温；花期气温要求为22 ℃ ~ 30 ℃，22 ℃以下开花不正常。

阳春砂为半阴生植物，喜欢漫射光，忌阳光直射，1 ~ 2 年生苗要求荫蔽度70% ~ 80%，3 年后植株进入开花结果期，荫蔽度以50% ~ 60%为宜。荫蔽度过大会影响光合作用，造成植株营养不良，植株数量少而瘦弱；荫蔽度过低或受阳光直射，会灼伤叶片。

阳春砂喜湿、怕涝、忌旱，一般要求空气相对湿度在75% ~ 90%，特别是孕蕾至开花期，其相对湿度要求在90%以上。对于土壤水分的需求，不同的生长生育时期需水量各不相同：幼年植株要求土壤含水量为24% ~ 26%；成年植株由于根系发达，具有一定的抗旱能力，土壤含水量要求不低于10%，但含水量在22% ~ 26%时生长良好，低于20%时生长受到抑制；土壤含水量过高会影响根系的呼吸作用，导致烂根。花芽分化发育期要求土壤含水量为20% ~ 22%，过高会导致提前开花；开花期土壤含水量要求在24% ~ 26%。

种植阳春砂的土壤以土层深厚、表面疏松、富含腐殖质且夹有碎石砾的肥沃森林土壤为佳。

（二）阳春砂的栽培研究

阳春砂繁殖育苗包括种苗繁殖和组织培养繁殖方法。种苗繁殖是传统的繁殖方法。

1. 繁殖育苗

（1）种苗繁殖。

①选地整地。

选地：山区一般选择一面开阔，三面环山的坡地，坡向朝南或东南，坡度15° ~

30°，以邻近有昆虫授粉、空气湿度较大、土壤疏松肥沃、排灌方便并长有阔叶杂木林作荫蔽的山坑或山窝为宜。平原宜选有排灌条件的土地，忌重黏土。土质以中性或微酸性的壤土为宜。

整地：移植地需在植前1个月清理场地，清除地内杂草和矮小灌木，砍去过多的荫蔽树，缺乏荫蔽时应补种。山区应根据地形地势开成梯田，全垦；丘陵平原区耕翻作畦，畦宽2 m左右，每隔一定的距离开排灌沟。要保留移植地周围的林木，不足者应补种，可种植一些较砂仁开花结果早的果树，以引诱传粉昆虫。

②插穗选择及处理。

先选择历年丰产、生长健壮、分生能力强、无病虫害、穗大果多的母株，从中挑选株高0.6 m、叶4~6片，具1~2条新萌发的带有鲜红色嫩芽的匍匐茎的苗，茎秆粗壮，作为繁殖用的分株苗。过嫩、过老和瘦弱的分株苗，均不宜作繁殖用。

视天气和苗高情况适当剪去部分叶。最好当天挖苗当天种植，以提高成活率。

③扦插。

直接从大田里选取1~2条根状茎，茎秆粗壮，有叶5~10片，芽呈鲜红色的分株苗，将其分离，适当剪去部分叶片和长根，即成种苗。有叶10片以上，基部根茎已膨大的壮苗也可以做种苗。

④苗期管理。

在日平均气温28 ℃左右时，播种后3周左右便会出苗。幼苗有2片叶时，进行第一次追肥，可施稀薄人畜粪水或硫酸铵。幼苗有5片叶时，进行第二次追肥，可施硫酸铵或尿素。幼苗有8~10片叶时，进行第三次追肥，肥料种类与第一次相同，但是用量应加大。10片叶之后，每半月或1月追肥一次，肥料选氮肥或尿水。幼苗根浅，防旱能力差，又易滋生杂草，需经常浇水、除草，以免影响幼苗生长。一般培育1年，苗高50 cm以上时，即可起苗定植。

（2）组织培养繁殖。

①外植体的选择。

阳春砂愈伤组织诱导的外植体材料主要有：大田根状茎芽、试管苗的茎段和根尖。

②阳春砂试管苗的制备。

取大田的阳春砂根状茎芽，用自来水冲洗0.5~1.0小时，之后用无菌水荡洗一遍，于超净工作台上以75%乙醇浸泡30秒后，以0.1% HgCl₂浸泡10分钟，用无菌水冲洗5~6次。切取经消毒处理后的阳春砂根状茎芽长约3 cm，接种于MS基本培养基上培养，待芽新长至约0.5 cm时，再转入MS + NAA（0.1 mg/L）培养基上进行生根培养，以获得无菌苗。

③愈伤组织的诱导。

大田苗：取大田的阳春砂根状茎芽，用自来水冲洗0.5~1.0小时，之后用无菌水荡洗一遍，于超净工作台上用 75% 乙醇浸泡 30 秒后以 0.1% $HgCl_2$ 浸泡 10 分钟，再用无菌水冲洗 5~6 次。切取经消毒处理后的阳春砂根状茎芽长约 3 cm，沿中轴面纵切成大小相似的两瓣，然后横放于愈伤组织诱导培养基上进行培养。

试管苗：切取阳春砂试管苗直立茎约 2 cm 的小段，然后将茎段竖放于愈伤组织诱导培养基上进行培养；或切取阳春砂试管苗根尖约 1 cm 的小段，横放于愈伤组织诱导培养基上进行培养。

④再生植株的移栽。

选取已经生根的试管苗，打开瓶盖使得幼苗在自然光或培养灯照下炼苗，2 天后从培养基中转移至已消毒的细砂中炼苗，加入 1/2 的 MS 培养液作为养分，罩玻璃杯保湿。3 周左右试管苗长出新的叶和根，将其移栽于露天。一般移栽成活率达 90%[20]。

⑤阳春砂组织培养繁殖相关研究。

刘进平[21] 采用丛生芽增殖法，将阳春砂的根茎茎尖生长点接种于 MS + BA 5 mg/L + 20% 硫代硫酸钠 5 mg/L 培养基中启动培养及诱导丛生芽，后接种于 1/2MS + IBA 1 mg/L + IAA 0.5 mg/L 的生根培养基中，生根率可达 94.6%，移栽后成活率可达 95%。贺红等[20] 以阳春砂根茎上的顶芽作为外植体进行组织培养，结果表明培养基配方 MS + 6 – BA 0.5 mg/L 适宜诱导丛生芽、MS + NAA 0.1 mg/L 适宜诱导生根，生根率达 94%，经过炼苗移栽后的阳春砂幼苗存活率在 90% 左右。张雅明等[22] 将阳春砂种子萌发后的无菌苗茎段作为外植体，考察不同种类和浓度激素对茎段愈伤组织诱导和植株再生的影响，结果显示 MS + 2,4 – D 0.5 mg/L + NAA 0.5 mg/L + 6 – BA 1.0 mg/L 的配方诱导率最高，愈伤组织结构松脆；而后应用 MS + NAA 0.1 mg/L + 6 – BA 2.0 mg/L + KT 0.5 mg/L 或 TDZ 0.1 mg/L 配方对愈伤组织进行芽分化，分化率可达 31%~36%。刁玲武等[23] 通过多因素正交设计，分析植物激素与其他培养基添加物对阳春砂种子愈伤组织诱导的影响，实验结果表明以未成熟的阳春砂种子作为外植体、培养基配方为 MS + 2,4 – D 0.5 mg/L + 6 – BA 2 mg/L + $AgNO_3$ 6 mg/L + 酸水解酪蛋白 1 mg/L 时愈伤组织的诱导效果最佳。刘艳[24] 尝试了对阳春砂进行辐照育种，以种子萌发所得的无菌苗茎基部为外植体，在 MS + 6 – BA 4.0 mg/L + NAA 0.1 mg/L 的培养基下不定芽的诱导率和出芽倍数最高，此后利用阳春砂的种子、实生苗及组织培养所得的不定芽进行不同剂量的 ^{60}Co 辐照诱变，三种材料中不定芽对 $^{60}Co - \gamma$ 射线最为敏感，在后续培养中能使得植株出现矮化和叶片变异现象，但提取辐照组与对照组材料的 DNA 进行 ISSR 分子标记后未发现有多态性条带。阳春砂的组织培养相对于传统的分株繁殖而言更快速且高效，是种质筛选、保护和利用以及育种的基础工作。但目前关于阳春砂组织培养快速繁殖的报道比较少，且多是通过外植体诱导丛生芽然后进行生根、移栽，且未见从阳春砂愈伤组织诱导分化、培养出完整组培苗的报道，表明阳春砂的组织培养还需进一步研究。

2. 田间管理

（1）种植地选择。

根据砂仁的生物学特性及其生态分布的密度，规范化种植基地应设在大气、水质、土壤均无污染的地区。为了达到中药材规范化生产（GAP）要求，为制药企业提供标准化、稳定化、无污染、无公害的绿色中药材，种植地点的空气环境质量要达到国家"大气环境"质量标准的二级标准；灌溉水质要达到"国家农田灌溉水"质量标准；土壤环境质量按国家相关标准的二级标准执行。因此，在选好种植地点后，应马上取土壤样品和灌溉水样品送有关部门进行检测，同时联系环保监测部门对种植地点的大气进行检测，待各项指标都达标后方可种植。

（2）种植地管理。

①补苗。

定植后发现缺苗应及时补种，收果后割除枯、弱、病、残苗，苗过密时还应割除部分"春笋"，按每平方米保留 40 ~ 50 株的标准，即一般山区每 667m² 留苗 2.5 万株以下，丘陵平原地区 3 万株以下，而且均匀分布。

②水分。

生长发育期间，保持土壤持水量 60% ~ 80%，遇旱注意浇（灌）水，雨后及时排涝，忌持久干旱或长期积水。

③除草。

每年除草 2 ~ 3 次，开花结果期每年 1 ~ 2 次。由于阳春砂的根状茎沿地面匍匐，除草时以手拔为宜，不宜用锄头。

④追肥。

种植的头两年，每年施肥 2 ~ 3 次，以堆肥、牛栏肥、火烧土为主，适当增施氮肥。开花结果后，以磷钾肥为主，一般施沤制的火烧土、牛粪和过磷酸钙。秋季摘果后，用含有机质的表土、火烧土均匀地撒在种植地块上，厚度以盖没裸露的根状茎为宜。

（3）病虫害防治。

病虫害的防治，应贯彻"预防为主，综合防治"的方针，使用农药时按农牧渔业部、卫生部颁发的《农药安全使用规定》执行。阳春砂常见的病害有苗疫病、叶斑病和果疫病；虫害主要有黄潜蝇、老鼠、果子狸或其他动物。

其中苗疫病主要危害幼苗。发病初期嫩叶尖或叶缘出现暗绿色不规则的病斑，随后扩大，颜色变深，病部变软，叶片似开水烫过，呈半透明状干枯或水渍状下垂，严重时，迅速蔓延到叶鞘和下层叶片，最后全株叶片软腐或干枯而死。防治方法可用 2%福尔马林溶液喷洒育苗地畦面；3—4 月间搞好排水，增施火烧土、草木灰、石灰，调整荫蔽度；发病初期，及时剪除病叶并集中烧毁，再喷洒 1：1：300 倍波尔多液，每 10 天 1 次。叶斑病主要危害叶片和叶鞘。初时叶片出现水渍状、不规则的暗绿色病斑，之后迅速扩大变成褐色，边缘棕褐色，中间灰白色；潮湿时，病斑上布满黑霉层，叶片上常有数个或数十个病斑，扩大后相互融合，使叶片干枯。防治方法：可在收果后割枯老苗，清除病株并集中烧掉；保持适宜的荫蔽度；冬旱期适时喷水；发病初期用50%托布津1 000倍液喷治，每隔10天喷1次，至控制病情为止。果疫病主要危害果实，初时果皮出现淡棕色病斑，后扩大至整个果实，使之变黑、变软、腐烂，果梗受害后呈褐色软腐状；在潮湿环境下，患部表面生有白色棉毛状菌丝。防治方法：可以及时采摘病果；春季注意排水，增施草木灰、石灰；幼果期，将苗群分隔出通风道以改善通风条件；收果前用1：1：150倍波尔多液喷施，每10天1次，连喷2～3次。

在虫害防治方面，黄潜蝇主要危害"幼笋"先端，直至死亡。防治方法可以加强水肥管理，促进植株生长健壮；及时割除被害"幼笋"，集中烧毁；成虫产卵盛期可用40%乐果乳剂1 000倍，每隔5～7天喷1次，连喷2～3次。老鼠或其他动物的防治，可采取人工捕杀、毒饵诱杀等方法。

（三）阳春砂的采收、加工与贮藏

1. 采收与初加工

阳春砂种后2～3年收获。8—9月果实由鲜红转为紫红色，果肉呈荔枝肉状，种子由白色变为褐色或黑色而坚硬，口嚼有浓烈辛辣味时即可采收。用小刀或剪刀将果序剪下，不宜用手摘，以防伤害匍匐茎的表皮，影响次年开花结果。产地传统加工方法为焙干法，主产区则多采用晒干法。焙干法加工过程分杀青、压实和复火3个工序。即将鲜果摊在竹筛上，置于炉灶上以文火焙干。燃料用谷壳、生柴或木炭火，最好用樟树叶盖在火上，使其只生烟不生明火。当焙至果皮软时（五六成干），要趁热喷一次水，使皮壳骤然收缩，干后皮肉紧密无空隙，可以长久保存不易生霉。如此熏焙出的阳春砂，气味浓，质量佳。晒干法则分杀青和晒干两个工序，一般用木桶盛装砂仁，置于烟灶上，用湿麻袋盖密桶口，升火熏烟，至砂仁发汗（果皮布满小水珠）时，取出摊放在竹筛或晒场上晒干。

2. 包装、运输与贮藏

按照《国家食品包装卫生标准》，用洁净、干燥、无污染的专用塑料包带密封包装阳春砂，以免其受潮发霉；按25 kg为一个包装单位；外包装用编织袋，标明品名、产地、规格、净重、毛重、采收时间、包装日期、生产单位、执行标准等，并附上质量合格标志。运输工具必须清洁、干燥、无异味，并设有防雨、防潮和防晒措施。严禁与可能污染其品质的货物如农药、化肥等其他有毒、有害物质混装。用木箱或者纸箱包装，置阴凉干燥处保存。用车、船运输，应注意密封装载，防雨、防潮、防暴晒，以免乏油和走散香味。

3. 不同加工方法对阳春砂挥发油含量的影响

阳春砂的产地加工如前述，主要是晒干或焙干法。而入药前，主要有带外果皮的完整干燥果实（壳砂）、去壳的干燥种子团（子砂），比较两者的挥发油含量，壳砂明显高于子砂，是因为阳春砂的外果皮能防止种子团中的挥发油在长期放置过程中的挥发、损失[25,26]。

三、基原鉴定

阳春砂基原为姜科豆蔻属植物阳春砂 Amomum villosum Lour. 的干燥成熟果实，每年8、9月采收，鲜果晒干或焙干。《中国药典》1963年版首次将砂仁收录，规定其正品为阳春砂 Amomum villosum Lour. 或缩砂 Amomum xanthioides Wall.，1977年版、1985年版《中国药典》规定砂仁正品为阳春砂 Amomum villosum Lour. 或海南砂 Amomum longiligulare T. L. Wu，《中国药典》1990年版至2020版规定正品为阳春砂 Amomum villosum Lour.、绿壳砂 Amomum villosum Lour. var. xanthioides T. L. Wu et Senjen 或海南砂 Amomum longiligulare T. L. Wu[27-34]。不同产地的阳春砂由于种质、气候、土壤、水分等环境因素以及人工栽培技术的不同，外观性状及化学成分含量也有所不同，传统认为道地产区的阳春砂品质最优[35]。

（一）药材性状与原植物形态鉴别

道地产区的阳春砂有4种栽培类型，分别为长果、圆果、仲华和锦秋[36]。早期阳春当地农户还将阳春砂分为"大青苗"和"黄苗仔"[37]。后有学者经过调查研究和考证，发现大青苗形态特征与长果相似，黄苗仔则与圆果相似，便提出将大青苗并入长果、黄苗仔并入圆果[38]。此外，亦有学者对云南西双版纳的阳春砂种质资源进行考证与调查后，提议将黄苗仔、圆果形阳春砂并入小果形阳春砂，并将大青苗分为长果形阳春砂和圆果形阳春砂[39]。

赖小平等[37]对大青苗和黄苗仔进行生药学鉴定，发现两者的果皮显微结构并无不同，但是电镜扫描种子表面特征、果皮内表面纹理特征有明显差异，此外还可以从两者的药材性状（大青苗果实呈椭圆形而黄苗仔则较圆钝而成类球型）、果皮厚度（前者比后者较厚）等特征进行区分。

张丹雁等[38]比较鉴别阳春砂长果和圆果，发现长果阳春砂和圆果阳春砂叶舌基部颜色不同，小花唇瓣的结构亦有差别。两者的花粉粒的电镜扫描结果显示圆果阳春砂的花粉粒表面平滑，刺基宽且排列疏松，刺较小；长果阳春砂的花粉粒表面粗糙，刺基宽但排列紧密，刺较大。

何瑞等[40]从花形态参数（花萼长、花筒长、花瓣长等）、果实形态（果实横纵比、果穗柄长、干果皮厚度、种子团干重等）考察长果和圆果阳春砂的区别。杨锦芬等[41]进一步对这两个栽培品种的种子进行比较研究，结果显示两者的种子横径和厚度无显著性差异；长果平均纵径比圆果要长；圆果的种子活力则显著高于长果，但长果种子在发芽实验中发芽率较高。

蒋烨等[36]对阳春砂的4种栽培类型（长果、圆果、仲华、锦秋）的植物学性状做了系统的研究，发现它们之间在叶形态、根状茎形态、花候物期等具有明显差异；对产量指标进行测量，结果表明锦秋阳春砂的百果鲜重、百果干重和千粒重均不及长果阳春砂和圆果阳春砂。四者的主要性状差别见表3-1。

表3-1 道地产区阳春砂各种栽培类型的植物学特性比较

特性	长果	圆果	仲华	锦秋
叶形态	叶面平行线不明显；叶缘两侧呈波状；叶舌呈类梯形，长度较短	叶面平行线不明显；叶缘两侧呈波状；叶舌呈类梯形，长度较短	叶片表面左侧或右侧具两条与主脉平行的线；叶片在直立茎上部叶缘呈单侧波状，在下部叶缘呈双侧波状；叶舌呈类梯形，长度较长	叶片表面左侧或右侧具两条与主脉平行的线；叶片在直立茎上部叶缘呈单侧波状，在下部叶缘呈双侧波状；叶舌呈类梯形，长度较长
根状茎形态	绿色	绿色	绿色，但表面常因包被的鳞片不易脱落而呈褐色	绿色
花期物候	开花较早；花期26天，盛花期15天	开花较早；花期26天，盛花期15天	开花较迟；花期38~40天，盛花期29天	开花较迟；花期38~40天，盛花期29天
果实特征	长圆形；红色或红褐色	胖圆形；红色或红褐色	长圆形；黑褐色	胖圆形；黑褐色

（二）砂仁及其混淆品的鉴别研究

目前作为药用的砂仁正品有阳春砂、绿壳砂、海南砂，其他混淆品有海南土砂仁、长序砂仁、牛牯缩砂仁、细砂仁，以及豆蔻、益智、草豆蔻等的干燥果实或种子团。

砂仁与其混淆品可以从果皮、果刺、气味等药材性状进行鉴别，如阳春砂果皮较薄，与种子团紧贴，而海南砂、海南土砂的果皮较厚，且由于后两者的种子团较皱缩，使得果皮和种子团之间留有空隙；阳春砂果皮表面短软刺密布，海南土砂仁具疏长的扁刺状突起，长序砂仁表面柔刺尖细而弯曲，牛牯缩砂仁刺状突起粗疏而扁长；阳春砂种子呈多角形，而海南土砂仁、长序砂仁和牛牯缩砂仁的种子呈类方形或不规则多面体；此外，阳春砂的芳香气味较浓烈，咀嚼有辛凉微苦感，而砂仁的混淆品大多气微味淡；从显微结构鉴定，砂仁正品果柄基本组织中油细胞比海南土砂仁、长序砂仁、红壳砂仁多；砂仁的种皮横切面表皮细胞脊状隆起，而其他混淆品豆蔻、益智等无此特征。除了观察性状，亦有研究表明砂仁及其混淆品的乙醚提取液的荧光颜色、酶活性抑制作用、薄层层析、紫外吸收光谱及一阶导数光谱结果均有较大差异[42-47]。

对于亲缘关系较近，外观较为相似的阳春砂、绿壳砂及海南砂，有学者运用 DNA 条形码技术对三者进行分子鉴别，如潘华新、周联等[48,49]研究发现 3 种砂仁的 ITS 序列总长度均为 626 bp，阳春砂与绿壳砂的 ITS1、ITS2 序列存在 8 个碱基的变异位点，阳春砂与海南砂的 ITS1、ITS2 序列存在 15 个碱基的变异位点。黄琼林等[50]将阳春砂与海南砂的 26S rDNA D1 - D3 序列进行比对发现两者在第 377、420 及 448 位点存在碱基变异，而两者的 matK 基因序列的差别仅为一个碱基。

（三）遗传多样性研究

王培训等[51]从 115 条随机引物中筛选出多态性较好的 14 条引物，对阳春砂、海南砂、绿壳砂及其他姜科伪充品进行分子鉴定，结果显示引物扩增的多态性位点率达 63.89%，聚类分析发现阳春砂与绿壳砂首先聚为一类，海南砂与阳春砂及绿壳砂亲缘关系较近，三者与其余姜科伪充品的亲缘关系均较远，分子鉴定结果与分类学方法基本一致。同样地，徐吉银等[52]采用 RAPD 分子鉴定方法对来自广东阳春及云南的阳春砂进行分析，结果显示两者聚类成两类，表明由于生态环境等的变化，道地产区与引种区的阳春砂存在遗传差异。黄琼林、蒋烨等[53,36]对阳春砂的几种栽培类型进行分子鉴定，结果显示长果阳春砂与圆果阳春砂遗传距离十分相近，仲华阳春砂与锦秋阳春砂遗传距离较近，并与长果、圆果聚成两类。

张忠廉等[54]对 21 个来自不同居群的砂仁的遗传多样性进行分析，结果表明居群距离越远，样品的亲缘关系越远，但将表型性状及分子鉴定结果结合分析发现各居群砂仁的遗传丰富度较低，提示应当加强居群间的基因交流，提高砂仁对环境的适应能力。

四、品质研究

（一）传统评价

《南越笔记》曰："阳春砂，一名缩砂蜜，新兴也产之，而生阳江者大而有力。"《药物出产辨》记砂仁"产广东阳春县为最，以蟠龙山为第一"。近代，《中国医学大辞典》中记载"缩砂蜜，芳草类，产于岭南阳春县者最佳"；《中国药学大辞典》则记载"产各属及安南等处者，曰缩砂仁，产广东之阳春县者曰阳春砂……惟阳春砂功力可靠"。历代典籍普遍认为砂仁以道地产区广东阳春所产的阳春砂品质最优。

(二) 现代研究

1. 品质影响因素研究

影响阳春砂品质的因素众多，不同产地环境条件、采收时间、加工方式等均可能影响阳春砂挥发油及其成分。

（1）不同产地对阳春砂品质的影响。

据文献研究，不同产地的阳春砂化学成分及乙酸龙脑酯的含量差别较大，如对云南所产的阳春砂和进口砂仁的化学成分进行比较，前者挥发油共分离鉴定出 41 种化学成分，乙酸龙脑酯的相对含量为 73.61%，后者的挥发油含有 50 种化学成分，但乙酸龙脑酯的相对含量仅为 23.17%[55]。广东所产的阳春砂乙酸龙脑酯的含量（1.45%）比广西（0.66%）、云南（0.47%）、缅甸（0.45%）的高[56]，而广东地区中又以道地产区阳春所产的阳春砂挥发油中乙酸龙脑酯相对含量较高[57,58]。

（2）采收时间对阳春砂品质的影响。

陆善旦[59]提出每年 8 月中、下旬，果皮、种子颜色变为红褐色，果肉呈荔枝肉状时为阳春砂的最佳采收期。胡佳佳[60]对授粉后 75 天及 90 天的阳春砂的各项产量指标进行考察，结果显示两者的乙酸龙脑酯含量并无显著差别，但后者的百果干重、种子千粒重、折干率均较高，这提示适当延后阳春砂的采收期在一定程度上可以增加干果产量。

2. 指纹图谱和质量控制

目前对于检测阳春砂化学成分，构建其指纹图谱常用的方法有薄层色谱法（TLC）、质谱联用法（GC）、气相色谱—质谱联用法（GC – MS）、高效液相色谱法（HPLC）等。

（1）薄层色谱研究。

吴垠等[61]改进了《中国药典》的挥发油提取方法，对 26 份收集于不同地区的砂仁样品进行薄层色谱鉴别研究，结果显示该方法将薄层斑点数量提高至 10 ~ 12 个，且不同地区的砂仁及不同栽培类型的砂仁之间斑点信息有差异。

邵艳华等[62]建立了砂仁及其近缘植物的高效薄层色谱指纹图谱，通过指纹图谱的特征成分及特征峰的含量或比例对砂仁进行鉴别与质量控制。

（2）质谱联用研究。

丁平等[63]对道地产区 GAP 基地的 10 批阳春砂的质谱联用指纹图谱进行分析，选定 9 个共有峰为构建阳春砂的质谱联用共有模式，然后对不同产地的阳春砂药材的质谱联用指纹图谱进行对比，结果显示各产地的阳春砂相似度较高，但也存在一定的区别，说明所建立的指纹图谱可作为阳春砂质量评价的依据。

（3）气相色谱—质谱联用研究。

李生茂等[64]于18批砂仁样品的 GC－MS 图谱中确定了7个共有峰，分别为莰烯、月桂烯、d－柠檬烯、樟脑、龙脑、乙酸龙脑酯和匙叶桉油烯醇，共有峰面积之和均占各样品总峰面积的70%～90%，有较好的代表性。尹雪等[65]以不同批次阳春砂的10个特征成分（α－蒎烯、莰烯、β－蒎烯、β－月桂烯、柠檬烯、芳樟醇、樟脑、异龙脑、龙脑、乙酸龙脑酯）构建指纹图谱，并将 GC－MS 指纹图谱及 GC 图谱与从文献中收集建立的阳春砂挥发油特征指纹图谱进行比对[66]，结果显示两者相似度均达0.97以上，表明所建立的指纹图谱在不同时间、仪器和色谱条件下的适用性均较好，具有推广价值。

（4）高效液相色谱研究。

黄月纯等[67]对阳春砂水溶性成分进行了 HPLC 指纹图谱研究，以槲皮苷为对照，从18批样品的甲醇提取物中确定了20个特征峰，不同批次的样品指纹图谱相似性较高，可作为对除挥发油组分外的阳春砂质量控制的参考。

3. 阳春砂药材质量标准

【性状】

阳春砂呈卵圆形、长椭圆形或近球形，表面三棱多不明显，刺明显且突出，横径10～16 mm，果实纵径13～20 mm。表面棕褐色、黑褐色或黄褐色，密生刺状突起，顶端有花被残基，基部常有果梗。果皮薄、软而韧，易沿棱间凹陷处纵向撕裂。种子集结成团，具三钝棱，中有黄白色隔膜，将种子团分成3瓣，单个果实种子数为20～50粒。种子为不规则多面体，表面黑褐色、棕褐色或红棕色，有纵向线状细皱纹，外被淡棕色膜质假种皮；质硬，胚乳灰白色。气芳香而浓烈，味辛辣、苦凉、久嚼回甘。

【鉴别】

（1）阳春砂种子横切面：假种皮有时残存。种皮表皮细胞1列，径向延长，壁稍厚，下皮细胞1列，含棕色或红棕色物。油细胞层为1列油细胞，长76～106 μm，宽16～25 μm，含黄色油滴。色素层为数列棕色细胞，细胞多角形，排列不规则。内种皮为1列栅状厚壁细胞，黄棕色，内壁及侧壁极厚，细胞小，内含硅质块。外胚乳细胞含淀粉粒，并有少数细小草酸钙方晶。内胚乳细胞含细小糊粉粒和脂肪油滴。

（2）粉末：灰棕色。内种皮厚壁细胞红棕色或黄棕色，表面观多角形，壁厚，非木化，胞腔内含硅质块；断面观为1列栅状细胞，内壁及侧壁极厚，胞腔偏外侧，内含硅质块。种皮表皮细胞淡黄色，表面观长条形，常与下皮细胞上下层垂直排列；下皮细胞含棕色或红棕色物。色素层细胞皱缩，界限不清楚，含红棕色或深棕色物。外胚乳细胞类长方形或不规则形，充满由细小淀粉粒集结成的淀粉团，有的包埋有细小草酸钙方晶。内胚乳细胞含细小糊粉粒和脂肪油滴。油细胞无色，壁薄，偶见油滴散在。

（3）理化鉴别：按《中国药典》2020 年版四部通则 2204 挥发油测定法，提取挥发油，加乙醇制成每 1 mL 含 20 μL 的溶液，作为供试品溶液。另取乙酸龙脑酯对照品，加乙醇制成每 1 mL 含 10 μL 的溶液，作为对照品溶液。照薄层色谱法（《中国药典》2020 年版四部通则 0502）实验，吸取上述两种溶液各 1 μL，分别点于同一硅胶 G 薄层板上，以环己烷 - 乙酸乙酯（22∶1）为展开剂，展开，取出，晾干，喷以 5% 香草醛硫酸溶液，加热至斑点显色清晰。供试品色谱中，在与对照品色谱相应的位置上，显相同的紫红色斑点。

【检查】

（1）按《中国药典》2020 年版四部通则 0832 第四法测定，水分不得超过 15.0%。

（2）应参考 GB 2762 食品中污染物限量规定对阳春砂进行污染物限量检测。

（3）应参考 GB 2763 农药残留标准规定对阳春砂进行农药最大残留限量检测。

【含量测定】

（1）挥发油：按《中国药典》2020 年版四部通则 2204 挥发油测定法测定，种子团含挥发油不得少于 3.0%（mL/g）。

（2）乙酸龙脑酯：按《中国药典》2020 年版四部通则 0521 质谱联用法测定。

色谱条件与系统适用性实验：DB - 1 毛细管柱（100% 二甲基聚硅氧烷为固定相）（柱长为 30 m，内径为 0.25 mm，膜厚度为 0.25 μm）；柱温 100℃，进样口温度 230℃，检测器（FID）温度为 250℃；分流比为 10∶1。理论板数按乙酸龙脑酯峰计算应不低于 10 000。

对照品溶液的制备：取乙酸龙脑酯对照品适量，精密称定，加无水乙醇制成每 1 mL 含 0.3 mg 的溶液，即得。

供试品溶液的制备：取本品粉末（过三号筛）约 1 g，精密称定，置具塞锥形瓶中，精密加入无水乙醇 25 mL，密塞，称定重量，超声处理（功率 300 W，频率 40 kHz）30 分钟，放冷，用无水乙醇补足减失的重量，摇匀，取续滤液，即得。

测定法：分别精密吸取对照品溶液与供试品溶液各 1 μL，注入质谱联用仪，测定，即得。

本品按干燥品计算，含乙酸龙脑酯（$C_{12}H_{20}O_2$）不得少于 0.90%。

第三节　加工炮制研究

阳春砂的炮制始见于金代张元素的《医学启源》，书中有"捣细用"的记载。宋代除了沿用前人研、炙的炮制方法之外，还丰富了净制法，增加了炒、制炭、焙、熬的方法。如《太平圣惠方》"去皮"、《洪氏集验方》"去壳"、《类编朱氏集验医方》"去膜皮"。到了明代，在前人的基础上，炮制方法有了新的突破。炒制，如《医学入门》"带皮同炒，勿令焦黑，取仁为末"。清代多沿用净制、炒制、制炭，新增加了用辅料炮制阳春砂，所用辅料包括酒、姜汁、盐、熟地、萝卜等，极大地丰富了阳春砂的炮制方法。《嵩崖尊生全书》首次采用了用姜汁的制法，比如"姜汁拌"，此外还有"姜汁炒"。《得配本草》云："盐水浸透，炒黑用。"通过查阅众多史料文献，未在其他书中见有盐炙的记载，现如今所采用的盐炙法可能由此而来[68]。

一、炮制加工方法比较

阳春砂的近现代炮制方法日趋简化，现主要为净制法和盐炙法。历版《中国药典》都收载了净制法，《中国药典》1963 年版收载盐炙法。《中国药典》2020 年版已收载的砂仁，规定砂仁炮制方法为：除去杂质，用时捣碎[1]。各地阳春砂炮制方法不一，但各省市所收载的阳春砂炮制方法大多是以《全国中药炮制规范》为参照的，有的只是在具体操作方法上略有不同或是另收载了其他加辅料炮制方法[68]（见表 3 – 2）。

表 3 – 2　阳春砂炮制方法汇总

序号	炮制方法	文献出处
1	阳春砂传统的加工方法： ①杀青：用疏筛子盛放鲜阳春砂 7 ~ 10 cm 厚，摊平后，再蒙上一层湿麻包，放在焙炉上，炉火用湿谷壳覆盖，烟熏一昼夜，使果皮变软，即趁热取出喷冷水一次，此时果皮突然受冷收缩，再装入竹箩内，轻压一夜，使种子紧贴果皮； ②复焙：将阳春砂再置于筛上摊平，用炭火烘焙，控温 70℃ 以下，经常翻动，经过 6 ~ 8 小时后，即可取出晾干包装[69]	《中国中药杂志》（1989）

（续上表）

序号	炮制方法	文献出处
2	火焙法加工：加工前在室内用砖砌长 2～3 m（视加工果实数量而定）、高 1 m、宽 1 m 的烘炉，三面密封，长的一面开 2 个高 40 cm、宽 30 cm 的炉门；炉腔内离地面高 80 cm 处，每隔 20 cm 横架钢筋或径粗 4～5 cm 的木条。加工分杀青、压实、复烤三个工序进行： ①杀青：将果穗上的果摘下，除去烂果，置于竹筛内铺约 10 cm 厚。烘炉内用木炭生火，点燃烧至火红后加入湿谷壳盖上发烟，再把竹筛放在炉内的横木条上，盖上湿的麻袋或湿草席，烘熏 24 天，待果实的外皮收缩变干时取出进行下一道工序； ②压实：经杀青加工的阳春砂果实，从炉中取出，倒进竹笋筐内用手压实，笋筐上加盖麻袋，并加有一定重量的物体（石块或重木块）压上，使果实的果皮和种子团紧贴在一起，从而提高成品的品质等级，一昼夜后即取出复烤； ③复烘：将压实的阳春砂果实从笋筐内倒出，放置竹筛内摊放平，重置于烘炉内烘焙，经常翻动，炉温保持在 70 ℃以下，约经 8 天便可烘焙至足干。取出待凉后，将果实装入麻袋内，用绳子扎（缝）好袋口，置干燥处存放，注意防潮防霉，发现吸湿回潮，可再烘焙干[59]	《中药通报》（1988）
3	在太阳光下自然晒干或应用火焙法，即将果实放入竹筛，密封，炉灶上加文火焙，每小时翻动 1 次，五至七成干时取出，放入木桶或麻袋内压实，使果皮和种子紧贴，再用文火烘干[70]	《林下阳春砂的种植技术及产量提高的实验研究》（2017）
4	除去杂质，用时捣碎[1]	《中国药典》（2020）
5	拣去杂质，除去枝梗，用时捣碎[68]	《湖南省中药炮制规范》（2010）
6	将带壳阳春砂去壳取仁，筛去灰屑。或制成阳春砂粉，将阳春砂研粉，过 60 目筛[68]	《上海市中药饮片炮制规范》（2008）
7	取净壳阳春砂，去壳取仁[68]	《安徽省中药饮片炮制规范》（2005）
8	除去壳及杂质，筛去灰屑。或筛去灰屑，用时捣碎[68]	《山东省中药炮制规范》（1990）

（续上表）

序号	炮制方法	文献出处
9	取净阳春砂用盐水拌匀，闷透，置锅内，用文火加热，炒干，取出放凉[68]	《全国中药炮制规范》（1988）
10	取净阳春砂，照姜汁炙法，炒至色泽加深，透出香气。用时捣碎[68]（每100 kg阳春砂，用生姜12.5 kg）	《福建省中药炮制规范》（1998）
11	除去杂质，用时捣碎[68]	《广东省中药炮制规范》（1984）

二、炮制机理研究

目前阳春砂主要有生品和盐炙品两种常用炮制品，生品性辛，温，归脾、肾、胃经，具有化湿行气，温脾止泻，理气安胎，止吐的功效，从历代本草文献来看，生品常用于脾胃虚寒，脘腹胀痛，妊娠恶阻，呕吐泄泻。阳春砂盐炙后主归肾经，辛温之性略减，温而不燥，并能引药下行，增强理气安胎、温肾缩尿的作用，可用于妊娠恶阻，胎动不安，或同益智仁、巴戟天配伍，用于肾阳不足、小便频数或遗尿者；与藿香、陈皮、木瓜等药同用，用于寒湿伤中所致的霍乱转筋，腹痛吐泻。"盐炙入肾"是中药炮制重要理论之一，使用食盐炮制药物的历史源远流长，盐炙始载于《雷公炮炙论》。《本草纲目·石部第十一卷·食盐》记载："食盐性味甘、咸，寒，无毒，具有解毒，凉血润燥，定痛止痒的功效。"现代医学认为，食盐主要含 NaCl 及微量的 $MgCl_2$、$CaCl_2$、KCl、NaI 等物质，其中 NaCl 是维持人体组织正常渗透压必不可少的物质，入胃能促进胃液分泌和蛋白质的吸收，并能使肾脏的泌尿机能增强，利尿作用增加。《修事指南》写道"砂仁盐炒，止小便频数"等。以上均与中医"肾"的功能密切相关，故逐渐形成"盐炙主入肾"的理论[68,71]。

阳春砂"盐炙入肾，温肾缩尿"的理论已在数千年的临床实践中得到证实，被历代医家认可。现代初步药理实验表明低剂量的盐炙阳春砂对缩尿有显著作用。但目前盐炙入肾的理论解释局限于"盐味咸，咸入肾"的中医理论解释，缺乏"盐炙入肾，温肾缩尿"作用机理科学内涵的解释。目前关于炮制对药物的归经作用等研究报道较少，关于砂仁的炮制机理还有待深入研究。

三、阳春砂饮片质量标准

（一）性状（药典）

本品呈椭圆形或卵圆形，有不明显的三棱，长 1.5 ~ 2 cm，直径 1 ~ 1.5 cm（见彩插图 3 - 4）。表面棕褐色，密生刺状突起，顶端有花被残基，基部常有果梗。果皮薄而软。种子结集成团，具三钝棱，中有白色隔膜，将种子团分成 3 瓣，每瓣有种子 5～26 粒，种子为不规则多面体，直径 2～3 mm；表面棕红色或暗褐色，有细皱纹，外被淡棕色膜质假种皮；质硬，胚乳灰白色。气芳香而浓烈，味辛凉、微苦[1]。

（二）鉴别

按《中国药典》2020 年版一部砂仁下的鉴别项进行鉴别。

第四节　制剂研究

一、制剂类型及种类

以阳春砂或阳春砂挥发油作为原料的制剂超过 150 种，主要包括：

丸剂 79 种：香砂养胃丸、香砂养胃丸（浓缩丸）、香砂和胃丸、香砂枳术丸、香砂六君丸、香附丸、香附丸（水丸）、香苏正胃丸、香砂胃苓丸、妇宁丸、妇舒丸、妇科养坤丸、妇科宁坤丸、妇科养荣丸（浓缩丸）、木香分气丸、木香顺气丸、十香止痛丸、丁香烂饭丸、沉香化气丸、沉香四宝丸、沉香舒郁丸、小儿百寿丸、小儿香橘丸、小儿增食丸、洋参保肺丸、舒肝丸、舒肝保坤丸、温中止泻丸、温肾全鹿丸、参茸保胎丸、参茸固本还少丸、参茸卫生丸、鹿茸鞭丸、茸坤丸、人参健脾丸、鹿茸白凤丸、抱龙丸、益坤丸、培坤丸、紫蔻丸、坤顺丸、坤灵丸、舒络丸、二益丸、女金丸、清胃安定丸、开胃健脾丸、调胃消滞丸、千金止带丸（水丸）、解表追风丸、龟鹿宁神丸、健脾资生丸、打虎壮元丸、卫生培元丸、玉液丸、玉液金丸、红花跌打丸、产后补丸、丁沉透膈丸、开郁顺气丸、固肾定喘丸、制金柑丸、祛风苏合丸、山楂内消丸、平肝仲景胃灵丸、安坤赞育丸、朴沉化郁丸、金嗓利咽丸、补脾益肠丸、深海龙丸、健脑补肾丸、滋肾育胎丸、杜仲补天素丸、安胎益母丸、健身安胎丸、种子三达丸、八宝坤顺丸、舒郁九宝丸、中满分消丸。

胶囊剂 17 种：三宝胶囊、金蒲胶囊、龟龄集胶囊、胃复胶囊、楼莲胶囊、通痹胶囊、甜梦胶囊、天紫红女金胶囊、女宝胶囊、活胃胶囊、温胃舒胶囊、咳灵胶囊、胃肠宁胶囊、深海龙胶囊、金嗓利咽胶囊、参苓白术胶囊、恒制咳喘胶囊。

散剂 5 种：参苓白术散、活胃散、养脾散、沉香散、磨积散。

片剂 18 种：安中片、胃肠宁片、肝达康片、通便宁片、参茸三七补血片、沉香舒郁片、香砂六君片、更年舒片、补脾消食片、益胃消食片、胃活灵片、仲景胃灵片、女金片、杜仲补天素片、养胃片、舒肝片、珍黄胃片、香苏调胃片。

口服液 5 种：参苓白术口服液、孕康口服液、健脑补肾口服液、二仙口服液、甜梦口服液。

糖浆 3 种：孕康糖浆、女金糖浆、维血康糖浆。

颗粒剂 10 种：溃得康颗粒、妇宁颗粒、肝达康颗粒、参苓健脾胃颗粒、香砂养胃颗粒（冲剂）、复方春砂冲剂、复方春砂颗粒（冲剂）、健脾养胃颗粒、香砂平胃颗粒、温胃舒颗粒。

酒剂 10 种：长春药酒、鹿茸多鞭酒、五加皮酒、精制五加皮酒、鸿茅药酒、桂龙药酒、毛鸡补血药酒、状元红药酒、骨刺宁酒、壮骨酒。

丹剂 3 种：妇科金丹、仁丹、郑氏女金丹。

油剂 2 种：八仙油、伤科万花油。

合剂 1 种：心舒静吸入剂。

吸入剂 1 种：茵莲清肝合剂。

膏剂 3 种：参茸鹿胎膏、产后康膏、二仙膏。

酊剂 2 种：济众酊、六神祛暑水。

曲剂 3 种：沉香曲、老范志万应神曲、保宁半夏曲。

口服剂 1 种：雏凤精。

茶剂 1 种：生茂午时茶。

二、制剂技术、工艺及质量标准研究

阳春砂相关的制剂涉及的工艺主要包括用适当的溶剂提取后使用、直接使用精油、直接使用中药粉末等。其中，以直接使用现磨粉末为主。因阳春砂挥发油容易挥发，以汤剂入药时，多在最后时刻被捣碎后蒸煮，且需要后下[72]。

阳春砂主要的药效成分存在于其挥发油中，就挥发油的提取方法而言，有水蒸气蒸馏法和溶剂提取法[73]。常用的溶剂提取法有索氏提取法和回流提取法等。唐灿等[74]在砂仁挥发油的提取工艺中研究得出，水蒸气蒸馏法的最佳提取工艺为：将砂仁捣破，加水量为药材量的 96 倍，浸泡 0.5 小时，提取时间 8 小时。

崔红花等[75]采用多指标均匀设计对砂仁挥发油的提取工艺分析，分别考察以挥发油提取率、挥发油化学成分为指标的最佳提取条件。结果表明，30 g 的砂仁，在提取时间 450 分钟、加水 182 mL、浸泡 21 分钟的条件下挥发油得率最高，而在提取时间 445 分钟、加水 191 mL、浸泡 22 分钟的条件下提取的挥发油化学成分和含量最优。

有研究[76]采用超临界 CO_2 萃取法提取砂仁挥发油，对比水蒸气蒸馏法，超临界 CO_2 萃取法提取率高，且由于其提取温度较低，不容易破坏挥发性成分，可作为对稳定性和药效成分要求较高的药物原料制备提取工艺。

阳春砂中的化学成分种类丰富，除了挥发性成分外，水溶性成分如多糖等亦值得关注。李世杰[77]将阳春砂的多糖进行提取、纯化后对其生物活性进行研究，发现阳春砂多糖具有良好的抗氧化作用和免疫调节作用。

在成方制剂中，控制阳春砂质量的方法主要有显微鉴别法和薄层色谱法两种。但目前仅有少数含阳春砂的成方制剂涉及阳春砂的质量控制。

（一）参桂鹿茸丸

采用显微鉴别法：阳春砂内种皮厚壁细胞为红棕色或黄棕色，表面观类多角形，壁厚，胞腔内含硅质块。此方法可为参桂鹿茸丸的质量控制提供依据[78]。

（二）香砂养胃胶囊

采用薄层色谱法对制剂中的阳春砂进行定性鉴别，取本品内容物 10 g，研细，加 150 mL 蒸馏水，照《中国药典》挥发油测定法实验，用挥发油测定器微沸提取 2 小时（提取器中预先加入 3 mL 沸程 60℃~90℃的石油醚），冷却后分出石油醚层，无水硫酸钠脱水，室温挥散石油醚，加醋酸乙酯 1 mL 使其溶解，作为供试品。吸取供试品和缺砂仁阴性样品溶液各 10 μL，对照品溶液 2 μL，分别点于同一硅胶 G 薄层板上，以正己烷∶苯∶氯仿（5∶5∶1）为展开剂，展开，取出，晾干，喷以 1% 的香草醛硫酸溶液，热风吹至斑点清晰，供试品色谱中，在与对照品色谱相应的位置上显相同的紫红至紫灰色斑点，阴性样品无此斑点。该方法可为香砂养胃胶囊的质量控制提供依据[79]。

（三）香砂和胃胶囊

采用薄层色谱法对处方中阳春砂进行定性鉴别：取本品内容物 5 g，加入乙醚 50 mL，超声处理 10 分钟，滤过，滤液蒸干，残渣加乙醇 1 mL 使其溶解，作为供试品溶液；另取阳春砂对照药材 1 g，加入乙醚 10 mL，同种方法制成对照药材溶液。再取乙酸龙脑酯对照品，加乙醇制成每 1 mL 含 10 μL 的溶液，作为对照品溶液；按处方和制法、供试品溶液制备方法制成不含阳春砂的阴性对照液，吸取上述 3 种溶液各 2 μL，分别点于同一硅胶 G 薄层板上，以石油醚（60℃~90℃）-乙酸乙酯（4∶1）为展开剂，展开，取出，晾干，喷以 10% 磷钼酸乙醇溶液，在 105℃加热至斑点显色清晰。供试品色谱中，在与对照药材色谱和对照品色谱相应的位置上，显相同颜色的斑点，专属性强，阴性无干扰。该方法可为香砂和胃胶囊的质量控制提供依据[80]。

（四）万寿春口服液

采用薄层色谱法对本品中阳春砂进行定性鉴别：取本品 10 mL 参照《中国药典》挥发油测定法甲法操作，提取液用 2 mL 石油醚充分萃取，石油醚层作为供试品溶液，另取阳春砂对照药材 0.5 g，以及按处方配比，取阳春砂药材外的其他药材共 15 g，按万寿春口服液制法分别制成阳春砂对照药材和阴性对照品溶液，然后，按样品供试液制备方法分别制成对照药材溶液和阴性对照样品液，照《中国药典》砂仁鉴别项下（2）的薄层色谱法实验，供试品色谱中，在与对照药材色谱相应的位置上，显相同颜色的斑点。该方法可为万寿春口服液的质量控制提供依据[81]。

第五节　化学成分研究

一、挥发性成分

阳春砂中主要含有挥发性成分，《中国药典》2020 年版规定砂仁中的乙酸龙脑酯含量不得低于 0.9%[1]，通过对阳春砂不同部位的挥发油测定，发现乙酸龙脑酯占全油的比例以果实最高，叶次之，茎中最少[82-84]，主要挥发性成分的化学结构见图 3-5。

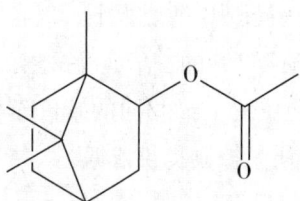

乙酸龙脑酯（bornyl acetate）

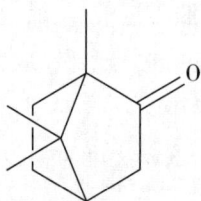

樟脑（camphor）

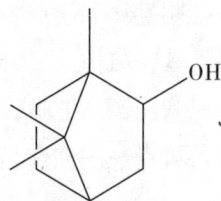

龙脑（borneol）

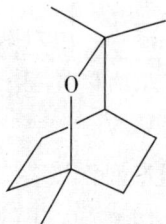

1,8 - 桉叶素（1,8 - cineole）

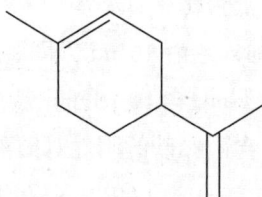

柠檬烯（limonene）

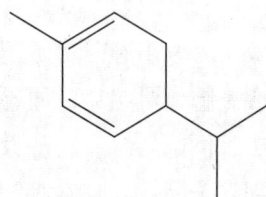

α - 水芹烯（α - phellandrene）

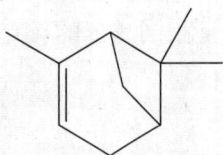

α - 蒎烯（α - pinene）

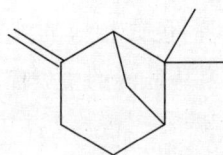

β - 蒎烯（β - pinene）

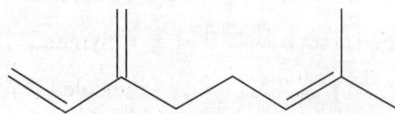

β - 月桂烯（β - myrcene）

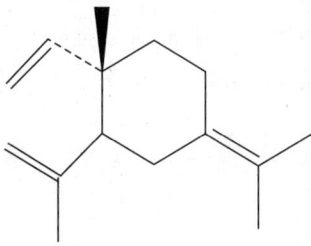

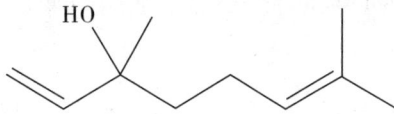

γ - 榄香烯（γ - elemene）　　　　芳樟醇（linalool）　　　　古巴烯（copaene）

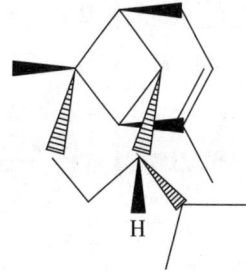

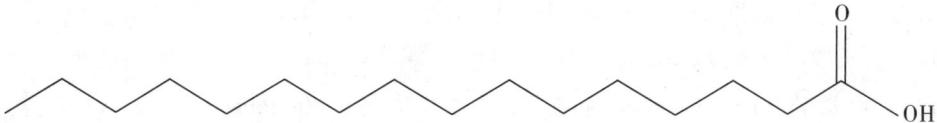

十六酸（hexadecanoic acid）

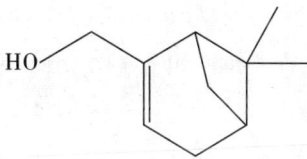

桃金娘醇（myrtenol）　　　　莰烯（camphene）　　　　4 - 松油醇（4 - terpineol）

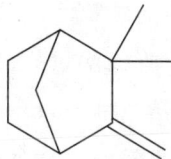

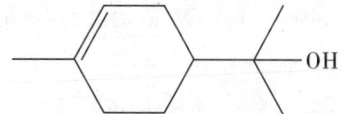

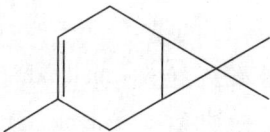

3 - 蒈烯（3 - carene）　　　　4 - 松油醇（4 - terpineol）

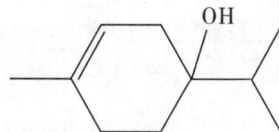

图 3 - 5　阳春砂部分挥发性成分的化学结构

（一）果实

乙酸龙脑酯（bornyl acetate）、α - 蒎烯（α - pinene）、莰烯（camphene）、β - 蒎烯（β - pinene）、香叶烯（myrcene）、对 - 聚伞花素（p - cymene）、柠檬烯（l - limonene）、桉叶素（1,8 - cineole）、α - 萜品烯（α - terpinene）、芳樟醇（linalool）、樟脑（camphor）、松香芹酮（pinocarvone）、异龙脑（isoborneol）、龙脑（borneol）、4 - 萜醇（4 - terpineol）、α - 松油醇（α - terpineol）、l - 乙酸龙脑酯（levo - bornyl acetate）、乙酸异龙脑酯（isobornyl acetate）、γ - 萜品烯（γ - terpinene）、匙叶桉油烯醇（spathulenol）、胆甾醇（cholesterin）、3 - 蒈烯（3 - carene）、桧烯（sebinene）、β - 月桂烯

（β－myrcene）、α－水芹烯（α－phellandrene）、4－松油醇（4－terpineol）、桃金娘醇（myrtenol）、乙酸葛缕酯（carveol acetate）、古巴烯（copaene）、β－石竹烯（β－caryophyllene）、α－石竹烯（α－caryophyllene）、γ－榄香烯（γ－elemene）、檀香醇（santalol）、十六酸（hexadecanoic acid）、三环烯（tricyclene）等。

（二）叶

乙酸龙脑酯（bornyl acetate）、α－侧柏烯（α－thujene）、冬青油烯（sabinene）、水合桧烯（sabinene hydrate）、诺哌酮（nopinone）、松香芹醇（pinocarveol）、桃金娘烯醛（myrtenal）、桃金娘醇（myrtenol）、香叶基丙酮（geranyl acetone）、α－蛇麻烯（α－humulene）、香橙烯（aromadendrene）、α－衣兰油烯（α－muurolene）、β－蛇床烯（β－selinene）、牛儿烯（bicyclogermacrene）、γ－古芸烯（γ－gurjunene）、葎草烯环氧化物（humulene epoxide）、亚油酸乙酯（ethyl linoleate）、花姜酮（zerumbone）、金合欢醇丙酮（farnesyl acetone）、叶绿醇（phytol）、α－蒎烯（α－pinene）、莰烯（camphene）、β－蒎烯（β－pinene）、香叶烯（myrcene）、对－聚伞花素（p－cymene）、柠檬烯（l－limonene）、α－萜品烯（α－terpinene）、芳樟醇（linalool）、樟脑（camphor）、松香芹醇（pinocarvone）、龙脑（borneol）、4－萜醇（4－terpineol）、乙酸异龙脑酯（isobornyl acetate）、γ－萜品烯（γ－terpinene）、匙叶桉油烯醇（spathulenol）等。

（三）根及根茎

乙酸龙脑酯（bornyl acetate）、α－侧柏烯（α－thujene）、α－蒎烯（α－pinene）、β－蒎烯（β－pinene）、莰烯（camphene）、β－水芹烯（β－phellandrene）、β－罗勒烯（β－ocimene）、1,4－桉叶素（1,4－cineole）、异松油烯（terpinolene）、芳樟醇（linalool）、1,2－二甲基－3（1－甲基）乙基环戊醇［cyclopentanol,1,2－dimethyl－3－（1－methylethyl）］、樟烯醛（campholene aldehyde）、松香芹醇（pinocarveol）、3－十一炔（3－undecyne）、龙脑（borneol）、异松樟酮（isopinocamphone）、松油烯－4－醇（terpineol－4－ol）、α－松油醇（α－terpineol）、桃金娘烯醛（myrtenal）、2－辛基－环戊酮（2－octyl－cyclopentanone）、枯茗醛（cumaldehyde）、β－榄香烯（β－elemene）、β－石竹烯（β－carryophyllene）、蛇麻烯（humulene）、γ－榄香烯（γ－elemene）、棕榈酸（palmitic acid）等。

（四）茎

乙酸龙脑酯（bornyl acetate）、α－侧柏烯（α－thujene）、α－蒎烯（α－pinene）、β－蒎烯（β－pinene）、莰烯（camphene）、β－水芹烯（β－phellandrene）、1,4－桉叶素（1,4－cineole）、异松油烯（terpinolene）、芳樟醇（linalool）、樟烯醛（campholene aldehyde）、松香芹醇（pinocarveol）、异松樟酮（isopinocamphone）、松油烯 – 4 – 醇（terpineol – 4 – ol）、α – 松油醇（α – terpineol）、桃金娘烯醛（myrtenal）、葛缕醇（carveol）、枯茗醛（cumaldehyde）、β – 榄香烯（β – elemene）、β – 石竹烯（β – carryophyllene）、香叶基丙酮（geranylacetone）、蛇麻烯（humulene）、γ – 榄香烯（γ – elemene）、棕榈酸（palmitic acid）等。

二、非挥发性成分

除挥发性成分外，阳春砂中还含有众多非挥发性成分，如香草酸（vanillic acid）、原儿茶酸（protocatechuic acid）、槲皮素（quercetin）、槲皮苷（quercitrin）、异槲皮苷（isoquercitrin）、β – 胡萝卜苷（β – daucosterol）、白附子脑苷 b（typhonoside b）、虎杖苷（polygonin）、豆甾醇（stigmasterol）、3,4 – 二羟基苯甲酸（3,4 – dihydroxy – benzoic acid）、麦角甾醇（ergosterol）、麦角甾 – 7,22 – 二烯 – 3β,5α,6β – 三羟基麦角甾醇（ergosta – 7,22 – dien – 3β, 5α, 6β – triol）等[85-87]。黄绍铨等[88]对阳春砂的无机元素分析，发现其主要含有 Zn、Mn、Co、Ni、Cu、B、P 等。

三、影响阳春砂化学成分的因素

（一）存储条件

蔡蒙杰等[89]通过比较自然环境下与恒温恒湿条件（温度：20℃，相对湿度：35% ~ 45%）下存储阳春砂对乙酸龙脑酯含量的影响研究发现，随着时间的推移，乙酸龙脑酯的含量整体呈下降的趋势，但在恒温恒湿条件下比自然环境下的乙酸龙脑酯下降幅度较小，乙酸龙脑酯含量分别由原来的 15.25 mg/g 下降为 11.96 mg/g 和 9.02 mg/g。

（二）煎煮程度

阳春砂因其富含挥发性成分，往往在煎煮过程中后下，从防止长时间的煎煮导致挥发性成分的散失。中医理论认为果实种子类药材入药需遵循"逢子必捣"的原则。敖慧等[90]通过 GC – MS 法比较在不同时间文火与武火煎煮阳春砂对挥发油的影响，发现以挥发油煎出率为指标，阳春砂文火煎煮 1 ~ 2.5 分钟为宜，该条件下挥发油煎出率在 20% ~ 25% 之间。柴烨等[91]通过设立正交实验考察阳春砂煎煮次数、捣碎、浸泡时间、煎煮时间对阳春砂中挥发油含量的影响，结果显示捣碎并浸泡 0.5 小时，后下煎煮 2 分钟，煎 2 次为最佳方法，此时挥发油的利用率为 7.44%。刘清华等[92]通过 GC 法分析不同煎煮时间阳春砂中樟脑的含量，结果显示，樟脑在汤药中的含量在煎煮 30 秒时达最高。

（三）炮制加工方法

杨正银[93]对阳春砂不同炮制品中挥发油的含量进行测定发现，壳砂 > 子砂 > 末砂，生品 > 炒黄 > 土砂 > 麸砂 > 炒焦 > 炒炭品，其中炒焦和炒炭品中的含量分别为 1.96% 和 0.12%，而其他炮制品均大于 3%，由于其炮制方式需要高温加热，从而导致了挥发油成分的散失。而黄敏[94]对阳春砂及其炒制品的挥发油含量进行测定及 TLC 的鉴别，结果显示生品 > 炒黄 > 土炒 > 麸炒 > 炒焦 > 炒炭品，该结果与前者一致，TLC 鉴别结果其挥发油组分未显示明显变化。熊磊[95]发现阳春砂盐炙前后挥发性成分有明显变化，盐炙前后均有的化合物有 32 种，盐炙后消失 13 种，新增加 5 种，并且确定了阳春砂最佳盐炙方法为：每 100 g 阳春砂用食盐 2 g 加 40 mL 水溶解，拌匀，闷润 1 小时，在 100℃炒炙 25 分钟。涂兴明等[96]对阳春砂进行不捣碎、仅捣碎外壳和完全捣碎处理，并通过 GC – MS 分析，完全捣碎组的挥发油含量和乙酸龙脑酯的含量最高。

第六节　药效学及安全性研究

一、药理作用

（一）抑菌、抗氧化作用

钟旭美等[97]通过比较阳春砂总黄酮提取物与维生素 C 对 1,1 – 二苯基 –2 – 三硝基苯肼（DPPH·）和羟基自由基（·OH）体外清除能力的研究，发现阳春砂总黄酮提取物的抗氧化能力优于维生素 C，并采用滤纸片法测定阳春砂中总黄酮类物质的抑菌效果，发现总黄酮提取物对枯草芽孢杆菌和大肠杆菌具有一定的抑制作用。

李世杰等[98]分离得到阳春砂多糖（AVP）及其纯化组分，并进行体外抗氧化实验研究发现，在多糖对超氧阴离子自由基（O_2^-·）的清除作用中，AVP – 3 清除 O_2^-·活性稍高于粗 AVP、AVP – 1 及 AVP – 2。当浓度高于 1 mg/mL 时，多糖清除 O_2^-·活性优于阳性对照品维生素 C。在多糖对羟基自由基（·OH）的清除作用中，AVP 及其纯化组分对·OH 自由基具有明显的清除活性。AVP – 3 清除·OH 自由基活性最强，当其浓度达到 3 mg/mL 时，对·OH 自由基清除率为 68.2%，但是 AVP 及其纯化组分对·OH 自由基清除活性比阳性对照品要弱。在多糖对 1,1 – 二苯基苦基苯肼自由基（DPPH·）的清除作用中发现，AVP – 1 对 DPPH·的清除作用最弱，AVP – 3 清除活性最强，当浓度达到 5 mg/mL 时，AVP – 3 对 DPPH·的清除作用基本与阳性对照品相同，最终结果表明阳春砂多糖具有良好的体外抗氧化作用。

（二）镇痛、抗炎、止泻

乙酸龙脑酯是砂仁挥发油中的主要成分，从阳春砂中分离得到的乙酸龙脑酯具显著的抑制番泻叶所致小鼠腹泻、冰醋酸所致小鼠疼痛、二甲苯所致小鼠耳廓肿胀的作用，此外还能有效抑制离体家兔小肠平滑肌运动的作用，提高小鼠热板致痛的痛阈值[99,100]。采用冰乙酸致小鼠扭体模型观察阳春砂挥发油的镇痛作用，与空白组比较发现，阳春砂的挥发油提取物能明显降低小鼠的扭体次数，具有良好的镇痛效果[101]。道地产区阳春砂水提液对小鼠有较好的止泻作用，对小鼠进行灌胃给药，以下铺吸水纸作湿粪计数，以湿粪数多少表示腹泻程度，结果显示阳春砂具有良好的止泻作用[102]。

乙酸龙脑酯的抗炎作用对由炎症引起的风湿性关节炎和骨关节炎等疾病有一定的疗效。研究发现乙酸龙脑酯在 mRNA 和蛋白质水平上均提高了抗炎因子 IL – 11 的表达，炎症因子 IL – 1β 由于 IL – 11 的表达而降低。此外，乙酸龙脑酯通过提高了 AP – 1 组分 c – fos 的表达，激活 AP – 1 转录活性，进而提高 IL – 11 的表达，保护软骨细胞免受 IL – 1β 诱导炎症的影响[103]。乙酸龙脑酯抗炎效果显著，能明显改善 oxl – LAL 诱导的 HUVECs 细胞活力下降，抑制 ox – LDL 诱导的 THP – 1 单核细胞内皮黏附，阻止黏附分子 ICAM – 1、VCAM – 1、E – selectin 的诱导，抑制 IκBα/NF – κB 信号通路的激活，减轻促炎症细胞因子 TNF – α 和 IL – 1β 的表达，具有综合的抗炎症能力[104]。在治疗肺部炎症中具有一定的作用，能够降低体内外促炎细胞因子水平，减弱肺的组织学改变，降低 BALF 中湿干重比，抑制 NF – κB 抑制剂、细胞外调节蛋白激酶、c – jun – 末端激酶、p38 丝裂原活化蛋白激酶[105]。

（三）对胃肠影响

阳春砂具有健胃、解痉止泻的功能。石胜刚等[106]通过研究阳春砂提取液对清醒、空腹状态下人体表胃电和麻醉大鼠浆膜胃电的影响，结果显示阳春砂提取液可以升高胃电慢波的幅度，而不影响其频率，阳春砂提取液在增强胃消化功能的同时，并不加速胃排空。

阳春砂在治疗炎症性肠炎中具有一定的效果，阳春砂的水提取物（WEAV）和挥发油（VOAV）对 2,4,6 – 三硝基苯磺酸（TNBS）诱导的 IBD 大鼠 T 淋巴细胞和肠道微生态的免疫作用进行评价，所有给药大鼠均能有效减轻体重和降低食欲。中、高剂量的 VOAV 和 WEAV 显著降低了疾病活动指数 DAI、组织损伤评分，而结肠重量/长度比增加。WEAV 和 VOAV 组大鼠干扰素 – γ（IFN – γ）水平均明显降低，IL – 10 和 TGF – β 水平升高。在 WEAV 治疗期间，调节性 CD4CT 细胞的比例显著提高。此外，WEAV 和 VOAV 有效抑制了肠源性内毒素的释放，增加了厚壁菌门和拟杆菌门的短链脂肪产酸菌，减少了变形菌的丰度[107]。

（四）促消化功能

通过将高、中、低剂量的阳春砂提取液灌胃小鼠和大鼠，并以实验动物的体重、大鼠的消化酶活性、小鼠小肠墨汁推进率作为评价阳春砂对实验动物消化功能的指标，结果显示，给药组动物体重明显高于空白组，高剂量的给药大鼠体内胃蛋白酶排出量明显增高，小肠墨汁推进率明显高于复方地芬诺酯模型对照组，说明阳春砂浸提液对复方地芬诺酯引起的小肠推进降低有改善作用[108]。

（五）抑制胃癌细胞

阳春砂中的乙酸龙脑酯能够抑制胃癌细胞的生长，通过联合 5－氟尿嘧啶能够有效地抑制胃癌细胞周期和诱导胃癌细胞凋亡[109]。

二、安全性评价研究

（一）药代动力学研究

未见报道。

（二）毒理学研究

未见报道。

第七节　临床与应用

阳春砂的药用历史有 1 300 多年[10]，被广泛运用于临床。唐代甄权于《药性论》中就提出了用砂仁治疗腹气冷痛、消化水谷的观点，并附方"缩砂仁、炮附子（末）、干姜、厚朴、陈橘皮等分。为丸。日二，服四十丸"，此丸剂方开创了砂仁应用于临床的先河。之后如唐代陈藏器《本草拾遗》[110]谓"主上气咳嗽，奔豚，惊痫邪气"，五代吴越日华子《日华子本草》[111]谓"治一切气，霍乱转筋，心腹痛"，张元素之"治脾胃气结滞不散"等对砂仁在临床上的运用认识太多趋于调理脾胃、治疗腹痛上。其后元代王好古《汤液本草》[112]首次提出了"与白檀、豆蔻为使则入肺，与人参、益智为使则入脾，与黄柏、茯苓为使则入肾，与赤白石脂为使则入大、小肠"的配伍观点，通过不同的配伍达到不同的归经。到了明代李时珍《本草纲目》[113]记"按韩懋《医通》云：肾恶燥，以辛润之，缩砂仁之辛，以润肾燥。又云：缩砂仁主醒脾调胃，引诸药归宿丹田，故补肾药用同地黄丸蒸，取其达下之旨也"，亦强调了其本身醒脾调胃的功效和砂仁与补肾药地黄丸配伍的观点。而南宋医家杨士瀛首次提出了"和中，行气，止痛，安胎"的观点，用于治疗气逆胎动不安。倪朱谟《本草汇言》[114]"然古方多用以安胎何也？盖气结则痛，气逆则胎动不安，此药辛香而窜，温而不烈，利而不削，和而不争，通畅三焦，温行六腑，暖肺醒脾，养胃养肾，舒达肝胆不顺不平之气，所以善安胎也。沈则施曰：砂仁温辛香散，止呕通膈，达上气也；安胎消胀，达中气也；止泻痢，定奔豚，达下气也。与木香同用，治气病尤速"，详细解释了阳春砂行气安胎的功效，并提出了与木香配伍使得"气病尤速"的观点。其后如明代贾所学《药品化义》[115]、清代黄宫绣《本草求真》[116]亦是强调其理气安胎，治疗胎动不安的临床运用，明代缪希雍在《神农本草经疏》[117]中谓："肿满由于湿热，上气咳嗽由于火冲迫肺而不由于寒气听伤，皆须详察鉴别，难以概用。"贾所学《药品化义》"肺有伏火忌之"，清代严洁、施雯、洪炜《得配本草》[118]谓"气虚肺满禁用"更是进一步归纳完善了阳春砂的主治功效并强调砂仁在临床运用上的禁忌。

一、古代临床应用

历史文献收载复方如下：

①和胃气，消宿食，理腹痛，快膈，调脾。沉香一两，缩砂仁、乌药各二两，净香附四两，甘草（炙）一两二钱。上除沉香不过火，余四味锉焙，仍同沉香研为细末。每服一钱，用温盐汤无时调服，或空心烧盐汤调下亦好，紫苏，枣汤尤妙。（《活幼心书》缩砂饮）

②缩砂，与白檀、豆蔻为使则入肺，与人参、益智为使则入脾，与黄檗、茯苓为使则入肾，与赤、白石脂为使则入大、小肠。（《汤液本草》）

③消食和中，下气止心腹痛。砂仁炒研，袋盛浸酒，煮饮。（《本草纲目》缩砂酒）

④治痰气膈胀。砂仁捣碎，以萝卜汁浸透，焙干为末。每服一、二钱，食远，沸汤服。（《简便单方》）

⑤治气虚肿满，痰饮结聚，脾胃不和，变生诸症者。人参一钱，白术二钱，茯苓二钱，甘草七分，陈皮八分，半夏一钱，砂仁八分，木香七分，生姜二钱。水煎服。（《古今名医方论》香砂六君子汤）

⑥治妊娠胃虚气逆，呕吐不食。缩砂仁不拘多少。上为细末。每服二钱，入生姜自然汁少许，沸汤点服，不拘时候。（《济生方》缩砂散）

⑦治冷滑下痢不禁，虚羸。缩砂仁、炮附子（末）、干姜、厚朴、陈橘皮等分。为丸。日二，服四十丸。（《药性论》）

⑧治妇人妊娠，偶因所触，或坠高伤打，致胎动不安，腹中痛不可忍者。缩砂不计多少。慢火炒令热透，去皮用仁，捣罗为末。每服二钱，用热酒调下，须臾觉腹中胎动处极热，而胎已安。（孙用和）

⑨治遍身肿满，阴亦肿者。缩砂仁、土狗一个，等分。研，和老酒服之。（《仁斋直指方》）

⑩治小儿滑泄，肛头脱出。缩砂一两。去皮为末，每用一钱，以猪腰子一片批开，入药末在内，绵系，米泔煮熟，与儿食之，次服白矾丸。（《小儿卫生总微论方》缩砂散）

⑪治一切食毒。缩砂仁末，水服一二钱。（《事林广记》）

二、现代临床应用

砂仁，辛，温，归脾、胃、肾经。化湿开胃，温脾止泻，理气安胎。用于湿浊中阻，脘痞不饥，脾胃虚寒，呕吐泄泻，妊娠恶阻，胎动不安[1]。现代医学应用于胃炎、胃及十二指肠溃疡、婴幼儿单纯性消化不良、晚期肝硬化腹水、乳腺炎等。

（一）胃炎

柴胡砂仁汤。组成：柴胡10 g、白芍12 g、砂仁6 g、甘草6 g、晚蚕沙10 g、台乌12 g、乌贼骨10 g、佛手10 g、香附10 g；食积胃脘痛者，去白芍、甘草，加莱菔子15 g、神曲10 g、陈皮4 g；胃阴亏虚者，加沙参15 g、麦冬15 g；脾胃虚者加黄芪15 g，血瘀于胃者加蒲黄10 g（包煎）、五灵脂10 g（包煎）；肝胃郁热者，去台乌，加救必应20 g、赤芍12 g、蒲公英12 g；胃出血者，加田七（先煎）8 g。每日1剂，水煎2次，每次用3碗水煎成大半碗[119]。

香砂益胃汤。组成：木香、麦冬各12 g，砂仁、沙参、玉竹、生地各10 g，白芍20 g，山药15 g，冰糖少许，随症加减。每日1剂，15天为1个疗程，治疗3~4个疗程[120]。

（二）胃及十二指肠溃疡

溃疡愈宁汤。组成：太子参、白术、砂仁、枳壳、白芍、广木香各10 g，柴胡7 g，炙甘草6 g，随症加减。每日1剂，水煎，上午、下午分2次温服，2周为1疗程[121]。

（三）婴幼儿单纯性消化不良

砂仁200 g、焦苍术200 g、炒车前子100 g，共研细粉过100或200目筛，6个月以内每次1~1.5 g，6个月到1岁每次1.5~2 g，1~3岁每次2~3 g，用淡盐水送服，每日3次[122]。

（四）晚期肝硬化腹水

甘蟾砂仁合剂。组成：腹装砂仁10 g、活蟾蜍2只、木香6 g、醋甘遂3 g，用黄泥包后煨干；再加生鸡内金10 g、焦山楂30 g，共为末，每次服6 g，每日2次。分三段配伍用五皮饮、化痰汤、补气养血汤送服[123]。

（五）乳腺炎

砂仁 10～20 g 研成细粉，密贮瓶中备用，用时取糯米饭少许和砂仁末拌匀，搓成索条状如花生米粗细，外裹以消毒纱布塞鼻对侧，或可交替使用，每 12 小时换 1 次，直至炎症消失[124]。

（六）小儿秋季腹泻

砂仁金鸡散。组成：砂仁 5 g、炒鸡内金 10 g、白糖 15 g，共同研磨成细粉。根据年龄分别服用 2～6 g，每天 3 次，温开水送服，连服 3 天[125]。

（七）妊娠胃虚气逆、呕吐不食

用砂仁研细粉，每服 10 g，加入生姜汁少许，煮沸立服，不拘时候[126]。

（八）安胎

妊娠脾虚气滞之胎动不安，砂仁常配白术、苏梗等药用。若肾虚胎元不固者，则砂仁配桑寄生、杜仲、续断等药用[127]。

（九）慢性胃炎、消化不良、上腹饱胀等症

香附、砂仁、厚朴、茅术、陈皮，共制成香砂平胃丸。每次服 6 g，每天 2 次[127]。

（十）虚弱冷痢、滑脱不禁

砂仁、炮附子、干姜等份，焙燥研末，麦粉糊为丸，每次服 6 g，每天 2 次，以粥汤送下[127]。

第八节　品牌建设

一、建设阳春砂品牌生产示范基地

被誉为"中国阳春砂之乡"的阳春市所产的阳春砂质优效佳，这是历史溯源、现代临床应用所公认的，药材市场上显著高于其他产区的价格就是最直接的反映。但是阳春砂的生长发育对环境的要求苛刻，随着城镇化的推进、大气和水质的污染，无论是耕地还是林地，可用于栽培阳春砂的面积都在不断缩减。阳春砂存在非常严重的生

理落果现象，致使其产量奇低，果实成熟周期长，一旦遇到水涝、鼠害等很可能颗粒无收，加之阳春砂自然结实率低，人工授粉的劳动强度大，道地产区的砂仁农户大多到了退休年纪，而多数年轻人离家打工，阳春砂的栽种、管理面临着后继无人的窘境。2016 年，广东省立法保护岭南中药材，为中医药的发展注入强心剂，阳春砂作为首批的八个保护品种之一，无疑为阳春砂的产业发展开辟了新的道路。借此契机，应该开发和制定阳阳春砂的种质种苗、栽培管理技术、采收加工等一系列完整产业链标准和操作规程，打造阳春砂品牌生产示范基地，保护阳春砂种质资源、制定科学合理的高产栽培技术，指导农户生产、开发新产品。这一举措可以促进阳春砂种植业的规范化，使得阳春砂产业健康、可持续发展。

二、注册阳春砂地理标志商标

地理标志商标品牌的培育运用，对兴农富农、精准扶贫可以起到良好的助力。因此以岭南中药材商标品牌培育、建设为重点来引导阳春砂的岭南中药材生产者、行业协会依法申请地理标志商标注册保护，扩大阳春砂商标品牌影响范围，提高其社会认知度，可以促进阳春砂的品牌化经营，为医药市场及保健品、食品行业提供来源可控、品质可期的优质原料，从而带动整个阳春砂产业的繁荣发展。

三、多方位开发阳春砂产品、挖掘商业价值

阳春砂具有化湿开胃、健脾止泻、理气安胎的功效，同时其作为药食同源的中药材，可谓老少咸宜。但目前围绕阳春砂开发的产品甚少，砂仁蜜饯、茶叶等仅作为道地产区的特产，少人问津。阳春砂功效显著，无论是作为药品还是保健品、副食品，其舒缓胃、肠道疾病的作用都能得到保留，而岭南地区群众对于中药材日常使用的接受程度较高，使得阳春砂产品的销售具有广阔的前景，所以除了药品，应该从保健品（精油）、食品（凉果、饮料、调味品）等方向进行产品开发。阳春砂挥发油的香味辛辣浓烈，部分人难以习惯，应该在开发食品时合理调整配方和工艺，让产品既保留阳春砂的功效和特色，又能被大众接受。当地应该多方位开发阳春砂产品，扩大市场容量，同时，加强宣传，扩大销路。

第九节　评述与展望

阳春砂为"四大南药"之一，自唐朝始载，距今已有 1 300 多年的栽种及药用历史。其具有化湿开胃、健脾止泻、理气安胎等功效，阳春砂中所含有的挥发性及非挥发性成分具有抑菌、抗氧化、镇痛、抗炎、止泻、促消化等药理作用，是中医临床治疗胃肠道疾病的常用药材。除入方剂外，阳春砂也是众多中成药及保健品的原料之一，含砂仁的中成药及保健品过百种。在道地产区阳春市，阳春砂的作用远不止于入药治病，根据阳春砂性温、味辛凉、开胃醒脾的特点，当地人将其做成食用调料，与鸡肉、猪肉、鱼肉等一同烹饪；以阳春砂花作为原料泡酒；用其根茎叶等酿造成"砂仁茶"等。因此阳春砂被卫健委列入了药食同源种类目录。

有学者分析，阳春砂年需求量达 2 200 吨以上，以道地产区平均价格 1 000 元/千克计算，阳春砂年产值高达 22 亿元。阳春砂市场广阔，产值巨大，但目前阳春砂产业并未呈现欣欣向荣的景象。城镇化及自然环境的变化、阳春砂不利于昆虫授粉的特殊花器结构、严重的生理落果等因素导致道地产区的平均亩产量不及 10 千克，阳春砂的产量远不能满足市场需求，这严重制约了阳春砂产业的发展。要发展阳春砂产业，首先要突破阳春砂产量低这一瓶颈，这需要各级政府设立促进阳春砂产业发展的专项基金，依靠高校及科研机构的科研力量，解决阳春砂生产中的关键技术，制定阳春砂规范化种植的技术规程并向广大种植户推广、定期下乡进行技术指导、宣传和鼓励农户种植阳春砂。其次，阳春砂对生长环境要求较为苛刻，但由于城镇化、林业资源的砍伐、农药的过度使用等，适宜阳春砂生长的环境面积不断缩小，地方政府和相关部门应及时制定环境保护措施，保护已有的适宜种植环境。最后，虽然目前道地产区与其他产区的阳春砂的差异还有待研究，但公认的是，道地产区的阳春砂相比于非道地产区而言，质优效佳，气味浓烈，价格亦较昂贵，故应该进一步阐明阳春砂道地性的内涵，保护道地产区阳春砂的资源和生产者的利益。此外，目前阳春砂的商品形式仍以生药材为主，缺乏深度开发，阳春砂作为药食同源的中药，除果实外，其茎、叶均可提取挥发油，具有非常广阔的产品开发前景。所以，应从多方位开发阳春砂产品、提高阳春砂资源的利用率、打造阳春砂品牌、让道地产区的阳春砂更好地"走出去"。

（何国振　杨得坡　何卓航　李明晓　吕秉鼎　等）

参考文献

[1] 国家药典委员会. 中华人民共和国药典：一部［S］. 北京：中国医药科技出版社，2020：264.

[2] 卢多逊. 开宝本草：辑复本［M］. 尚志均，辑校. 合肥：安徽科学技术出版社，1998.

[3] 苏颂. 本草图经［M］. 尚志钧，辑校. 合肥：安徽科学技术出版社，1994.

[4] 张广富. 阳春砂栽培与加工［M］. 阳春：阳春市离退休农业科技工作者协会.

[5] 曹炳章. 增订伪药条辨［M］. 刘德荣，点校. 福州：福建科学技术出版社，2004：74－75.

[6] 陈仁山. 药物出产辨［M］. 广州：广东中医药专门学校，1930：57.

[7] 前世界书局. 中国药学大辞典：上册［M］. 北京：人民卫生出版社，1956：860.

[8] 陈彩英，詹若挺，王小平. 砂仁的药用文献研究与开发利用［J］. 新中医，2009，41（9）：110－111.

[9] 黄国栋，黄强，黄敏，等. 砂仁挥发油对胃溃疡黏膜 PS2 表达的影响及意义［J］. 山东医药，2009，49（22）：27－28.

[10] 柯斌，师林. 砂仁临床功效探究［J］. 中华中医药杂志，2012，27（1）：128－129.

[11] 王宪东，秦雨东，戴翥. 南药砂仁的研究进展［J］. 中国民族民间医药，2016，25，（15）：37.

[12] 余瀛鳌，李经纬. 中医文献辞典［M］. 北京：北京科学技术出版社，2000.

[13] 汪昂. 本草备要［M］. 郑金生，整理. 北京：人民卫生出版社，2005.

[14] 张璐. 本经逢原［M］. 赵小青，裴晓峰，校注. 北京：中国中医药出版社，1996.

[15] 王家葵，王佳黎，贾君君. 中药材品种沿革及道地性［M］. 北京：中国医药科技出版社，2007：204－207.

[16] 梅全喜. 广东地产药材研究［M］. 广州：广东科技出版社，2011：490－494.

[17] 陈蔚文，徐鸿华. 岭南道地药材研究［M］. 广州：广东科技出版社，2007：33－54.

[18] 彭成. 中华道地药材［M］. 北京：中国中医药出版社，2012：3279－3296.

[19] 高伟. 药用植物阳春砂生殖生物学特性初步研究［D］. 广州：广州中医药大学，2011.

[20] 贺红，刘婷娜. 阳春砂的组织培养与植株再生［J］. 植物生理学通讯，2005，（1）：57.

[21] 刘进平. 阳春砂微繁殖技术研究［J］. 亚热带植物科学，2004，（3）：37－38.

［22］张雅明，董燕，周联，等．阳春砂愈伤组织诱导与植株再生［J］.广州：广州中医药大学学报，2007，（1）：66 – 68.

［23］刁玲武，董燕，周联，等．阳春砂愈伤组织诱导的多因子正交实验研究［J］.广州：广州中医药大学学报，2011，（4）：434 – 438.

［24］刘艳．阳春砂组织培养与辐射诱变育种的初步研究［D］.广州：广州中医药大学，2010.

［25］杨正银．砂仁加工炮制方法不同对挥发油含量的影响［J］.药学实践杂志，2000，（1）：59 – 60.

［26］刘成佳，焦翠英．不同加工方法对砂仁挥发油含量的影响［J］.中成药，1994，（11）：20.

［27］中华人民共和国卫生部．中华人民共和国药典：一部［S］.北京：人民卫生出版社，1964：200 – 201.

［28］中华人民共和国卫生部．中华人民共和国药典：一部［S］.北京：人民卫生出版社，1978：406 – 407.

［29］中华人民共和国药典委员会．中华人民共和国药典：一部［S］.北京：人民卫生出版社，1985：211 – 212.

［30］中华人民共和国卫生部药典委员会．中华人民共和国药典：一部［S］.北京：人民卫生出版社，1990：218 – 219.

［31］中华人民共和国卫生部药典委员会．中华人民共和国药典：一部［S］.北京：化学工业出版社，1995：217 – 218.

［32］中华人民共和国卫生部药典委员会．中华人民共和国药典：一部［S］.北京：化学工业出版社，2000：206 – 207.

［33］国家药典委员会．中华人民共和国药典：一部［S］.北京：化学工业出版社，2005：177 – 178.

［34］国家药典委员会．中华人民共和国药典：一部［S］.北京：中国医药科技出版社，2010：236 – 237.

［35］张丽霞，彭建明，马洁，等．砂仁种质资源研究概况［J］.时珍国医国药，2009，20（4）：788 – 789.

［36］蒋烨，苏景，汤丽云，等．一种阳春砂新栽培类型的鉴定［J］.广西植物，2017，37（5）：554 – 564.

［37］赖小平，刘心纯．中药砂仁五个品种的生药鉴定［J］.广州中医学院学报，1989，（4）：242 – 246.

［38］张丹雁，刘军民，徐鸿华．阳春砂不同栽培品种的比较鉴别［J］.广州中医药大学学报，2005，（1）：1 – 3.

［39］段立胜，张丽霞，彭建明，等．西双版纳阳春砂种质资源调查初报［J］.时

珍国医国药, 2009, 20 (3): 627 – 628.

[40] 何瑞, 杨锦芬, 詹若挺, 等. 道地产区不同栽培品种阳春砂果实与花形态特征调查与分析 [J]. 广州中医药大学学报, 2010, (1): 57 – 61.

[41] 杨锦芬, 刘艳, 何瑞, 等. 阳春砂不同栽培品种种子的比较研究 [J]. 广州中医药大学学报, 2011, (1): 66 – 69.

[42] 冯耀南, 仇良栋. 砂仁药材及其混淆品的鉴别 [J]. 中药材科技, 1983, 6 (4): 25 – 27, 29.

[43] 金虹, 黄天俊. 砂仁及其混淆品的微量快速鉴别 [J]. 中药材, 1993, 26 (5): 19 – 20.

[44] 宋玉成, 宋平顺. 砂仁及其混淆品果柄的显微鉴别 [J]. 中药材, 1994, 27 (3): 23 – 24.

[45] 张学高. 砂仁及其混淆品种子的鉴别研究 [J]. 中草药, 1994, (11): 595 – 598.

[46] 周海燕, 朱筱芬, 廖杭莹. 砂仁及其混伪品的紫外光谱鉴别 [J]. 中药材, 1996, 29 (1): 17 – 19.

[47] 林建英. 阳春砂与砂仁伪品的鉴别 [J]. 成都中医药大学学报, 1998, (4): 44 – 45.

[48] 潘华新, 黄丰, 王培训, 等. 阳春砂与绿壳砂、海南砂的 ITS – 1 测序鉴别 [J]. 中药材, 2001, 24 (7): 481 – 483.

[49] 周联, 王培训, 黄丰, 等. 阳春砂的 ITS 序列分析 [J]. 中草药, 2002, (1): 74 – 77.

[50] 黄琼林, 杨锦芬, 段中岗, 等. 基于 26S rDNA D1 – D3 区和 mat K 基因序列分析的阳春砂分子鉴别 [J]. 广州中医药大学学报, 2010, (2): 151 – 155.

[51] 王培训, 黄丰, 周联, 等. 阳春砂与几种常见姜科伪充品的 RAPD 分析 [J]. 中药材, 2000, 23 (2): 71 – 74.

[52] 徐吉银, 丁平. 道地药材阳春砂不同居群的 RAPD 分析 [J]. 中药新药与临床药理, 2005, (3): 194 – 196.

[53] 黄琼林, 杨锦芬, 詹若挺, 等. 基于 ISSR 分析的阳春砂分子鉴别 [J]. 中药新药与临床药理, 2010, (5): 518 – 521.

[54] 张忠廉, 李学兰, 杨春勇, 等. 砂仁遗传多样性的 ISSR 分析 [J]. 中草药, 2011, 42 (3): 570 – 574.

[55] 杨彩霞. 云南产阳春砂与进口砂仁化学成分及主要药效学的比较研究 [D]. 昆明: 云南中医学院, 2017.

[56] 马小花, 展学孔, 林书兰, 等. 不同产地及来源砂仁的质量评价初步研究 [J]. 中国民族民间医药, 2017, 26 (23): 42 – 44.

[57] 付琛, 周日水, 周光雄. 不同产地品种阳春砂挥发油化学成分的气相色谱—

质谱联用分析 [J]．时珍国医国药，2010，21（10）：2534 - 2536．

[58] 林励，徐鸿华，王乃规，等．不同产地阳春砂质量研究 [J]．广州中医学院学报，1995，（1）：43 - 48．

[59] 陆善旦．阳春砂采收加工 [J]．中药通报，1988，13（6）：15 - 16．

[60] 胡佳佳．阳春砂果实生长发育规律及其落果生理机制研究 [D]．广州：广州中医药大学，2016．

[61] 吴垠，赖宇红，陈丽仪．砂仁药材的薄层色谱鉴别 [J]．中药材，2007，30（8）：937 - 938．

[62] 邵艳华，刘美廷，杨一帆，等．砂仁及其近缘药用植物的高效薄层色谱指纹图谱研究 [J]．中国药学杂志，2017，52（3）：188 - 192．

[63] 丁平，曾元儿，何智健，等．不同产地阳春砂挥发油质谱联用指纹图谱研究 [J]．中国药学杂志，2004，（6）：18 - 20．

[64] 李生茂，叶强，敖慧．砂仁挥发油 GC - MS 指纹图谱与其镇痛作用的关系 [J]．中成药，2016，38（2）：346 - 350．

[65] 尹雪，魏刚，何建雄，等．阳春砂 GC - MS 特征指纹图谱数字化信息的 GC 验证 [J]．中药新药与临床药理，2008，（6）：473 - 476．

[66] 魏刚，尹雪，何建雄．阳春砂 GC - MS 特征指纹图谱"数字化"信息的构建与应用 [J]．中成药，2008，（9）：1256 - 1260．

[67] 黄月纯，魏刚．阳春砂 HPLC 指纹图谱的研究 [J]．中草药，2007，（8）：1251 - 1253．

[68] 王晓清，别甜甜，孙飞，等．砂仁的炮制历史沿革及现代研究 [J]．广东药学院学报，2014，30（5）：659 - 662．

[69] 杨子山．砂仁加工方法简介 [J]．中国中药杂志，1989，14（4）：27．

[70] 陈向东．林下阳春砂的种植技术及产量提高的实验研究 [J]．绿色科技，2017，（3）：140 - 142．

[71] 熊磊．盐制砂仁炮制工艺、质量标准及药理研究 [D]．成都：成都中医药大学，2009．

[72] 霍钻云，刘东文．煎药机不同煎煮条件对砂仁挥发油含量的影响 [J]．国际医药卫生导报，2009，15（5）：80 - 82．

[73] 王谦．砂仁油滴丸成型工艺优选 [D]．泸州：泸州医学院，2010．

[74] 唐灿，李云鹏，吴仕财，等．砂仁挥发油的提取工艺 [J]．华西药学杂志，2008，（1）：125 - 126．

[75] 崔红花，赵英日，沈志滨，等．砂仁中挥发油成分的多指标均匀设计提取工艺分析 [J]．时珍国医国药，2010，21（7）：1816 - 1820．

[76] 程学仁，柳俊，张建军，等．砂仁挥发油两种提取方法的比较研究 [J]．中

药材，2010，33（6）：994-997.

[77] 李世杰.阳春砂多糖的提取、纯化及生物活性研究 [D].广州：广州中医药大学，2014.

[78] 宋晓非，韩鹏飞.参桂鹿茸丸的质量标准研究 [J].医药，2016，（12）：183.

[79] 朱凤云，王浴铭.香砂养胃胶囊质量控制的定性研究 [J].河南中医药学刊，2002，（5）：19-20.

[80] 初洪波，张会会，刘艳华，等.香砂和胃胶囊工艺及质量标准研究 [J].世界最新医学信息文摘，2015，15（67）：20-22.

[81] 姜建国，邢亮彬，侯瑞芳.万寿春口服液的质量标准研究 [J].中成药，2003，（2）：83-85.

[82] 邢学锋，李学应，陈飞龙，等.GC-MS法分析阳春砂叶和果实的挥发油成分 [J].中药新药与临床药理，2012，23（6）：667-669.

[83] 许文学，邢学锋，陈飞龙，等.阳春砂果实和根挥发油成分比较 [J].中国药房，2012，23（43）：4084-4086.

[84] 范新，杜元冲，魏均娴.西双版纳引种阳春砂不同部位挥发油成分分析 [J].中药材，1992，15（9）：32-34.

[85] 孙兰，余竞光，周立东，等.中药砂仁中的黄酮苷化合物 [J].中国中药杂志，2002，27（1）：36-37.

[86] 安熙强，李宗主，沈连刚，等.阳春砂的化学成分研究 [J].天然产物研究与开发，2011，23（6）：1021-1024.

[87] 付琛，陈程，周光雄，等.阳春砂化学成分研究 [J].中草药，2011，42（12）：2410-2412.

[88] 黄绍铨，黄红斌，曾红.阳春砂无机成分与药效的研究 [J].广东微量元素科学，1994，（4）：27-34.

[89] 蔡蒙杰，张方坤，杨海燕.GC法分析不同储存条件下阳春砂乙酸龙脑酯含量变化 [J].亚太传统医药，2017，13（8）：49-51.

[90] 敖慧，叶强，徐艳文，等.基于GC-MS技术的阳春砂煎煮方式的筛选 [J].中药新药与临床药理，2016，27（5）：705-708.

[91] 柴烨，武小荣，刘峰林.砂仁的规范煎煮方法研究 [J].甘肃医药，2011，30（7）：429-431.

[92] 刘清华，葛尔宁.GC法测定砂仁煎剂中樟脑含量及变化 [J].甘肃中医，2010，23（4）：25-26.

[93] 杨正银.砂仁加工炮制方法不同对挥发油含量的影响 [J].药学实践杂志，2000，18（1）：59-60.

［94］黄敏．砂仁及其炒制品的挥发油测试［J］．中成药，1998，20（10）：17-18.

［95］熊磊．盐制砂仁炮制工艺、质量标准及药理研究［D］．成都：成都中医药大学，2011.

［96］涂兴明，熊颖，倪美兰，等．砂仁和白豆蔻不同粉碎程度对其出油率与成分差异分析［J］．中药材，2010，33（7）：1064-1066.

［97］钟旭美，陈铭中，彭嘉铭．阳春砂总黄酮提取物的抗氧化性及抑菌性研究［J］．食品安全质量检测学报，2018，9（13）：3335-3339.

［98］李世杰，张丹雁，严娅娟，等．阳春砂多糖的分离纯化及体外抗氧化作用研究［J］．天然产物研究与开发，2014，26（12）：2037-2040.

［99］李晓光，叶富强，徐鸿华．砂仁挥发油中乙酸龙脑酯的药理作用研究［J］．华西药学杂志，2001，（5）：356-358.

［100］吴晓松，李晓光，肖飞，等．砂仁挥发油中乙酸龙脑酯镇痛抗炎作用的研究［J］．中药材，2004，27（6）：438-439.

［101］潘怀耿，李茹柳，徐晖，等．阳春砂3个栽培品种挥发油镇痛作用研究［J］．广州中医药大学学报，2011，（3）：291-294.

［102］潘怀耿，李茹柳，宁鑫，等．道地产区不同栽培品种阳春砂水提液止泻作用研究［J］．世界科学技术（中医药现代化），2011，13（5）：856-859.

［103］YANG H, ZHAO R, CHEN H, et al. Bornyl acetate has an anti-inflammatory effect in human chondrocytes via induction of IL-11［J］. International union of biochemistry and molecular biology life, 2014, 66（12）: 854-859.

［104］YANG L, LIU J, LI Y, et al. Bornyl acetate suppresses ox-LDL-induced attachment of THP-1 monocytes to endothelial cells［J］. Biomedicine & pharmacotherapy, 2018, 103: 234-239.

［105］CHEN N, SUN G, YUAN X, et al. Inhibition of lung inflammatory responses by bornyl acetate is correlated with regulation of myeloperoxidase activity［J］. Journal of surgical research, 2014, 186（1）: 436-445.

［106］石胜刚，黄溢明．阳春砂提取液对胃电活动的影响［J］．西北国防医学杂志，2009，30（5）：361-362.

［107］CHEN Z, NI W, YANG C, et al. Therapeutic effect of *Amomum villosum* on inflammatory bowel disease in rats［J］. Frontiers in pharmacology, 2018, 20（9）: 639.

［108］阴文娅，曾果，郑卫东，等．阳春砂促进消化功能的实验研究［J］．食品研究与开发，2008，（6）：30-33.

［109］LI J, WANG S X. Synergistic enhancement of the antitumor activity of 5-fluorouracil by bornyl acetate in SGC-7901 human gastric cancer cells and the determination of the underlying mechanism of action［J］. Journal of B. U. ON., 2016, 21（1）: 108-117.

［110］陈藏器.《本草拾遗》辑释［M］.尚志钧,辑释.合肥:安徽科学技术出版社,2002:83.

［111］尚志钧.日华子本草 蜀本草:合刊本［M］.合肥:安徽科学技术出版社,2005.

［112］王好古.汤液本草［M］.崔扫麈,尤荣,辑点校.北京:人民卫生出版社,1987.

［113］李时珍.本草纲目［M］.北京:人民卫生出版社,1979.

［114］倪朱谟.本草汇言［M］.北京:中医古籍出版社,2005.

［115］张瑞贤.《药品化义》及其它［J］.天津中医学院学报,1993,(2):23-26.

［116］黄宫绣.本草求真［M］.北京:人民卫生出版社,1987.

［117］缪希雍.神农本草经疏［M］.北京:中医古籍出版社,2002.

［118］严西亭.《得配本草》释义［M］.太原:山西科学技术出版社,2009.

［119］许杰红.柴胡砂仁汤治疗慢性胃炎32例疗效观察［J］.实用医学杂志,1996,(7):480-481.

［120］肖志.香砂益胃汤治疗疣状胃炎82例［J］.陕西中医,2000,(1):9.

［121］任竹庆.溃疡愈宁汤治疗胃及十二指肠溃疡98例［J］.实用中医药杂志,2005,(11):24.

［122］郝政华,张茵州.砂仁苍术车前子散治疗婴幼儿单纯性消化不良［J］.中西医结合杂志,1982,(3):191.

［123］廉生林,谷守会.中药加"甘蟾砂仁合剂"治疗晚期肝硬化腹水68例［J］.天津中医,1989,(2):18.

［124］徐林春.砂仁塞鼻法治疗乳腺炎50例［J］.江苏中医杂志,1987,(11):10.

［125］王丽林.自拟砂仁鸡金散治疗小儿秋季腹泻46例［J］.中国中医药信息杂志,2002,(9):60.

［126］梅全喜.广东地产药材研究［M］.广州:广东科技出版社,2011:490-494.

［127］林伟强.砂仁的研究与应用［J］.中国中医药现代远程教育,2008,(4):391-392.

第四章　广藿香

第一节　历史概况

广藿香 *Pogostemon cablin*（Blanco）Benth.，唇形科（Lamiaceae）刺蕊草属（*Pogostemon*），多年生植物，原产地为菲律宾。《菲律宾植物志》（1837 年）曾记载广藿香学名为 *Mentha cablin* Blanco，广藿香植物在 1845 年由 Pelletier – Sautelet 描述并命名为 *Pogostemon*，1848 年英国植物学家边沁（Bentham）更其名为 *Pogostemon cablin*。广藿香在菲律宾当地被称为"cabalam"，因此被称为 *Pogostemon cablin*。在印度，大约有 25 种不同的 *Pogostemon*。广藿香有众多不同的名称，如百秋李或 tamala patra（梵文）、patcholi（印地语）、patche tene（卡纳达语）、pacchilai（泰米尔语）、patchilla（马拉雅拉姆语）、patchapan 或 patcha（马拉地语）和广藿香（中文）、nilam（马来语和印度尼西亚语）、phimsen（泰语）、hoac huong（越南语）等[1]。

广藿香自南北朝（420—589）传入我国，于公元 11 世纪在岭南地区广为栽种。广藿香别名有刺蕊草、藿香、枝香等，以干燥地上部分入药，味辛，微温，归脾、胃、肺三经，具有芳香化浊、开胃止呕、发表解暑的功能，用于湿浊中阻、脘痞呕吐、暑湿倦怠、胸闷不舒、寒湿闭暑、腹痛吐泻、鼻渊头痛等症[2]。广藿香枝叶所提取的广藿香油气味芳香持久，除作为香水、化妆品的定香剂和各类食品、饮料的调味剂外，还具有抗炎、抗菌、抗真菌、防腐、缓解抑郁和驱虫等作用。

一、本草考证

（一）历史文献记载及分析

广藿香以藿香之名可追溯自东汉，《异物志》有"藿香交趾有之"[3]，首次明确了藿香的产地为交趾，即今越南河内地区。三国时期，《康泰吴时外国传辑注》云"都昆在扶南南三千余里，出藿香"[4]，提及藿香的另一产地都昆。而同时期万震的《南州异物志》云"藿香出典逊国也，属扶南，香形如都梁，可以着衣服中"[5]，对广藿香的产地、性状进行了记载，藿香在当时用作香料的习俗也可由此推知。西晋嵇含的《南方草木状》则更为详尽地记载了广藿香的产地、种植和采收加工："藿香，榛生。民自种之，五六月采。曝之，乃芳芬耳。出交趾、武平、兴古、九真。"[6]东晋刘欣期《交州记》对广藿香的气味加以描述，云："藿香似苏合。"[7]唐代杜佑的《通典》记述"顿逊国出藿香，插枝便生，叶如都梁，以裹衣"[8]，再次印证了当时广藿香的栽培方式为扦插繁殖，及其广泛用作香料的事实。据考证，都昆、典逊及顿逊，即今马来半岛包括马来西亚、缅甸等国；扶南国，即今柬埔寨；海边国，则泛指今东南亚沿海诸国。由此推知，藿香原产地为现今东南亚一带，后传入我国初作香料使用。

南北朝时期梁孝元帝萧绎所著《金楼子》曰"扶南国今众香皆共一木，根是旃檀，节是沉香，花是鸡舌，叶是藿香，胶是熏陆"[9]，之后的诸多典籍据此将藿香与沉香、熏陆香、鸡舌香、詹糖香和枫香列于同条，合称六香，直至宋代掌禹锡的《嘉祐本草》亦作合条记载。如唐代苏敬等所编《新修本草》曰："此六香皆合香家要用，不正复入药，唯疗恶核毒肿。"[10]唐韩保昇《蜀本草》沿用《新修本草》所述，《嘉祐本草》则补充其功效"藿香疗霍乱、心痛"。宋代苏颂的《本草图经》[11]一改合条记述方式，自成一条："藿香旧附五香条，不著所出州土，今岭南郡多有之，人家亦多种植。二月生苗，茎梗甚密，作丛，叶似桑而小薄。六月、七月采之暴干，乃芬尔，须黄色，然后可收。"并绘蒙州藿香为图。据考证，蒙州即今广西蒙山县，由此可见宋代藿香的种植，已涵盖广东和广西地区。该书对藿香的归类进行了重新定位："藿香二月生苗，旧虽附五香条中，今详枝梗殊恐非木类，恐当移入草类耳。"[11]此后的典籍多将藿香从木部移入草部。之后唐慎微在《证类本草》中亦绘蒙州藿香，并强调"然今南中所有，乃是草类"[12]。综合以上典籍记述之藿香的插枝便生、须黄色然后可收及蒙州藿香插图等依据，结合广藿香的扦插繁殖、叶片因含有较高的黄棕色或橙黄色挥发油而在成熟时呈现黄绿色等特点，可以推定各本草中所述之藿香应为今广藿香 *Pogostemon cablin* (Blanco) Benth. 。

明代有多部典籍对广藿香加以记载、归纳，对其产地、形态、性味、功用等作了进一步详尽总结。刘文泰的《本草品汇精要》将藿香归类于草部下品，标示"宋附自木部今移"，并引用《本草图经》等多家所述，从"苗、地、时、收、用、质、色、味、性、气、臭、主、行、制、治、合治、质"等方面加以总结[13]。陈嘉谟列藿香为草部中品，亦以蒙州藿香附图，其《本草蒙筌》云："岭南郡州，人多种莳，七月收采，气甚芬香。市家多掺棉花叶、茄叶假充，不可不细择尔。"[14]明代李时珍在《本草纲目》中为藿香释名曰"豆叶曰藿，其叶似之，故名"，并详述藿香性状及药用部位应用变迁"方茎有节中虚，叶微似茄叶。洁古、东垣惟用其叶，不用枝梗。今人并枝梗用之，因叶多伪故耳"[15]。以上记载从产地、性状特征甚至有伪品出现等方面都印证了古代所言之藿香即为今之广藿香。

清代吴其濬在《植物名实图考》芳草类中记载藿香及野藿香，并分别绘图，据其藿香配图中叶对生、叶片卵圆形或三角形、基部圆形、顶端长尖、边具粗锯齿、花序顶生等特征，实则和藿香〔土藿香，*Agastache rugosa*（Fisch. et Mey.）O. Ktze.〕性状相符；而野藿香图文中，"叶色深绿，花色微紫，气味极香"[16]，兼有花序顶生及腋生的特征，则与今广藿香 *Pogostemon cablin*（Blanco）Benth. 互为印证。其后民国时期的著述则更加突出了广藿香的道地产区及其真伪分辨，为广藿香的辨识和应用提供了更明确的指导。曹炳章《增订伪药条辨》芳草部详列了藿香的道地产地，及其与海南藿香、土藿香之不同，"藿香，本草名兜娄婆香，产岭南最为道地。在羊城百里内之河南宝岗村及肇庆者，五六月出新，方梗，白毫绿叶，揉之清香气绕鼻而浓厚。味辛淡者，名广藿香。如雷州、琼州等处产者，名海南藿香，即今所谓洋藿香也，其气薄而浊，味辛辣燥烈，叶细而小，梗带圆形，茎长，根重为最次。其他如江浙所产之土藿香，能趁鲜切片，烈日晒干，贮于缸甏，使香气收贮不走，入药效能亦甚强，不亚于广藿香也"[17]。文中将产地不同的藿香分别命名为"广藿香""洋藿香"及"土藿香"，并比较其形色味效，认为洋藿香不适合药用，而广藿香和土藿香药效甚强。从产区推知文中藿香及海南藿香均为刺蕊草属广藿香，而土藿香即为藿香属土藿香。陈仁山亦对不同产地的藿香进行了品质评价，其《药物出产辨》云"藿香产广东，以番禺、河南宝岗、喃呒庄、石牌为好。肇庆、六步为肇香，次之。琼州属产者，为南香更次"[18]，进一步将广藿香的道地产区精准化。

综上所述，历代典籍之"藿香"多为今之"广藿香"，原产地为现今东南亚一带，宋代开始传入我国两广地区，故得"广"名，现今道地产区位于广东。

（二）功效及应用考证

广藿香最初以香料之用广为流传，《南州异物志》云"藿香可以着衣服中，用充香草"，《交州记》曰"藿香似苏合"，《通典》亦云"藿香，插枝便生，叶如都梁，以裹衣"，均十分形象地展现了其气味芬芳的特点，这与今之广藿香被当作香料植物以生产化妆品定香剂的实际应用相符。

而作为药名的"藿香"最早出现在南北朝《名医别录》，仍列五香条中，"藿香治霍乱、心痛"[19]。之后南北朝陶弘景《本草经集注》、唐代苏敬等《新修本草》、陈藏器《本草拾遗》、韩保昇《蜀本草》、宋代卢多逊《开宝本草》、掌禹锡《嘉祐本草》等对广藿香的功效亦沿袭了《名医别录》所述"藿香疗霍乱、心痛"。唐代孙思邈应用藿香汤治疗癖结胀满症，《备急千金要方》云"治毒气吐下、腹胀、逆害乳哺"[20]。宋代苏颂之《本草图经》除保留"主霍乱心痛"之记述，并推其为治疗脾胃吐逆的要药，云"故近世医方治脾胃吐逆，为最要之药"。宋代的《太平惠民和剂局方》首次记载"藿香正气散"，言其"治伤寒头痛，憎寒壮热，上喘咳嗽，五劳七伤，心腹冷痛，反胃呕恶"[21]。此合剂影响深远，至今仍为治疗暑湿感冒的最佳选择。其后的《证类本草》对藿香的功效亦承袭前人"微温，疗风水毒肿，去恶气，疗霍乱心痛"。元代李东垣在《珍珠囊补遗药性赋》温性药中以"藿香叶"之名记述曰："味苦辛、微温、无毒"，并在木部将藿香与檀香归于一处，述其功效为"止霍乱吐呕，痛连心腹"[22]。元代王好古《汤液本草》描述藿香曰："气微温，味甘辛，阳也。甘苦，纯阳，无毒。入手足太阴经。补卫气益胃进食。"[23]《本草蒙筌》承袭《汤液本草》中关于藿香性味的记述，并增其配伍功效："拣去枝梗入剂，专治脾肺二经。加乌药顺气散中，奏功于肺；加黄芪四君子汤内，取效在脾。入伤寒方，名正气散。理霍乱俾呕吐止，开胃口令饮食增。禁口臭难闻，消风水延肿。"[14]倪朱谟除将历代本草所述藿香之功效与集方进行汇总，还增加续补集方，用藿香、甘草、人参、茯苓等进行配伍，其《本草汇言》称"治久疟、久痢不止"[24]。明代缪希雍《神农本草经疏》言藿香"禀清和芬烈之气，故其味辛，其气微温、清上治中，能止呕治呃逆"，但同时也应重视其禁忌："若病因阴虚火旺，胃弱欲呕，及胃热作呕，中焦火盛热极之作呕作胀"[25]，须严禁服用。清代黄宫绣《本草求真》将藿香功效归纳为八字"醒脾止恶，宣胸止呕"，言其"馨香气正能助脾醒胃以辟诸恶，故凡外来恶风内侵，而见霍乱呕吐不止者，须用此投服"，同时亦言明应注意"因热作呕，勿服"[26]。

　　从古至今，历代典籍对广藿香药材的认识和应用，随着时间和经验的积累而逐步深入，从最初的仅作香料之用到之后的"疗霍乱心痛"，再到后来的"治脾胃吐逆之要药"，以及与其他药材配伍可治疗口臭、暑月吐泻和胎气不安等疾患，历代医药学家为广藿香药材的应用和开发提供了深厚的积淀和宝贵的经验。

（三）讨论

　　历代医药典籍中，始终只有"藿香"之名，在《增订伪药条辨》行文中始得见"广藿香"一名，这就难免会造成"广藿香"与"藿香"的混淆，《万震南州异物志辑稿》中"藿香"被校释为唇形科藿香属之藿香，可见对古籍之"藿香"究竟为何植物的争议始终存在。分析各典籍中所出现的关于藿香形态及繁殖方式的描述如"形如都梁""叶微似茄叶""叶似桑而小薄"和"插枝便生"等，非常接近广藿香的形态特征和栽培特点。另依据典籍中所提及的藿香产地如"海边国""交趾""顿逊"和"岭南"等，兼有当时之藿香附图，与广藿香特征极为吻合，这就从诸多方面印证了古时记载的藿香就是现今的刺蕊草属广藿香。另外，据图文中所述的植物形态尤其是花序特点，《植物名实图考》中所记载之藿香应为藿香属藿香，而野藿香实则与广藿香非常吻合。

表 4-1　记载广藿香的历代主要典籍一览表

作者	著作	朝代（成书时间）	意义
杨孚	《异物志》	东汉	首次收载
康泰	《吴时外国传》	三国吴（260—270）	
万震	《南州异物志》	三国吴（260—280）	首次记载其用途
嵇含	《南方草木状》	西晋（304）	
刘欣期	《交州记》	东晋（380—420）	
陶弘景	《名医别录》	南北朝	首次记载其功效
陶弘景	《本草经集注》	南北朝（492—500）	
梁元帝	《金楼子》	南北朝（508—554）	首次列于"五香条"
孙思邈	《备急千金要方》	唐代（652）	
苏敬等	《新修本草》	唐代（657—659）	
陈藏器	《本草拾遗》	唐代（713—741）	
杜佑	《通典》	唐代（801）	
韩保昇	《蜀本草》	唐代（935—960）	
卢多逊	《开宝本草》	唐代（973—974）	
日华子	《日华子本草》	五代	首次记载其配伍复方
掌禹锡等	《嘉祐本草》	宋代（1060）	首次附其图
苏颂	《本草图经》	宋代（1061）	从"五香条"分出
太平惠民和剂局	《太平惠民和剂局方》	宋代（1078—1085）	首次记载藿香正气散
唐慎微	《证类本草》	宋代（1108）	
李东垣	《珍珠囊补遗药性赋》	元代（1289）	
王好古	《汤液本草》	元代（1289）	
刘文泰	《本草品汇精要》	明代（1505）	
陈嘉谟	《本草蒙筌》	明代（1565）	首次记载其伪品
李时珍	《本草纲目》	明代（1590）	
倪朱谟	《本草汇言》	明代（1624）	
缪希雍	《本草经疏》	明代（1625）	首次记载其用药禁忌
黄宫绣	《本草求真》	清代（1769）	
吴其浚	《植物名实图考》	清代（1848）	首次比较"藿香"和"野藿香"
曹炳章	《增订伪药条辨》	中华民国（1928）	明确"广藿香"的名称
陈仁山	《药物出产辨》	中华民国（1930）	细化广藿香道地产区

二、商贸发展历史

广藿香最初以香料之用广为流传，《南州异物志》的"藿香可以着衣服中，用充香草"，《交州记》的"藿香似苏合"，以及《通典》的"顿逊国出藿香，插枝便生，叶如都梁，以裛衣"等，均十分形象地展现了其气味芬芳的特点，这与现今广藿香被当作香料植物以生产化妆品定香剂的实际应用相符。据记载，广藿香在 1826 年初次出现于欧洲的贸易买卖中，接着被用作纺织品的香料，对香水制造业而言，广藿香油是最好的定香剂之一。英属马来亚所蒸馏的广藿香精油，产量独占鳌头多年，第二次世界大战期间，其地位渐被西塞尔岛所取代，只是西塞尔岛之精油品质略逊于英属马来亚所产者。维多利亚时代的人们，把干燥的广藿香叶夹在印度制的克什米尔布巾中，用来包裹商品以防蛾蛀。印度人很流行用广藿香香包来把抽屉熏香或驱离床上的虱虫。

广藿香制剂种类繁多，根据国家食品药品监督管理总局南方医药经济研究所对中国 9 个主要城市（北京、广州、南京、重庆、成都、西安、哈尔滨、沈阳、郑州）医院药品采购情况的统计，2006 年广藿香药品销售总额为 1 190.3 万元，2011 年增长到 1 452.70万元，年均增长率为 3.94%。此外，自 2006 年以来，三大产品（藿香正气软胶囊、加味藿香正气丸和藿香正气胶囊）市场占有率达 80% 以上。藿香正气软胶囊自 2006 年开始畅销，2011 年销售额达到 6 460 万元人民币。加味藿香正气丸作为第二流行产品，实现了 9.09% 的增长率，2011 年销售额达到 1 800 万元[27]。

第二节　生药学研究

目前药材市场上藿香有两种不同的植物来源，一种为唇形科刺蕊草属植物广藿香 *Pogostemon cablin* (Blanco) Benth. 的干燥地上部分，主产于广东、海南，称"广藿香"，是中成药"藿香正气水"的主要原料；另一种来源于同科藿香属植物藿香 *Agastache rugosa* (Fisch. et Mey.) O. Ktze. 的干燥地上部分，主产于四川、江苏、浙江等地，俗称"土藿香"。从历版《中国药典》来看，只有 1977 年版将两种藿香同时收载，而其他各版药典均只收广藿香，而未收（土）藿香。

一、植物学特性

（一）植物性状特征

广藿香为多年生草本植物，高 30～100 cm，揉之有香气（见彩插图 4-1）。茎直立，幼茎方形，老茎近圆柱形，粗壮，上部多分枝，密被灰黄色柔毛。叶对生，叶柄长 1～6 cm，有毛，叶圆形至宽卵形，长 2～10.5 cm，宽 1～8.5 cm，先端短尖或钝，基部楔形或心形，边缘有粗钝齿或有时分裂，两面均被毛，脉上尤多。轮伞花序密集成假穗状花序，密被短柔毛；花萼筒状，5 齿；花冠紫色，4 裂，前裂片向前伸；雄蕊 4 枚，花丝中部有长须毛，花药 1 室。子房上位，柱头二裂。小坚果近球形，平滑，稍压扁。在我国栽培的广藿香稀见开花。

（二）生长环境特点

广藿香作为一个自然分类群，属于亚洲热带种，生态习性为喜温暖，忌严寒，尤怕霜冻，最适生长气温为 25 ℃～28 ℃。当气温低于 17 ℃时，生长缓慢，且在生长期间不耐烈日、强光暴晒，尤其在幼苗期。随着幼苗逐渐长大，可以适当增加光照。成龄植株则要求在全光照下生长。广藿香喜欢湿润、忌干旱，适宜生长地区年降水量需 1 600～2 000 mm，且降水分布均匀，相对湿度在 80%以上。同时不耐积水，土壤湿度过大则易发生病害或烂根死亡。广藿香喜排水良好、土质肥沃、疏松、土层深厚的砂质壤土，黑沙土最好。由于广藿香植株较脆弱，风力较大时容易风折、倒伏，所以在栽种时，通常应选择房前屋后较为背风的地方或背风的坡地。广藿香为喜肥植物，主要需要氮肥和适量的磷肥、钾肥[28]。

广藿香栽培地区主要位于我国北纬 18.8°～23.1°，属亚热带与热带湿润季风气候的广东和海南两省。从地理特征分析，广东省北依南岭，南临南海，地势大体北高南低，以丘陵为主，可分粤北山地，西南山地与台地、雷州半岛，珠江三角洲等部分。河流众多，主要有珠江水系的东江、北江、西江。北回归线从东至西横过省内中部，大致以西江为界，北部、东北部有较高山脉，南部沿海地区多为低丘、台地或平原，并与海岸线平行。山脉走向与偏南暖湿气流成直交和斜交，还有不少向南开口的喇叭口地形，南来的水汽进入后容易辐合，使江河下游三角洲和滨海平原降雨量加大。海南省北隔琼州海峡与广东雷州半岛相望，年平均气温为 22 ℃～26 ℃。地形以台地、阶地和平原为主，为中部高、四周低的地势。从中部向四周，由山地、丘陵到台地、阶地，再到平原，逐级下降，呈环行层状的地形分布态势。万宁市位于海南省中部偏东地区，全年暖热，雨量充沛，干湿季节明显，光照时间长，年日照时数为 1 750～2 650 小时。万宁市降雨充沛，年降雨量约 2 000～2 400 mm。

运用药用植物全球产地生态适宜性区划信息系统（GMPGIS），对广藿香全球生态适宜性进行分析，以广藿香道地产区、主产区和野生分布区的 234 个分布数据为基点，选取最冷季均温（5.0 ℃～26.5 ℃）、最热季均温（14.7 ℃～29.7 ℃）、年均温（10.8 ℃～27.3 ℃）、年均相对湿度（57.7%～80.6%）、年均降水量（727.0～4 045.0 mm）、年均日照（118.0～185.0 W/m²）、土壤类型（强淋溶土、人为土、始成土、冲积土）等 7 个生态指标作为主要的影响因子。结果显示广藿香全球生态相似度最大的区域主要分布在巴西、刚果（民主共和国）、中国、印度尼西亚、美国、玻利维亚、秘鲁、哥伦比亚和缅甸等[29]。

二、种植及产地加工研究

广藿香原产于菲律宾，在南北朝时期传入中国。不过令人遗憾的是，广藿香究竟是怎样从菲律宾传入我国并传播开来的，至今仍是一个谜。《本草图经》记载有"藿香旧附五香条，不著所出州土，今岭南郡多有之，人家亦多种植。二月生苗，茎梗甚密，作丛，叶似桑而小薄。六月、七月采之暴干，乃芬尔，须黄色，然后可收"，可见宋代时广藿香已在岭南地区广为栽种，且已积累了较为成熟的栽种和采收经验。现在广藿香的主产地集中在广东省，另外，海南、广西、云南、四川等省也有栽培。基于广州适宜的自然条件和在培育管理及采收加工等方面所积累的一整套独特方法，种植在广州石牌、棠下一带的广藿香在形色、气味以及临床疗效方面具有明显的优势，因而"石牌藿香"成为广东的道地药材之一。然而随着广州城市化的扩建，原有的石牌藿香种植区迅速萎缩，现已不复存在。20 世纪 50 年代末，肇庆地区开始大量种植广藿香，称为"肇香"或"枝香"。同时期，海南万宁引种印度尼西亚广藿香开始栽培，后栽种范围扩大至广东徐闻、雷州、遂溪和吴川等地[30]。

（一）广藿香的生长发育规律

广藿香的种植季节可选择春季或秋季，一船选择阳光充足、雨水充沛时为宜。此条件下，植株生长旺盛，植株内有效成分积累也较快。广藿香一般在栽植后 2 个月处于长根发叶和枝条萌发的生长缓慢期，第 3 ~ 6 个月主茎、侧枝、叶、根的生长速度逐渐加快，第 7 ~ 8 个月达到生长高峰期，第 11 ~ 12 个月生长停止并趋成熟老化阶段。以排水良好、深厚肥沃的砂质壤土为宜。可扦插繁殖，用育苗移栽法或直插于大田。

（二）广藿香的栽培研究

1. 育苗技术

广藿香繁殖育苗包括扦插繁殖和组织培养繁殖。扦插繁殖是传统的繁殖方法，至今已有千余年历史。而组织培养繁殖则是一种育苗新方法，该方法不受外界环境和气候条件的影响，所提供种苗质量好、数量足、成活率高。

（1）扦插繁殖。

①扦插季节和扦插条的选择及处理。

传统经验认为，每年 2—4 月，气温回升，雨水充沛，植物体内液体流动开始旺盛，此时开始扦插为宜。也可在7—8月育苗，供秋季9—11月种植。选取插条，一般认为选取剪折时有明显"卜卜"的响声，且髓部为白色的枝条为好。经过长期的研究和实践经验的总结，已证实广藿香扦插生根属于诱生不定根类型，而其不定根原基起源于靠近维管形成层的初生韧皮部薄壁细胞，提示插条可选茎部的顶端部分为宜。因此一般选取当年生、节间较密的粗壮枝条上的顶梢为插条，剪成15~20 cm的小段，将下部叶片剪去，仅留顶端两片大叶及小的心叶。

②扦插方法及促进插条生根的方法。

为促使插条尽快生根，可用0.05%的生根粉溶液浸泡插条下端切口10~15 cm，然后取出，在育苗地按行距15 cm×15 cm开沟育苗，沟槽深约13 cm，插条入土深度约为插条的1/2~2/3，仅顶端大叶片露出土面即可。覆土平齐，压实淋水以便插条和泥土紧密结合，并插树枝或预先种好间种作物如瓜类以遮阴。扦插后一般10天生根，25~30天移栽，按行株距30 cm×50 cm开穴栽种。若要将广藿香插条不经育苗直接插于种植地，方法同上。但应注意每段插条稍长，浇水次数增加，并在扦插后立即搭棚遮阴。将"南香""湛香""肇香"和"牌香"插条直接扦插常规管理不同时间后，通过测定生根数、根鲜重、根系活力、植株生长速率、干物质增长速率、叶片中超氧化物歧化酶（SOD）、过氧化物酶（POD）和细胞膜相对透性和丙二醛（MDA）含量，发现随着扦插天数的延长，其生根数、根鲜重和根系活力均不断地增加，植株生长速率和干物质增长速率均表现出逐渐上升的趋势；而扦插苗叶片的SOD、POD和细胞膜相对透性以及MDA含量均出现先上升后下降的趋势，其最大值出现的天数分别在扦插后的第3天和第5天[31]。

③育苗地管理。

广藿香惧怕旱涝，生长期间应经常浇水，保持土壤湿润，并要注意防涝，在高温多雨季节及时排除积水以免根系腐烂。除此之外，还需要搭棚遮阴，也可与瓜类、蔬菜、玉米、芋头等间作。如种植在有霜地区，还要盖稻草或搭棚防霜。

（2）组织培养繁殖。

①外植体的选择。

外植体的愈伤组织诱导率比较实验表明，广藿香的叶片和带节茎段最适合做外植体。取广藿香幼嫩茎，去掉叶片以及从顶芽向下的第2~3节叶片，置于自来水龙头下流水冲洗15分钟，然后用75%乙醇浸泡30秒，取出后用无菌水冲洗5~6次，再用0.1%的升汞浸泡7分钟，取出用无菌水冲洗8次。把消毒好的茎切成长1~1.5 cm的小段，叶切成2 cm见方的小块，接种到愈伤组织诱导培养基上培养。

②组织培养生长与分化情况。

以改良MS为基本培养基，根据不同培养目的配制不同量的生长激素。培养基类型主要包括诱导愈伤组织培养基、诱导丛生芽培养基、生根培养基和复壮培养基。将外植体接种到诱导愈伤组织培养基上，一般 2 周后叶片开始膨胀，3 周后从叶片切口处及叶缘锯齿凹陷处，会长出大量黄绿色颗粒状的胚性愈伤组织。将胚性愈伤组织转移至诱导丛生芽培养基上，2 周后可长出大量丛生芽，继续培养可长出茎和叶片，生成无根苗。将丛生苗转接至生根培养基上，3 周后丛生苗基部会长出许多白色细根，叶片也逐渐长大，同时茎上在节的部位会长出不定根。此时可接种到复壮培养基上培养至根及叶片得到进一步生长时进行移栽[32]。其中，培养室温度一般控制在 28 ℃～30 ℃，光照强度为 1 000～1 200 lx，光照时间为 10 小时/天。实验表明，在广藿香成苗阶段，添加 150～200 g/L 香蕉提取物可促进广藿香幼苗迅速生长，移栽后的成活率高达 98%，有利于大批量组培苗工厂化生产的应用[33]。

③再生植株的移栽。

取出试管苗，洗去基部的培养基，直立于有水白瓷盘中，盖上塑料薄膜锻炼苗 1 天后，再移栽至添加了 MS 的砂土中假植，保持一定湿度，4 周后移栽至大田种植[34]。

④广藿香组织培养繁殖相关研究。

广藿香组织培养和快速繁殖的大量实验表明，通过无菌材料的获得、愈伤组织的诱导、丛生芽培养、生根培养和驯化移栽等步骤可以培育出长势良好的植株。张家明等通过农杆菌介导的方法将柞蚕抗菌肽 D（Cecropin - D）基因导入广藿香细胞，获得 5 株转基因植株，并繁殖成无性系。在 Cecropin - D 转基因植株无性系后代加入青枯病病原菌 *Pseudomonas sonanacerum* 共培养的过程中，约有 1/4 转基因植株无性系后代存活，对照植株全部死亡，表明转基因植株有了一定的抗病性。在此基础上，研究者通过悬浮培养和外植体直接出芽两条途径获得广藿香再生植株的过程[35]。肖省娥等采用组织培养的方法，以叶片、根尖、带节茎段及茎段作为外植体进行培养，结果表明，叶片及带节茎段较易诱导愈伤组织，适宜的培养基为 MS + BA 0.5 mg/L + NAA 0.2 mg/L。愈伤组织的分化与增殖，以 MS + BA 0.5～1.0 mg/L 较好。杜勤等[32] 优化了诱导愈伤组织培养基、诱导丛生芽培养基、生根培养基和复壮培养基，4 种培养基组成分别为 MS + 2,4 - 二氯苯基乙酸（2,4 - D）0.5 mg/L（以下单位同）+ 6 - 苄氨基嘌呤（6 - BA）1.5 + 萘乙酸（NAA）1.25，MS + 6 - BA 2，1/2 MS，1/2 MS + 马铃薯泥 5%，并在各培养基里均加入 6 g/L 琼脂和 3.0% 蔗糖，此时 pH 值为 5.8，在驯化 4 周后移栽大田的成活率达到 95% 以上。除此之外，杜勤等还考察了消毒剂、光照条件、激素浓度、生根培养基对石牌广藿香试管苗生成的影响，发现将叶以 0.2% 氯化汞消毒 15 分钟，接种于 MS + 6 - BA 2 mg/L 培养基上，在光照下培养前先置于暗处 2 天，由此生成愈伤组织后再继续培养生成丛生芽，将丛生芽置于 1/2 MS 培养基上能生成较多根，试管苗移栽率高达 95% 以上。

2. 田间管理

（1）种植地选择。

种植地的选择及生态环境的监测，按照《中药材生产质量管理规范》，各中药材规范化种植基地均远离居民点，远离交通要道，大气、水质、土壤无污染，周围无污染源，并按国家标准，完成对各规范化种植地的土壤、灌溉水、空气环境质量的检测。其中，环境空气达到《国家环境空气质量标准》（GB 3095—1996）二级以上标准；土壤达到《国家土壤环境质量标准》（GB 15618—1995）二级以上标准；灌溉水达到《国家农田灌溉水质标准》（GB 5084—92）二级以上标准[36-38]。

（2）种植地管理。

一般大田栽种 30 天后需要中耕除草，以后 20 天左右除草 1 次直至植株封行。立秋后广藿香生长旺盛，需进行大培土 1 次。追肥多在栽种后生了根即可进行，施肥应遵循"先淡后浓，勤施薄施"的原则，每 1~2 月施肥 1 次，肥料以人畜粪尿、腐熟农家肥或复合肥为主。

（3）病虫害防治。

病虫害的防治，应贯彻"预防为主，综合防治"的方针，使用农药时按农牧渔业部、卫生部颁发的《农药安全使用规定》执行。应着重消灭和杜绝病菌的初次侵染来源，采取农业防治，如合理轮作、合理施肥、选健壮种苗并做好消毒、及时清除病株并做好土壤消毒，并在此基础上结合化学防治。

广藿香常见的病害有细菌性角斑病、斑枯病和根腐病；虫害主要来自蚜虫、卷叶螟、红蜘蛛等。

其中细菌性角斑病多在高温多湿季节发生。开始时叶片呈水浸状病斑，逐渐扩大成为多角形褐色病斑，严重时叶片干枯脱落。防治方法为注意排水和通风透光，发病初期喷施 1:1.5:120 倍波尔多液。斑枯病表现为叶两面病斑呈多角形，初时暗褐色，叶色变黄，严重时病斑汇合，叶片枯死，6—9 月常发生。防治方法可喷施 50% 瑞毒霉素 1 000 倍或 25% 多菌灵可湿性粉剂 500~1 000 倍液或 65% 代森锌可湿性粉剂 500 倍液，每 7 天喷 1 次，连喷 2~3 次。根腐病表现为植株根部和根状茎处发生腐烂，逐渐延至地上部分，使皮层变褐色，萎蔫而死。在夏季多雨、排水不良的地方，发病尤其严重。防治时需双管齐下，一方面要及时挖除病株并烧毁，再撒施石灰消毒，注意做好排水工作，避免连作；另一方面可用 75% 百菌清可湿性粉剂 500~600 倍液，或 70% 敌克松粉剂 1 000 倍液浇灌植株根部。

至于广藿香虫害的防治，则要因需使用农药，如蚜虫用 40% 乐果乳剂稀释 800~1 000 倍喷雾防治。红蜘蛛用 40% 水胺硫磷 1 000~2 000 倍喷雾防治。卷叶螟可用敌百虫稀释 300~400 倍喷杀。常用农药收获前禁用期为 15~20 天。

（三）广藿香的采收、加工与贮藏

1. 采收与初加工

广藿香的入药部位是植株的地上部分，一般应在落叶前采收。同时根据不同的地区以及当地的气候条件来决定。植株过嫩或过老，都会影响其产量和品质。

一般秋季定植，于翌年 8 月上旬采收。选择晴天露水干后拔取或挖起全株，除去泥沙、须根、杂质。白天先晒数小时，使叶片稍呈皱缩状态，收回捆扎成把，然后分层交错堆置发酵。一般堆置高度为 1.5~2 m，上面用稻草和塑料薄膜覆盖。经过堆置后，可以保持叶片不脱落或少脱落。堆置和摊晒的时间因各地习惯各有不同：有的堆放 3 天，然后再摊晒至全干；有的夜晚堆置使其"发汗"，翌日白天再摊晒，反复进行，直至全干。堆置时注意将叶的方向朝向一致，不要与根混杂在一起堆放。

文献记载及实际产地加工方法主要有以下几种：

《中国药典》2020 年版记载，广藿香枝叶茂盛时采割，日晒夜闷，反复至干。

《中药炮制大全》记载，广藿香在 5—6 月和 9—10 月间，枝叶茂盛时采收。采收时将全株拔起，除去根，暴晒两天，堆起，用草覆盖两天，摊开再晒，反复至干；或半干时捆成束，再晒至全干。

广东地区的加工方法为选择晴天露水干后，用手拔取全株，除去泥土及须根，暴晒 1~2 小时，摊晒至全叶呈皱缩状时，分层叠堆，盖上稻草压实闷（发汗）一夜，翌日再晒，如此再闷一次，摊晒至八成干时捆扎成小把，再如此堆至足干。海南地区的加工方法为选择晴天露水干后，拔起或挖起全株，除去泥土、须根及非药用部分杂质，晒一天，晚上收回室内堆放，第二天再晒，如此堆晒至干燥为止，保持叶片不脱落，捆成小把。

《中药志》记载，广藿香收获后，白天先晒数小时，使叶片稍呈皱缩状态，收回捆扎成把，然后分层交错堆置发酵。上面用稻草覆盖堆置使其"发汗"，翌日白天再摊晒，反复进行，直至全干。

广东加工方法还有，广藿香秋季稻谷收割前，约 10 月下旬至 11 月上旬枝叶茂盛时采收，直接拔出全株，除去泥土、须根，日间暴晒，晚上堆叠发汗，反复操作，直至全干。

2. 包装、运输与贮藏

传统包装材料多用麻袋、草席、塑料尼龙布，每件 50 kg，并在包装上注明品名、批号、规格、质量、重量、产地、生产日期等信息。运输工具必须清洁、干燥、无异味、无污染，严禁与可能污染其品质的货物混装运输。存放时广藿香应防止挥发油的散失，因此贮藏地点应选择清洁、干燥、阴凉、通风、无异味的专用仓库或阴凉库，并要注意防潮、防虫、防霉[28]。

3. 不同加工方法对广藿香挥发油含量的影响

比较4种不同的加工方法对广藿香药材挥发油的影响,即白天阴干晚上堆闷、白天及晚上均置露天晾晒不堆闷、白天晚上均置遮阳网下阴干不闷和白天晒晚上堆闷(传统法),其中传统加工方法处理所得的广藿香挥发油含量最高,且与其他各组相比具有显著性差异[39],验证了传统加工方法的合理性,为广藿香的加工方法提供了初步实验依据。

三、基原鉴定

广藿香药材为唇形科刺蕊草属植物广藿香 *Pogostemon cablin*(Blanco)Benth. 的干燥地上部分,枝叶茂盛时采割,反复日晒夜闷至干。传统上市场将广藿香药材商品分为牌香(石牌藿香,广州产)、肇香或枝香(肇庆产)、湛香(湛江产)和南香(海南产)。前两者是道地药材,质量优,供药用;后两者质量较次,不供药用,仅用作提取广藿香油。由于内外双重环境的影响,不同产地的广藿香的外在性状及内在成分方面均有所差别。

(一)性状和显微特征

由于产地的生态环境、种植、采收、加工方法等的差异,不同产地的广藿香药材在性状上具有较明显的差别:牌香,植株矮小,分枝较多;南香植株最高,分枝较多,其余两种植株高度介于牌香和南香之间,且分枝较少;除牌香叶厚而皱缩以外,其余均叶薄而平坦;肇香与湛香的主要区别在于前者植株密被茸毛、节间较短、气清香,而后者植株茸毛稀疏、节间较长、气香。研究者在对其外观性状和显微特征的基础上,着重描述了可量化的特征,如不同产地广藿香的植株高度、节间长度、茎断面髓部大小、分枝角度,以及厚角组织、纤维、腺鳞、小腺毛、非腺毛等,从而使得药材性状鉴定方法趋于数字化和具体化(见表4-2)。

表4-2　不同栽培品种广藿香的主要性状特征

栽培品种	牌香	肇香	湛香	南香
植株高度(m)	0.6～1	0.8～1.2	0.8～1.0	0.8～1.1
茎枝	直立粗壮,上部多分枝,密被灰黄色茸毛,断面髓部占直径的1/3～1/2	枝条稍细,略轻泡,具较密集茸毛,断面髓部占直径的1/2	茎较细而短,分枝较多而弯曲,节较疏,具稀疏茸毛,断面髓部占直径的1/2	枝条较细,下部分枝较多而弯曲,茸毛显著,断面髓部比例大于直径的1/2

（续上表）

栽培品种	牌香	肇香	湛香	南香
叶	灰绿至深绿色，广卵形或阔卵圆形，长宽比 1.23，厚纸质，表面皱缩	灰绿至灰褐色，椭圆形，长宽比 1.38，薄纸质，表面较平坦	灰绿色，长椭圆形，长宽比 1.75，薄纸质，表面较平坦	黄色或灰黄色，长卵形，长宽比 1.99，薄纸质，表面平坦
气味	特殊香气，味甘而不苦涩	气清香，味甘、微苦涩	气香，味甘、微苦涩	气香，味微苦涩

　　机械组织的多寡体现了植物茎对地上部分的支持能力，冯承浩[40]比较了牌香、肇香和湛香的性状特征及显微结构特点，发现在后两者中广藿香茎的栅栏组织较发达，排列较牌香更为紧密，与其长势较旺盛、枝条粗壮的特点较为一致。

　　罗集鹏等[41]考察了广州黄村、高要连塘、吴川长岐、遂溪城月、雷州英利和海南万宁六个产地的广藿香，比较了其植株的性状差别，包括节间长度、分枝角大小等值，还观测了茎横切面、茎解离组织和粉末、叶中脉横切面、脉间横切面和叶上下表皮表面的显微特征，并计算了气孔指数、栅表比等数值。根据老茎形状、分枝角大小、叶片基部形状、嫩枝和嫩叶的颜色以及叶面形态等性状的不同，将 6 个产地的广藿香分为两组，即石牌藿香（包括广州和高要产者）和海南藿香（包括吴川、遂溪、雷州和海南产者），并经易地栽培实验，证明上述两组广藿香的分枝角、茎叶颜色和叶面形态在短期内不会发生改变。而通过气孔指数、栅表比的比较，可以区分广藿香的不同产地，其中气孔指数、栅表比都以广州产者最小，吴川与海南产的为最大。

　　李薇等[42,43]着重进行了对牌香、肇香、湛香、南香的植株、主茎、叶的性状特征和气孔指数、栅表比、脉岛数等叶表面显微常数的比较，这 4 个栽培品种的叶的显微常数存在显著差别，其中气孔指数分别为 3.4 ~ 5.3，1.1 ~ 3.7，3.6 ~ 6.1，4.3 ~ 7.2；栅表比分别为 8.3 ~ 11.5，8.6 ~ 10.4，9.4 ~ 12.9，8.8 ~ 13.6；脉岛数分别为 3 ~ 5，3 ~ 7，13 ~ 15，12 ~ 15，可用于 4 个栽培品种的区别。并利用扫描电镜在 250 ~ 2 500 放大倍数下对不同产地广藿香叶表面气孔、非腺毛表面疣点、细胞表面角质纹饰等特征进行了重点比较，观测到 4 个产地上述特征的明显差异，为广藿香的鉴别提供依据。同时还分别以光镜、电镜对牌香、肇香和湛香的花的形态特征进行了系统的观察和比较，通过详细描述不同产地广藿香花萼、花冠、雄蕊、雌蕊的性状特点和非腺毛、腺鳞、腺毛、花冠表皮细胞、花粉囊内壁的显微特征，以及花粉粒赤道面观、花粉粒极面观、花粉粒外壁、花药和花药外壁的电镜扫描特征，为广藿香的种质鉴定提供了更为丰富的鉴别依据。

吴友根等[44]采用扫描电镜法比较了广藿香不同栽培类型叶表面盾状腺毛、气孔、非腺毛表面疣点等特征，不同栽培类型广藿香的腺毛微形态在形状、表面、皱褶形态等方面有一定差异性。

（二）混淆品鉴别研究

广藿香的混淆品主要有藿香 *Agastache rugose*（Fisch. et Mey.）O. Ktze.[45]、广防风 *Epineredi indica*（L.）Rothm.[46]、防风草 *Anisomeles indica*（L.）O. Ktze. R[47]。3 种混淆品和广藿香在性状、显微方面具有较大的相似之处，不同之处在于藿香的茎四角有棱脊；广防风嗅之微臭；防风草的棱角较明显，棱角外毛茸较多，三者均无广藿香特异芳香气味和特有的间隙腺毛结构，其中防风草具有螺纹、网纹纤维管胞。

罗集鹏等[48]采用 PCR 直接测序技术对广藿香及其代用品土藿香 *Agastache rugosa*（Fisch. et Mey.）O. Ktze.、类似品茴藿香 *Agastache foeniculum*（Pursh.）O. Ktze. 的核 18S rRNA 基因和叶绿体 *mat*K 基因核苷酸序列进行测序分析发现，牌香、印尼广藿香、土藿香和茴藿香的 18S rRNA 基因完整核苷酸序列长度分别为 1 805 bp、1 799 bp、1 794 bp、1 796 bp。其中牌香与土藿香的 18S rRNA 基因序列间存在 18 个碱基变异位点和 11 个排序间隙位点，两者相似性为 98.14%。而通过对 4 个样本 *mat*K 基因核苷酸序列 3′端部分（即序列 747～1 268 nt 位置）排序比较，发现牌香与土藿香的 *mat*K 基因 3′端部分序列存在 49 个碱基变异位点，无排序间隙位点，两者相似性仅为 90.16%。并通过比较刺蕊草属（*Pogostemon*）和藿香属（*Agastache*）间 18S rRNA 序列和 *mat*K 基因 3′端部分序列，发现属间序列差异较大，而藿香属内土藿香 *Agastache rugosa* 和茴藿香 *A. foeniculum* 种间的序列差异较小，说明不同属间的序列差异均大于同属不同种间的差异。

（三）遗传多样性研究

徐颂军等[49]采用超薄等电聚焦电泳技术对在广东 3 个地区（广州市天河区、肇庆市高要县和湛江市遂溪、徐闻等县）栽培的广藿香作出蛋白质电泳图谱，结果表明，牌香、湛香和肇香之间有 8 条蛋白质带表现出多态性，其中石牌广藿香与后两者明显不同，拥有 2 条特征蛋白质带，而后两者非常相似，但也可根据特异性条带区分开来。所以根据此结果及其形态特征和药材特征将广藿香分为 3 个栽培品种。

刘玉萍等[50]对 6 个不同产地的广藿香进行核 18S rRNA 基因和叶绿体 *mat*K 基因核苷酸序列的测序分析，发现 6 个广藿香样本间的 18S rRNA 基因的核苷酸序列长度不等，其中广州黄村的"石牌广藿香"为 1 805 bp，肇庆地区高要的"高要广藿香"与湛江地区海康的"湛江广藿香"、海南万宁的"海南广藿香"为 1 804 bp，湛江地区吴川、遂溪的"湛江广藿香"为 1 803 bp，核苷酸序列间存在 17 个变异位点；*mat*K 基因核苷酸序列长度均为 1 245 bp，核苷酸序列存在 47 个变异位点。研究还表明，6 个产地广藿香明显可分成两组，属广藿香酮型的广东广州"石牌广藿香"与邻近的肇庆地区"高要广藿香"聚为一组，属百秋李醇型的广东湛江地区"湛江广藿香"与海南万宁"海南广藿香"聚为一组，说明广藿香植物的基因型与道地性及化学型呈良好的相关性。

潘超美等[51]选取 14 个随机引物分析了 5 个不同居群牌香、肇香、湛香、南香和组培苗的 RAPD 扩增图谱，结果显示不同居群的扩增指纹图谱差异较大，可聚为两大类，一类为组培苗和湛香，另一类是牌香、肇香和南香。曹柳英等[52]选取 46 个随机引物分析了广藿香植物及药材等 9 个样品，获得不同产地广藿香 RAPD 扩增图谱引物 6 条，其中 S538 可反映不同产地广藿香多态性的微小差别。

张英等[53]分析了不同产地 8 个广藿香样品的 ITS 基因序列特征，序列共有变异位点 24 个，相同地域的样品具有较高的相似性。基于此序列所构建的系统树可将 8 个样品分为 3 组，广藿香的地理型和基因型具有显著的相关性。

四、品质研究

（一）传统评价

《增订伪药条辨》首次将广藿香及海南藿香品质进行比较，《药物出产辨》亦对不同产地的广藿香品质进行评价，云："藿香产广东，以番禺、河南宝岗、喃呒庄、石牌为好。肇庆、六步为肇香，次之。琼州属产者，为南香更次。"

（二）现代研究

1. 品质影响因素研究

广藿香品质影响因素很多，不同产地栽培类型、不同采收期、不同生长期、不同加工方法，不同光照强度以及连栽年限等因素都会对广藿香药材挥发油及主要成分造成影响。

（1）不同产地对广藿香品质的影响。

应用 GC－MS 联用技术对不同产地广藿香挥发油成分进行分析。从 4 月和 7 月采收的牌香茎油中分离鉴定出 62 个化合物，占总量的 96.63%，叶油中分离鉴定出 56 个化合物，占总量的 91.03%。且牌香中茎油和叶油中均以广藿香酮含量最高，与其他产地明显不同[54]。肇香茎油中分离鉴定出 52 个化合物，占总量的 78.83%，叶油中分离鉴定出 36 个化合物，占总量的 96.95%[55]。雷州产广藿香茎油中分离出 92 个色谱峰，鉴定了 49 个化合物；叶油中分离出 70 个色谱峰，鉴定了 38 个化合物。其中茎油中有 26 个化合物是叶油中没有的，而叶油中也有 15 个成分是茎油所不具有的[56]。吴川产广藿香茎油中分离出 135 个色谱峰，鉴定了 53 个化合物；叶油中分离出 58 个色谱峰，鉴定了 37 个化合物。其中含量在 1% 以上的成分，茎油中有 11 个（鉴定出 10 个），叶油中有 12 个（鉴定出 11 个）[57]。南香茎油中分离鉴定出 28 个化合物，占总量的 81.92%，叶油中分离鉴定出 18 个化合物，占总量的 74.94%，含量超过 1% 的成分有 10 个，以百秋李醇含量最高[58]。

选取百秋李醇和广藿香酮为主要指标成分，比较不同产地栽培类型牌香、肇香、湛香和南香的挥发油含量及指标成分的相对含量，结果表明，牌香、肇香、湛香和南香的挥发油总量依次上升，而指标成分的相对含量却依次下降[39]。

（2）不同采收期对广藿香品质的影响。

应用 GC－MS 联用技术比较不同采收期（当年 7 月至翌年 4 月）肇香的产量（平均单株干重）、含油率以及茎和叶中 14 个主要成分的含量，其中产量随着生长期的增长而逐渐增加，11 月份全株含油率较高，叶油中广藿香酮含量以 7 月和 9 月最高，百秋李醇含量以 9—11 月较高；茎油中广藿香酮含量在 7 月、10 月和翌年 1 月为高峰期，百秋李醇含量变化不大，以 11 月较高。若以挥发油含量作为质量评价指标，则 11 月采收为宜。考察当年 7 月至次年 3 月广藿香（牌香）在不同采收期广藿香酮和百秋李醇含量积累动态，发现广藿香酮的含量为 19.44% ~ 43.79%，最高和最低月份分别为 12 月和 7 月；百秋李醇含量为 13.55% ~ 25.09%，最高和最低月份分别为 10 月和 12 月[39,58-60]。

应用 GC－MS 联用技术分析 7 个不同来源于 2008 年 1 月移植的广藿香的挥发油成分，分别于 2008 年 5 月、8 月、11 月和 2009 年 2 月采收。其中百秋李醇是在历次采收中均为挥发油中最重要的化学成分，含量高达 47.26% ~ 68.97%[61]。

（3）不同生长期对广藿香品质的影响。

考察当年 7 月份至次年 3 月份不同生长期的广藿香（牌香）挥发油含量变化发现，挥发油含量为 0.21 ~ 0.39 mL/100 g，其中 7 月最高，次年 3 月最低[39]。

（4）不同加工方法对广藿香品质的影响。

采用不同加工方法：白天阴干晚上堆闷、白天及晚上都置于露天晾晒不堆闷、白天晚上都置于遮阳网下阴干不闷、白天晒晚上堆闷（传统法）加工处理，广藿香（湛香）药材挥发油含量有所不同，其中传统法加工的挥发油含量最高，与其他 3 组有显著差异[39]。

（5）连栽年限对广藿香的品质的影响。

应用田间调查研究法，对广藿香植株农艺性状、生理生化指标及主要有效成分质量分数进行观察，随着连栽年限的增加，广藿香叶绿素质量分数显著降低，其植株的总挥发油和百秋李醇质量分数也呈降低趋势。叶绿素质量分数的降低会对光合作用产生影响，使光合作用的同化产物质量分数降低，进而可能影响其次生产物的积累[62]。

2. 道地性内涵的现代研究

为阐明广藿香道地性的内涵及其形成原因，罗集鹏等[63]对广东各产区的广藿香进行了系统的药效学、挥发油成分、生物遗传学方面，以及气候、土壤的分析比较。通过考察广藿香的水提物、去油水提物和挥发油混悬液对小鼠胃肠道功能、大鼠胃分泌功能、小鼠血清淀粉酶活力，以及对番泻叶所致小鼠腹泻和对冰醋酸所致小鼠扭体反应的影响，提示广藿香的解痉作用、改善消化及镇痛和抗腹泻的有效成分主要是水溶性成分。在此基础上发现，广藿香去油部分的五种不同极性提取物（乙醇沉淀物、氯仿提取物、乙酸乙酯提取物、正丁醇提取物和水提液）对胃肠道功能的作用不尽相同，作用强度也有差异，提示广藿香的临床治疗作用可能是上述五种不同极性提取物综合作用的结果。通过比较高要和吴川产广藿香对消化系统的作用发现，无论是解痉、促进消化、抗腹泻方面，还是抑制肠道致病菌作用方面，高要产广藿香均明显优于吴川产的，这一定程度上体现了牌香道地性的药效学内涵。通过考察广藿香化学成分种类及含量特点，发现牌香和肇香挥发油中含有较多的广藿香酮，而湛香和南香挥发油中百秋李醇的比例较高，这个特点可作为化学型分类的重要依据，生物内部的遗传因素也支持了化学分型。除此之外，气候和土壤的部分数据信息也为广藿香的品种鉴别提供依据。

3. 指纹图谱和质量控制

目前广藿香常用的研究方法有薄层色谱法（TLC）、质谱联用法（GC）、气相色谱—质谱联用法（GC－MS）、高效液相色谱法（HPLC）和裂解质谱联用法（PGC）等。

（1）薄层色谱研究。

应用薄层色谱法对不同产地6个广藿香样品进行鉴别，结果表明，广藿香挥发油部位中的成分薄层色谱行为相似，可作为广藿香的基原鉴别方法之一；不同样品的甲醇提取物与石油醚提取物成分存在明显差异[64]。

（2）质谱联用研究。

用毛细管质谱联用研究12个不同品种广藿香挥发油的指纹图谱，用相对保留值和相对峰面积2个参数以及指纹图谱八强峰和指纹图谱分区2种方法加以分析。结果表明不同栽培品种广藿香的指纹图谱相似性表现为：指纹图谱各区出峰稳定，峰数一致，有5个共有峰在12个样品中均进入指纹图谱八强峰，参考峰均为指纹图谱八强峰中的最强峰。差异性为：各区特征峰的峰形、相对峰面积值不同，19号和20号峰是湛江广藿香特有的指纹图谱八强峰，而14号和17号峰却为石牌广藿香特有的指纹图谱八强峰[65]。

（3）GC－MS指纹图谱研究。

魏刚等对21个广藿香样品的相对含量约占挥发油总量的80%的主成分进行分析，

並依據其含有的 β-廣藿香烯、β-欖香烯、順式-石竹烯、反式-石竹烯、刺蕊草烯、α-愈創木烯、δ-愈創木烯、α-廣藿香烯、百秋李醇、廣藿香酮和未鑑定 A，總計 11 種成分的出峰先後順序和相對含量等特徵，建立了廣藿香揮發油特有的指紋圖譜，並以這 11 個共有峰為評價指標，驗證了牌香在不同採收期主成分的穩定性，同時與肇香、湛香、南香比較發現，11 個成分的相對含量（除順式-石竹烯、反式-石竹烯外）均有顯著性差異[66-69]。根據不同產地的廣藿香主要化學成分含量的異同，可以將其分為 3 個化學型：廣藿香酮型、百秋李醇型、百秋李醇和廣藿香酮含量均高型，通過 GC×GC-TOF MS 分析驗證了上述分類觀點[70]。在對石牌廣藿香揮發油的分析研究中，羅集鵬等從 4 月和 7 月採收的莖油中分離鑑定出 62 個化合物，占總量的 96.63%，主要含廣藿香酮（71.87%和71.72%）、百秋李醇（2.57%和3.39%）以及十六烷酸、d-苦橙油醇、δ-愈創木烯和反式-丁香烯等；從葉油中分離鑑定出 56 個化合物，占總量91.03%，主要含廣藿香酮（16.69%和65.15%）、百秋李醇（18.95%和6.10%）以及反式-丁香烯、α-愈創木烯、法尼醇、十六烷酸、刺蕊草烯等。不難發現，牌香與其他產地的揮發油組分明顯不同，其莖油和葉油中均以廣藿香酮的含量最高[54]。這些指標都可以有效地對不同產地的廣藿香加以鑑別[71]。

（4）HPLC 指紋圖譜研究。

以廣藿香 10 批樣品的甲醇提取物所建立的含26 個共有峰的 HPLC 指紋圖譜，初步擬定其指標成分群[72]。

（5）裂解質譜聯用法。

採用裂解質譜聯用法（PGC）分析，13 個不同產地廣藿香樣品的裂解峰有 35 個色譜峰，其中共有峰占90% 以上，由此建立的指紋圖譜既有相似性，也有特徵性，圖譜的重現性好[73]。

4. 廣藿香藥材質量標準

【性狀】

廣藿香藥材莖略呈方柱形，多分枝，枝條稍曲折，長 30~60 cm，直徑 0.2~0.7 cm；表面被柔毛；質脆，易折斷，斷面中部有髓；老莖類呈圓柱形，直徑 1~1.2 cm，被灰褐色栓皮。葉對生，皺縮成團，展平後葉片呈卵形或橢圓形，長 4~9 cm，寬 3~7 cm；兩面均被灰白色茸毛；先端短尖或鈍圓，基部楔形或鈍圓，邊緣具大小不規則的鈍齒；葉柄細，長 2~5 cm，被柔毛。氣香特異，味微苦。

【鑑別】

（1）粉末：廣藿香葉片粉末淡棕色。葉表皮細胞呈不規則形，氣孔直軸式。非腺毛1~6 細胞，平直或先端彎曲，長約至 590 μm，壁具疣狀突起，有的胞腔含黃棕色物。腺鱗頭部 8 細胞，直徑 37~70 μm；柄單細胞，極短。間隙腺毛存在於葉肉組織的細胞間隙中，頭部單細胞，呈不規則囊狀，直徑 13~50 μm，長約 113 μm；柄短，單

191

细胞。小腺毛头部2细胞；柄1~3细胞，甚短。草酸钙针晶细小，散在于叶肉细胞中，长约27 μm。

（2）理化鉴别：取广藿香粗粉适量，按照《中国药典》2020年版四部挥发油测定法（通则2204）测定，分取挥发油0.5 mL，加乙酸乙酯稀释至5 mL，作为供试品溶液。另取百秋李醇对照品，加乙酸乙酯制成每1 mL含2 mg的溶液，作为对照品溶液。按照《中国药典》2020年版一部薄层色谱法（通则0502）实验，吸取上述两种溶液各1~2 μL，分别点于同一硅胶G薄层板上，以石油醚（30 ℃~60 ℃）：乙酸乙酯：冰醋酸（95：5：0.2）为展开剂，展开，取出，晾干，喷以5%三氯化铁乙醇溶液。供试品色谱中显一黄色斑点；加热至斑点显色清晰，供试品色谱中，在与对照品色谱相应的位置上，显相同的紫蓝色斑点。

【检查】

（1）杂质：按照《中国药典》2020年版四部通则2301测定，不得过2%。

（2）水分：按照《中国药典》2020年版四部通则0832第四法测定，不得过14.0%。

（3）总灰分：按照《中国药典》2020年版四部通则2302测定，不得过11.0%。

（4）酸不溶性灰分：按照《中国药典》2020年版四部通则2302测定，不得过4.0%。

（5）叶：不得少于20%。

（6）重金属及有害元素：按照中华人民共和国对外贸易经济合作部发布的《药用植物及制剂进出口绿色行业标准》规定。

【浸出物】

醇溶性浸出物：按照《中国药典》2020年版四部醇溶性浸出物测定法（通则2201）项下的冷浸法测定，用乙醇作溶剂，不得少于2.5%。

【含量测定】

百秋李醇的含量测定按照《中国药典》2020年版四部质谱联用法（通则0521）测定。

（1）色谱条件与系统适用性实验：HP-5毛细管柱（交联5%苯基甲基聚硅氧烷为固定相）（柱长为30 m，内径为0.32 mm，膜厚度为0.25 μm）；程序升温：初始温度150 ℃，保持23分钟，以每分钟8 ℃的速率升温至230 ℃，保持2分钟；进样口温度为280 ℃，检测器温度为280 ℃；分流比为20：1。理论板数按百秋李醇峰计算应不低于50 000。

（2）校正因子测定：取正十八烷适量，精密称定，加正己烷制成每1 mL含15 mg的溶液，作为内标溶液。取百秋李醇对照品30 mg，精密称定，置10 mL量瓶中，精密加入内标溶液1 mL，用正己烷稀释至刻度，摇匀，取1 μL注入质谱联用仪，计算校正因子。

（3）测定法：取广藿香粗粉约 3 g，精密称定，置锥形瓶中，加三氯甲烷 50 mL，超声处理 3 次，每次 20 分钟，过滤，合并滤液，回收溶剂至干，残渣加正己烷使其溶解，转移至 5 mL 量瓶中，精密加入内标溶液 0.5 mL，加正己烷至刻度，摇匀，吸取 1 μL，注入质谱联用仪，测定，即得。

本品按干燥品计算，含百秋李醇不得少于 0.10%。

第三节　加工炮制研究

广藿香净制始载唐代（《仙授理伤续断秘方》），同时并有酒制（《外台秘要》）。宋代又增加焙制（《产育宝庆集》），明代又增加了油制（《普济方》），近代以生用为主。《本草品汇精要》记载："去枝梗，水洗去土用。"

一、炮制加工方法比较

广藿香的炮制加工方法在《中国药典》《全国中药炮制规范》和《各省中药炮制规范》多有记载，处理方法不尽相同[74]。各炮制方法均包括除杂、理叶、洗净、闷润和切段等步骤，主要区别体现在闷润的时间和程度、切段的规格和干燥方法等方面（见表 4-3）。

表 4-3　广藿香炮制方法汇总

序号	炮制方法	文献出处
1	除去残根和杂质，先抖下叶，筛净另放；茎洗净，润透，切段，晒干，再与叶混匀	《中国药典》（2015）
2	取原药材，除去残根及杂质，抖下叶后另放，将茎洗净，稍润切段，低温干燥或晒干，再与叶混匀	《全国中药炮制规范》（1988）
3	取原药材，除去杂质及残根、老梗，先抖下叶，筛去泥土，另放；取茎，粗细分开，洗净，浸泡 2~4 小时，至约七成透时，取出，闷润 4~8 小时，至内外湿度一致，切小段，低温干燥，再与叶混匀	《北京市中药饮片炮制规范》（2008）
4	取原药材，除去残根及杂质，先抖下叶，筛净另放，将茎洗净，润透，切成 10~15 mm 长段，晒干，再与叶混匀	《山西省中药饮片炮制规范》（1984）
5	除去杂质、残根及老梗，抖下净叶作藿香叶用，梗粗细分开，用清水浸泡至七八成透，洗净，捞出，闷润至透，切段，晒干	《内蒙古中药饮片炮制规范》（1977）
6	除去残根及杂质，先抖下叶，筛去泥土，另放；茎洗净，润透，切段，晒干或低温烘干，再与叶混匀	《辽宁省中药饮片炮制规范》（1986）

（续上表）

序号	炮制方法	文献出处
7	取原药材，除去残根及杂质，先抖下叶，筛去另放；茎洗净，润透，切段，干燥，筛去碎屑，再与叶混匀	《黑龙江省中药饮片炮制规范》（2012）
8	将原药除去残根等杂质，理出叶，将茎洗净，下半段略浸，润透，切短段，晒或低温干燥，再与叶混匀，筛去碎屑	《上海市中药饮片炮制规范》（2008）
9	取原药材，除去杂质及残根，先抖下叶，筛净另放；茎洗净，润透，切段，晒干，再与叶混匀	《江苏省中药饮片炮制规范》（2002）
10	取原药，除去杂质及直径 1.2 cm 以上的老茎（另用），洗净，润软，切段，低温干燥，筛去灰屑	《浙江省中药饮片炮制规范》（2005）
11	取原药材，除去残根、杂质，先抖下叶，筛净另放；茎洗净，润透，切段，干燥或低温烘干，再与叶混匀	《安徽省中药饮片炮制规范》（2005）
12	除去残根及杂质，先抖下叶，筛净另放；茎洗净，润透，切段，低温干燥，再与叶混匀	《江西省中药饮片炮制规范》（2008）
13	除去残根及杂质，先抖下叶，筛净另放；茎洗净，润透，切段，晒干，再与叶混匀	《河南省中药饮片炮制规范》（2005） 《广西壮族自治区中药饮片炮制规范》（2007） 《重庆市中药饮片炮制规范》（2006） 《四川省中药饮片炮制规范》（2002）
14	除去杂质，先抖下叶，筛净另放；茎洗净，润透，切段，晒干，再与叶混匀	《湖北省中药饮片炮制规范》（2009）
15	取原药材，除去残根及杂质，抖下叶另放；将茎洗净，稍润切中段，低温干燥或晒干，再与叶混匀	《湖南省中药饮片炮制规范》（2010）
16	取原药材，选取幼嫩枝叶，除去残根及杂质，先抖下叶，筛净另存；茎洗净，淋水润透，切段，晒干，再与叶混匀	《贵州省中药饮片炮制规范》（2005）
17	除去残根，拣去杂质，先抖下叶，筛净另放，粗细枝分开，粗枝浸泡至透，细枝淋水，润透，切段，阴干，再与叶混匀	《宁夏回族自治区中药饮片炮制规范》（1997）

二、炮制机理研究

未见报道。

三、广藿香饮片质量标准

（一）性状

广藿香饮片呈不规则的段。茎略呈方柱形，表面灰褐色、灰黄色或带红棕色，被柔毛。切面有白色髓。叶破碎或皱缩成团，完整者展平后呈卵形或椭圆形，两面均被灰白色茸毛；基部楔形或钝圆，边缘具大小不规则的钝齿；叶柄细，被柔毛。气香特异，味微苦。

（二）鉴别

同广藿香药材。

第四节　制剂研究

一、制剂类型及种类

以广藿香或广藿香油作为主要原料的制剂有 41 种，包括 19 种丸剂（十香返生丸、牛黄至宝丸、再造丸、香苏正胃丸、疏肝和胃丸、人参再造丸、沉香化气丸、六合定中丸、香苏调胃丸、藿香正气丸、小儿至宝丸、平肝舒络丸、纯阳正气丸、香砂养胃丸、藿香正气滴丸、木香分气丸、四正丸、抱龙丸和保济丸）、5 种片剂（调胃消滞片、藿香正气片、暑症片、鼻炎康片和藿胆片）、5 种胶囊剂（午时茶胶囊、肾康复胶囊、藿香正气胶囊、藿香正气软胶囊和加味藿香正气软胶囊）、4 种颗粒剂（午时茶颗粒、小儿感冒颗粒、香砂养胃颗粒和藿香正气颗粒）、3 种口服液（藿香正气合剂、抗病毒合剂和藿香正气口服液）、2 种酒剂（国公酒和藿香正气药酒）、1 种糖浆剂（小儿腹泻宁糖浆）、1 种艾条（耀艾艾条）和 1 种茶剂（小儿感冒茶）。

二、制剂技术、工艺及质量标准研究

广藿香相关的制剂涉及的工艺有 5 种，包括用适当的溶剂提取后使用、直接使用精油、直接使用中药粉末等。其中直接使用广藿香油的制剂有 6 个品种。

制备广藿香制剂最常用的技术是将广藿香研磨成粉末，此技术已被用于 20 个品种的制剂，特别是丸剂。因为倍半萜化合物及其衍生物在复杂的制备过程中是非极性和不稳定的，磨粉的工艺技术避免了烦琐的提取和纯化过程，同时防止了药效物质的损失。但不利的一面在于磨粉的工艺往往导致产生过量的微生物，同时，由于药丸中的有效成分不容易在体外溶解，还会导致体内吸收差和药效起效缓慢等缺点。事实上，含有广藿香的药丸主要用于急性胃肠道疾病，这种最传统的技术所导致的药物的不良释放和吸收将成为广藿香应用的瓶颈。

另一种常用工艺是首先提取广藿香油，然后用水煎煮广藿香两次，这种工艺用于 12 个品种的剂型。广藿香油的新型提取方法如超临界流体萃取、微波辅助萃取和超声波萃取等较好地克服了传统方法如蒸馏法的缺点。除挥发油外，广藿香中的黄酮类化合物、甾醇和三萜类化合物也具有生物活性，因此在生产含有广藿香的制剂时，保留挥发油和非挥发性成分是非常必要的[27]。

（一）广藿香配方颗粒

采用正交实验法，以出膏率为指标考察广藿香配方颗粒的提取工艺，并应用薄层色谱法比较不同提取液中的成分差别，结果发现煎煮时间对工艺的影响较小，加水量和煎煮次数对广藿香提取工艺具有显著影响，是该药材提取工艺的重要因素，水提取液中成分具有 3 个鉴别点。最佳的水提取工艺为 10 倍量水、煎煮 2 小时、共 2 次，为广藿香配方颗粒制剂提取工艺的进一步研究提供依据[75,76]。

（二）藿香正气方

应用超临界萃取法（SFE - CO_2）可成功提取藿香正气方的挥发性有效成分苍术酮、百秋李醇、广藿香酮、厚朴酚、和厚朴酚、β - 桉油醇等，可为其质控提供依据[77]。

（三）藿香正气胶囊

藿香正气胶囊组方为厚朴、广藿香、白芷、陈皮、茯苓、白术等，具有解表化湿、理气和中之功效。原标准仅收载半夏显微鉴别及厚朴薄层鉴别项目，通过增加广藿香的薄层色谱鉴别和厚朴的含量测定指标，可更有效控制胶囊的质量[78]。

（四）藿香正气片

在藿香正气片中的厚朴酚、和厚朴酚鉴别的基础上，通过浸渍法提取、二次展开法分离百秋李醇，为其质控提供新依据[79]。

（五）藿香正气水

应用薄层层析法可定性鉴别藿香正气水中的广藿香、厚朴、陈皮和苍术，通过对12批样品中的总固体与乙醇含量之间的关系进行比较，可以有效地监控药品质量[80]。

（六）减味藿香正气水

采用均匀设计和药效学相结合的方法，以家兔离体十二指肠的抑制率为考察指标，探讨减味藿香正气水药味最佳配比为：厚朴7.82 g，陈皮3 g，苍术3 g，半夏3 g，广藿香油30 μL，最佳配比的减味藿香正气水具有良好的抑制家兔离体十二指肠的作用[81]。

第五节　化学成分研究

广藿香的药用成分主要是挥发油，其含量和组成按产地不同而有差异，以海南产者挥发油含量较高。另外，不同产地的广藿香均含有丰富的微量元素，其中以 Fe、Mn、Zn、Sr 的含量较高，而又以牌香中的微量元素含量最高[13]，这与传统认为牌香质量最优的说法一致。

一、化学成分种类

广藿香含有较多的单萜烯、倍半萜烯、醇类、酮类、醛类和烷酸类化合物，其中含量大于1%的化合物有11个，主要有百秋李醇（patchouli）、广藿香酮（pogostone）、α - 愈创木烯（α - guaiene）、β - 愈创木烯（β - guaiene）、δ - 愈创木烯（δ - guaiene）、α - 香柠檬烯（α - bergamotene）、艾里莫酚烯（eremophilene）、β - 广藿香烯（β - patchoulene）、反 - 丁香烯（trans - caryophyllene），另外还有刺蕊草烯（seychellene）、α - 广藿香烯（α - patchoulene）、土青木香酮（aristolone）、马阿里烯（β - maaliene）、α - 蒎烯（α - pinene）、β - 蒎烯（β - pinene）、α - 莪术烯（α - curcumene）、γ - 芹子烯（γ - selinene）、δ - 榄香烯（δ - elemene）等；生物碱类包括广藿香吡啶（patchoulipyridine）、表愈创吡啶（epiguaipyridine）等。

（一）挥发油成分

20 世纪 90 年代，GC - MS 联用技术的应用使得广藿香挥发性成分的分析更为深入（见图 4 - 1）。关玲等[82]最早利用气质联用技术对广藿香茎叶的挥发油成分进行了分析，分离出 49 个色谱峰，鉴定出 33 个化合物，占总挥发油含量的 83.75%；主要成分是百秋李醇（31.86%）、刺蕊草烯（9.58%）、α - 愈创木烯（8.82%）、δ - 愈创木烯

（8.65%）、α-广藿香烯（8.48%）、β-广藿香烯（6.91%）、广藿香酮（3.83%）等。王俊华等采用气质联用技术对广藿香挥发油成分进行分析，分离出 64 个色谱峰，并鉴定了其中的 31 个化学成分，主要成分为百秋李醇（31.66%）、广藿香酮（23.58%），还含有丁香烯、广藿香烯、愈创木烯、法尼醇及它们的异构体等。张强等[83]从广藿香挥发油中分离出 55 个成分，有 24 个已鉴定，其中含量大于1%的有 11 个，以百秋李醇、α-愈创木烯等为主要成分，约占挥发油总量的 70%。刘廷礼等[84]用气质联用法分析了广藿香挥发油化学成分及其含量，主要成分为大叶香酮、7-雪松烯、7-绿叶烯、α-绿叶烯、α-布黎烯、5-柏木醇、匙叶桉油烯酮，约占总相对含量的82%；此外，还含有多种萜烯类及萜醇类化合物。黄丽莎等[85]采用超临界 CO_2 流体萃取技术从广藿香（湛香）中提取挥发油，用气质联用法分离鉴定其化学成分，鉴定出 24 个化合物，其中以百秋李醇（48.8%）、α-愈创木烯（15.3%）、β-愈创木烯（15.2%）为主。

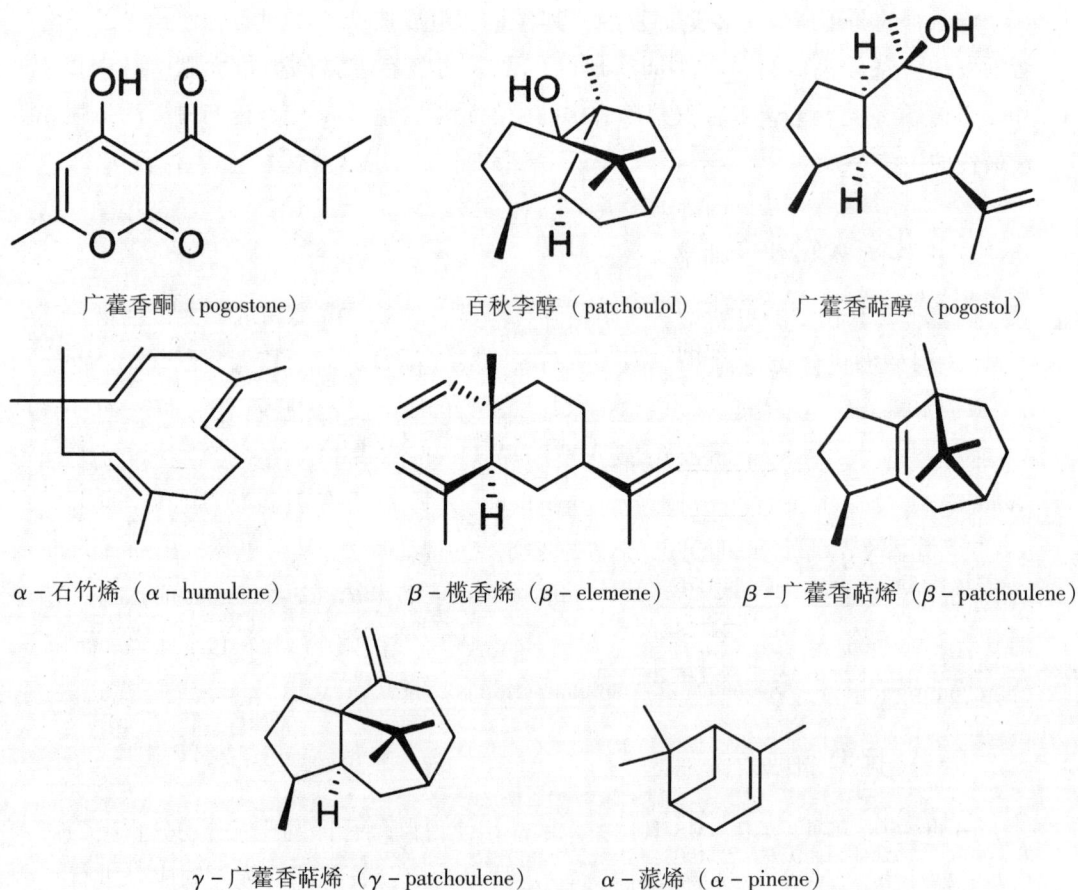

广藿香酮（pogostone）　　　百秋李醇（patchoulol）　　　广藿香萜醇（pogostol）

α-石竹烯（α-humulene）　　β-榄香烯（β-elemene）　　β-广藿香萜烯（β-patchoulene）

γ-广藿香萜烯（γ-patchoulene）　　　α-蒎烯（α-pinene）

图 4-1　广藿香挥发油部分化学成分

1. 挥发油在植株中的分布

广藿香挥发油在根、茎、叶内的分布的相关研究表明：在根的成熟结构中，挥发油主要分布在木质部薄壁细胞中；在茎中，主要分布在皮层和韧皮部薄壁细胞中；在叶中，主要分布在叶肉组织和叶脉的韧皮部薄壁细胞中。因而可以把根内木质部的粗度、茎皮和叶片的厚度作为评价广藿香品种是否优良的 3 个指标。以广藿香挥发油中的倍半萜成分为例，它存在于植株表面的腺体和内部储存细胞中，而在无储存结构的茎枝顶端未能检测到倍半萜成分的存在。其中第二对原生叶所具有的腺体和所含倍半萜成分均比植株其他部分高出 12 倍[86]。

2. 挥发油含量与各影响因素的关系

在对广藿香的化学成分有了大致了解之后，研究者又继续对肇香、雷州产广藿香、吴川产广藿香、南香和牌香的挥发油成分进行了动态变化的研究[54,55,58,59,87]，归纳为以下几点：①不同产地广藿香挥发油成分的种类和含量有很大差异。而在同一产地，广藿香茎与叶挥发油中的成分也有差别，如肇香茎油中有 27 个成分在叶油中不存在或含量甚微，叶油中也有 11 个成分在茎油中不存在；而雷州产者，茎油中有 26 个成分在叶油中不存在或未检出，叶油中也有 15 个成分在茎油中不存在。②在不同的生长期中，广藿香酮和百秋李醇有明显的起伏变化，其中广藿香酮的含量随种植时间的延长而明显增高（见表 4 - 4、表 4 - 5）。③不同的采收期对于广藿香的总含油率和挥发油种类及其含量都有影响，南香以 6 月和 7 月采收含油率较高，牌香在 7 月采收广藿香酮和百秋李醇含量以及含油率均最高，而吴川产者则以 10 月到 11 月采收为宜。④田间实验考察了灌溉、有机肥、氮肥施用等条件对种植在印度南部的广藿香植株的生长、挥发油产量及其质量等方面的影响，所得广藿香精油的含量为 0.61% ~ 0.73%。

表 4 - 4　广藿香化学成分比较表

	相对百分含量（%）									
	1	2	3	4	5	6	7	8	9	10
*	15.01	7.34	10.76	4.75	21.79	22.44	25.09	18.72	15.01	22.73
* *	43.79	68.19	44.28	68.43	19.44	27.85	34.02	33.54	43.79	31.03
* * *	2.917	9.290	4.115	14.410	0.892	1.241	1.356	1.792	8.128	1.494
	11	12	13	14	15	16	17	18	19	20
*	16.76	13.55	26.88	5.85	3.93	38.44	38.80	34.31	22.47	48.95
* *	35.53	33.83	13.15	68.84	78.53	<0.01	1.69	1.76	13.06	1.43
* * *	2.131	2.044	0.490	11.77	19.98	<0.01	0.044	0.051	0.581	0.029
	21	22	23	24	25	26	27	28	29	30
*	44.56	34.35	47.23	31.66	23.89	14.88	8.81	12.72	11.09	15.71

粤八味 [广东省首批保护道地药材]

（续上表）

相对百分含量（%）									
**	10.86	19.05	8.81	23.58	26.15	41.12	56.30	45.29	57.52	29.05
***	0.244	0.555	0.187	0.745	1.095	2.76	6.39	3.56	5.19	1.85
	31	32	33	34	35	36	37	38	39	40
*	47.88	41.07	63.17	56.42	39.93	36.68	35.62	36.82	41.07	40.84
**	5.42	7.10	0.135	0.146	2.67	5.40	7.96	7.55	7.10	1.36
***	0.113	0.173	0.002	0.003	0.067	0.15	0.22	0.21	0.17	0.033
	41	42	43	44	45	46	47	48	49	50
*	40.43	40.58	42.44	35.84	18.77	45.98	51.28	45.42	47.77	42.38
**	1.72	3.38	2.27	4.24	4.78	2.86	1.22	4.15	4.23	2.78
***	0.043	0.083	0.053	0.12	0.255	0.062	0.024	0.091	0.089	0.066
	51	52	53	54	55	56	57	58		
*	45.84	43.21	31.47	31.86	11.57	46.90	40.06	36.40		
**	2.19	1.50	0.49	3.83	0.25	5.92	0.34	13.83		
***	0.048	0.035	0.016	0.120	0.022	0.126	0.008	0.38		

注：＊百秋李醇；＊＊广藿香酮；＊＊＊广藿香酮与百秋李醇的比值。

1～15 石牌广藿香。1：无采收期。2：广州萝岗栽培，11月采收。3：广州黄村，4月采。4：广州黄村，7月采。5：7月采。6：8月采。7：10月采。8：11月采。9：12月采。10：1月采。11：2月采。12：3月采。13：5月采。14：4月采。15：7月采。

16～30 肇香。16：珠海药材公司。17：高要活道镇牛尾村，11月采。18：高要莲塘镇龙岗村，11月采。19：高要谱道镇新桥药店，当地产。20：广州萝岗栽培，12月采收。21：高要活道镇，11月采。22：肇庆，11月采。23：11月采。24：高要河台镇。25：高要莲塘镇，11月采。26：4月采。27：7月采。28：9月采。29：10月采。30：11月采。

31～39 吴川产广藿香。31：吴川长岐，11月采。32：吴川长岐，11月采。33：吴川长岐新塘村，10月采。34：吴川长岐新塘村，12月采。35：4月采。36：7月采。37：9月采。38：10月采。39：11月采。

40～44 遂溪产广藿香。40：遂溪城月镇，海南万宁栽培，6月采。41：7月采。42：9月采。43：10月采。44：11月采。

45～50 雷州产广藿香。45：雷州英利镇，11月采。46：4月采。47：7月采。48：9月采。49：10月采。50：11月采。

51～53 湛江产广藿香。51：广州萝岗栽培，12月采。52：11月采。53：无采收期。

54 徐闻产广藿香。54：无采收期。

55～58 海南产广藿香。55：无采收期。56：湛江产，11月采。57：海南万宁。58：海南万宁，7月采。

表4-5 广藿香化学成分平均含量比较表

	相对百分含量（%）							
	1~15	16~30	31~39	40~44	45~50	51~53	54	55-58
*	15.37	28.52	44.30	40.03	41.93	40.17	31.86	33.73
* *	42.95	22.38	4.83	2.59	3.34	1.39	3.83	5.09
* * *	2.79	0.78	0.11	0.06	0.08	0.03	0.12	0.15
* * * *	0.36	1.27	9.17	15.46	12.55	28.90	8.32	6.63

注：＊百秋李醇；＊＊广藿香酮；＊＊＊广藿香酮与百秋李醇；＊＊＊＊广藿香酮与百秋李醇的比值。

1~58样品标记同表4-4。

（二）非挥发性成分

张岗等对广藿香中挥发性成分进行分析，先用50%乙醇提取，提取液依次用石油醚、三氯甲烷、乙酸乙酯和正丁醇萃取，共鉴定出3,5,3′-三羟基-7,4′-二甲氧基黄酮、5,4′-二羟基-7,3′-二甲氧基黄酮、3,5,4′-三羟基-7,3′-二甲氧基黄酮、香草酸、原儿茶酸等9个化合物。广藿香中含有的其他黄酮类成分还包括5-羟基-7,3′,4′-三甲氧基二氢黄酮、4′,5-二羟基-3,3′,7-三甲氧基黄酮、3,5-二羟基-7,4′-二甲氧基二氢黄酮、5-羟基-3,7,4′-三甲氧基黄酮、5-羟基-3,7,3′,4′-四甲氧基黄酮、5,4′-二羟基-3,7,3′-三甲氧基黄酮、5,4′-二羟基-7-甲氧基黄酮和3,5,7,3′,4′-五羟基黄酮[88]。

采用多种色谱技术分离纯化合物，广藿香全草95%乙醇提取物的乙酸乙酯萃取部分分离得到9个化合物，分别是表木栓醇、5-羟甲基糠醛、1,4-丁二酸、β-谷甾醇、胡萝卜苷、1,2-O-[2S-（3,4-二羟基苯基）-1,2-乙烷二基]-3-O-α-L-鼠李吡喃糖基-4-O-咖啡酰基-β-D-葡萄吡喃糖苷、1,2-O-[2S-（3,4-二羟基苯基）-1,2-乙烷二基]-3-O-α-L-鼠李吡喃糖基-4-O-阿魏酰基-β-D-葡萄吡喃糖苷、1,2-O-[2S-（3,4-二羟基苯基）-1,2-乙烷二基]-3-O-α-L-鼠李吡喃糖基-6-O-咖啡酰基-β-D-葡萄吡喃糖苷和芹菜素-7-O-β-D-（6″-对位香豆酰基）-葡萄糖苷[89]。采用硅胶、Sephadex LH-20等柱色谱方法，从百秋李醇提物中分离得到的12个化合物分别为田蓟苷、香叶木素-7-O-β-D-吡喃葡萄糖苷、1,2-O-[2S-（3,4-二羟基苯基）-1,2-乙烷二基]-3-O-L-鼠李吡喃糖基-4-O-阿魏酰基-β-D-吡喃葡萄糖苷、尿嘧啶、大豆脑苷Ⅰ和Ⅱ、藿香苷、7-O-（3″,6″-二-反式-对-香豆酰基）-β-D-半乳糖-芹菜素苷、5-羟基-3,3′,4′,7-四甲氧基黄酮、4′,5-二羟基-3,3′,7-三甲氧基黄酮、金合欢素、1,2 - O - [2S - (3,4 - 二羟基苯基) -1,2 - 乙烷二基] -3 - O - α - L - 鼠李吡喃糖基 -4 - O - 咖啡酰基 - β - D - 吡喃葡萄糖苷、1,2 - O - [2S - (3,4 - 二羟基苯基) -1,2 - 乙烷二基] -3 - O - α - L - 鼠李吡喃糖基 -6 - O - 咖啡酰基 - β - D - 吡喃葡萄糖苷[90]。

广藿香中还有商陆素、芹菜素、鼠李素、3′ - 芹菜素 -7 - 葡萄糖苷等，此外还有丁香油酚、桂皮醛、苯甲醛、木栓酮、表木栓醇、齐墩果酸、β - 谷甾醇和胡萝卜苷。

第六节 药效学及安全性研究

早在唐代《新修本草》和《千金翼方》中已有以广藿香干燥地上部分入药的记载，自宋金元以来广泛应用于临床[2]。《名医别录》和《本草图经》中分别记载着广藿香"疗风水毒肿，去恶气，疗霍乱、心痛"和"治脾胃吐逆，为最要之药"，主治湿浊中阻之脘腹痞闷，食欲不振，呕吐泄泻，外感暑湿之寒热头痛，湿温初起的发热身困，胸闷恶心，鼻渊，手足癣等。

一、药理作用

现代药理学研究表明，广藿香可以调节胃肠道运动功能、促进消化液分泌，具有抗细菌、抗病毒、抗炎、镇痛、解热、杀虫、抗抑郁等多种药理活性。其中广藿香酮为抑菌的主要活性成分，体外抑菌实验证明，广藿香酮对金黄色葡萄球菌、甲型溶血性链球菌等细菌有一定的抑制作用，对白色念珠菌、新型隐球菌、黑根霉菌等真菌有明显的抑制作用。

（一）对胃肠道的作用

陈小夏等[91]通过研究广藿香3种提取物对肠道功能的影响，发现广藿香的水提物、去油水提物和挥发油对离体培养的兔肠自发收缩以及由乙酰胆碱或氯化钡引起的痉挛性收缩均有抑制作用，其中挥发油对乙酰胆碱或氯化钡引起的收缩抑制作用最强。在整体动物实验研究中发现，广藿香水提物和去油水提物与上述广藿香挥发油的作用不一致，前二者均能抑制正常小鼠胃肠推进运动和新斯的明引起的小鼠胃肠推进运动亢进以及番泻叶引起的小鼠腹泻。此外，水提物、去油水提物和挥发油均可抑制冰醋酸引起的内脏绞痛，其中水提物的作用最强。在得到广藿香改善肠道功能和抗腹泻的有效成分可能为水溶性成分的结论后，研究者又探讨了广藿香去油部分5种不同极性提取物对胃肠道的作用，进一步验证了广藿香水溶性成分具有增加胃酸分泌、提高胃蛋白酶活性、减少腹泻次数和镇痛等作用。研究还表明，广藿香去油部分的乙醇沉淀物、水溶液、正丁醇提取物、乙酸乙酯提取物、氯仿提取物对胃肠道功能的调节作用各有侧重[92]。

(二) 抗病原微生物作用

在广藿香抑菌的实验研究方面，杨得坡等[93]通过研究3种不同地理来源的广藿香挥发油（中国、印度和印度尼西亚）对皮肤癣菌和常见的条件致病菌的作用，发现中国广藿香油对皮肤癣菌具有很好的特异性抑制作用，能完全抑制浅部真菌的生长繁殖，如红色癣菌、犬小孢子菌和絮状表皮癣等，其最小抑菌浓度（MIC）在 50~400 μL/L 之间。进一步对其化学成分进行分析，发现百秋李醇、异愈创木烯和广藿香烯是其最重要的化合物，据此推测这3种成分可能是广藿香油抗真菌作用的关键所在。另外，广藿香精油化学成分对5种皮肤癣菌、6种条件致病真菌和5种细菌的抗菌实验表明：该精油对新型隐球菌、球毛壳霉和短柄帚霉的生长有较好的抑制作用，其 MIC 依次为 0.15、0.45 和 0.5 mL/L；而抗细菌活性一般，除大肠杆菌外对其他4种细菌的 MIC 都大于 0.5 mL/L，通过深入实验研究发现，其化学成分中的广藿香酮为抗菌主要成分之一，而 α - 愈创木烯的抗菌活性较差[94]。莫小路等[95]通过采用含毒介质法研究了广藿香精油和广藿香酮对室内抑菌活性的影响，发现当广藿香精油在培养基中的浓度为 0.03%~0.27% 时，对受试的13种常见植物病原菌均有不同程度的抑制作用。当作用浓度为 0.1% 时，对檀香多毛孢、番茄早疫病菌和核盘菌可达到完全抑制。应用纸片扩散法、挖沟扩散法考察测定广藿香的水提物的抗菌效果，并通过试管二倍稀释法测定药物对菌种的最小抑菌浓度，结果表明广藿香的水提物对金黄色葡萄球菌、枯草杆菌、绿脓杆菌、肠炎球菌、产气杆菌均有抑制作用，其中对金黄色葡萄球菌的作用比较明显，但对大肠杆菌不起作用[96]。

(三) 抗炎、镇痛、解热作用

广藿香提取物可以明显抑制二甲苯所致的小鼠耳廓肿胀和醋酸所致的扭体反应[97]。通过镇痛实验（小鼠醋酸扭体反应、福尔马林诱导的舔爪行为）、抗炎实验（λ - 型角叉菜胶诱导的小鼠足跖肿胀），证明广藿香甲醇提取物可增加抗氧化酶的活性、降低丙二醛的含量以及调节环氧化酶 - 2（COX - 2）和肿瘤坏死因子 - α（TNF - α）等炎症介质而发挥抗炎镇痛作用。百秋李醇的体内外抗炎活性较强，可有效抑制脂多糖刺激的巨噬细胞 RAW264.7 细胞炎症反应，其主要是通过调节细胞肿瘤坏死因子 - α（TNF - α）、白细胞介素 - 1β（IL - 1β）、白细胞介素 - 6（IL - 6）、诱导型一氧化氮合酶（iNOS）和环氧酶 - 2（COX - 2）mRNAs 的表达[98]；百秋李醇还可以抑制二甲苯所致的小鼠耳廓肿胀、角叉菜胶及蛋清致大鼠足肿胀、热板法及醋酸所致的小鼠疼痛。广藿香水提取物可通过抑制核转录因子 NF－κB 依赖性表达，对炎症因子三硝基苯磺酸（TNBS）诱导的结肠炎有保护作用[99]。在考察广藿香酮的胃保护作用及其在大鼠胃溃疡治疗作用的实验中，发现口服给予广藿香酮可使胃损伤显著减轻，其特征在于坏死病变减少，胃黏膜扁平化并伴随出血减轻。广藿香酮预处理可显著提高超氧化物歧化酶、谷胱甘肽和过氧化氢酶的抑制活性，同时降低丙二醛水平[100]。

（四）抗肿瘤和免疫调节作用

广藿香水提取物特异性诱导子宫内膜 Ishikawa 癌细胞的凋亡研究表明，广藿香水提物能抑制 Ishikawa 细胞的生长并诱导其凋亡，说明其作为抗肿瘤剂有潜在适用性[101]。应用 T 细胞介导的延迟型 Hepersensity（DTH）模型评估广藿香酮的免疫抑制活性发现，广藿香酮显著降低 Con A 刺激的 T 细胞总数，阻断 Con A 诱导的 T 细胞增殖，并抑制 IFN－γ 和 IL－10 的产生。通过广藿香酮阻断刺激的 T 细胞增殖可能归因于细胞周期蛋白 E、细胞周期蛋白 B 和 CDK1 的下调以及随后的 S 期阻滞。另外，广藿香酮可以通过减轻 DNCB 刺激的耳朵中的耳肿胀和炎性渗透来抑制 DTH 反应。总之，广藿香酮通过直接阻断 T 细胞增殖以及改变炎性细胞因子谱表现出免疫抑制性质[102]。体外研究表明，百秋李醇在人结直肠癌细胞（HCT116，SW480）中以剂量依赖性方式抑制细胞生长并诱导细胞凋亡。另外，百秋李醇降低 MCF7、BxPC3、PC3 和 HUVEC 细胞的细胞生长。将百秋李醇暴露于 HCT116 和 SW480 细胞，可以剂量依赖性方式激活 p21 表达并抑制细胞周期蛋白 D1 和细胞周期蛋白依赖性激酶 4（CDK4）的表达。另外，百秋李醇减弱 HDAC2（组蛋白脱乙酰酶 2）和 $c-myc$ 的表达以及 HDAC 酶的活性，表明百秋李醇通过减少细胞生长并增加人类结肠直肠癌细胞的凋亡来发挥抗癌活性。提出的机制包括抑制 HDAC2 表达和 HDAC 酶活性，并随后下调 $c-myc$ 和激活 NF－κB 途径[103]。

（五）杀虫作用

通过室内拒食及忌避活性实验，进行广藿香精油的农药活性作用研究，结果表明，广藿香精油对菜粉蝶和小菜蛾幼虫，以及檀香粉蝶和荔枝卷叶蛾幼虫具有较好的拒食和毒杀作用，在害虫防治方面具有较好前景[104,105]。

（六）抗氧化作用

广藿香油具有显著的抗氧化和清除自由基的作用，其中所含的百秋李醇可能是抗氧化作用的物质基础之一。广藿香还可以治疗活性氧诱导的脑细胞损伤，有效保护人神经瘤细胞系中由过氧化氢诱导的细胞坏死和凋亡[106]。与紫外线照射组相比，局部施用广藿香油，特别是在 6 毫克／小鼠和 9 毫克／小鼠的剂量下，显著抑制了皮肤皱纹形成的增加，缓解了皮肤弹性的降低并增加了胶原含量分别约为 21.9% 和 26.3%。施用 6~9 毫克/小鼠广藿香油不仅可以使皮肤表皮厚度降低约 32.6%，而且可以防止紫外线诱导的胶原纤维和弹性纤维的破坏。这表明广藿香油能够维持紫外线照射引起的皮肤结构完整性，可用于预防光老化[107]。除此之外，广藿香中的广藿香酮具有抗光老化潜力以及抗紫外线诱导的小鼠皮肤损伤的作用，广藿香酮的局部应用显著增加了过氧化氢酶（CAT）、超氧化物歧化酶（SOD）和谷胱甘肽过氧化物酶（GSH - Px）等抗氧化酶的活性，并显著降低了丙二醛（MDA）水平。另外，广藿香酮预处理可显著抑制基质金属蛋白酶（MMP - 1 和 MMP - 3）的异常表达，从而表现出显著的光保护活性[108]。

（七）抗过敏作用

对于连续注射免疫球蛋白 E 和抗原诱导的小鼠过敏反应，广藿香水提取物具有以剂量依赖性方式抑制皮肤过敏反应的作用，因为广藿香水提物可减少肥大细胞释放组胺，这种抑制作用与钙内流的调节有关[109]。

（八）抗凝血作用

在血小板活化因子（PAF）受体的放射性配体结合测定中，广藿香精油中的 α - 布藜烯可竞争性地抑制[3H]PAF 与 PAF 受体的结合，IC_{50} 为 17.62 ± 5.68l Wmol/L。同时 α - 布藜烯也剂量依赖性地抑制载有 Fluo - 3/AM 的血小板中的 PAF 诱导的细胞内 Ca^{2+} 增加（IC_{50} 为 19.62 ± 1.32l μmol/L）。此外，α - 布藜烯可抑制花生四烯酸（AA）诱导的血栓素 B_2（TXB_2）形成和前列腺素 E_2（PGE_2）的形成，从而发挥血小板活化因子（PAF）和 AA 诱导的兔血小板聚集的强效和浓度依赖性抑制作用[110]。

二、安全性评价研究

古籍中已有关于广藿香应用禁忌的记载，如明代缪希雍《神农本草经疏》言藿香"若病因阴虚火旺，胃弱欲呕，及胃热作呕，中焦火盛热极之作呕作胀"须严禁服用。清代黄宫绣《本草求真》言"因热作呕，勿服"。

（一）药代动力学研究

百秋李醇及广藿香油中百秋李醇在大鼠体内药代动力学研究显示，广藿香油中百秋李醇的 $T_{\frac{1}{2}}$、MRT 及 AUG 明显高于广藿香单体，广藿香油中的其他成分与百秋李醇竞争自肾脏的排泄，使百秋李醇的排出量减少而潴留，这种相互影响说明，不能用百秋李醇单体化合物的药代动力学过程代替广藿香油中百秋李醇及广藿香油的药代动力学过程[111]。基于超高效液相色谱联用质谱（UPLC‒MS）方法进行代谢物分析和靶向代谢物分析，表征血浆中的代谢变化来研究百秋李醇对葡聚糖硫酸钠（DSS）诱导的小鼠结肠炎的生物活性及作用机制。结果显示百秋李醇显著降低了疾病活动指数（DAI）并改善了 DSS 小鼠的结肠损伤。涉及 TNF‒α、IFN‒γ、IL‒1、IL‒6、IL‒4 和 IL‒10 的结肠 MPO 和细胞因子的水平也下降。该研究还表明 PA 通过调节凋亡相关的 Bax 和 Bcl‒2 蛋白并下调 necroptosis 相关的 RIP3 和 MLKL 蛋白来抑制 DSS 诱导的细胞死亡信号，即百秋李醇通过抑制炎症、维持肠上皮屏障的完整性、抑制细胞死亡信号传导以及抑制色氨酸分解代谢而改善了 DSS 诱导的小鼠急性结肠炎[112]。

（二）毒理学研究

未见报道。

第七节　临床与应用

从古至今，随着时间和经验的积累，历代对广藿香药材的认识和应用逐步深入，从最初的仅作香料之用到之后的"疗霍乱心痛"，再到后来的"治脾胃吐逆之要药"，以及与其他药材配伍可治疗口臭、暑月吐泻和胎气不安等疾患，历代医药学家为广藿香的应用和开发提供了深厚的积淀和宝贵的经验。

一、古代临床应用

唐代孙思邈应用藿香汤治疗癖结胀满症，其《备急千金要方》云"治毒气吐下、腹胀、逆害乳哺"，开启了广藿香方剂的应用。宋代苏颂之《本草图经》除保留"主霍乱心痛"之记述，并推其为治疗脾胃吐逆的要药，云"故近世医方治脾胃吐逆，为最要之药"。宋代的《太平惠民和剂局方》首次记载"藿香正气散"，言其"治伤寒头痛，憎寒壮热，上喘咳嗽，五劳七伤，心腹冷痛，反胃呕恶"。此合剂影响深远，至今仍为治疗暑湿感冒的最佳选择。其后的《证类本草》对藿香的功效亦承袭前人"微温，疗风水毒肿，去恶气，疗霍乱心痛"。元代李东垣在《珍珠囊补遗药性赋》温性药中以"藿香叶"之名记述其"味苦辛、微温、无毒"，并在木部将藿香与檀香归于一处，述其功效为"止霍乱吐呕，痛连心腹"。元代王好古《汤液本草》描述藿香"气微温，味甘辛，阳也。甘苦，纯阳，无毒。入手足太阴经。补卫气益胃进食"。《本草蒙筌》承袭《汤液本草》中关于藿香性味的记述，并增其配伍功效："拣去枝梗入剂，专治脾肺二经。加乌药顺气散中，奏功于肺；加黄芪四君子汤内，取效在脾。入伤寒方，名正气散。理霍乱俾呕吐止，开胃口令饮食增。禁口臭难闻，消风水延肿。"《本草汇言》除将历代本草所述藿香之功效与集方进行汇总，并且增加续补集方，用藿香、甘草、人参、茯苓等进行配伍，"治久疟、久痢不止"。明代缪希雍《神农本草经疏》言藿香"禀清和芬烈之气，故其味辛，其气微温、清上治中，能止呕治呃逆"，但同时也应注意"若病因阴虚火旺，胃弱欲呕，及胃热作呕，中焦火盛热极之作呕作胀"须严禁服用。清代黄宫绣《本草求真》将藿香功效归纳为八字"醒脾止恶，宣胸止呕"，言其"馨香气正能助脾醒胃以辟诸恶，故凡外来恶风内侵，而见霍乱呕吐不止者，须用此投服"，同时亦明确指出"因热作呕，勿服"。

历史文献收载复方如下：

①治气壅烦热或渴。广藿香叶500 g（切），葱白1握（切）。上药豆豉汁煮，调合作羹食之。（《太平圣惠方》）

②治小儿热吐不止。正雅连2.1 g（姜汁炒），厚朴（姜汁炒）、广藿香叶各3 g，生姜3片，大枣3枚。水煎，热服。（《幼幼集成》）

③治脾胃虚有热，面赤，呕吐涎嗽，及转筋过度者。麦门冬（去心，焙）、半夏、甘草（炙）各15 g，广藿香叶30 g。上药研为末，每服1.5 ~ 3 g，用水约150 mL，煎至约100 mL。食前温服。（《小儿药证直诀》）

④治胸膈有痰，脾胃积冷，噫醋吞酸，不思饮食。广藿香叶0.3 g，半夏（生姜汁浸一宿，焙干），丁香15 g。上药捣碎为末，面糊和丸，如梧桐子大。每次服15丸，不拘时候，温生姜汤下。（《圣济总录》）

⑤治脾胃虚弱，不进饮食，呕吐不待腐熟。广藿香、丁香、人参各7.5 g，橘红15 g。上药研为细末，每次服6 g，水约100 mL，牛姜1片，同煎至约70 mL，食前和渣冷服。（《脾胃论》）

⑥治胎气不安，气不升降，呕吐酸水。香附、广藿香、甘草各6 g，研为末，每次服6 g，入盐少许，沸汤调服之。（《太平圣惠方》）

⑦治暑月吐泻。滑石（炒）60 g，藿香7.5 g，丁香1.5 g。研为末，每次服3 ~ 6 g，米汁调服。（《禹讲师经验方》）

⑧治霍乱吐泻。陈皮（去白）、广藿香叶（去土）各等份，每次服15 g，水150 mL，煎至约100 mL，温服，不拘时候。（《百一选方》）

二、现代临床应用

广藿香味辛，性微温，归脾、胃、肺经，芳香化湿、和胃止呕，主治湿浊中阻、脘痞呕吐、腹痛吐泻、鼻渊头痛。在临床上主要用于暑湿感冒、上呼吸道感染、暑泻、婴幼儿秋季腹泻[45]。

现代文献收载复方如下：

①治外感风寒，内伤湿滞，头痛昏重，脘腹胀痛，呕吐泄泻。组成：苍术160 g，陈皮160 g，厚朴（姜制）160 g，白芷240 g，茯苓240 g，大腹皮240 g，生半夏160 g，

甘草浸膏 20 g，广藿香油 1.6 mL，紫苏叶油 0.8 mL，干姜 13.5 g，制成藿香正气口服液。口服，每次 5 ~ 10 mL，每天 2 次，用时摇匀。(《中国药典》藿香正气口服液)

②治暑湿感冒，脘腹胀痛，呕吐泄泻。组成：广藿香 150 g，苏叶 50 g，白术（炒）100 g，白芷 50 g，半夏（制）100 g，陈皮 100 g，厚朴（姜制）100 g，茯苓 50 g，大腹皮 50 g，甘草 50 g，桔梗 100 g。每次 6 g，每天 2 次，温开水送服。(《吉林省医院制剂规范》)

③治鹅掌风，灰指甲，手足皲裂。组成：广藿香 400 g，大黄 200 g，黄精 200 g，皂矾 200 g。以上四味粉碎成粗粉，混匀，分装，每袋 50 g，即得。外用，取 2 袋用醋 1 500 mL 浸泡 5 ~ 7 天，滤过，将手足患部浸泡在药液中 20 ~ 30 分钟，每天 2 次，患部 1 小时内不得接触水。以后每袋药用醋 750 mL 浸泡，取药液添加于上述药液中，连续使用 30 天为 1 疗程。(南京市卫生局《医院制剂规范》)

三、其他应用

化脓性链球菌［A 组链球菌（GAS）］是一种重要的人类病原体，可导致几种表面感染和侵袭性疾病。GAS 形成生物膜的能力使得病原体对几种抗微生物剂具有抗性，导致抗生素治疗失败。据报道，广藿香油可通过破坏所有血清型中生物膜的脂肪酸膜来实现抗生物膜活性的作用，意味着广藿香油还可作为对抗耐药性致病性生物膜的新型自然资源[113]。

第八节　品牌建设

一、打造广藿香品牌生产示范基地

广东省各地市在广藿香种植产业方面具有很多优势，如自然环境条件好、种植历史悠久、群众基础好、经验丰富等。早在宋代，岭南地区就已是广藿香广泛栽培的道地产区，尤其是被公认为广藿香品质最优的广州石牌地区，更是以品质优良享誉全国。牌香无论是性状特征、活性成分还是临床效果，都与其他产地所产的广藿香具有显著区别。遗憾的是，城镇的高速发展使得牌香的辉煌无以为继，广藿香的种植也在省内多个地区一再迁移。再加上广藿香种植需要比较精细的管理，及其本身扦插繁殖所造成的病虫害较多等困扰，广藿香的发展曾一度陷入困境。2016 年，广藿香被遴选为首批广东省立法保护的岭南中药材八个品种之一，这无疑为广藿香的发展创造了新的生机和活力。借势打造广藿香品牌生产示范基地，这一工作的启动既可促进广藿香种植产业的良性发展，又可为当地农民增收创汇。除了传统的栽培技术，生物技术的快速发展和应用，也为获得持续高产的广藿香优良植物品质、探索更好的植物营养管理，以及解决其病虫害问题提供了可能性。

二、注册广藿香地理标志商标

地理标志商标品牌的培育运用，可以对兴农富农、精准扶贫起到良好的助力。因此以岭南中药材商标品牌培育、建设为重点来引导广藿香的岭南中药材生产者、行业协会依法申请地理标志商标注册保护，扩大广藿香商标品牌影响范围，提高其社会认知度，可以促进广藿香的品牌化经营，为医药市场及化妆品、食品行业提供来源可控、品质可期的优质原料，从而带动整个广藿香产业的繁荣发展。

三、挖掘广藿香商业价值

广藿香在中国的栽培和应用已有上千年的历史，目前已广泛应用于临床、制药、保健品和香料行业。尤其是广藿香油，因其持久的固香特性而被广泛应用于相关行业生产各种产品，如肥皂、洗涤剂、润肤露和香水等。广藿香油还被用于芳香疗法以缓解抑郁、焦虑和舒缓神经。这些用途使广藿香被公认为是一种在世界各地具有重要工业重要性的商业作物，其精油产品在世界市场上排名居于前 20 位。因此可基于广藿香的已知特性，挖掘广藿香的其他作用和应用，继续开发更多的外延产品，全面提升其商业价值。

第九节　评述与展望

广藿香于公元 11 世纪在岭南地区广为栽种，我国人民尤其是岭南人民积累了丰富的栽培、采收、加工和临床应用经验，加上广藿香确切的芳香化浊、开胃止呕、发表解暑的功效，在各种暑湿症、暑热症，以及胃肠道病症方面的应用药效显著。

广藿香枝叶均可作为提取广藿香油的原料，广藿香油的宜人香气及其在香水、饮料、琼脂、香皂和食品工业中的广泛应用增加了其市场潜力。由于没有合成化学品来替代广藿香油，其市场价值，特别是在芳香产业领域的价值进一步提高。据报道，全球广藿香精油年产量约为 1 200 吨，其中大部分市场份额属于印度尼西亚，每年国际市场对广藿香油的需求量高达 2 000 吨，年销售额可达 7 500 万元。因为气候条件适合，广藿香可以广泛种植于许多热带和亚热带国家。然而，要实现更高的生产力和收益，需要选择适宜的高产品种，并遵循一整套科学种植、采收和加工的模式，包括择时种植、维护最佳植物种群、重视微量营养素和生长调节剂的特定用途、及时灌溉、控制杂草，适时采收和加工得法等，这些措施对于广藿香的可持续发展和应用均具有重要意义。

广藿香药用价值的深入开发及其在保健和日用化工等领域的开发应用，均为广藿香开拓了广阔的市场前景。第一，广藿香作为芳香化湿类中药，临床可直接应用其广藿香配方使用，治疗湿浊中阻、脘痞呕吐、暑湿倦怠、胸闷不适、寒湿闭暑、腹痛吐泻、鼻渊头痛、疟疾痢疾、口臭等多种病症。第二，广藿香油及其他提取物还是40余种中成药制剂的主要原料之一，目前国内医药市场以广藿香或广藿香油为原料的中成药在市场上占有重要地位，如藿香正气丸、藿香正气水、藿香正气口服液、藿香正气胶囊、藿香正气片、不换金正气片、疏肝理气丸、藿香水等。第三，广藿香还可作为兽用药，功效主治同人用药，用量增大。保健品生产企业还将广藿香开发成夏季避暑祛湿饮品及戒烟饮料。第四，广藿香精油还广泛用于香水和化妆品的定香剂、牙膏、香皂等日用品的配料等。这些市场为广藿香新产品的开发提供了巨大的动力和契机，为社会相关行业提供了大量就业岗位，可保障广藿香产业的有序、良性发展。

（张 英 曹 晖 等）

参考文献

［1］SWAMY M K, SINNIAH U R. Patchouli (*Pogostemon cablin* Benth.)：Botany, agrotechnology and biotechnological aspects ［J］. Industrial crops and products，2016（87）：161 – 176.

［2］国家药典委员会. 中华人民共和国药典：一部 ［S］.北京：中国医药科技出版社，2020：46.

［3］杨孚. 异物志 ［M］.广州：广东科技出版社，2009：24.

［4］许云樵. 康泰吴时外国传辑注 ［M］.新加坡：东南亚研究所，1971：28.

［5］万震. 南州异物志 ［M］.北京：陈直夫教授九十荣庆门人祝贺委员会，1987：97.

［6］嵇含. 南方草木状 ［M］.北京：商务印书馆，1955：8.

［7］刘欣期. 交州记 ［M］.北京：中华书局，1985：5.

［8］杜佑. 通典 ［M］.北京：中华书局，1984：563.

［9］梁元帝. 金楼子 ［M］.北京：中华书局，1985：94.

［10］苏敬，等. 新修本草 ［M］.合肥：安徽科学技术出版社，1981：313.

［11］苏颂. 本草图经 ［M］.尚志钧，辑校. 合肥：安徽科学技术出版社，1994：346.

[12] 唐慎微. 证类本草：重修政和经史证类备用本草 ［M］. 尚志钧，等校点. 北京：华夏出版社，1993：365.

[13] 刘文泰. 本草品汇精要 ［M］. 尚志钧，等校点. 北京：人民卫生出版社，1982：394.

[14] 陈嘉谟. 本草蒙筌 ［M］. 北京：中医古籍出版社，2009：94.

[15] 李时珍. 本草纲目 ［M］. 北京：人民卫生出版社，1979：900.

[16] 吴其濬. 植物名实图考 ［M］. 北京：商务印书馆，1957：599.

[17] 曹炳章. 增订伪药条辨 ［M］. 刘德荣，点校. 福州：福建科学技术出版社，2004：44.

[18] 陈仁山. 药物出产辨 ［M］. 广州：广东中医药专门学校，1930：426.

[19] 陶弘景. 名医别录 ［M］. 尚志钧，辑校. 北京：人民卫生出版社，1986：64.

[20] 孙思邈. 备急千金要方 ［M］. 沈阳：辽宁科学技术出版社，1997：131.

[21] 太平惠民和剂局. 太平惠民和剂局方 ［M］. 刘景源，点校. 北京：人民卫生出版社，1985：78.

[22] 李明元，李中梓. 珍珠囊补遗药性赋·雷公炮制药性解合编 ［M］. 上海：上海卫生出版社，1958：64.

[23] 王好古. 汤液本草 ［M］. 崔扫麈，尤荣，辑点校. 北京：人民卫生出版社，1987：136.

[24] 倪朱谟. 本草汇言 ［M］. 北京：中医古籍出版社，2005：92.

[25] 缪希雍. 神农本草经疏 ［M］. 北京：中医古籍出版社，2002：362.

[26] 黄宫绣. 本草求真 ［M］. 北京：人民卫生出版社，1987：110.

[27] CHEN M, ZHANG J, LAI Y, et al. Analysis of *Pogostemon cablin* from pharmaceutical research to market performances ［J］. Expert opinion investigational drugs, 2013, 22 (2)：245 - 257.

[28] 严振，丘金裕，蔡岳文，等. 优质广藿香的栽培技术和质量要求 ［J］. 广东药学，2002，12 (3)：3.

[29] 吴明丽，李西文，黄双建，等. 广藿香全球产地生态适宜性分析及品质生态学研究 ［J］. 世界科学技术—中医药现代化，2016，18 (8)：1251 - 1257.

[30] 林小桦，贺红. 广藿香种质资源的研究现状及存在问题 ［J］. 现代中药研究与实践，2005，19 (4)：3.

[31] 吴友根，郭巧生，林尤奋. 广藿香扦插生根特性及其生理生化变化的研究 ［J］. 时珍国医国药，2011，22 (10)：3.

[32] 杜勤，王振华，徐鸿华. 广藿香的组织培养和快速繁殖 ［J］. 植物生理学通

讯，2002，38（5）：1.

[33] 潘超美，贺红，肖省娥，等．天然提取物对广藿香离体繁殖壮苗生长影响 [J].广州中医药大学学报，2003，29（1）：76-78.

[34] 潘超美，贺红，徐鸿华，等．广藿香组培苗快繁与工厂化生产程序的研究 [J].中药材，2005，28（11）：2.

[35] 张家明，郑学勤，孙雪飘．柞蚕抗菌肽D基因转化广藿香的研究 [J].热带作物学报，1994（S1）：55-59.

[36] 潘超美，黄海波，詹若挺，等．广藿香等中药材GAP基地土壤肥力诊断与综合评价 [J].中药材，2002，25（3）：3.

[37] 李东生．广州附近广藿香的栽培法 [J].中国中药杂志，1957，3（5）：211.

[38] 徐鸿华，詹若挺．广东中药材生产的规范化、产业化建设 [J].世界科学技术，2003，（2）：4.

[39] 李薇，魏刚，潘超美，等．广藿香药材挥发油及主要成分含量影响因素的考察 [J].中国中药杂志，2004，29（1）：28-31.

[40] 冯承浩．不同产地广藿香的比较研究 [J].韶关学院学报（自然科学版），2006，27（6）：4.

[41] 罗集鹏，曾梅华．广藿香的形态组织学鉴别研究 [J].中药材，2002，25（3）：6.

[42] 李薇，潘超美，徐良，等．不同产地广藿香特征的观测和比较 [J].中药材，2002，25（7）：3.

[43] 李薇，潘超美，宋力飞，等．不同产地广藿香花的观察比较 [J].中药材，2003，26（2）：4.

[44] 吴友根，吴连花，何际婵，等．广藿香不同栽培类型叶表皮形态特征的比较研究 [J].时珍国医国药，2011，22（11）：2758-2760.

[45] 杨旭．广藿香与藿香的区别要点及临床应用 [J].陕西中医，2015，36（7）：905-906.

[46] 薛漓．广藿香及其混淆品广防风的鉴别 [J].中草药，2001，32（5）：2.

[47] 陈兴兴，杜志敏，张建娜，等．广藿香及其混伪品防风草的鉴别 [J].中药材，2000，23（5）：3.

[48] 罗集鹏，曹晖，刘玉萍．广藿香与土藿香的DNA序列分析及其分子鉴别 [J].药学学报，2002，37（9）：739-742.

[49] 徐颂军，王晓峰，徐祥浩，等．药用植物广藿香的品种分类探讨 [J].华南师范大学学报（自然科学版），2003，（1）：5.

[50] 刘玉萍，罗集鹏，冯毅凡，等．广藿香的基因序列与挥发油化学型的相关性

分析［J］. 药学学报，2002，37（4）：304 – 308.

［51］潘超美，李薇，贺红，等. 不同栽培居群的广藿香的种内遗传多样性研究
［J］. 中国中药杂志，2006，31（9）：4.

［52］曹柳英，李劲平，梁瑞燕，等. 不同产地广藿香的 RAPD 分析［J］. 中药新
药与临床药理，2006，17（3）：211.

［53］张英，陈瑶，张金超，等. 广藿香 ITS 基因型与地理分布的相关性分析
［J］. 药学学报，2007，42（1）：93 – 97.

［54］罗集鹏，冯毅凡，郭晓玲. 石牌藿香的挥发油成分分析［J］. 中草药，2001，
32（4）：299 – 302.

［55］罗集鹏，冯毅凡，郭晓玲，等. 高要产广藿香挥发油成分分析［J］. 中药材，
1999，22（1）：25 – 28.

［56］冯毅凡，郭晓玲，罗集鹏. 雷州产广藿香挥发油成分的气相色谱—质谱分析
［J］. 中药材，1999，22（5）：241 – 243.

［57］郭晓玲，冯毅凡，罗集鹏. 吴川产广藿香挥发油成分动态变化［J］. 中药材，
2002，25（4）：262 – 263.

［58］罗集鹏，郭晓玲，冯毅凡. 不同采收期海南广藿香挥发油成分分析［J］. 中
药材，2002（1）：21 – 23.

［59］罗集鹏，冯毅凡，郭晓玲. 不同采收期对高要产广藿香挥发油成分的影响
［J］. 药学实践杂志，2000，18（5）：329 – 330.

［60］罗集鹏，冯毅凡，郭晓玲. 不同采收期对广藿香产量及挥发油成分的影响
［J］. 中药材，2001，24（5）：316 – 317.

［61］BLANK A F，SANT'ANA T C P，SANTOS P S，et al. Chemical characterization
of the essential oil from patchouli accessions harvested over four seasons［J］. Industrial crops
and products，2011，34（1）：831 – 837.

［62］李龙明，李明，黎韵琪，等. 不同连栽年限对广藿香植株生长及其药材品质
的影响［J］. 广东药学院学报，2016，32（3）：315 – 319.

［63］罗集鹏，冯毅凡，何冰，等. 广藿香的道地性研究［J］. 中药材，2005，28
（12）：5.

［64］袁旭江、霍务贞，杏苑新，等. 不同产地广藿香药材薄层色谱指纹图谱研究
［J］. 广州中医药大学学报，2005，22（6）：466 – 467.

［65］蒙绍金，曾志，谭丽贤，等. 毛细管质谱联用指纹图谱在广藿香质量控制中
的应用［J］. 华南师范大学学报（自然科学版），2006（2）：80 – 87.

［66］魏刚. 广藿香 GC – MS 特征指纹图谱"数字化"在药材鉴定中的应用模式研
究［J］. 中成药，2007，29（3）：4.

[67] 魏刚，符红，王淑英，等. GC - MS 法建立广藿香挥发油指纹特征图谱研究 [J]. 中成药，2002，24（6）：4.

[68] 魏刚. GC - MS 建立中药特征指纹图谱的构想与实践 [J]. 中成药，2005，27（9）：5.

[69] 魏刚，李薇，徐鸿华. GC - MS 建立石牌广藿香挥发油指纹图谱方法学研究 [J]. 中成药，2003，25（2）：90 - 94.

[70] WU J, LU X, TANG W, et al. Application of comprehensive two - dimensional gas chromatography - time - of - flight mass spectrometry in the analysis of volatile oil of traditional Chinese medicines [J]. Journal of chromatography A, 2004, 1034（1）: 199 - 205.

[71] YANG Y, KONG W, FENG H, et al. Quantitative and fingerprinting analysis of *Pogostemon cablin* based on GC - FID combined with chemometrics [J]. Journal of pharmaceutical and biomedical analysis, 2016, 121（1）: 84 - 90.

[72] 黄月纯，魏刚. HPLC 建立广藿香指纹图谱的方法学研究 [J]. 中成药，2005，27（12）：3.

[73] 张铭光，袁敏，袁鹏，等. 广藿香裂解色谱指纹图谱及其聚类分析 [J]. 中草药，2003，34（8）：4.

[74] 于江泳，张村. 全国中药饮片炮制规范辑要 [M]. 北京：人民卫生出版社，2016.

[75] 袁旭江，朱盛山，涂瑶生. 广藿香配方颗粒提取工艺研究 [J]. 广东药学院学报，2005，21（6）：3.

[76] 袁旭江，朱盛山，李苑新，等. 广藿香配方颗粒及其药材质量关系研究 [J]. 时珍国医国药，2006，17（9）：2.

[77] 蔡庆群，黄耀海，席萍，等. 藿香正气方超临界萃取物质谱及薄层色谱分析 [J]. 现代食品与药品杂志，2006，16（3）：3.

[78] 吴春敏，刘洪旭，康国森. 藿香正气胶囊质量标准研究 [J]. 海峡药学，2004，16（4）：5.

[79] 姜静，王彬彬，郑越中. 藿香正气片中百秋李醇的薄层鉴别 [J]. 航空航天医药，2003，14（1）：44.

[80] 常鸿. 藿香正气水的质量标准研究 [J]. 云南中医中药杂志，1997，18（5）：37 - 38.

[81] 李康，姚美村，袁劲松，等. 减味藿香正气水药味最佳配比的研究 [J]. 辽宁中医杂志，2006，33（7）：2.

[82] 关玲，权丽辉，徐丽珍，等. 广藿香化学成分的研究 [J]. 中国中药杂志，1994，19（6）：355 - 356.

［83］张强，李章万，朱江粤．广藿香挥发油成分的分析［J］.华西药学杂志，1996，11（4）：249－250.

［84］刘廷礼，邱琴，崔兆杰，等．气相色谱－质谱联用分析广藿香挥发油成分含量［J］.中草药，1999，30（12）：903－904.

［85］黄丽莎，吴惠勤，张桂英，等．广藿香超临界CO_2萃取产物的GC－MS分析［J］.分析测试学报，2001，20（4）：79－81.

［86］冯承浩，姚辉，吴鸿，等．广藿香药用部位成熟结构及有效成分分布研究［J］.中草药，2003，4（2）：174－176.

［87］罗集鹏，刘玉萍，冯毅凡，等．广藿香的两个化学型及产地与采收期对其挥发油成分的影响［J］.药学学报，2003，38（4）：307－310.

［88］张广文，马祥全，苏镜娱，等．广藿香中的黄酮类化合物［J］.中草药，2001，32（10）：871－874.

［89］黄烈军，穆淑珍，张建新，等．中药广藿香非挥发性化学成分的研究［J］.中国中药杂志，2009，34（4）：4.

［90］王大海，殷志琦，张庆文，等．广藿香非挥发性化学成分的研究［J］.中国中药杂志，2010，35（20）：4.

［91］陈小夏，何冰，李显奇，等．广藿香三种提取物对肠道功能作用的比较［J］.中药药理与临床，1998，14（2）：31－33.

［92］陈小夏，何冰，李显奇，等．广藿香胃肠道药理作用［J］.中药材，1998，21（9）：462－466.

［93］杨得坡，CHAMONT，MILLET．藿香和广藿香挥发油的抗皮肤细菌活性与化学成分的研究［J］.微生物学杂志，1998，18（4）：1－4.

［94］张广文，蓝文键，苏镜娱，等．广藿香精油化学成分分析及其抗菌活性（Ⅱ）［J］.中草药，2002，33（3）：210－212.

［95］莫小路，严振，王玉生，等．广藿香精油对植物病原真菌的抑菌活性研究［J］.中药材，2004，27（11）：805－807.

［96］罗超坤．广藿香水提物的抗菌实验研究［J］.中药材，2005，28（8）：700－701.

［97］赵书策，贾强，廖富林．广藿香提取物的抗炎镇痛药理研究［J］.中成药，2007，29（2）：285－287.

［98］ZHANG Z, CHEN X, CHEN H, et al. Anti－inflammatory activity of β－patchoulene isolated from patchouli oil in mice［J］. European journal of pharmacology, 2016, 781: 229－238.

［99］PARK S Y, NEUPAANE G P, LEE S O, et al. Protective effects of *Pogostemon cablin* Bentham water extract on inflammatory cytokine expression in TNBS – induced colitis in rats [J]. Archives of pharmacal research, 2014, 37 (2): 253 – 262.

[100] CHEN X Y, CHEN H M, LIU Y H, et al. The gastroprotective effect of pogostone from *Pogostemonis Herba* against indomethacin – induced gastric ulcer in rats [J]. Experimental biology medicine, 2016, 241 (2): 193 – 204.

[101] TSAI C C, CHANG Y H, CHANG C C, et al. Induction of Apoptosis in Endometrial Cancer (Ishikawa) Cells by *Pogostemon cablin* Aqueous Extract (PCAE) [J]. International journal of molecular sciences, 2015, 16 (6): 12424 – 12435.

[102] SU J Y, LUO X, ZHANG X J, et al. Immunosuppressive activity of pogostone on T cells: blocking proliferation via S phase arrest [J]. International Immunopharmacology, 2015, 14 (2): 328 – 337.

[103] JEONG J B, CHOU J, LOU Z, et al. Patchouli alcohol, an essential oil of *Pogostemon cablin*, exhibits anti – tumorigenic activity in human colorectal cancer cells [J]. International immunopharmacology, 2013, 16 (2): 184 – 190.

[104] 曾庆钱, 蔡岳文, 严振, 等. 广藿香精油的杀虫作用及其活性成分分析 [J]. 植物资源与环境学报, 2006, 15 (3): 21 – 25.

[105] 曾庆钱, 严振, 蔡岳文, 等. 广藿香精油对檀香粉蝶和荔枝卷叶蛾生物活性研究 [J]. 天然产物研究与开发, 2006, 18 (4): 541 – 544.

[106] HUSSAIN A I, ANWAR F, IQBAL T, et al. Antioxidant attributes of four Lamiaceae essential oils [J]. Pakistan journal of botany, 2011, 43 (2): 1315 – 1321.

[107] LIN R F, FENG X X, LI C W, et al. Prevention of UV radiation – induced cutaneous photoaging in mice by topical administration of patchouli oil [J]. Journal of ethnopharmacology, 2014, 154 (2): 408 – 418.

[108] WANG X F, HUANG Y F, WANG L, et al. Photo – protective activity of pogostone against UV – induced skin premature aging in mice [J]. Experimental gerontology, 2016, 77: 76 – 86.

[109] YOON S C, JE I G, CUI X, et al. Anti – allergic and anti – inflammatory effects of aqueous extract of *Pogostemon cablin* [J]. International journal of molecular medicine, 2016, 37 (1): 217 – 224.

[110] HSU H C, YANG W C, TSAI W J, et al. α – Bulnesene, a novel PAF receptor antagonist isolated from *Pogostemon cablin* [J]. Biochemical biophysical research communications, 2006, 345 (3): 1033 – 1038.

[111] 杨甫传, 徐丽珍, 邹忠梅, 等. 百秋李醇及广藿香油中百秋李醇在大鼠体内药代动力学比较 [J]. 药学学报, 2004, 39 (9): 726 – 729.

[112] QU C, YUAN Z W, YU X T, et al. Patchouli alcohol ameliorates dextran sodium sulfate – induced experimental colitis and suppresses tryptophan catabolism [J]. Pharmacological research, 2017, 121: 70 – 82.

[113] NITHYANAND P, BEEMA SHAFREEN R M B, MUTHAMIL S, et al. Essential oils from commercial and wild Patchouli modulate Group A Streptococcal biofilms [J]. Industrial crops and products, 2015, 69: 180 – 186.

第五章 巴戟天

第一节 历史概况

巴戟天 *Morinda officinalis* How，为茜草科（Rubiaceae）巴戟天属（*Morinda*）的多年生植物（见彩插图 5－1），是我国著名的"四大南药"之一。巴戟天是本草记载中产地有变迁的主要品种，始载于《神农本草经》，谓其"味辛，微温。主治大风邪气，阴痿不起，强筋骨，安五脏，补中，增志，益气"，列为上品。《名医别录》"生巴郡及下邳山谷"，西晋左思《蜀都赋》"巴菽巴戟"，明代李时珍《本草纲目》以及历代本草均有对巴戟天产地和疗效的记载。但到了清末，药用巴戟天的道地产区已不再是古本草记载的四川巴郡，而是转移到了广东、广西等地区，1958 年我国植物学家侯宽昭才将其定名为 *Morinda officinalis* How，同时指出"巴戟天的原产地显然和历代本草所说的有矛盾"，应以"新兴品种"取而代之。该品种 1963 年首次收入《中国药典》，其后各版《中国药典》中均以此品种作为巴戟天的正品收载。

巴戟天，别名巴戟、鸡肠风、鸡腿藤等，以干燥的地下根入药，味甘、辛，微温，归肾、肝经，具有补肾阳，强筋骨，祛风湿的作用，用于阳痿遗精，宫冷不孕，月经不调，少腹冷痛，风湿痹痛，筋骨痿软等症（《中国药典》2020 年版）。巴戟天除用作药材和保健品外，现代药理研究表明巴戟天寡糖还具有抗抑郁、提高免疫、抗应激和壮阳等作用。

一、本草考证

（一）历史文献记载及分析

巴戟天史载于西汉时期《神农本草经》[1]："味辛，微温。主治大风邪气，阴痿不起，强筋骨，安五脏，补中，增志，益气"，列为上品。别名巴戟（《本草图经》[2]），三蔓草、不凋草（《新修本草》[3]），三角藤、黑藤钻（《中药大辞典》[4]），兔儿肠、鸡肠风（《新编中药志》[5]），古代对巴戟天药材的基原植物争议较大。南朝梁代陶弘景在《本草经集注》中对该生药形态有简单的描述："状如牡丹而细，外赤内黑，用之打去心"[6]，首次描述了巴戟天形状像牡丹 Paeonia suffruticosa Andr. 的根，细长，外皮呈红色，内部显黑色，含有心髓，使用时将其去除。经考察，牡丹根系发达，具有多数深根形的肉质主根和侧根，个别红色，可明确巴戟天以根作为药用部位。汉代《名医别录》载巴戟天之名，未描述其基原植物，最早记载了巴戟天的产地："生巴郡（即四川阆中、奉节、重庆等地）及下邳（即今江苏邳州市）山谷，今亦用建平（即今四川巫山、湖北恩施）、宜都（即今湖北宜昌）者。二月、八月采根阴干。"唐代苏敬等在《新修本草》[7]中则有稍详细的描述："其苗俗方名三蔓草，叶似荠，经冬不枯，根如连珠，多者良，宿根青色，嫩根白紫，用之亦同，连珠肉后者为胜。"日华子又云："（巴戟天）又名不凋草"，即三九蔓草，经冬不枯，亦作不凋之意。宋代苏颂《本草图经》描述为："巴戟天生巴郡及下邳山谷，今江淮河东洲郡亦有之，皆不及蜀川者佳。叶似荠，经冬不枯，俗名三蔓草，又名不凋草，多生竹林内。内地生者，叶似麦门冬而厚大，至秋结实，二月、八月采根阴干，今多焙之，有宿根者青色，嫩根者白色，用之皆同，以连珠肉厚者为胜，今方家多以紫色为良，蜀人云都无紫色者，彼方人采得或用黑豆同煮，欲其色紫，此殊失气味，尤宜辨之……。"巴戟天药用部位为根部，其与麦冬的根相似，容易成为巴戟天混淆品，此外，该属的山麦冬形态也与巴戟天相似。《本草图经》附有"归州（今湖北宜昌）巴戟天"和"滁州（今安徽滁县）巴戟天"，前者植株似茶树，后者植株似麦冬。宋代《重修政和经史证类备用本草》[8]（卷六）及明代《本草品汇精要》[9]一直沿用《本草图经》[2]的归州和滁州巴戟天，并明确了归州巴戟天为灌木。其后《本草纲目》归纳了巴戟天植物的形态学特征，自绘类似归州巴戟天的图版[10]，但在明代《补遗雷公炮制便览》中，炮制巴戟天却只有一种类似滁州巴戟天的彩色图版[11]。明代《本草原始》中更独特而形象地描绘了巴戟天，记载了"巴戟天根如连珠，宿根青色，嫩根白色，老根紫色，其叶似荠，经冬不凋"的性状[12]。清代《植物名实图考》仍使用两种形态的巴戟天（滁州巴戟天和归州巴戟天）[13]。从历代本草来看，巴戟天的产地有巴蜀、江淮两个地区，但均以巴蜀产地为优。民国时期《药物出产辨》[14]和《增订伪药条辨》[15]首次将巴戟天产地南移至广东、广西一带，随后，市场使用和流通广泛的巴戟天被正式命名为茜草科巴戟天属植物巴戟天。

国内外学者对巴戟天原植物的考证作了不少工作，但都众说纷纭，未作定论。Loureiro、Brestchneider、Henry、Stuart、小野兰山、平贺源内等人把巴戟天分别归属于玄参科、大戟科、远志科、兰科和茜草科，因而造成了近代植物学文献和药学书籍中对巴戟天植物学名的混乱。侯宽昭于 1958 年正式提出："现时我国各大城市国药铺出售的巴戟天属茜草科中的一种新植物，其学名为 *Morinda officinalis* How。"但同时也指出"巴戟天的原产地显然和历代本草所说的有矛盾"，古本草最早的药用巴戟天的品种已不可考，则后世必然以"新兴品种"取而代之。《中国药典》1963 年版一部已将 *Morinda officinalis* How 作为巴戟天正品而收载，这是在中药巴戟天品种变迁史晚近形成的一个"新兴品种"。其后 1977 年至 2015 年版均以此品种作为巴戟天的正品收载。但古代本草记载的巴戟天为何物，仍未有结论[16]。

历代典籍文献对巴戟天商品品质及等级均有较为详细的描述。陈仁山《药物出产辨》[14]云："巴戟天产于广东清远、三坑、罗定为好，下四府、南乡等地均次之，西江德庆系种山货，质味颇佳，广西南宁亦有出。"《中国药典》1977 年版[17]记载："以条大、肥壮、连珠状、肉厚、色紫者为佳。条细瘦、肉薄、色灰者质次。"《500 味常用中药材的经验鉴别》[18]记载："以条粗大而且呈连珠状、肉厚、色紫、质软、内心梗细、味微甜、无蛀虫、体干者为佳，条细瘦、肉薄、色灰者则质较次。"因此，巴戟天的品质以条粗大而且呈连珠状、肉厚、色紫质软、内心木部细、味微甜、无蛀虫、体干者为佳，条细瘦、肉薄、木心大、色灰者则质次[19]。

（二）功效及应用考证

1. 东汉时期

《神农本草经》[1]将巴戟天列为上品："主治大风邪气，阴痿不起，强筋骨，安五脏，补中，增志，益气。"《名医别录》[20]增补了"主治头面游风，小腹及阴中相引痛，下气，补五劳，益精，利男子"的内容。

2. 唐代

《新修本草》[3]将《神农本草经》与《名医别录》的论述加以综合："主大风邪气，阴痿不起，强筋骨，安五脏，补中，增志，益气。疗头面游风，小腹及阴中相引痛，下气，补五劳，益精，利男子。"《备急千金要方》取前人论述之功效，用巴戟天等药物组方成"肾沥散"，称之为"虚劳百病方"，亦用巴戟天配伍肉苁蓉等组成"苁蓉补虚益气方"，主治"五脏虚劳损伤，阴痹，阴下湿痒，或生疮，茎中痛，小便余沥，四肢虚极，阳气绝，阳脉伤"，强调了巴戟天的补益之功用。甄权在《药性论》[21]中对其功用加以补充："能治男子夜梦鬼交泄精，强阴，除头面中风，主下气，大风血癞。"

3. 宋代

《日华子本草》记载："安五藏，定心气，除一切风，治邪气，疗水肿。"《太平圣惠方》中的"巴戟散"，主治"虚劳，腰脚疼痛，行立不得"。《太平惠民和剂局方》中运用巴戟丸"补肾脏，暖丹田，兴阳道，减小便，填精益髓，驻颜润肌"。《本草衍义》[22]则记载："有人嗜酒，日须五七杯，后患脚气甚危，或教以巴戟半两，糯米同炒，米微转色，不用米，大黄一两，炒，同为末，熟蜜为丸，温水服五七十丸，仍禁酒，遂愈。"

4. 金代

刘完素在《宣明论方》中记载治疗"肾气虚弱、语言謇涩、足膝酸软"的"地黄饮子"亦有巴戟天。

5. 明代

《本草纲目》[10]："治脚气，去风疾，补血海。"《景岳全书》："虽曰足少阴肾经之药，然亦能养心神，安五脏，补五劳，益志气，助精强阴。治阴痿不起，腰膝疼痛，及夜梦鬼交，遗精尿浊，小腹阴中相引疼痛等证"，并用含巴戟天的赞育丹治疗"阳痿精衰，阴寒不育"。《雷公炮制药性解》："主助肾添精，除一切风及邪气。"《本草蒙筌》[23]："禁梦遗精滑，补虚损劳伤。治头面游风，乃大风浸淫血癞；主阳痿不起，并小腹牵引绞痛。安五脏健骨强筋，安心气，利水消肿。益精增志，惟利男人。"《本草经疏》："其主大风邪气，及头面游风者，风为阳邪，势多走上，经曰：邪之所凑，其气必虚。巴戟天性能补助元阳而兼散邪，况真元得补，邪安所留？此所以愈大风邪气也。主阴痿不起，强筋骨，安五脏，补中增志益气者，是脾肾二经得所养而诸虚自愈矣。其能疗少腹及阴中引痛，下气并补五劳，益精利男子者，五脏之劳肾为之主，下气则火降，火降则水升，阴阳互宅，精神内守，故主肾气滋长，元阳益盛，诸虚为病者不求其退而退矣。"《本草新编》："巴戟天正汤剂之妙药，温而不热，健脾开胃，既益元阳，复填阴水，真接续之利器，有近效而又有速功"[22]。

6. 清代

《本草求真》："温补肾阳，兼祛风湿。巴戟天专入肾……据书称为补肾要剂，能治五痨七伤，强阴益精，以其体润故耳。……然气味辛温，又能祛风除湿，故凡腰膝疼痛，风气脚气水肿等症，服之更为有益。"《本草备要》："补肾，祛风。甘辛微温。入肾经血分，强阴益精，治五劳七伤；辛温散风湿，治风气、香港脚、水肿。"岭南本草专著《本草求原》在评价总结前人的论述外，亦认为："巴戟天，即不凋草。经冬不凋，故达阳更能生阴，……凡元阳衰，阴精亦亏，不受刚燥者宜之"，此外，补充了治疗"嗽喘，溲血，腰痛痹痿，眩晕，泄泻，食少，目疾，耳聋，尿不禁，皆上达下归，元气周流之效。此乃元气之主剂，立其主，可随寒热而佐之，以达下焦之主气，故磁石丸益肾阴、苁蓉丸益肾阳俱用。相火盛，大便燥，忌之"的功用[22]。

7. 民国时期

《本草正义》[22]："温养元阳，则邪气自除，起阳痿，强筋骨，益精，治小腹阴中引痛，皆温胜寒之效；安五脏，补五劳，补中，益气，皆元阳布护之功也。"

（三）讨论

古文献中巴戟天生长在山谷中，秦汉至明清时期，主要产于四川、江苏、安徽等地。

而清末时期,其产地南迁,分布于广东、广西、浙江、江西。古代记载之巴戟天与今用之巴戟天大相径庭,一方面最有可能是物种不同,导致基原混乱所致;另一方面,可能因历代本草缺乏现代分类学和形态学知识,绘图失真,记载不甚准确所致。[21]因此,巴戟天是一个在历史上具明显的产地变迁的品种,因此现代以"新兴品种"取而代之。

巴戟天的炮制方法从古代一直沿用至今,主要有巴戟肉、盐巴戟天、制巴戟天和酒巴戟天等炮制品。无论哪种炮制品均需先净制,通过炮制引药入经,有可能增加其药效,化学成分的变化与临床疗效有关,因而需要进一步探讨。

巴戟天本草记载的品质有如"被列为上品""连珠肉厚者为胜""以紫色为良""不及蜀川者佳"和"肉厚中紫者佳"等的表述。近现代以来,国家以及地方先后制定过多个中药材商品规格等级标准,现行的《七十六种药材商品规格标准》已施行36年之久,现如今中药材商品的规格等级发生了较大的变化,中药材由以野生品为主转向了以栽培品为主,其形态特征、质量等均发生了较大的改变,另外,中药材质量要求的提高迫切需要制定适合当前中药材规格等级划分的标准。尤其是像清末后以茜草科植物巴戟天的干燥根作为法定正品药材的一类药材没有商品规格标准记载,评价标准多以"以条大、肥壮、连珠状、肉厚、色紫者为佳,条细瘦、肉薄、色灰者质次"表述,缺乏科学性,满足不了现代中药交易的需求。[17]因此有关巴戟天的质量和商品规格等尚需做系统和科学研究的工作。

二、商贸发展历史

巴戟天主产于广东、广西、福建等地区,自20世纪60年代人工栽培成功以来,主要依靠人工种植,除此以外,有少量由越南通过广西口岸进入我国市场。巴戟天鲜品市场价格在每公斤2~10元,近几年保持在每公斤10元左右。

巴戟天药材来源主要以人工栽培为主,其种植区域主要集中在广东德庆、郁南、高要等地区,总面积大约6 300公顷。德庆县为巴戟天种植的主要地区,种植面积大约3 500公顷,年总产量约10万吨,2018年鲜品交易价格在10~12元/公斤。巴戟天鲜品药材交易市场是我国为数不多的以中药鲜品交易的专门市场,位于广东省德庆县高良镇,每月逢2日、5日、8日交易,平均每天鲜品交易量在150~200吨,交易的药材来自农民的自产自销、专业合作社或相关企业。德庆县莫村镇为巴戟天主要产地加工镇,每月供应巴戟天药材超过50吨(干品)。

与巴戟天相关的制剂主要有巴戟天药品或保健品。

第二节 生药学研究

一、植物学特性

（一）植物性状特征

巴戟天为多年生藤本；肉质根不定位肠状缢缩，根肉略紫红色，干后紫蓝色；嫩枝被长短不一粗毛，后脱落变粗糙，老枝无毛，具棱，棕色或蓝黑色。叶薄或稍厚，纸质，干后棕色，长圆形、卵状长圆形或倒卵状长圆形，长 6 ~ 13 cm，宽 3 ~ 6 cm，顶端急尖或具小短尖，基部钝圆或楔形，边缘全，有时具稀疏短缘毛，上面初时被稀疏、紧贴长粗毛，后变无毛，中脉线状隆起，多少被刺状硬毛或弯毛，下面无毛或中脉处被疏短粗毛；侧脉每边 4 ~ 7 条，弯拱向上，在边缘或近边缘处相连接，网脉明显或不明显；叶柄长 4 ~ 11 mm，下面密被短粗毛；托叶长 3 ~ 5 mm，顶部截平，干膜质，易碎落。花序 3 ~ 7 伞形排列于枝顶；花序梗长 5 ~ 10 mm，被短柔毛，基部常具卵形或线形总苞片 1；头状花序具花 4 ~ 10 朵；花 2 ~ 4 基数，无花梗；花萼倒圆锥状，下部与邻近花萼合生，顶部具波状齿 2 ~ 3 个，外侧一齿特大，三角状披针形，顶尖或钝，其余齿极小；花冠白色，近钟状，稍肉质，长 6 ~ 7 mm，冠管长 3 ~ 4 mm，顶部收狭而呈壶状，檐部通常 3 裂，有时 4 或 2 裂，裂片卵形或长圆形，顶部向外隆起，向内钩状弯折，外面被疏短毛，内面中部以下至喉部密被髯毛；雄蕊与花冠裂片同数，着生于裂片侧基部，花丝极短，花药背着，长约 2 mm；花柱外伸，柱头长圆形或花柱内藏，柱头不膨大，2 等裂或 2 不等裂，子房 2 ~ 4 室，每室胚珠 1 颗，着生于隔膜下部。聚花核果由多花或单花发育而成，熟时红色，扁球形或近球形，直径 5 ~ 11 mm；核果具分核（2 ~）3（~4）；分核三棱形，外侧弯拱，被毛状物，内面具种子 1 颗，果柄极短；种子熟时黑色，略呈三棱形，无毛。花期 5—7 月，果熟期 10—11 月[24]。见彩插图 5 – 1。

（二）生长环境特点

巴戟天属热带、亚热带植物，喜温暖湿润，耐高温、怕严寒，最适生长温度为 20 ℃ ~ 25 ℃，适合生长在阳光充足、雨量充沛以及土壤肥沃疏松的地区且呈弱酸性的黄土壤或者砂质土壤中，如坡地、丘陵。巴戟天的生长需要满足"前阴后阳，上阳下阴"的特点，故野生巴戟天多生长于茂密的树林中，荫蔽度较大，而栽培巴戟天多种植于坡度较小的山坡上，多有小乔木或灌木遮阴。巴戟天幼株喜阴，成株喜阳，这就大大限制了其生长的具体地点，使得其仅分布在以广东省德庆县为中心，向东北延伸到北回归线以北的福建西南部至武平县南部；向西南下降到北回归线以南的广西东南部。故栽培巴戟天时最好套种其他经济作物，如肉桂、马尾松等（见彩插图 5 – 2）。它的生长习性使得其花季基本在每年的 4—7 月，这一阶段，我国南部地区较为温暖，同时也不会特别潮湿，有利于巴戟天生长开花结果[25]。

二、种植及产地加工研究

（一）巴戟天的生长发育规律

1. 藤蔓的生长发育

巴戟天定植第一年生长主藤，12 月后进入休眠阶段，其生长量为 50 ~ 100 cm（荫蔽度大的长得更长）。叶片 7 ~ 10 对，第二年 4 月主藤继续生长，同时从茎基部和主藤的节间抽生果枝。第三年 4 月从第二年的果枝节上现蕾，5—6 月为盛花期，11 月果实成熟。当年生藤呈直立状，第二年呈倒披状，并互相扭曲攀缘。藤蔓生长的主峰在秋季，次峰在春季，12 月停止生长。

2. 叶片的生长发育

因季节的不同而不同，一般春梢叶大而平展，纸质，短粗毛；夏梢叶呈披尖长形凹凸不平；秋梢叶小而厚，平展，叶脉上拱闭合拟竹叶状。这种随季节而变化的叶型称季型叶。

3. 根部的生长发育

定植第一年以主根生长为主，长达 20 cm，粗 0.2 ~ 0.5 cm。实生苗主根 1 条，扦插苗 2 ~ 4 条。第二年春主根开始膨大形成一次根，且长出侧根。第三年侧根开始膨大成二次根，进行物质积累贮藏养分，并由新的支根代之吸收养分。第四年由第三年的支根膨大成 3 次根，以此类推。由于巴戟天根部具有延续膨大的特性，所以，随着年限的增加，根深与根幅的生长具有一定的规律性：一般前三年根深比根幅大，三年后根幅大于根深。主根三年后生长缓慢，支根则相反。

4. 藤、根生长的相互关系

巴戟天藤蔓条数与根条数大致呈正比，一般藤茂根亦旺，藤稀根亦疏，特别是茎基部主藤多且密生的单株，定植五年后根重可达 5 ~ 6 kg，相反，主藤少且分枝部位高的，支根少产量低[25]。

（二）巴戟天的栽培研究

1. 育苗技术

（1）扦插繁殖。

巴戟天为易种植药材，主要通过扦插繁殖，只需在育苗期时给予一定的管理施肥就可大量存活，在一个种植周期中也无须太多管理，只需在第一年 4—5 月、10—11 月施肥、除草 2 次后第二年至第四年都不需要再施肥。具体操作如下：

①插条选择和截取：选择一、二年生无病虫害、粗壮的藤茎，从母株剪下后，截成长 5 cm 的单节，或 10 ~ 15 cm 具 2 ~ 3 节的枝条作插穗。插穗上端节间不宜留长，剪平，下端剪成斜口，剪苗时刀口要锋利，切勿将剪口压裂。上端第一节保留叶片，其他节的叶片剪除，随即扦插。

②扦插季节：一般多以清明前后为宜，此时气温已回升，雨量渐多，插后容易成活。

③扦插方法：可按行距 15 ~ 20 cm 开沟，然后将插穗按 1 ~ 2 cm 的株距整齐平列斜放在沟内，插的深度以挨近第一节叶柄处为宜，插后覆黄心土或经过消毒的细土，插穗稍露出地面，一般插后 20 天即可生根，成活率达 80% 以上。为了促进生根，可将插穗用生长激素处理。不能及时插完的插条，用草木灰黄泥浆浆根，放在阴湿处假植[25]。

（2）组织培养繁殖。

组织培养技术是在无菌的条件下将活器官、组织或细胞置于培养基内，并放在适宜的环境中，进行连续培养而成的细胞、组织或个体。这种技术已广泛应用于农业和生物、医药领域的研究。近年来，由于市场需求量较大，巴戟天野生资源已近枯竭，而栽培巴戟天主要通过扦插繁殖，但藤蔓来源不同，种苗混杂，良种短缺，并易感染真菌性的茎基腐病，这使得巴戟天质量和产量均有不同程度的退化，迫切需要培育抗病性强、综合性状优良的新品种。巴戟天组织培养是有效可行的无性繁殖途径，具有繁殖快，不受环境条件、季节和场地的影响等诸多优点，不仅大大缩短了常规繁殖成苗时间，而且为其遗传转化工作的开展及转化效率的提高创造了条件。通过对巴戟天进行组织培养，建立起一套系统的巴戟天再生体系，为巴戟天的优良品种选育开辟了新的途径[26]。

①组织培养苗外植体的选择。

对巴戟天的组培快繁研究大多采用巴戟天无菌苗的茎尖、带节茎段或幼胚为外植体，以叶片或无节茎段为对照组。由于巴戟天不同部位的再生能力不同，影响着愈伤组织的诱导率和不定芽的分化率，顶芽、腋芽均比茎段和叶片高 1 ~ 2 倍。故本研究从植株群体中选择具有生长旺盛、株型正常、向上生长、茎秆粗壮、叶色浓绿、块根形成早、抗逆性强等优良性状的植株。剪取植株的顶芽、腋芽作为培养的外植体。

②外植体的处理。

研究发现外植体表面消毒以 70% 酒精预处理 60 秒，再用 0.1% $HgCl_2$ 浸泡 10 分钟，效果较好。

③培养基的选择及植株再生。

巴戟天的组织培养多采用 MS 或 MT 培养基，比较不同外植体在添加不同浓度 BA、

IBA、IAA 和 NAA 等生长素的培养基上的诱导效果。本研究经过培养基的改进和筛选，总结出理想的增殖培养基为 MS + NAA 0.5 + BA 6.0 + GA$_3$1.0 + 3% 蔗糖，生根培养基为 1/2 MS + IAA 0.2 + NAA 0.4 + 1% 蔗糖，培养温度为 25 ℃，空气相对湿度85% 以上，每天光照 10 小时，光照强度约 2 000 Lux。20 天后，植株长出根时，即可出瓶炼苗。

④再生植株炼苗。

先将已生根的健壮的巴戟天试管苗在培养室内松开瓶塞适应培养 1 周，然后将试管苗取出，轻轻地在水盆中荡洗干净根部琼脂，然后移栽到室外准备好的砂质苗床上，浇好水，在已消毒的细砂中砂培炼苗，添加 1/2 MS 培养液作养分，2 周后可将其转入砂土混合的花盆中或苗床上室外培育，苗床上空要用遮阳网，每天淋水 2 ~ 3 次，加强栽培管理，1 ~ 2 个月后即可将试管苗移栽于露天土地种植，移栽成活率大于 90%[25]。

2. 田间管理

（1）种植地选择。

合适的生长环境对于巴戟天的生长和品质具有直接的影响。巴戟天是一种喜温植物，适合生长在阳光充足但又不能太干燥的环境下，尤其禁忌阴暗潮湿的环境。以道地产区广东省德庆县为巴戟天的分析基点，明确了巴戟天适宜产地的生态因子：18°40′N ~ 24°55′N，107°17′E ~ 117°15′E 之间，年日照时数在 1 550 ~ 2 000 小时，年均降水量为 1 400 ~ 1 700 mm，7 月平均温度为 28 ℃ ~ 32 ℃，1 月平均温度为 13 ℃ ~ 16 ℃，海拔为 200 ~ 700 m，坡度 30° 以下，相对湿度为 80% 左右的坡地最为适宜巴戟天的生长。对巴戟天生长因子中的土壤因子进行研究，发现巴戟天适合生长于土质疏松，土质层肥沃湿润、弱酸性的黄土壤或者富含腐质的砂质土壤中[27]。

巴戟天种植时宜选择有一定坡度的稀疏林下或有林木覆盖的中下部向阳丘陵地，坡向朝东或东南较好，土层深厚、疏松，有一定肥力的沙壤土。若在灌木丛生的林地，应在冬季将林木杂草清除烧灰作肥料，也可保留一部分树木作遮阴，如遇有山苍子、樟树等含挥发性物质的树根，严重危害巴戟天生长，则要通过深翻土壤将其拔除干净，冬季开荒翻土，春季横坡起畦，做成宽 1 m、高 20 cm 的畦，每 667 m^2 施火烧土1 000 ~ 1 500 kg 作基肥[25]。

（2）种植地管理。

①遮阴：扦插后，搭设荫棚或插芒箕遮阴，郁闭度可达 70% ~ 80%。随着苗木生根成活和长大，应逐步增大透光度，育苗后期郁闭度控制在 30% 左右。产区药农利用乔灌木作遮阴条件，不利于巴戟天的生长发育。

②补苗：定植后第一年容易出现死苗，要及时补上同龄苗木，确保齐苗、全苗，为高产打下基础。

③中耕除草：定植后前 2 年，每年除草 2 次，即在 5、10 月各除草 1 次。由于巴戟

天根系浅而质脆，用锄头容易伤根，导致植株枯死，靠植株茎基周围的杂草宜用手拔，结合除草进行培土，勿让根露出土面。

④施肥：定植后 1~2 年，在 4 月、6 月、9 月各施 1 次腐熟的稀薄人粪尿，促使藤茂、根旺。3 年后以追施火烧土、草木灰为主，每年每 667 m² 施火烧土 700 kg、草木灰 100 kg。忌施硫酸铵、氯化铵、猪尿、牛尿。如种植地酸性较大，可适当施用石灰，每 667 m² 用 50~60 kg。

⑤修剪藤蔓：巴戟天随地蔓生，往往藤蔓过长，尤其二年生植株，会因茎叶过长，影响根系生长和物质积累。可在冬季将已老化呈绿色的茎蔓剪去过长部分，保留幼嫩呈红紫色茎蔓，促进植株的生长，使营养集中于根部。应注意在巴戟天生长期中，叶面积指数低于 1 时，不宜修剪藤蔓，严禁将巴戟天的地上部分全剪[25]。

（3）病虫害防治。

巴戟天的病害有茎基腐病、轮纹病、煤烟病、根结线虫病等；虫害有蚜虫、蓟马、蚧壳虫等，这些病虫害严重影响了巴戟天的质量和产量，造成严重的经济损失，针对不同的病虫害应该采取不同的防治措施。

①茎基腐病：巴戟天茎基腐病危害严重，轻的占 20%~30%，严重者达 80%~90%。该病在 10 月下旬开始危害茎基部。防治方法：用 1:3 的石灰与草木灰混合施入根部，或用 1:2:100 倍波尔多液喷射，每隔 7~10 天喷 1 次，连续 2~3 次。

②轮纹病：主要危害叶片，会使得叶片枯黄、穿孔、脱落。防治方法：利用代森锌进行喷射或在其病变初期将病变的叶子去除并烧毁。

③煤烟病：主要由蚜虫、蚧壳虫导致的巴戟天的根茎叶果表面发霉，从而影响光合作用的吸收，最终导致巴戟天果实小，收成低。防治方法：可通过防治虫害或木霉菌制剂进行生物防治。

④根结线虫病：植株受害后生长不良，地上部分枝叶萎缩，植株矮小，出现早衰和畸形，严重者顶端枯萎，叶脱落而死亡。防治方法：用 15% 澄清石灰水淋病根处，危害严重时拔除病株烧毁，并用浓石灰水或石灰粉灌、撒病穴，以免扩大污染。

⑤蚜虫、蓟马、蚧壳虫等：春夏季是蚜虫、蓟马、蚧壳虫盛发期。防治方法：可用 40% 氧化乐果乳剂 1 000 倍液或 50% 马拉硫磷 800 倍液防治[28]。

（三）巴戟天的采收、加工与贮藏

1. 采收与初加工

（1）采收：目前通常在巴戟天定植 4~5 年后采收。根据不同生长期巴戟天的化学成分分析，巴戟天应在定植 5 年后采收为好。收获时间全年均可进行，但以秋冬季采收为佳。挖取肉质根时尽量避免断根和伤根皮。

（2）初加工：采收后洗净表面的泥沙，去掉侧根及芦头，晒干，按商品要求剪成

10 ～16 cm 的短节，即成商品[25]。

2. 包装、运输与贮藏

（1）包装：巴戟天晒干后，应用专用袋包装，每件30 kg左右。包装容器应该用干燥、清洁、无异味以及不影响品质的材料制成。包装要牢固、密封、防潮，能保护品质。包装材料应易回收、易降解。

包装前应再次抽查，清除劣质品和杂质，包装袋上应有包装标签，内容应包括：药材名称、产地、批号、规格、重量、采收日期、注意事项等。

（2）运输：药材批量运输时，注意不能与其他有毒、有害的物质混装；要防止吸潮、防止暴晒。运输工具必须清洁、干燥、无异味、无污染。

（3）贮藏：巴戟天含有较多糖类物质，易受潮，应存放于清洁、阴凉、干燥通风、无异味的专用仓库中，并防回潮、防虫蛀。以温度30 ℃以下，相对湿度70% ～80% 为宜，商品安全水分为12% ～14%。贮藏期间应保持环境清洁，定期使用溴氰菊酯药剂进行消毒。发现受潮及轻度霉变、虫蛀，要及时晾晒或翻垛通风；虫情严重时可用磷化铝熏杀。有条件的地方可进行密封抽氧充氮养护，小件可在包装袋边缘放置袋装的无水氯化钙吸潮[25]。

三、基原鉴定

（一）性状和显微特征

1. 基原鉴别

巴戟天为缠绕性草质藤本。根肉质肥厚，扁圆柱形结节状，直径1～2 cm。质地坚韧，不易折断，茎呈圆柱形，有纵棱，灰色或暗褐色；小枝初时褐色有小粗毛，后脱落。单叶对生，大小变异较大，长13～14 cm，宽2～6 cm；叶片呈长椭圆形，先端急短尖或短渐尖，基部钝圆或浑圆，表面深绿，嫩时被粗毛，后脱落，叶缘有稀疏小睫毛；叶柄短，被毛；托叶膜质鞘状。头状花序或伞状排列，每一花序上有2～10朵花，排列于枝端，花序梗被浅黄色短粗毛；花萼倒圆锥状，先端有不规则的齿裂或平截，花冠肉质，白色，通常4裂，少3裂，花冠管喉部收缩内面密生短粗毛；雄蕊与花冠片等数；子房下位，4室，花柱短而纤细，二深裂。核果近球形，通常单个，有的数枚仅基部或中部以下连合成聚合果状，成熟时红色，顶端具宿存的筒状花萼，内有种子3～4粒，近卵形或倒卵形，背面隆起，具白色短茸毛，4—6月开花[25]。

2. 性状

本品为扁圆柱形，略弯曲，长短不等，直径0.5～2 cm（见彩插图5－3）。表面灰黄色或暗灰色，具纵纹及横裂纹，有的皮部横向断裂露出木质部，质韧，肉厚易剥落，断面皮部厚，紫色或淡紫色，易与木质部剥离，木质部坚硬，黄棕色或黄白色，呈齿轮状，直径 1 ~ 5 mm。无臭，味甘而微涩。

3. 显微特征

（1）本品横切面：木栓层为数列细胞。栓内层外侧石细胞单个或数个成群，断续排列成环；薄壁细胞含有草酸钙针晶束，切向排列。韧皮部宽广，内侧薄壁细胞含草酸钙针晶束，轴向排列。形成层明显。木质部导管单个散在或 2 ~ 3 个相聚，呈放射状排列，直径至 105 μm；木纤维较发达；木射线宽 1 ~ 3 列细胞；偶见非木化的木薄壁细胞群。

（2）粉末：淡紫色或紫褐色。石细胞淡黄色，类圆形、类方形、类长方形、长条形或不规则形，有的一端尖，直径 21 ~ 96 μm，壁厚至 39 μm，有的层纹明显，纹孔和孔沟明显，有的石细胞形大，壁稍厚。草酸钙针晶多成束存在于薄壁细胞中，针晶长184 μm。具缘纹孔导管淡黄色，直径至 105 μm，具缘纹孔细密。纤维管胞长梭形，具缘纹孔较大，纹孔口斜缝状或相交成"人"字形、"十"字形[29]。

（二）混淆品鉴别研究

巴戟天史载于《神农本草经》，以后历代本草均有记载巴戟天主产于广东、广西、福建等地，野生或栽培。由于巴戟天在临床上应用较为广泛，产量供不应求，在市场上均有不同程度的混淆品出现，如同科植物羊角藤、假巴戟、四川虎刺的根或根皮、木兰科植物铁箍散的藤茎及根等，其功效各不相同，如巴戟天性微温，味甘、辛，补肾阳、强筋骨、祛风湿；羊角藤性凉，味甘，祛风除湿、止痛、止血，功效的差异对临床疗效具有一定的影响。因此，为确保用药安全及临床疗效，建立快速、简单的区分巴戟天及其混淆品的方法是目前急需解决的问题。现将巴戟天正品与常见混淆品的来源、外观性状、粉末显微特征的区分归纳如表 5 - 1 所示[30]：

表 5 - 1　巴戟天及其混淆品药材对比

样品	来源	外观性状	粉末显微特征
巴戟天	茜草科植物巴戟天 *Morinda officinalis* How 的干燥根	横裂纹深者露出木心，成念珠状木心占直径30% ~ 40%，皮部较厚	石细胞较多，呈类方形、类长方形、多角形，个别纤维状，直径 24 ~ 64 μm，壁较厚，长至 160 μm，针晶长 48 ~ 160 μm
羊角藤	茜草科植物羊角藤 *Morinda umbellata* L. 的干燥根	有少数横裂纹，木心占直径 60% ~ 70% 以上，皮部较薄	石细胞众多，呈类方形、纤维状椭圆形等，直径 17 ~ 112 μm，壁厚，长至 420 μm，针晶长 48 ~ 72 μm

（续上表）

样品	来源	外观性状	粉末显微特征
假巴戟	茜草科植物假巴戟 *Morinda shughuaeusis* C. Y. Chen et M. S. Huang 的干燥根	有少数横裂纹，木心占直径80%以上，皮部菲薄，易脱落	石细胞极多，呈类方形、类长方形、短分枝状等，直径 20～64 μm，壁厚，长至 288 μm，针晶长 80～110 μm
铁箍散	木兰科植物铁箍散 *Schisandra propinqua* var. *sinensis* Oliv. 的干燥茎藤和根	藤茎细长，表面棕红色或棕褐色，有纵皱纹，分枝断痕和疣状突起，木心占直径80%以上	淀粉粒众多，黏液质块和嵌晶纤维较多
四川虎刺	茜草科植物四川虎刺 *Damnacanthus officina-rum* Huang 的干燥根	具不规则纵皱纹及多数横裂纹，质坚脆，易折断，木心占60%～70%	石细胞呈长方形、正方形或类椭圆形，直径 20～60 μm，长 48～220 μm，菊糖众多，团块状，无色透明

（三）遗传多样性研究

遗传多样性是指物种内基因的差异性，包括不同种群间或同一种群内的遗传变异。遗传多样性是每种生物所固有的特性，是长期适应与进化的产物，其本质是生物体在遗传物质上的差异。一个生物居群如果要存活并长久地生存下去，不仅要有适应现有环境的能力，更重要的是要有顺应环境变化的能力。种内遗传的多样性决定了物种以上水平的多样性[31]。

不同资源表型性状的综合评价和遗传多样性分析是进行育种研究的重要基础。调查发现，目前由于市场需求量增大，野生资源逐渐减少并趋于濒危状态，而栽培巴戟天由于常年的扦插繁殖，巴戟天的遗传多样性受到较大的影响，再加上生态环境的影响造成了许多遗传分化，在巴戟天的类群中存在较多外观和化学成分的变异。[32]巴戟天不同种质之间形态差异较大，如广东省巴戟天叶片革质，有突起，上下叶表面均被茸毛，小叶种叶片狭长似柳叶，中叶种叶形稍圆，大叶种叶大，叶尖不明显；福建省巴戟天叶片革质且茸毛明显；海南省巴戟天叶片较为光滑，茸毛较少。有学者考察了不同种质巴戟天中4种寡糖类成分的含量差异，认为小叶种巴戟天药材中各种寡糖的含量远高于大叶种[33]，而水晶兰苷和蒽醌类化合物虽然种类相似，但各个品种间含量差异较大[34]。

遗传的多样性发生在分子水平，并且与核酸的性质有关，是药用植物种质鉴定、育种和活性物质筛选的基础。DNA分子遗传标记技术直接分析遗传物质DNA在不同生物个体间的差异，使植物分类和资源的研究更加科学化。DNA 位点和数量十分丰富，并且 DNA 是药用植物包括同工酶、核型和形态学水平等特征的遗传基础，利用它的特征将更准确地鉴定作物品系。现代生物技术如 DNA 指纹技术（RAPD、DNA 探针杂交、微卫星指纹分析等）用于药用植物种质资源遗传多样性研究和中药材品种鉴定，可在分类等级以下发现居群之间甚至个体之间的细小遗传差异。遗传多样性的研究可以揭示物种或居群的进化历史，能为进一步分析其进化潜能和未来的命运提供主要的信息[31]。

目前国内运用分子标记对巴戟天种质资源遗传多样性进行了部分研究。有学者利用 RAPD（随机扩增多态性 DNA）技术对广东不同区域栽培巴戟天的遗传多样性进行研究，并对种群间的遗传关系进行初步探讨。利用 Popgene 软件计算所得的 Shannon 指数和 Nei 指数均反映出巴戟天各类群遗传多样性有一定的变化，并产生了多种农家类型。巴戟天的不同农家类型间存在较大的遗传分化，但各类群的多态位点百分率较高，故认为巴戟天不同类群间具有较高的遗传多样性，其中小叶巴戟天的遗传多样性明显高于其他类型。[35]采用 ISSR 技术对福建和广东 7 个种源的巴戟天材料进行遗传多样性及亲缘关系分析，发现 7 个种源之间存在遗传多样性，其中福建种源的遗传多样性比广东的高，此研究为多基原的中药材的鉴定提供了思路[36]。

遗传多样性的研究可以揭示物种或居群的进化历史，有利于优良种质的筛选，同时也为制定物种保护策略提供了科学依据[31]。

四、品质研究

（一）传统评价

近代文献《药物出产辨》记载："巴戟天产广东清远三坑，罗定要好，下四府（恩平、开平、新会、台山）南乡等次之，西江德庆系种山货，质味颇佳。广西南宁亦有出。"[14]《中国药典》1977 年版记载："以条大、肥壮、连珠状、肉厚、色紫者为佳。条细瘦、肉薄、色灰者质次。"[17]《500 味常用中药材的经验鉴别》记载："以条粗大而且呈连珠状、肉厚、色紫、质软、内心梗细、味微甜、无蛀虫、体干者为佳，条细瘦、肉薄、色灰者则质较次。"[18]

因此，巴戟天的品质以条粗大而且呈连珠状、肉厚、色紫质软、内心木部细、味微甜、无蛀虫、体干者为佳，条细瘦、肉薄、木心大、色灰者则质次。

（二）现代研究

1. 品质影响因素研究
（1）不同产地对巴戟天品质的影响。
①对巴戟天寡糖含量的影响。

有文献报道，通过采集广东、广西、福建和海南巴戟天，利用 HPLC – ELSD 测定巴戟天中蔗糖、蔗果三糖、耐斯糖、1^F – 果呋喃糖基耐斯糖的含量。发现不同产地巴戟天药材中 4 种寡糖类成分含量差异较大，广东省耐斯糖的平均含量最高，广西和海南省 4 种寡糖的平均含量最低；与此同时，同一产地的糖类成分含量变化差异也较大。由此说明，巴戟天药材的质量不仅跟产地有关，还受到如生长环境、采收时间与贮藏时间和条件等因素的影响[34]。

②对巴戟天蒽醌类成分含量的影响。

巴戟天中含有较多蒽醌类成分，大多属茜草素型蒽醌，其中含量最高的是 1 – 甲氧基 –2 羟基蒽醌、1,2 – 二甲氧基 – 3 – 羟基蒽醌、甲基异茜草素 – 1 – 甲醚、1,3 – 二甲基 – 2 – 甲氧基蒽醌和甲基异茜草素，这 5 种成分骨架相似，仅是取代基不同。研究发现不同产地巴戟天样品中 5 种成分的含量有一定差异。广西百色的样品中 5 种成分的含量最高，而来源于福建永定、广东韶关的样品中 5 种成分的含量最低。[37]另外有文献报道，广东省高良镇巴戟天蒽醌类成分色谱峰相对较丰富，含量较高，认为高良镇巴戟天质量较好。[38]这说明蒽醌类成分与产地具有一定的相关性，产地的环境因素包括温度、湿度、土壤、光照时间等对巴戟天中活性成分的含量有较大影响。在评价和考察巴戟天药材质量时应综合考虑其活性成分含量及产区等因素。

（2）不同采收期对巴戟天品质的影响。

巴戟天的采收时间不同，寡糖类化合物的含量也会有所差异。为了探索不同采收时间寡糖含量的变化规律，本研究进行了不同采收时间巴戟天寡糖含量测定。实验于每月中旬采集广东省德庆县巴戟天种植基地样品，60 ℃烘干后打粉，加50% 乙醇超声提取 20 分钟，过滤后采用 HPLC – ELSD 测定寡糖含量。实验结果见图 5 – 4 及表 5 – 2：

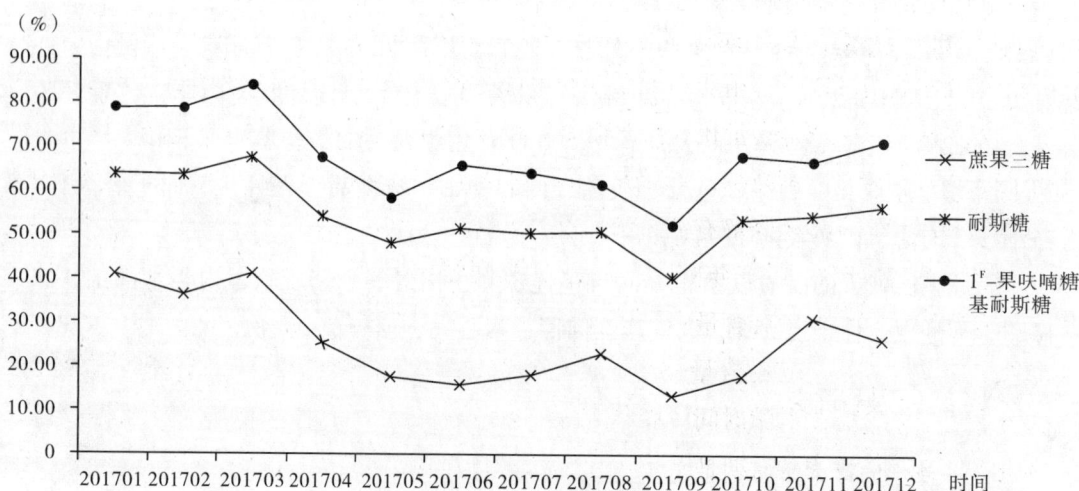

图 5 – 4　不同采收月份巴戟天寡糖（蔗果三糖、耐斯糖、1^F – 果呋喃糖基耐斯糖）的含量变化

表 5 - 2　不同采收月份巴戟天寡糖的含量（mg／g，$n=3$，$\bar{x}\pm s$）

编号	D - 果糖	D（+）-无水葡萄糖	蔗糖	1 - 蔗果三糖	耐斯糖	1^F - 果呋喃糖基耐斯糖
201701	3.40 ±0.29	2.20 ±0.01	35.05 ±0.49	40.97 ±0.10	63.74 ±0.60	78.63 ±0.27
201702	3.49 ±0.12	2.43 ±0.10	38.21 ±0.08	36.12 ±0.47	63.44 ±0.58	78.70 ±0.47
201703	8.21 ±0.58	4.36 ±0.18	34.68 ±1.72	40.81 ±1.83	67.45 ±2.16	84.00 ±2.18
201704	40.40 ±0.50	11.60 ±0.09	52.50 ±0.28	25.25 ±0.18	53.87 ±0.69	67.23 ±0.72
201705	28.67 ±0.83	6.77 ±0.20	44.18 ±1.48	17.48 ±0.37	47.79 ±0.95	58.22 ±0.91
201706	12.78 ±0.47	2.74 ±0.02	23.55 ±1.03	15.77 ±0.44	51.44 ±1.89	65.68 ±1.97
201707	7.86 ±0.06	2.48 ±0.08	24.33 ±0.19	17.89 ±0.09	50.41 ±0.33	63.89 ±0.09
201708	25.71 ±0.54	12.61 ±0.12	40.57 ±0.46	22.97 ±0.14	50.67 ±0.67	61.06 ±0.43
201709	35.51 ±0.49	6.15 ±0.05	43.72 ±0.38	13.41 ±0.12	39.84 ±0.16	52.26 ±0.39
201710	2.25 ±0.12	1.51 ±0.09	22.67 ±0.30	17.69 ±0.22	53.49 ±0.36	67.90 ±0.65
201711	1.14 ±0.07	1.66 ±0.12	33.61 ±0.43	31.13 ±0.17	54.43 ±0.50	66.55 ±0.67
201712	0.97 ±0.02	1.30 ±0.08	30.26 ±0.26	26.31 ±0.19	56.42 ±0.53	71.04 ±1.11

由图 5 - 4 可知，不同采收月份巴戟天中寡糖类成分的含量差异较大，3 月份时耐斯糖含量最高。传统巴戟天的采收以秋季为主，而本研究发现 3 月份时采收的巴戟天有效成分含量较高，但由于巴戟天为多年生植物，故 3 月份能否作为巴戟天的最佳采收期还有待进一步验证。在秋季的 10 月份、11 月份耐斯糖含量相对较高，故认为 10 月份、11 月份也可作为巴戟天的适宜采收期。

（3）不同生长期对巴戟天品质的影响。

①对巴戟天寡糖含量的影响。

有文献报道，随着种植年限的增加，巴戟天寡糖含量也逐渐增高，且不同生长年限的巴戟天寡糖类成分含量相差较大。耐斯糖的含量以 4 年生最高。野生 10 年以上的巴戟天中寡糖含量逐渐减少，单糖的含量却明显增加，可能与生长年限短的样品在生长发育过程中寡糖发生降解有关。随着生长年限的增加，巴戟天根中的单糖呈现减少的趋势，耐斯糖则在 1～5 年间逐渐增加，然后缓慢降低。

②对巴戟天水晶兰苷含量的影响。

巴戟天中水晶兰苷的含量较高，具有较强的镇痛抗炎作用。有文献报道，巴戟天中水晶兰苷的含量受种植时间的影响较大，即随种植时间的增加而增加[39]。巴戟天从种植后至 3.5 年左右的时期是水晶兰苷成分的快速积累期，在种植 3.5 年后，水晶兰苷成分缓慢增加。综合不同采收期巴戟天中寡糖和水晶兰苷的含量变化来看，建议巴戟天的种植年限以 4～5 年为宜。

（4）不同加工方法对巴戟天品质的影响。

①对巴戟天蒽醌类成分含量的影响。

巴戟肉：巴戟肉在蒸制过程中，随蒸制时间的增加（20分钟~5小时），甲基异茜草素-1-甲醚在20分钟升至最高，然后缓慢下降，1.5小时后低于生巴戟天；总蒽醌类含量先升高后下降，60分钟时最高，故炮制巴戟肉时，蒸制时间以60分钟为宜。

盐巴戟天：盐巴戟天在加不同盐量炮制时，甲基异茜草素-1-甲醚及总蒽醌类化学成分均随盐浓度的增加呈先上升后下降的趋势，在3%时最高，故盐巴戟天的炮制盐浓度以3%为宜。考察盐蒸时间对盐巴戟天蒽醌类化合物的影响，结果显示盐巴戟天炮制时随着盐蒸时间不断增加，总蒽醌类在60分钟时达到最高，然后逐渐下降。故在以3%盐浓度炮制巴戟天时，盐蒸时间以60分钟为宜。

制巴戟天：考察制巴戟天炮制时甘草的最佳用量，发现制巴戟天在炮制过程中，甲基异茜草素-1-甲醚逐渐下降，总蒽醌类呈上升趋势，在甘草量为8%时达到最高，然后近于平稳，故以8%作为制巴戟天中甘草的最佳用量。考察制巴戟天炮制时煎煮时间对蒽醌类成分的影响，发现在以甘草用量8%炮制巴戟天时，随着煎煮时间的增加，甲基异茜草素-1-甲醚逐渐下降，总蒽醌类化学成分在30分钟时达到最高，然后逐渐下降。因此，在以甘草用量8%炮制巴戟天时，煎煮时间以30分钟为宜[38]。

②对巴戟天寡糖含量的影响。

巴戟肉：巴戟肉炮制时需加水闷润一段时间，而不同的加水量及闷润时间会对巴戟天中各寡糖类成分的含量有一定影响。有研究报道，巴戟肉中各寡糖类成分含量随闷润加水量的增加呈先上升后下降的趋势，其中耐斯糖含量在加水量为70 mL/100 g时最高。综合考虑寡糖含量及闷润程度，得出炮制巴戟肉时闷润的最佳条件为每100 g巴戟天加水70 mL闷润4小时至透心。考察蒸制温度对巴戟肉中寡糖类成分的影响，发现巴戟肉中1~5糖链的含量随蒸制温度的增加呈先缓慢上升后下降的趋势，2~5糖链含量及其总量在蒸制温度为160 ℃时最高。由此认为，适当升高温度可使巴戟肉中寡糖含量增加，巴戟肉的蒸制温度以160 ℃最佳。考察不同蒸制时间对巴戟肉中寡糖类成分的影响，发现巴戟肉炮制时随蒸制时间的增加，4糖链以上的寡糖含量均呈下降趋势；蒸制0.5小时开始出现新成分，其含量呈上升趋势。因此得出巴戟肉在炮制时蒸制时间不宜过长，蒸制1小时为宜。

盐巴戟天：考察不同盐浓度对盐巴戟天中寡糖类成分的影响，发现盐巴戟天中1~5糖链的含量随盐浓度的增加变化较小，各糖含量均在盐浓度3%时最高，故认为盐巴戟天炮制时盐浓度3%为宜。考察不同盐蒸时间对盐巴戟天寡糖类成分的影响，发现盐蒸时间从0~7小时不断增加的过程中，耐斯糖含量呈先上升后下降的趋势，在3小时时最高，在蒸制0.5小时时开始出现新成分，由此认为盐巴戟天蒸制时间不宜过长，1小时为宜[38]。

根据巴戟天炮制过程中蒽醌类和寡糖类成分的变化规律，制定巴戟天各炮制品的炮制方法，即巴戟肉以生巴戟天加水拌匀，闷润4小时至透心，文火蒸60分钟；盐巴戟天为每100 g生巴戟天加入3%的食盐水70 mL拌匀，闷润4小时，文火蒸6分钟；制巴戟天为每100 g生巴戟天加入8%的甘草汁250 mL，闷润1小时，文火煎煮30分钟至甘草汁被吸尽。炮制后均趁热除去木心，干燥[38]。

2. 道地性内涵的现代研究

道地药材，是指经过人们长期医疗实践证明质量好、临床疗效高、地域性强的一类常用中药材。巴戟天主要分布在广东、广西、福建、海南等地，实地调查发现，海南、广西多为野生，广东、福建种植较多，其中以广东省德庆县为栽培主产区，并为历史记载的道地产区。近年来随着人们生活水平的提高，巴戟天的市场需求量急剧增加，野外调查表明，仅广东省德庆县高良镇，年销售就近2万吨，其中大多数用于保健品及出口。由于需求量大，道地产区已满足不了市场的需求，因此，鱼龙混杂的现象经常出现，严重影响了巴戟天道地药材的声誉[40]。为了对巴戟天道地药材进行评价，现从巴戟天药材的生态因子、化学成分、分子机制方面揭示巴戟天的道地性本质。

（1）生态因子。

有学者考察了生态因子包括地理因子、气象因子、土壤因子对巴戟天道地性的影响，认为地理因子是制约巴戟天生长的主要因素，巴戟天有着特定的生长环境要求，分布于热带、亚热带地区，低至中海拔地区，向阳坡向的山坡上生长的巴戟天一般根部较粗、肉质肥厚、木心小，质量较好；巴戟天对气象因子有着特定的要求，具有强烈的地域性，气象因子是制约巴戟天生长的重要因素，同时影响着巴戟天道地性的形成；广东巴戟天水晶兰苷含量较高，而其土壤速效磷含量最高，pH、铵态氮含量较低，可能是广东巴戟天质量较优的原因，为探讨广东作为巴戟天道地产区提供了理论依据[41]。

（2）化学成分。

有文献报道，通过采集广东、广西、福建和海南巴戟天，利用HPLC - ELSD测定巴戟天中蔗糖、蔗果三糖、耐斯糖、1^F - 果呋喃糖基耐斯糖的含量，发现不同产地巴戟天药材中4种寡糖类成分含量差异较大，广东省巴戟天耐斯糖含量较高，广西和海南省4种寡糖的平均含量最低[34]。广东省高良镇巴戟天中蒽醌类成分色谱峰相对较丰富，含量较高，与寡糖含量相吻合，因此高良镇巴戟天质量较好且高良镇是公认的巴戟天道地产区，产量占全国总产量的90%以上，是全国面积最大、产量最高、品质最好的巴戟天生产基地，体现了道地产区药材的质量优势[38]。

（3）分子机制。

借助道地药材形成的分子机制研究道地性是遗传与环境对药材质量的综合作用结果，种质资源是道地药材品质形成的主要因素。分子生物学在揭示道地药材本质的研究中有很重要的作用。药材品种的识别鉴定传统上依赖宏观形态特征，如叶片和果实的形状，而且形态特征受环境因子的影响大。分子标记不受环境因素和植物生长发育时期的影响，不受样品形态、基因表达与否的限制，实验所需样品用量少，而且标记的数量几乎是无限的，因此是研究道地药材的遗传多态性的主要方法。

有文献报道，应用 ITS 基因序列对巴戟天群体的遗传变异和群体结构进行系统分析，结果显示该基因序列突变位点分布均匀，共有 17 个单倍型，且各单倍型呈高水平的树状演化。该文献认为巴戟天的祖先群体可能来自广东或福建南靖，但由于 h1 单倍型在广东分布数量较多，且广东所有单倍型变异小，均只经由一步突变，故其祖先群体更有可能在广东，与本草记载的巴戟天道地产区相吻合。通过基因流与地理距离的相关性分析，结合家系网络图推测进化过程可能为广东地区的祖先群体由于当地环境、气候等较适合巴戟天的生长，故其在当地繁殖较快，其后扩散至福建、海南、广西，逐渐形成了现在的地理分布格局，也为广东作为巴戟天的道地产区提供了科学依据[40]。

3. 薄层色谱研究

①巴戟天蒽醌类成分薄层色谱研究。

取巴戟天粉末 2.5 g，加乙醇 25 mL，加热回流 1 小时，放冷，滤过，滤液浓缩至 1 mL，作为供试品溶液。另取巴戟天对照药材 2.5 g，同法制成对照药材溶液。照薄层色谱法（《中国药典》2020 年版四部通则 0502）实验，吸取上述两种溶液各 10 μL，分别点于同一硅胶 GF$_{254}$ 薄层板上，以甲苯 - 乙酸乙酯 - 甲酸（8：2：0.1）为展开剂，展开，取出，晾干，置紫外光灯（254 nm）下检视。供试品色谱中，在与对照药材色谱相应的位置上，显相同颜色的斑点[29]。

②巴戟天寡糖类成分薄层色谱研究。

精密称取巴戟天粉末 1 g，置 150 mL 锥形瓶中，加入体积分数 70% 乙醇溶液 50 mL，称定重量，超声处理 20 分钟，冷却后再称定重量，用体积分数 70% 乙醇溶液补足减失的重量。取上清液 10 mL，作为供试品溶液。

精密吸取 1.5 μL 点于高效薄层硅胶 G 铝板上，条带长 7 mm，间距 10 mm，点样速度为 2 μL/min。将板置于有硅胶的干燥器中减压干燥 12 小时，以乙酸乙酯 - 甲醇 - 水 - 乙酸一次（8：3：2：3）；二次（12：3：2：3）为展开剂，在 25 ℃~28 ℃条件下，二次展开，展距均为 13 cm，取出，晾干，喷以 α - 萘酚试液，105 ℃加热至条斑显色，立即于日光下检视，即得到巴戟天寡糖的薄层色谱指纹图谱（见彩插图 5 -5）[42]。

4. HPLC 指纹图谱研究

（1）色谱条件及系统适用性考察。

以 Waters XBridge™ Amide（4.6 mm×250 mm，3.5 μm）为色谱柱，以 0.2% 三乙胺乙腈为流动相 A，以 0.2% 三乙胺水溶液为流动相 B，按表 5 -3 中的梯度进行梯度洗脱；体积流量 0.8 mL/min；进样量：20 μL；柱温：35 ℃；蒸发光散射检测器

（ELSD）漂移管温度：75 ℃；氮气流量：2.5 L/min。在此条件下，主峰保留时间适中，各色谱峰理论塔板数均不小于 9 000（见图 5-6）。

表 5-3　巴戟天 HPLC 梯度洗脱表

时间（分钟）	流动相 A（%）	流动相 B（%）
0~10	75	25
11~20	70	30
21~45	60	40
46~60	60	40
61~63	75	25
64~75	75	25

12 个特征峰相对应，其中峰 1~6 应与对照品参照物峰保留时间相一致。

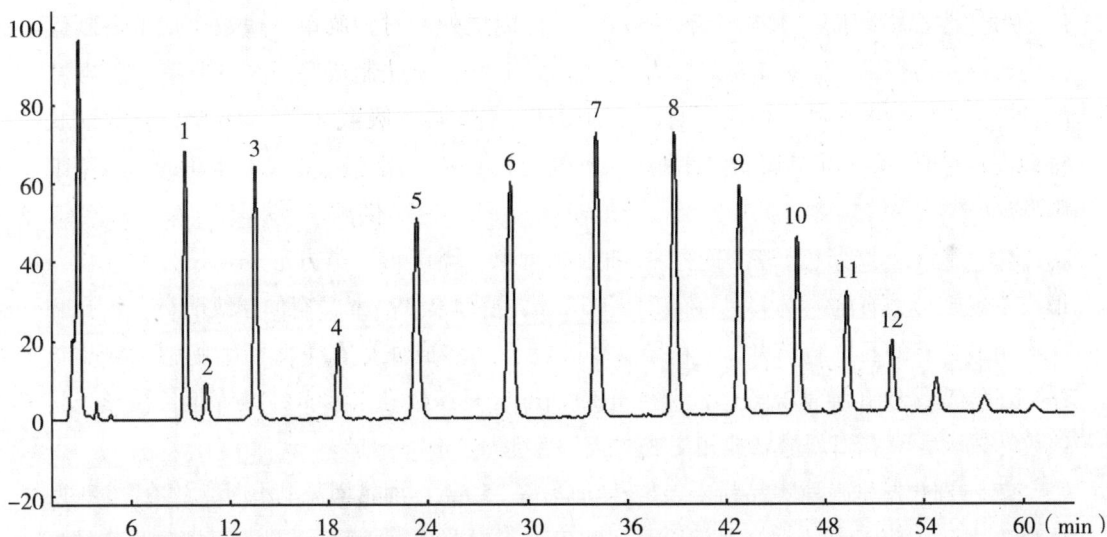

12 个特征峰中，峰 1：D-果糖；峰 2：D（+）-无水葡萄糖；峰 3：蔗糖；峰 4：1-蔗果三糖；峰 5：耐斯糖；峰 6：1^F-果呋喃糖基耐斯糖

图 5-6　巴戟天 HPLC 对照特征图谱

（2）对照品溶液的制备。

精密称取对照品 D-果糖、D（+）-无水葡萄糖、蔗糖、1-蔗果三糖、耐斯糖、1^F-果呋喃糖基耐斯糖适量，置于 10 mL 量瓶中，加入体积分数 60% 乙腈溶解并定容至刻度，摇匀，制成每 1 mL 分别含 D-果糖 1.378 mg、D（+）-无水葡萄糖 0.828 mg、蔗糖 1.210 mg、1-蔗果三糖 0.832 mg、耐斯糖 1.280 mg、1^F-果呋喃糖基

耐斯糖 1.658 mg 的混合对照品储备液。

（3）供试品溶液的制备。

精密称取巴戟天粉末 0.5 g（65 目），置具塞锥形瓶中，加入体积分数 50% 乙醇 50 mL，称定重量，静置 30 分钟，超声处理（功率 200 W，频率 40 kHz）20 分钟，再次称定重量，以体积分数 50% 乙醇补重，摇匀，以 3 000 转/分钟离心 10 分钟，取上清液以 0.22 μm 微孔滤膜滤过，取续滤液，即得。

（4）测定法。

分别精密吸取对照品溶液与供试品溶液各 20 μL，注入液相色谱仪，测定，即得。

4. 巴戟天药材质量标准

【性状】

本品为扁圆柱形，略弯曲，长短不等，直径 0.5~2 cm。表面灰黄色或暗灰色，具纵纹和横裂纹，有的皮部横向断离露出木部；质韧，断面皮部厚，紫色或淡紫色，易与木部剥离；木部坚硬，黄棕色或黄白色，直径 1~5 mm。气微，味甘而微涩[29]。

【鉴别】

（1）本品横切面：木栓层为数列细胞。栓内层外侧石细胞单个或数个成群，断续排列成环；薄壁细胞含有草酸钙针晶束，切向排列。韧皮部宽广，内侧薄壁细胞含草酸钙针晶束，轴向排列。形成层明显。木质部导管单个散在或 2~3 个相聚，呈放射状排列，直径至 105 μm；木纤维较发达；木射线宽 1~3 列细胞；偶见非木化的木薄壁细胞群。

（2）粉末：淡紫色或紫褐色。石细胞淡黄色，类圆形、类方形、类长方形、长条形或不规则形，有的一端尖，直径 21~96 μm，壁厚至 39 μm，有的层纹明显，纹孔和孔沟明显，有的石细胞形大，壁稍厚。草酸钙针晶多成束存在于薄壁细胞中，针晶长 184 μm。具缘纹孔导管淡黄色，直径至 105 μm，具缘纹孔细密。纤维管胞长梭形，具缘纹孔较大，纹孔口斜缝状或相交成"人"字形、"十"字形。

（3）理化鉴别：取本品粉末 2.5 g，加乙醇 25 mL，加热回流 1 小时，放冷，滤过，滤液浓缩至 1 mL，作为供试品溶液。另取巴戟天对照药材 2.5 g，同法制成对照药材溶液。照薄层色谱法（《中国药典》2020 年版四部通则 0502）实验，吸取上述两种溶液各 10 μL，分别点于同一硅胶 GF$_{254}$ 薄层板上，以甲苯－乙酸乙酯－甲酸（8：2：0.1）为展开剂，展开，取出，晾干，置紫外光灯（254 nm）下检视。供试品色谱中，在与对照药材色谱相应的位置上，显相同颜色的斑点[29]。

【检查】

水分不得过 15.0%（《中国药典》2020 年版四部通则 0832 第二法）。

总灰分不得过 6.0%（《中国药典》2020 年版四部通则 2302）。

【浸出物】

照水溶性浸出物测定法（《中国药典》2020年版四部通则2201）项下的冷浸法测定，不得少于50.0%。

【含量测定】

照高效液相色谱法（《中国药典》2020年版四部通则0512）测定。

色谱条件与系统适用性实验：以十八烷基硅烷键合硅胶为填充剂；以甲醇－水（3：97）为流动相；蒸发光散射检测器检测。理论塔板数按耐斯糖峰计算应不低于2 000。

对照品溶液的制备：取耐斯糖对照品适量，精密称定，加流动相制成每1 mL含0.2 mg的溶液，即得。

供试品溶液的制备：取本品粉末（过三号筛）0.5 g，精密称定，置具塞锥形瓶中，精密加入流动相50 mL，称定重量，沸水浴中加热30分钟，放冷，再称定重量，用流动相补足减失的重量，摇匀，放置，取上清液滤过，取续滤液，即得。测定法分别精密吸取对照品溶液10 μL、30 μL，供试品溶液10 μL，注入液相色谱仪，测定，用外标两点法对数方程计算，即得。

本品按干燥品计算，含耐斯糖不得少于2.0%[29]。

第三节 加工炮制研究

一、炮制加工方法比较

（一）传统炮制方法

《中国药典》2020年版中巴戟天炮制品有巴戟肉、盐巴戟天和制巴戟天，各炮制品的炮制方法如下：

巴戟肉：净制，除去杂质，切制，取净巴戟天，置适量的容器内，加热蒸透，取出，趁热除去木心，切段，干燥。

盐巴戟天：净制，除去杂质，切制，取净巴戟天，置适量的容器内，加热蒸透，取出，趁热除去木心，切段，干燥，用盐水拌匀，置适量于容器内，加热蒸透，取出，趁热除去木心，切段，干燥。每100 kg巴戟天配比食盐2 kg。

制巴戟天：取甘草，捣碎，加水煎汤，去渣，加入净巴戟天拌匀，煮透至甘草汤完全吸尽或切开无白心时，趁热除去木心，切段，干燥。每100 kg巴戟天，用甘草6 kg[29]。

（二）炮制方法研究

有文献报道，根据巴戟天炮制过程中蒽醌类成分的变化规律，制定巴戟天各炮制品的炮制方法，即巴戟肉以生巴戟天加水拌匀，闷润 4 小时至透心，文火蒸 60 分钟；盐巴戟天为每 100 g 生巴戟天加入 3% 的食盐水 70 mL 拌匀，闷润 4 小时，文火蒸 6 分钟；制巴戟天为每 100 g 生巴戟天加入 8% 的甘草汁 250 mL，闷润 1 小时，文火煎煮 30 分钟至甘草汁被吸尽。炮制后均趁热除去木心，干燥[38]。

采用该炮制方法，对巴戟肉、盐巴戟天和制巴戟天中蒽醌类成分进行含量测定并和生巴戟天比较，结果表明，甲基异茜草素 –1– 甲醚的变化规律为盐巴戟天 > 巴戟肉 > 生巴戟天 > 制巴戟天，总蒽醌类成分含量的变化规律为盐巴戟天 > 制巴戟天 > 巴戟肉 > 生巴戟天[38]。

二、炮制机理研究

（一）炮制对巴戟天中蒽醌类成分的影响

在巴戟肉和盐巴戟天炮制的过程中，甲基异茜草素 –1– 甲醚和总蒽醌类化学成分在加热和加入辅料盐后，都出现增溶现象使其含量升高，这与中药在炮制中加热及加入辅料可增溶、助溶或起协同作用而增效的目的一致，但随着时间的延长，其含量逐渐下降，可能是蒽醌类成分在长时间湿热条件下不稳定、发生降解所引起。因此，科学合理地优化最佳炮制时间尤其重要。

在制巴戟天的炮制过程中，由于甘草的加入，甲基异茜草素 –1– 甲醚明显下降，与文献报道甘草与大黄共煎时大黄素甲醚含量下降的结果相似，是否是该类成分与甘草中三萜皂苷或其他成分发生作用有待进一步深入研究。总蒽醌类化学成分随辅料甘草的加入和煎煮时间的延长，变化规律为先上升后下降，说明适当的加热、辅料甘草对总蒽醌类化学成分均有助溶作用，而长时间的加热则可能使蒽醌类成分发生降解[38]。

（二）炮制对巴戟天中寡糖类成分的影响

巴戟肉和盐巴戟天在炮制过程中，寡糖类成分受闷润加水量、蒸制温度、蒸制时间、辅料盐浓度和盐蒸时间影响均发生了变化，其中受加热时间的影响最大。巴戟肉和盐巴戟天随着加热时间的延长，1 ~ 3 糖链的含量都有不同程度的升高，4 糖链以上含量则不断降低。该现象产生的原因可能是糖链数较高的寡糖在长时间加热的条件下发生水解，致使未键合的还原糖含量增高，且寡糖的糖链数越高、分子量越大，则从糖链上断裂越多的单糖和二糖生成低糖链的寡糖，低糖链寡糖继续断裂，这就导致炮制过程中果糖含量增幅最大，葡萄糖次之，蔗糖和蔗果三糖增幅较小，而 4 糖链以上寡糖的峰面积则不断下降，且糖链数越高，峰面积下降得越多[38]。

三、巴戟天饮片质量标准

（一）性状

巴戟肉：呈扁圆柱形短段或不规则块。表面灰黄色或暗灰色，具纵纹和横裂纹。切面皮部厚，紫色或淡紫色，中空。气微，味甘而微涩。

盐巴戟天：呈扁圆柱形短段或不规则块。表面灰黄色或暗灰色，具纵纹和横裂纹。切面皮部厚，紫色或淡紫色，中空。气微，味甘、咸而微涩。

制巴戟天：呈扁圆柱形短段或不规则块。表面灰黄色或暗灰色，具纵纹和横裂纹。切面皮部厚，紫色或淡紫色，中空。气微，味甘而微涩[29]。

（二）鉴别

1. 巴戟天中蒽醌类成分的鉴别

取本品粉末 2.5 g，加乙醇 25 mL，加热回流 1 小时，放冷，滤过，滤液浓缩至 1 mL，作为供试品溶液。另取巴戟天对照药材 2.5 g，同法制成对照药材溶液。照薄层色谱法（《中国药典》2020 年版四部通则 0502）实验，吸取上述两种溶液各 10 μL，分别点于同一硅胶 GF$_{254}$薄层板上，以甲苯 – 乙酸乙酯 – 甲酸（8:2:0.1）为展开剂，展开，取出，晾干，置紫外光灯（254 nm）下检视。供试品色谱中，在与对照药材色谱相应的位置上，显相同颜色的斑点[29]。

2. 巴戟天中寡糖类成分的鉴别

精密称取巴戟天粉末 1 g，加入体积分数 70% 乙醇溶液 50 mL，称定重量，超声处理 20 分钟，冷却后再称定重量，用体积分数 70% 乙醇溶液补足减失的重量。取上清液 10 mL，作为供试品溶液。精密吸取 1.5 μL 点于高效薄层硅胶 G 铝板上，条带长 7 mm，间距 10 mm，点样速度为 2 μL/min。将板置于有硅胶的干燥器中减压干燥 12 小时，以乙酸乙酯 – 甲醇 – 水 – 乙酸一次（8:3:2:3）；二次（12:3:2:3）为展开剂，在 25 ℃~28 ℃条件下，二次展开，展距均为 13 cm，取出，晾干，喷以 α – 萘酚试液，105 ℃加热至条斑显色，立即于日光下检视。供试品色谱中，与对照药材色谱比较，在寡糖与寡糖之间出现新增成分 X1~X7 的斑点[42]。

第四节 制剂研究

一、制剂类型及种类

巴戟天的制剂类型包括片剂、颗粒剂、胶囊剂、注射剂等。片剂有复方巴戟天咀嚼片，颗粒剂包括复方巴戟天生骨颗粒和巴戟天配方颗粒，胶囊剂的有巴戟天寡糖胶囊。

二、制剂技术、工艺及质量标准研究

（一）巴戟天配方颗粒

巴戟天配方颗粒的质量可通过多种方法进行检测。罗文汇等[43]用紫外分光光度法测定巴戟天配方颗粒中总蒽醌含量，可有效地控制巴戟天配方颗粒的质量。程学仁等[44]采用薄层色谱法、紫外光谱线组法和红外光谱法分别对不同批次的巴戟天配方颗粒进行研究，发现三种方法都能对巴戟天配方颗粒质量进行检测。

（二）复方巴戟天生骨颗粒

有学者对复方巴戟天生骨颗粒的工艺优化进行了研究，采用星点设计—效应面法优化复方巴戟天生骨颗粒的提取工艺，发现复方巴戟天生骨颗粒的最佳提取工艺为：料液比 1：11.33，提取时间 39 分钟，减压浓缩温度 66 ℃[45]。

（三）复方巴戟天咀嚼片

复方巴戟天咀嚼片是近年新开发的剂型，为一种缓解疲劳的保健食品，处方由巴戟天、红景天、西洋参组成。[46]

（四）巴戟天寡糖胶囊

单利等[47]通过对流化床工艺参数进行单因素考察，优化出中药巴戟天寡糖颗粒的一次成型关键工艺参数范围。当进风温度设定为 40 ℃～45 ℃，进风压力设定为 0.35～0.45 bar，雾化压力设定为 1.5～2.0 bar，喷液速率设定为 15～25 转/分钟范围时，制备的巴戟天寡糖颗粒可顺利灌装且装量均一。采用流化床制粒技术，只需经过提取、制粒、灌装即可完成巴戟天寡糖胶囊的生产。生产周期大大缩短，生产效率大大提高。更为重要的是，可显著减少辅料的用量，降低产品成本，同时可以减少患者服药粒数，增加依从性。另外，吴向维等[48]为喘可治注射剂中巴戟天总寡糖提取物生产过程质量控制提供参考。

第五节 化学成分研究

一、化学成分种类

（一）蒽醌类成分

目前研究发现，巴戟天有 58 种蒽醌类成分，母核均为单蒽醌母核。取代基主要包括甲基、羟甲基、羟基、甲氧基等。主要的蒽醌类化合物包括大黄素甲醚、甲基异茜草素-1-甲醚、甲基异茜草素、2-羟基-1-甲氧基蒽醌等[49-52]。

（二）环烯醚萜类成分

环烯醚萜类化合物广泛存在于巴戟天中，具有较好的生理活性。现今发现的巴戟天中环烯醚萜共有 12 个环烯醚萜类成分，其中主要的有水晶兰苷、车叶草苷、车叶草苷酸、去乙酰车叶草苷等[53-55]。

（三）糖类成分

糖类化合物是巴戟天中主要的生物活性成分之一，包括单糖、寡糖和多糖。巴戟天中单糖有葡萄糖及果糖。寡糖是巴戟天主要的药理活性成分，包括蔗果三糖、耐斯糖，1^F-果呋喃糖基耐斯糖、菊淀粉型六聚糖和七聚糖等[56]。何传波等[57]自巴戟天根中分离得到 4 个巴戟天多糖，MOHP-Ⅰ、MOHP-Ⅱ、MOHP-Ⅲ和MOHP-Ⅳ。

（四）有机酸类成分

巴戟天中的有机酸包括棕榈酸[58]、琥珀酸[59]等。

（五）挥发油类成分

刘文炜等[59]自巴戟天中分离得到 100 个挥发性成分，并鉴定出了其中的 34 个化学成分，包括 1-乙醇、1-庚酮、庚醛、α-蒎烯等。

（六）其他类成分

除上述主要成分之外，巴戟天中还含有一些其他类型的化合物，如李竣等[60]自巴戟天中分离得到了丁基－5－烯基－胆甾醇、3β，5－烯基螺旋甾；李赛等[61]自巴戟天中分离得到 11 种游离氨基酸和 17 种水解氨基酸，其中有 7 种人体必需氨基酸；李远彬等[62]自巴戟天中分离得到异嗪皮啶。

第六节　药效学及安全性研究

一、药理作用

（一）抗骨质疏松作用

1. 细胞水平

（1）巴戟天对成骨细胞的促进作用。

巴戟天乙醚提取物、巴戟天正丁醇提取物均能促进成骨细胞增殖[63]，且巴戟天多糖含药血清也可以明显增加成骨细胞的增殖和分化能力[64]。

（2）巴戟天对破骨细胞的抑制作用。

巴戟天可降低骨质疏松大鼠破骨细胞 RANK 和 CA Ⅱ m RNA 的表达，从而达到抑制骨质疏松的作用[65]。

（3）对成骨—破骨细胞共育体系的作用。

不同浓度的巴戟天含药血清对 CA Ⅱ、NFAT2mRNA 均有抑制作用，且其抑制作用表现出一定的浓度依赖性，提示巴戟天含药血清有抑制共育体系中破骨细胞成熟及其发挥骨吸收功能作用[66]。可以证明，巴戟天具有双向功能，可以发挥防治骨质疏松的作用。

2. 动物水平

95% 巴戟天多糖可能通过降低白细胞介素 1 和肿瘤坏死因子的表达水平发挥升高血清护骨素表达水平的作用，从而发挥治疗骨质疏松的作用[67]。同时，95% 巴戟天多糖也可明显提高机体血清 5－HT 与 VEGF 水平，且呈剂量依赖性关系，这表明 95% 巴戟天多糖能明显提高血清中 5－HT、VEGF 含量，治疗骨质疏松[68]。

（二）抗抑郁作用

近年来，巴戟天的抗抑郁作用越来越受到研究者们的关注。刘建金[69]采用水沉醇提法提取巴戟天多糖，通过对实验性抑郁症大鼠模型的干预，表明巴戟天多糖能够减轻抑郁症大鼠体内氧化应激反应，减轻海马区神经元损伤，改善实验性抑郁症大鼠认知行为障碍。邹连勇[70]采用巴戟天寡糖高、低剂量对 ICR 小鼠连续腹腔注射 14 天，用免疫组化法测定小鼠海马齿状回新增殖神经细胞的数目，结果巴戟天寡糖 50 mg/kg 能够显著促进成年小鼠海马神经细胞的再生；通过原代细胞培养观察不同剂量巴戟天寡糖（12.5、2.5、5、10 mg/mL）对大鼠海马神经元树突生长的影响，10 mg/mL 巴戟天寡糖能够明显增加原代培养的海马神经元树突及分支数目。这表明巴戟天寡糖对抑郁症状具有调节作用。孔庆梅等[71]采用区组随机、双盲、盐酸氟西汀对照、多中心临床实验研究发现，巴戟天寡糖胶囊（300 毫克/天或 600 毫克/天巴戟天寡糖胶囊）能有效改善抑郁症的临床症状，疗效与盐酸氟西汀片相当，并且不良反应轻微，安全性好，可用于轻、中度抑郁症的治疗。

（三）增强机体免疫力、延缓衰老的作用

巴戟天能够增强机体免疫力，具有保健作用。王雪侠等[72]研究发现，巴戟天醇提物能够降低 D-半乳糖致衰老大鼠的胸腺指数、脾脏指数，T、B 淋巴细胞转化能力，并能下调白细胞介素-2 水平，从而增强 D-半乳糖致衰老大鼠的免疫功能。何传波等[73]研究发现巴戟天多糖具有提高在环磷酰胺诱导的免疫功能低下小鼠的免疫器官指数、巨噬细胞吞噬率及外周血淋巴细胞转化率，说明巴戟天多糖具有提高免疫力的作用。张鹏等[74]研究发现巴戟天水提液能提高自然衰老小鼠脑组织中多巴胺、肾上腺素和去甲肾上腺素的含量，降低脑组织中 5-羟色胺的含量，从而延缓大脑衰老。

（四）对心肌细胞的作用

文献报道巴戟天对心脏也有一定的保护作用。朱超等[75]研究巴戟天对大鼠运动能力和心肌线粒体抗氧化能力的影响。结果发现巴戟天具有提高大鼠运动能力和心肌线粒体抗氧化酶活性的作用，从而减轻自由基对心肌线粒体膜和肌浆网膜造成的损伤，抑制大强度力竭运动造成的心肌线粒体氧化损伤，延缓疲劳发生。杨景柯等[76]发现巴戟天糖链可促进急性心肌梗死后大鼠缺血心肌的血管生成，其机制可能与上调缺血心肌 VEGF、bFGF 蛋白的表达有关。

（五）对生殖系统的作用

传统中医理论认为巴戟天有补肾壮阳的作用，这与其对生殖系统的药理作用有关。丁平等[77]发现，巴戟天寡糖能显著增加环磷酰胺（CTX）引起的精子减少雄性小鼠模型精子数及精子活力、睾丸系数以及附睾系数，说明巴戟天寡糖可能是巴戟天促进雄性小鼠生精作用的主要物质。肖凤霞等[78]研究发现巴戟天中的寡糖类可以提高果蝇性活力及羽化率，且作用强弱与其浓度呈正相关。

（六）抗炎镇痛、抗菌作用

巴戟天还有抗炎镇痛及抗菌作用。Choi 等[79]通过热板实验和角叉菜胶诱导的扭体

镇痛实验，发现巴戟天中的环烯醚萜类成分水晶兰苷能显著缩短小鼠的疼痛反应时间，表现出抗炎镇痛作用；Shin 等[80]研究发现了巴戟天中水晶兰苷的抗炎机制是抑制炎症介质NF－κB的表达。

（七）抗肿瘤作用

Frew 等[81]研究发现，巴戟天中车叶草苷对 Ptdins－3－K（肿瘤形成过程中的一种重要的蛋白酶）的活性具有抑制作用。

二、安全性评价研究

（一）药代动力学研究

目前国内对巴戟天的药代动力学研究较少。史辑等[82]分别给予 SD 大鼠灌胃巴戟肉、盐巴戟天、制巴戟天的正丁醇萃取物，采用 HPLC 测定血浆及各组织中水晶兰苷的含量。结果显示巴戟肉、盐巴戟天、制巴戟天中水晶兰苷高、中、低剂量（0.177、1.77、17.7 μg/mL）的药代动力学特征符合二室模型，在所研究的剂量范围内，血药浓度与给药剂量呈现良好的线性相关性，符合线性动力学特征。灌胃给药 60 分钟后，水晶兰苷在肾、肺、肝、脾的浓度达到最大，在肾组织和肝组织中的浓度分布为盐巴戟天＞巴戟肉＞制巴戟天，在脾组织中浓度分布为制巴戟天＞盐巴戟天＞巴戟肉。这证明了不同炮制方法对巴戟天在大鼠体内血药浓度及组织分布有一定影响。

（二）毒理学研究

无相关报道。

第七节　临床与应用

一、古代临床应用

历史文献收载复方：

①壮阳金刚丸。是长春中医学院附属医院著名老中医根据中医药学理论继承和发扬并付诸几代临床应用的处方。含有熟地黄、山茱萸、巴戟天、阳起石、海马、母丁香、香粉、海米、川椒、淫阳藿等。（《新增正续验方新编》）

②治肝肾不足，眼目昏暗，瞻视不明，多有冷泪。改良制法自制丸药有所不便，

故可改为膏滋方。含有菊花 120 g、巴戟天 30 g、肉苁蓉（焙）60 g、杞子 90 g。制法：研末，炼蜜为丸。服法：每日 3 次，每次 9 g，温酒或淡盐水送服。功能：养肝益肾。（《审视瑶函》菊睛丸）

③治肾虚肾寒、腰膝酸软、形体瘦弱、气血两亏。参茸丸是药味繁多、选材精良的方剂，也是"炮制虽繁必不敢省人工，品味虽贵必不敢减物力"的同仁堂传统养生文化、制药精髓的体现。其内含有红参、熟地黄、巴戟天、陈皮、山药、牛膝、肉桂、当归等 18 味中药，从雍正元年（1723）开始即为御药房的滋补上品，属于经典的传统古方。（参茸丸）

④杨氏还少丹。以熟地黄、山药、枸杞子、山茱萸、五味子、牛膝、楮实子、肉苁蓉、巴戟天、杜仲、小茴香、石菖蒲、远志、茯苓、大枣共 15 味中药组成。（《洪氏集验方》还少丹）

二、现代临床应用

现代文献收载复方：

现代文献中收载的巴戟天复方包括复方巴戟天咀嚼片、复方巴戟天生骨颗粒、巴戟天配方颗粒、巴戟天寡糖胶囊等。

三、其他应用

民间应用：巴戟膏、巴戟酒、巴戟糖。

第八节　品牌建设

一、建设巴戟天品牌规范化种植的示范基地

巴戟天以根部入药，素有"南方人参"之称，主产我国广东、福建、广西和海南等地，目前多为人工种植，其中以广东德庆、高要、郁南等地产量较大，在全省种植面积大约 10 万亩。其中德庆种植历史较为悠久，目前种植面积大约 5 万亩。德庆巴戟天种植过程按照《巴戟天规范化生产标准操作规程》操作，应用测土配方施肥技术、病虫害专业化统防统治技术，并通过"公司 + 合作社 + 农户"模式，带动当地农民进行巴戟天药材种植和管理。当地巴戟天外观为扁圆柱形，略弯曲，具纵纹及横裂纹；质韧，断面皮部厚，紫色或淡紫色，黄棕色或黄白色；无臭，味甘而微涩为质量最优。2002 年，德庆县高良镇被列为广东省"一乡一品"南药（巴戟天）项目基地镇，得到

了广东省的重点扶持。2012年，德庆巴戟天成为广东十大最具人气土特产，名列第一。其原料加工成为一系列保健产品或食品，如精制巴戟天药材、巴戟天补酒、巴戟天汁、巴戟天露、巴戟天软糖、即食巴戟天脯等产品，产品远销省内外和港澳台市场，在巴戟天初加工方面，也形成了莫村、永丰、播植等一批巴戟天加工专业镇，并在高良旺埠村形成了一个巴戟天专业交易市场，年交易巴戟天10万多吨、年交易额达2.2亿元，同时催生了一批巴戟天销售专业队伍。在以上发展的基础上，还培育了一批巴戟天深加工龙头企业，为当地经济发展作出了重要贡献。

二、申报巴戟天为国家农产品地理标志登记保护品牌

在当地政府、企业和高校联合努力下，巴戟天生产者积极申报和开展岭南中药材商标培育保护工作，在德庆、高要两地引导开展巴戟天等南药地理标志商标培育，并多次赴南药种植基地考察调研，宣传地理标志商标相关知识，推动南药地理标志商标注册和保护。2015年，德庆巴戟天被评为"广东省名特优新农产品"（区域公用品牌）；在2016年颁布的《广东省岭南中药材保护条例》中，德庆县被列为巴戟天等的道地产地。2018年7月，根据《农产品地理标志管理办法》规定，经过初审、专家评审和公示，广东省肇庆市德庆巴戟天等被列入国家农产品地理标志登记保护。保护区域主要包括德城街道、新圩镇、回龙镇、官圩镇、马圩镇、高良镇、莫村镇、永丰镇、武垄镇、播植镇、悦城镇、九市镇、凤村镇13个乡镇（街），地理位置坐标为东经111°31′~112°15′，北纬23°04′~23°30′，生产规模1 466公顷，年产量22 000吨。

巴戟天品牌的培育对巴戟天的推广种植、兴农富农、精准扶贫起到了较大的促进作用，并为广东省中药生产企业提供优质的巴戟天原材料作出贡献。

三、深度开发巴戟天资源价值

巴戟天在我国的应用历史较悠久，现代研究表明巴戟天含有蒽醌类、环烯醚萜苷类、寡糖类等化学成分，其中，寡糖是巴戟天中最主要的活性成分，如耐斯糖、蔗果五糖等，具有抗抑郁、提高免疫力、抗肿瘤、抗氧化和改善生殖等药理作用，除此以外尚含有大量的多糖，具有广泛的开发和应用价值。除开发药品外，还可作为保健品，如保健饮料、保健酒、保健食品等，为全面提升其资源价值作出贡献。

第九节 评述与展望

巴戟天始载于《神农本草经》，"味辛，微温。主治大风邪气，阴痿不起，强筋骨，安五脏，补中，增志，益气"，列为上品，但未记载其形态与产地。梁代陶弘景在《本草经集注》中最早对该生药形态有简单的描述："状如牡丹而细，外赤内黑，用之打去心。"唐代苏敬等在《新修本草》中则有稍详细的描述："其苗俗方名三蔓草，叶似茗，经冬不枯，根如连珠，多者良，宿根青色，嫩根白紫，用之亦同，连珠肉厚者为胜。"宋代寇宗奭《本草衍义》及清代吴其濬《植物名实图考》记载有巴戟天手绘图谱，但这些图谱手绘有失真的可能，不利于巴戟天的鉴别确认。

关于古代巴戟天的产地，梁代陶弘景《名医别录》作了最早的记载："生巴郡及下邳山谷，今亦用建平、宜都者。二月八月采根阴干。"唐《新修本草》、宋《开宝本草》《本草图经》亦有相似记载。《本草蒙筌》载："巴戟天江淮虽有，巴蜀独优。"从历代本草来看，巴戟天的产地有巴蜀、江淮两个地区，但均以四川产地为优。

现今药用之巴戟天已非古代记载之巴戟天，而是清末发展的新品种。1958 年，侯宽昭正式提出"现时我国各大城市各药铺出售的巴戟天系属茜草科中的一种新植物，其学名为 *Morinda officinalis* How"，但同时也指出"巴戟天的原产地显然和历代本草所说的有矛盾"。该品种被首次收入 1963 年版《中国药典》，其后各版均以此品种作为巴戟天的正品收载。巴戟天今主产于广东、广西、福建，且以广东产为道地药材，是我国著名的"四大南药"之一。陈仁山《药物出产辨》云："巴戟天产于广东清远、三坑、罗定为好，下四府、南乡等地均次之，西江德庆系种山货，质味颇佳，广西南宁亦有出。"古代记载之巴戟天与今用之巴戟天大相径庭的可能原因[14]，一方面是因气候变迁，使植物分布区由北向南缩小，产区改变；另一方面，可能是历代本草缺乏现代分类学和形态学知识，绘图失真，记载不准确所致。分子生物学研究表明，巴戟天道地药材主要分布在广东德庆以及福建等产区。

所以尽管巴戟天的应用在我国有较长的历史，但 *Morinda officinalis* How 这个品种为近代的一个巴戟天新兴品种。

巴戟天其干燥根皮易断裂呈节状如动物肠，又称为鸡肠风、兔儿肠等，在临床具有补肾壮阳、祛风湿、强筋骨之功效，用于阳痿遗精、宫冷不孕、月经不调、筋骨痿软及风湿痹痛等证，从中药药理的角度来看属于补虚药。巴戟天含有寡糖、多糖、蒽醌、环烯醚萜苷、氨基酸、有机酸及微量元素等多种化学成分。寡糖是巴戟天的活性成分之一，具有抗抑郁、生精、抗应激、促血管新生、促进免疫等多种药理活性，在巴戟天肉质根中含量丰富，可达根干物质重的 10%。随着现代药理及化学研究的深入，巴戟天被广泛开发成为各种药品、保健品等，如巴戟天寡糖胶囊、男仕口服液、无比巴戟天滋补酒等，其应用价值备受关注。巴戟天除地下根入药外，其地上部分大量被丢弃，造成大量的资源浪费，这方面应进一步作深入的开发和利用。

（丁　平　杨得坡　杨　丽　冯　冲　等）

参考文献

[1] 章国镇．神农本草经 [M]．福州：福建科学技术出版社，2006：24.

[2] 苏颂．本草图经：卷四 [M]．辑校本．北京：学苑出版社，2017.

[3] 苏敬，等．新修本草：卷六 [M]．尚志钧，辑校．辑复本．合肥：安徽科学技术出版社，2005：174.

[4] 江苏新医学院．中药大辞典：上册 [M]．上海：上海科学技术出版社，2005：707.

[5] 肖培根．新编中药志：第一卷 [M]．北京：化学工业出版社，2002：236.

[6] 陶弘景．本草经集注 [M]．辑校本．北京：人民卫生出版社，1994.

[7] 苏敬，等．新修本草 [M]．尚志钧，辑校．合肥：安徽科学技术出版社，1981：174.

[8] 唐慎微．重修政和经史证类备用本草 [M]．陆拯，辑校．北京：中国医药科技出版社，2013：175.

[9] 刘文泰．本草品汇精要 [M]．陆拯，辑校．北京：中国中医药出版社，2013：254.

[10] 李时珍．本草纲目 [M]．杨建峰，辑校．北京：北京出版社，2007：26.

[11] 佚名．补遗雷公炮制便览 [M]．上海：世纪出版集团，2005：323.

[12] 李中立．本草原始 [M]．张卫，张瑞贤，辑校．北京：学苑出版社，2011：36.

[13] 吴其浚．植物名实图考：卷七 [M]．北京：中华书局，1963：156.

[14] 陈仁山．药物出产辨 [M]．广州：广州中医药专门学校，1930.

[15] 曹炳章．增订伪药条辨 [M]．刘德荣，校．福州：福建科学技术出版社，2004：39.

[16] 丁平．巴戟天药材质量评价体系构建的研究 [D]．广州：广州中医药大学，2004：4.

[17] 国家药典委员会．中华人民共和国药典：一部 [S]．北京：人民卫生出版社，1977：124.

[18] 卢赣鹏．500 味常用中药材的经验鉴别 [M]．北京：中国中医药出版社，

1999：1.

[19] 刘洋洋，冯健，陈德力，等．南药巴戟天本草考证 [J].生物资源，2017，39（1）：1-9.

[20] 陶弘景．名医别录 [M].尚志钧，辑校．北京：人民卫生出版社，1986：145-148.

[21] 陈彩英，詹若挺，陈蔚文．南药巴戟天源流考证 [J].广州中医药大学学报，2009，26（2）：181-184，187.

[22] 王倩，李耿，倪晨，等．巴戟天性能与功效的本草考证 [J].科技创新与应用，2016，（7）：31-32.

[23] 陈嘉谟．本草蒙筌 [M].周超凡，陈湘苹，等校注．北京：人民卫生出版社，1988：73.

[24] 罗献瑞．中国植物志 [M].北京：科学出版社，2013：528.

[25] 丁平，徐鸿华．巴戟天规范化栽培技术 [M].广州：广东科技出版社，2003，55-56.

[26] 徐鸿华，林励，邓沛峰，等．巴戟天高产优质途径的研究 [J].广州中医学院学报，1992，9（3）：155-159.

[27] 姚辉，陈士林，谢彩香，等．巴戟天的产地适宜性分析 [J].广州中医药大学学报，2009，26（2）：176-180.

[28] 姚必根．和溪巴戟天优质高产栽培技术 [J].广西热带农业，2003，（4）：33-34.

[29] 中华人民共和国卫生部药典委员会．中华人民共和国药典：一部 [S].北京：人民卫生出版社，2000：61.

[30] 阎文玫．中药材真伪鉴定 [M].北京：人民卫生出版社，1994：117-120.

[31] 黄璐琦，王永炎．药用植物种植资源研究 [M].上海：上海科学技术出版社，2008：100.

[32] 章润菁，李倩，屈敏红，等．巴戟天种质资源调查研究 [J].中国现代中药，2016，18（4）：482-487.

[33] 丁平，楚桐丽，徐吉银，等．不同种质资源的巴戟天化学成分的指纹图谱研究 [J].华西药学杂志，2006，21（1）：14-17.

[34] 章润菁，李倩，屈敏红，等．不同产地、生长年限和种质的巴戟天药材寡糖含量分析 [J].中国药学杂志，2016，51（4）：315-320.

[35] 丁平，刘瑾，仰铁锤，等．巴戟天遗传多样性的 RAPD 分析 [J].中草药，2008，39（12）：1869-1872.

[36] 刘颖嘉，黄宇，荣俊冬，等．巴戟天遗传多样性的 ISSR 分析 [J].福建林学

院学报，2011，31（3）：203-206.

[37] 史辑，刘梓晗，王玲，等.HPLC 测定不同产地巴戟天中 5 种茜草素型蒽醌的含量 [J].中药材，2015，38（2）：245-248.

[38] 李倩.巴戟天炮制过程中化学成分变化规律的研究 [D].广州：广州中医药大学，2015：12-34.

[39] 徐吉银，梁英娇，丁平.不同生长期巴戟天中水晶兰苷量的变化 [J].中草药，2007，38（5）：772-774.

[40] 丁平，刘瑾，邱金英，等.基于核糖体 rDNA ITS 序列变异探讨巴戟天道地性 [J].药学学报，2012，47（4）：535-540.

[41] 刘瑾.巴戟天道地药材形成的生态因子及分子机制研究 [D].广州：广州中医药大学，2009：22-35.

[42] 廖慧君，赖正权，仰铁锤，等.巴戟天寡糖的高效薄层色谱指纹图谱研究 [J].中国药学杂志，2011，46（18）：1385-1388.

[43] 罗文汇，孙冬梅，谭志灿.紫外分光光度法测定巴戟天配方颗粒中总蒽醌含量 [J].现代医药卫生，2012，28（1）：11-13.

[44] 程学仁，罗文汇，孙冬梅，等.巴戟天配方颗粒鉴别初步研究 [J].中国实用医药杂志，2010，5（6）：1-3.

[45] 李颖，纪莎，高锦娟，等.星点设计—效应面法优化复方巴戟天生骨颗粒提取工艺 [J].中药材，2014，37（10）：1863-1867.

[46] 李杜军，复方巴戟天咀嚼片的研究与开发 [D].广州：广州中医药大学，2011：11-12.

[47] 单利，王玉丽，杨美燕，等.基于流化床顶喷技术的巴戟天寡糖胶囊成型工艺研究 [J].国际药学研究杂志，2009，36（2）：82-86.

[48] 吴向维.基于巴戟天寡糖的喘可治注射剂质量评价研究 [D] 广州：广州中医药大学，2014.

[49] 陈红红，黄丽玫.德庆等地巴戟天中蒽醌及多糖的含量测定 [J].广东药学院学报，2002，18（2）：103-105.

[50] ZHAHG H L, ZHAHG Q W, ZHANG X G, et al. Chemical constituents from the roots of *Morinda officinalis* [J]. Chinese journal national medicine, 2010, 8（3）：192-195.

[51] ALI A M, MACKEEN M M, YAZAN L S, et al. Antiviral, cyotatoxic and antimicrobial activities of anthraquinones isolated from the roots of *Morinda elliptica* [J]. Pharmaceatical biology, 2000, 38（4）：298-301.

[52] 陈红，陈敏，黄泽豪，等.巴戟天的化学成分研究 [J].中国实验方剂学杂志，2013，19（21）：69-71.

［53］CIMANGA K，HERMANS N. Complement-inhibiting iridoids from *Morinda morindoides*［J］. Journal of natural products，2003，66（1）：97 – 102.

［54］KANCHANAPOOM T，KASAI R. Iridoid and phenolic glycosides from *Morinda coreia*［J］. Phytochemistry，2002，59（5）：551 – 556.

［55］陈玉武，薛智. 巴戟天化学成分研究［J］. 中药通报，1987，12（10）：37 – 38.

［56］蔡兵，崔成彬. 巴戟天中菊淀粉型低聚糖类单体成分对小鼠抗抑郁作用［J］. 中国药理学与毒理学杂志，1996，10（2）：109 – 112.

［57］何传波，陈玲，李琳. 巴戟天水溶性多糖分离纯化的研究［J］. 云南农业大学学报，2006，21（3）：320 – 322.

［58］周法兴，文洁，马燕，等. 巴戟天化学成分研究［J］. 中药通报，1986，11（9）：42 – 43.

［59］刘文炜，高玉琼，刘建华，等. 巴戟天挥发性成分研究［J］. 生物技术，2005，15（6）：59 – 61.

［60］李竣，张华林，蒋林，等. 南药巴戟天化学成分［J］. 中南民族大学学报，2010，29（4）：53 – 56.

［61］李赛，欧阳强，谈宣中，等. 巴戟天的化学成分研究［J］. 中国中药杂志，1991，16（11）：675 – 676.

［62］李远彬，王羚郦，赖小平，等. 巴戟天抗衰老活性成分研究［J］. 中南药学，2011，9（2）：101 – 103.

［63］凌昆，赵诣，郭素华. 巴戟天药物血清对成骨细胞生物学特性的影响［J］. 中华中医药杂志，2010，25（6）：846 – 849.

［64］崔可赜，刘亦恒，张寿，等. 巴戟天多糖含药血清对体外成骨细胞 DKK – 1 表达的影响［J］. 时珍国医国药，2012，23（4）：871 – 872.

［65］何剑全，陈健，郑素玉，等. 巴戟天含药血清对原代破骨细胞 RANK 和 CA Ⅱ mRNA 表达的影响［J］. 中国骨质疏松杂志，2013，19（5）：469 – 475.

［66］郑素玉，陈健，何剑全，等. 巴戟天含药血清对成骨 – 破骨细胞共育体系 CA Ⅱ、NFAT2mRNA 表达的影响［J］. 中国骨质疏松杂志，2013，19（2）：120 – 124.

［67］朱孟勇，王彩娇，郝长胜. 巴戟天多糖对骨质疏松大鼠血清护骨素表达影响的研究［J］. 现代实用医学，2010，22（7）：748 – 749.

［68］刘汝银，岳宗进，包德明. 巴戟天多糖对骨质疏松模型大鼠 5HT、VEGF 与体内矿物质含量影响研究［J］. 中国生化药物杂志，2015，4（35）：59 – 62.

［69］刘建金. 巴戟天多糖对抑郁症大鼠氧化应激及认知行为的影响［J］. 中国现代医生，2011，5（16）：1 – 2，5.

[70] 邹连勇，马远林，宓为峰，等.巴戟天寡糖对海马神经细胞再生及神经元生长的影响 [J].中国新药杂志，2012，21 (22)：2623 - 2626.

[71] 孔庆梅，舒良，张鸿燕，等.巴戟天寡糖胶囊治疗抑郁症的临床疗效与安全性 [J].中国临床药理学杂志，2011，27 (3)：170 - 173.

[72] 王雪侠，张向前.巴戟天醇提物对 D - 半乳糖致衰老大鼠免疫功能的影响 [J].中国医药导报，2013，10 (4)：17 - 19.

[73] 何传波，李琳，汤凤霞，等.不同巴戟天多糖对免疫活性的影响 [J].中国食品学报，2010，10 (5)：68 - 73.

[74] 张鹏，陈地灵，林励，等.巴戟天水提液对自然衰老小鼠脑组织中单胺类神经递质含量的影响 [J].医学研究杂志，2014，43 (6)：79 - 81.

[75] 朱超，曹建民，周海涛，等.巴戟天对大鼠运动能力和心肌线粒体抗氧化能力的影响 [J].中国实验方剂学杂志，2013，28 (3)：219 - 222.

[76] 杨景柯，冯国清，于爽，等.巴戟天醇提取物促大鼠缺血心肌治疗性血管生成的实验研究 [J].中国药理学通报，2010，14 (3)：367 - 361.

[77] 丁平，梁英娇，刘瑾，等.巴戟天寡糖对小鼠精子生成作用的研究 [J].中国药学杂志，2008，43 (19)：1467 - 1470.

[78] 肖凤霞，林励.巴戟天补肾壮阳作用的初步研究 [J].食品与药品，2006，8 (5)：45 - 46.

[79] Choi J, Lee KT, Choi MY, et al. Antinociceptive anti - inflammatory effect of monotropein isolated from the root of Morinda officinalis [J]. Biol pham bull, 2005, 28 (10)：1915 - 1918.

[80] SHIN J S, YUN KJ, CHUNG K S, et al. Monotropein isolated from the roots of *Morinda officinalis* ameliorates proinflammatory mediators in RAW 264. 7 macrophages and dextran sulfate sodium (DSS) - induced colitis *via* NF - κB inactivation [J]. Food and chemical toxicology, 2013, 25：263 - 271.

[81] FREW T, POWIS G, BERGGREN M, et al. A multiwell assay for inhibition of phosphatidylinositol - 3 - kinase and the identification of natural product inhibitors [J]. Anticancer research, 1994, 14 (6)：2425 - 2428.

[82] 史辑，景海漪，黄玉秋，等.巴戟天不同炮制品中水晶兰苷的大鼠体内血药浓度及组织分布研究 [J].中国中医药信息杂志，2017，24 (5)：76 - 81.

第六章　沉　香

第一节　历史概况

　　沉香在古代最早是作为香料使用，作为药物应用最早出现在梁代陶弘景的《名医别录》。秦汉时期的一些医集，如汉代的《华佗神方》，魏晋南北朝时期的《雷公炮制论》等也有沉香作为药物应用的记载。之后历代医籍本草都有记载，至今天，沉香已成为一味临床常用中药[1]。

一、沉香的药用历史

　　汉代谯县华佗撰，唐代华原孙思邈编集的《华佗神方》中记载了加入沉香的一些经方验方，如卷四所载"华佗内科神方——四二五五·华佗治老人虚秘神方用肉苁蓉（酒渍焙）二两，沉香末一两"，卷五载"华佗外科神方——五〇三四·华佗治气瘤神方用沉香一两，木香二两，白芍四两，白术八两，人参二两，黄连八两，枳壳一两，槟榔一两，茯苓四两，香附二两，附子五钱，天花粉四两"。可见在秦汉时期沉香就已经作为药用，用于治疗疮痈肿毒、气淋、妇女性疾病以及五官科疾病等。

　　南朝刘宋雷敩所著的《雷公炮炙论》也记载了沉香，曰："沉香凡使，须要不枯者，如觜角硬重、沉于水下为上也；半沉者，次也。夫入丸散中用，须候众药出，即入，拌和用之"[2]。

　　沉香作为药物记载，最早见于《名医别录》，把沉香列为上品，曰："沉香、熏陆香、鸡舌香、藿香、詹糖香、枫香并微温。疗风水毒肿，去恶气。"[3]其后在《本草经集注》中补充云："此六种香皆合香家要用，不复入药，唯治恶核毒肿，道方颇有用处。"[4]记载了沉香的名称、性味以及功效。唐代陈藏器所撰的《本草拾遗》载有"蜜香，味辛，温，无毒。主臭，除鬼气"，主要记载沉香的芳香辟秽，治疗恶核中毒的作用。

晋代嵇含所著的《南方草木状》记载："蜜香、沉香、鸡骨香、黄熟香、栈香、青桂香、马蹄香、鸡舌香。此八物同出于一树也。交趾有蜜香树。干似柜柳。其花白而繁，其叶如橘。欲取香，伐之经年。其根、干、枝、节各有别色也。木心与节坚黑，沉水者为沉香；与水平者，为鸡骨香；其根为黄熟香；其干为栈香；细枝紧实未烂者为青桂香；其根轻而大者为马蹄香；其花不香，成实乃香，为鸡舌香。珍异之木也。"[5]记载名称不同是由于药用部位不同，对其药用价值无详细描述。

唐代《新修本草》记载"沉香、青桂、鸡骨、马蹄、栈香等，同是一树，叶似橘叶，花白，子似槟榔，大如桑葚，紫色而味辛。树皮青色，木似榉柳"[6]，并指出鸡舌香、熏陆香、詹糖香与沉香的区别，随后同时代的陈藏器在《本草拾遗》木部第四卷载有"蜜香，味辛，温，无毒。主臭，除鬼气"。又在解纷卷第八收载"沉香"，"其枝节不朽，最紧实者为沉香；浮着为煎香；以次形如鸡骨者为鸡骨香；如马蹄者为马蹄香；细枝未烂紧实者为青桂香"，并针对苏敬《新修本草》的记载作了补充："（沉香）枝叶并似椿，苏云如橘，恐未是也。"其实二人所说的均无误，因为沉香的来源有沉香和白木香两种，二者的叶有所不同。苏敬所说的是沉香树，主产于交州（今越南）；陈藏器所指的是白木香，主产于广州（包括中山、东莞在内的今珠三角地区）。由此可见，早在唐代的药用沉香已经包括今天的进口沉香和国产沉香2个不同品种。

早期的本草学著作对沉香的药用记载比较朴素简单。然而，到了五代时期，关于沉香的性味功效以及临床应用就比较全面了。五代时期李珣所著《海药本草》记载了沉香治疗腹痛、霍乱、疮痈肿毒、醒神安神的作用，并且提出药用方法，宜煮酒用，也可入膏剂。同为五代时期的另一本本草著作——吴越所著的《日华子本草》全面详细记载了沉香的功效应用。另外，该书还记载有枫香，"树似白杨，叶圆而歧分，有脂而香。其子大如鸭卵"。可知，枫香与沉香并不是同一物。且该书将沉香与檀香列入条目。由此可见，此时人们对沉香的药用功效已经有了比较全面的认识。

宋代以后，沉香的药用价值得到了更充分的利用。《开宝本草》曰："沉香、熏陆香、鸡舌香、藿香、詹糖香、枫香，并微温，悉疗风水毒肿，去恶气，熏陆，詹糖去浮尸，鸡舌、藿香疗霍乱、心痛。枫香疗风疹瘾痒毒。"苏颂所著《本草图经》对沉香进行了详细的记载："沉香、青桂香、鸡骨香、马蹄香、栈香，同是一本，旧不著所出州土，今唯海南诸国及交、广、崖州有之。其木类椿、榉，多节，叶似橘，花白，子似槟郎，大如桑葚，紫色而味辛，交州人谓之蜜香。欲取之，先断其积年老木根，经年其外皮干俱朽烂，其木心与枝节不坏者，即香也；细枝紧实未烂者，为青桂；坚黑而沉水为沉香；半浮半沉与水面平者为鸡骨；最粗者为栈香；又云栈香中形如鸡骨者为鸡骨香。形如马蹄者为马蹄香。然今人有得沉香奇好者，往往亦作鸡骨形，不必独是栈香也；其又粗不堪药用者，为生结黄熟香；其实一种，有精粗之异耳。并采无时。"

《本草图经》[7]亦记载了与沉香相混淆的熏陆香、鸡舌香、苏合香、檀香、詹糖香、乳香、蜜香等，且列在沉香条下。曰："又熏陆香形似白胶。出天竺、单于二国。《南方草木状》如熏陆出大秦国，其木生于海边沙上，盛夏木胶出沙上，夷人取得卖与贾客。乳香亦其类也。"《广志》云："南波斯国松木脂，有紫赤如樱桃者，名乳香，盖熏陆之类也。今人无复别熏陆者，通谓乳香为熏陆耳。"熏陆香、鸡舌香、詹糖香、蜜香与沉香为同类，但并不是同一物：熏陆香为乳香，鸡舌香为丁香，詹糖香为苏合香。以后的本草记载中对沉香、熏陆香（乳香）、鸡舌香（丁香）、藿香、詹糖香（苏合香）、枫香、檀香都各分条目。故不能将以上几种名字作为沉香的别名用，以免在临床使用时出错。

宋代寇宗奭所著的《本草衍义》记载："然《经》中止言疗风水肿毒，去恶气，余更无治疗。今医家用以饱和胃气，为上品药，须极细为佳。今人故多与乌药磨服，走三滞气，独行则势弱，与他药相佐，当缓取效，有益无损。"又曰："沉香木，岭南诸郡悉有之，旁海诸州尤多，交干连枝，冈岭相接，千里不绝。"[8]可见古代沉香的产地是以岭南（广东、广西及海南等）地区（主要为白木香）及越南等东南亚国家（主要为进口沉香）所产为主。

宋代《重修政和经史证类备用本草》载："沉香，微温。疗风水肿毒，去恶气。陶隐居云：此香合香家要用，不正入药。惟疗恶核毒肿，道方颇有用处。"[9]

北宋时期沈括所著的《梦溪笔谈》载："段成式《酉阳杂俎》记事多诞，其间叙草木异物，尤多谬妄，率记异国所出，做无根柢。如云'一木五香：根，旃檀；节，沉香；花，鸡舌；叶，藿香；胶，熏陆'。此尤谬。旃檀与沉香，两木元异。鸡舌及今丁香耳，今药品中所用者亦非。藿香自是草叶，南方至多。熏陆小木而大叶，海南亦有，熏陆乃其胶也，今谓之乳头香。五物迥殊，元非同类。"对《名医别录》中的几种名称记载进行了更正。

明代药学巨著《本草纲目》木部第三十四卷记载了沉香[10]，对其品种、主治和附方作了全面的总结，它指出："沉香品类，诸说颇详，今考……诸书，撮其未尽者补之云。释名曰：'沉香，木之心节置水则沉，故名曰沉水，亦曰水沉。半沉者为栈香，不沉者为黄熟香。南越志言交州人称为蜜香，谓其气如蜜脾也。梵书名阿伽炉香。'并附方曰：诸虚寒热，冷痰虚热用冷香汤：用沉香、附子等分，水一盏，煎七分，露一夜，空心温服。治胃冷久呃，用沉香、紫苏、白豆蔻仁各一钱，为末。心神不足，心火不降，水不升，健忘惊悸，用朱雀丸：用沉香五钱，茯神二两，为末，炼蜜和，丸小豆大。每食后人参汤服三十丸，日二服。肾虚目黑，暖水脏，用沉香一两，蜀椒去目，炒出汗，四两，为末，酒糊，丸梧子大。每服三十丸，空心盐汤下。治胞转不通，用沉香、木香各二钱，为末，白汤空腹服之，以通为度。大肠虚闭，因汗多，津液耗涸者，用沉香一两，肉苁蓉酒浸焙二两，各研末，以麻仁研汁作糊，丸梧子大。每服一百丸，蜜汤下。治痘疮黑陷，用沉香、檀香、乳香等分，热于盆内。抱儿于上，熏之即起。"

明代陈继儒《偃曝谈余》云："占城奇南，出在一山。酋长禁民不得采取，犯者断其手。彼亦自贵重。《星槎胜览》作棋楠。潘赐使外国回,其王馈之,载在志,则作奇蓝。"同时期卢之颐著《本草乘雅半偈》,在沉香条目下云"而奇南一香,原鬯同类,因树分牝牡,则阴阳形质,臭味情性,各个差别",且载"奇南一品,本草失载,后人仅施房术"。

清代在沉香功效应用上多有见解,张璐所著的《本经逢原》载:"沉香专于化气,诸气郁结不伸者宜温之。温而不燥,行而不泄,扶脾达肾,摄火归元。主大肠虚秘,小便气淋及痰涎血出于脾者之要药。"并说明了用药禁忌:"气虚下陷人,不可多服"[11]。吴仪洛所著的《本草从新》曰:"诸木皆浮而沉香独沉,故能下气而坠痰涎。怒则气上,能平肝下气。能降亦能升,故能理诸气调中……治心腹疼痛,噤口毒痢,症癖邪恶,冷风麻痹,气痢气淋,肌肤水肿,大肠虚闭。气虚下陷,阴亏火旺者,切勿沾唇"[12]。表明沉香性温质重,长于理气、行气,并指出了沉香的使用宜忌。沉香由于质地品种不同而性味不同,"色黑沉水、油熟者良。香甜者性平,辛辣者性热"。其用法为"入汤剂,磨汁冲服。入丸散,纸裹置怀中,待燥碾之。忌火。"

清代医家赵学敏所著《本草纲目拾遗》记载飞沉香,"按《查浦辑闻》:海南人采香,夜宿香林下,望某树有光,即以斧斫之,记其处,晓乃伐取,必得美香。又见光从某树飞交某树,乃雌雄相感,亦斧痕记取之,得飞沉香,功用更大。此香能和阴阳二气,可升可降,外达皮毛,内入骨髓。益血明目,活络舒筋"。《本草纲目拾遗》还记载了伽南香,又云:"伽南杂出海上诸山……然以洋伽南为上,产占城者,剖之香甚轻微,然久而不减;产琼者名土伽南,状如油速,剖之香特酷烈"[13]。

《本草求真》[14]记载沉香专入命门,兼入脾。辛苦性温,体重色黑,落水不浮。故书载能下气坠痰;气香能散,故书载能入脾调中;色黑体阳,故书载能补火、暖精、壮阳。是以心腹疼痛,禁口独痢,症癖邪恶,冷风麻痹,气痢气淋,冷字气字宜审。审其病因属虚属寒,俱可用次调治。盖此温而不燥,行而不泄,同藿香、香附,则治诸虚寒热,并妇女强忍入房,或过忍尿以致胞转不通;同丁香、肉桂,则治胃虚呃逆;同紫苏、白豆蔻,则治命门火衰;同肉苁蓉、麻仁则治大肠虚秘。古方四磨饮、沉香化气丸、滚痰丸用之,取其降泄也。沉香降气散用之,取其散结导气也,黑锡丸用之,取其纳气归元也。但降多升少,气虚下陷者,切忌。该书全面总结了清代以前的本草学著作对沉香在药用功效方面的记载。

清代《琼山县志》曰:"沉香杂木也,儋崖海道居民桥梁皆如梅桂橘。"《崖州志》载:"引《粤东笔记》云,出北海者,生于交趾,聚于钦,谓之钦香……若渤泥、暹罗、真腊、占城、日本产,试水俱沉,而色黄味酸……伽南,出于海上诸山。"

民国时期的《东莞县志》云[15]:"女儿香者其取意有二,一缘香纹秀嫩如执女手之拳然故以命名。美之二则香农以香为业凡所开盘,其女儿先择其尤者藏之,亦以此的名。"又曰:"彭志云,按莞香至明代始重于世,诸书皆不究香树何名……古蜜香树,唐名栈香树即莞之香树也,本出交趾,移植广管而于莞土尤宜。郝通志云,粤南老香诸山并香林香洲咸产异香，自东莞人种植而香山香林皆废……据张铁桥所说，越莞而如桔与枳……惟观诸书记述当时莞人一讲求艺香之法。"亦载："……闻前令时承指购异香大索不获至杖杀里役数，一时艺香家尽其数以去，是尤物为祸亦不细矣。然则莞香至雍正初，盖一跌不复振也……改良种植固在居民其赖良有司，护惜哉。"可知，由于官府的收购，购不到乃至杀人，至雍正初期莞香又大量减少，唯有部分居民对沉香进行改良种植。

归纳以上本草记载，可以得出在早期沉香多作香用，而关于其药用价值则随着人们对沉香的认识加深才得到发挥。沉香的功效主要有：理气调中、壮阳除痹、行气止痛、纳气平喘等。

二、沉香的本草学概述

沉香来源于瑞香科植物白木香含树脂的木材，辛、苦，微温，可行气止痛，温中止呕，纳气平喘，用于胸腹胀闷疼痛，胃寒呕吐呃逆，肾虚气逆喘急。本节主要就其在古今本草中的记载进行归纳概述，主要包括品种、产地。

（一）沉香的品种

沉香作为药物最早记载于梁代陶弘景的《名医别录》，且列为上品，曰："沉香、薰陆香、鸡舌香、藿香、詹糖香、枫香并微温。疗风水毒肿，去恶气。"并在《本草经集注》中补充云："此六种香皆合香家要用，不复入药，唯治恶核毒肿，道方颇有用处。"

梁代元帝写的《金楼子》谓："一木五香，根为檀，节为沉，花为鸡舌，胶为薰陆，叶为藿香。"这里"一木五香"有误，"檀"此指檀香，不是根，而是木材；"沉"是指沉香，以心材入药，不只为节；"鸡舌"是丁香的果实；沈括云"薰陆"是乳香，但《医学入门》中"薰陆：制同乳香"的记载显示"薰陆香"是另一种树脂类中药，《本草纲目》称之为"天泽香、摩勒香、多伽罗香、浴香"；"藿香"是唇形科植物的藿香。

西晋时期嵇含在其《南方草木状》中云"蜜香、沉香、鸡骨香、黄熟香、栈香、青桂香、马蹄香、鸡舌香，案此八物同出于一树也"，也将沉香混淆不清。"蜜香、沉香、鸡骨香、黄熟香、栈香、青桂香、马蹄香"是沉香不同规格，而"鸡舌香"却不是沉香。可见早期对于沉香的品种记载处于混乱状态。

北宋沈括在《梦溪笔谈》中对此混乱现象进行了纠正："段成式《酉阳杂俎》记事多诞，其间叙草木异物，尤多谬妄，率记异国所出，做无根柢。如云'一木五香：根，旃檀；节，沉香；花，鸡舌；叶，藿香；胶，薰陆'。此尤谬。旃檀与沉香，两木元异。鸡舌即今丁香耳，今药品中所用者亦非。藿香自是草叶，南方至多。薰陆小木而大叶，海南亦有，薰陆乃其胶也，今谓之乳头香。五物迥殊，元非同类。"

古代对沉香原植物的描述开始与现代描述相近。《南方草木状》中说"蜜香树，干似柜柳，其花白而繁，其叶如橘"。《新修本草》中记载"沉香……叶似桔叶，花白，子似槟榔，大如桑椹，紫色而味辛。树皮青色，木似榉柳"，并指出鸡舌香、薰陆香、詹糖香与沉香的区别，云："薰陆香，形似白胶。鸡舌香，树叶及皮并似粟，花如梅花，子似枣核，此雌树也，不入香用。其雄树着花不实，采花酿之，以成香，出昆仑及交、爱以南。詹糖树似橘，煎枝叶为香，似沙糖而黑。"此处把产鸡舌香丁香树描述成雌雄异株，虽说有误，但已经把乳香、丁香和詹糖香（大叶钓樟的树皮或叶煎熬物）与沉香区分开来了。稍后的唐代开元年间陈藏器在《本草拾遗》中对沉香的来源提出了质疑，云："沉香，枝叶并似椿，苏云如橘，恐未是也。"此处陈氏所言不妥，因椿叶表面无光泽，而橘叶却有，沉香叶的不同品种、不同时期光泽度不同，苏敬等言沉香叶似橘叶，不是不对，而是观察时间不同。苏颂《本草图经》云"沉香、青桂香、鸡骨香、马蹄香、栈香，同是一本……其木类椿、榉，多节，叶似橘，花白，子似槟榔，大如桑椹，紫色而味辛，交州人谓之蜜香"，并收载有"崖州沉香"和"广州沉香"植物图。《本草纲目》中称其为"沉水香、蜜香。木之心节置水则沉，故名沉水，亦曰水沉。半沉者为栈香，不沉者为黄熟香"，其中的植物图与沉香相似。可知早期本草中记载的沉香已包括今天的进口沉香和国产白木香2个品种，即瑞香科植物沉香和白木香。

现代所收药物种类最多的一部本草专著《中华本草》中的沉香来源于瑞香科植物沉香 Aquilaria agallocha Roxb.、白木香 Aquilaria sinensis（Lour.）Gilg 含树脂的木材。[16]其中沉香的叶片椭圆状披针形、披针形或倒披针形，先端渐尖，全缘；伞形花序梗或短；花白色，花被钟形；果倒卵形，木质，扁压状，密被灰白色茸毛，基部有略为木质的宿存花被；种子通常1颗，卵圆形，基部具有角状附属物，长约为种子的2倍，与苏颂《本草图经》中产于交州的沉香同为一物。白木香的叶呈长卵形、倒卵形或椭圆形，先端渐尖，基部楔形，全缘，初被疏毛；伞形花序，花黄绿色，陈藏器在《本草拾遗》中将沉香描述为"枝叶并似椿"，与白木香的叶形态较为相似。

《中药大辞典》中记载的沉香也为瑞香科植物沉香 Aquilaria agallocha Roxb. 或白木香 Aquilaria sinensis（Lour.）Gilg 含树脂的木材。[17]《全国中草药汇编》记载的沉香为瑞香科植物白木香 Aquilaria sinensis（Lour.）Gilg 含有树脂的木材，其形态：根和茎有香气；树皮及枝灰褐色，外皮质薄而致密易剥落；叶片椭圆形或卵形；花黄绿色。与《中华本草》《中药大辞典》中的白木香的形态特征一致。

我国药典对沉香的来源规定也发生了变化。在《中国药典》中，1953年版、1963年版中的沉香为瑞香科植物沉香 Aquilaria agallocha Roxb. 或白木香 Aquilaria sinensis（Lour.）Gilg 含有树脂的木材，但从1977年版后的《中国药典》中的沉香均来源于瑞香科植物白木香 Auqliaria sninesis（Lour.）Gilg 含树脂的木材。

结合有关本草记录情况看，现在市场上的沉香有沉香、白木香和云南沉香三个品种。

（二）沉香的产地

产于越南等东南亚国家。西晋时期嵇含所著《南方草木状》对沉香的产地记载最早，说"交趾有蜜香树"，此处"交趾"是我国西汉时期所建立的郡，包括现在的越南北部及广西南部的一部分。《本草纲目》在沉香条目下记载："《南越志》言交州人称为蜜香，谓其气如蜜脾也"，"叶廷珪云，出渤泥、占城、真腊者，谓之番沉，亦曰舶沉，曰药沉，医家多用之，以真腊为上"。明代《博物要览》在沉香条目下载"奇南香名出占城国及渤泥、三佛齐、真腊等国"。明代陈继儒《偃曝谈余》中云："占城奇南，出在一山。"《证类本草》引《通典》云："海南林邑国，秦象郡林邑县出沉香、沉木。"《本草纲目拾遗》中记载："伽南杂出海上诸山……然以洋伽南为上，产占城者，剖之香甚轻微，然久而不减。"民国时期《儋县志》解释："伽南香一作奇南，一作琪南，一作奇蓝。按伽南香产越南国者谓之洋伽南，多从海舶载来售之，味辛烈。"至此可知奇南（棋楠、奇楠、奇蓝、琪南、伽南）即是沉香之佳者，且多进口。

产于海南。海南沉香最享声誉，自古以来就被文人墨客、香茗大家举为列国沉香之首。从历史记载来看，海南岛产香记录最早可追溯至晋代时任昉《述异记》云："香洲在朱崖郡，洲中出异香，往往不知名，千年松香闻十里，亦谓之十里香也。"可见，海南出产沉香的历史已达 1 400 ~ 1 500 年。

《本草纲目拾遗》云："产琼者名土伽南，状如油速，剖之香特酷烈。"民国时期《儋县志》云："琼郡黎山者，谓之土伽南，香气醇美，价倍黄金，今不可多得矣。"苏颂《本草图经》对当时药用沉香的产地作了较确切的描述，云"旧不著所出州土，今惟海南诸国及交、广、崖州有之"，并收载有"崖州沉香"植物图。《证类本草》引《杨文公谈苑》曰："海外琼崖山中多香树。"

产于两广。《本草纲目》在沉香条目下记载："《广州志》云，肇庆新兴县出多香木，俗名蜜香。辟恶气，杀鬼精。"苏颂《本草图经》收载有"广州沉香"植物图。《海药本草》载："按《正经》生南海山谷。"《证类本草》引《杨文公谈苑》曰："岭南雷州多香树。"清代《电白县志》载"唐太宗问高州首领冯盎卿，宅去沉香远近，对曰，宅左右即出香树，然生者无香，惟朽乃香耳"，说明沉香在唐代的高州（今广东省的高州）已广泛种植，且说出了沉香的形成。唐代刘恂所著《岭表录异》云："广管罗州多栈香，如柜柳，其花白而繁，其叶如橘，皮堪作纸，名为香皮纸，灰白色，有纹如鱼子笺，雷、罗州、义宁、新会县率先用之。"《本草衍义》曰："沉香木，岭南诸郡悉有之，旁海诸州尤多。交干连枝，岗岭相接，千里不绝。……今南恩、高、窦等州，惟产生结香。"

广东东莞所产沉香又称"莞香"，这是中国唯一以地方为名的植物。据史书记载，木香（莞香又名白木香，土沉香）在唐代已传入广东，宋代普遍种植，因地质适宜而更为闻名，因此有莞香之说。早在 400 多年前的明代，广东就以香市、药市、花市和珠市形成著名的四大圩市，其中以买卖土沉香的香市最为兴旺。明代，广东每年的贡品都有莞香。当时莞香不仅畅销内地，而且经加工后由人力挑到香港地区出售，并大量远销东南亚，据说香港因之而得名，可见"香港"之名源于莞香。赵学敏在《本草纲目拾遗》中引金立夫之言曰："现在粤中所产者，与东莞县产之女儿香相似，色淡黄，木嫩而无滋腻，质粗松者气味薄。"

粤西地区早在1 000年以前就产沉香，也早在800多年前，古代香界大师范成大便将"海北"（广西部分及粤西地区）和交趾的光香与栈香列为同等品。《天香传》："雷、化、高、窦亦中国出香之地，比海南者，优劣不侔甚矣。既所禀不同，而售者多，故取者速也。是黄熟不待其成栈，栈不待其成沉，盖取利者，戕贼之深也。"《桂海虞衡志》："光香与栈香同品，出海北及交趾，亦聚于钦州。"

在当时的广东省，粤东、粤西、粤南靠近沿海一带都有野生沉香的分布，如汕头、汕尾、惠州、东莞、江门、阳江、茂名等地。另外香港也有，当时香港还属于广东。

中山市也曾以出产沉香而著名。据考证，中山市原名香山县，而香山县原为香山镇，于南宋绍兴二十二年（1152）由东莞的香山镇改建而成，清代手绘香山虎门图也证明香山曾隶属东莞县。《本草衍义》中的"岭南诸郡，旁海诸州"的中心正是现在的中山。这说明中山市出产沉香历史悠久[18]。

《中华本草》和《中药大辞典》中均记载沉香产于我国台湾、广东、广西等地，现多有栽培；国外分布于印度、印度尼西亚、越南、马来西亚；白木香分布于广东、广西、台湾，但《中华本草》增加了福建、海南二地。

第二节　生药学研究

一、白木香的种植采收

白木香是我国特产，在我国有悠久的种植历史。为了更好地种植白木香，现就其生物学特性等有关种植要素加以介绍。

1. 生物学特性

白木香在原产地多分布于海拔低于1 000 m的山地和丘陵的常绿阔叶混交林中，为弱阳性树种。幼苗和幼龄树喜半荫而不耐暴晒，但荫蔽度不能过大，一般以40%～50%为宜；成龄树则喜光，充足的阳光能保证正常开花结果、促进结香，且沉香质量较好；喜温暖湿润环境，在11 ℃～29 ℃的温度范围内均能良好生长，最适温度为22 ℃左右，最低气温3 ℃，短暂低温霜冻也能适应，年平均温度24 ℃以上，最高气温达37 ℃以上也能生长良好；喜湿润，亦耐干旱，年降雨量在1 500～2 000 mm且比较湿润的环境下生长较快。对土壤要求不高，在酸性的砂质壤土、黄壤土和红壤土均能生长，在贫瘠的黏土上生长缓慢，长势差，最好生长在坡度大、土壤中含石量较高的土壤中。

种植 3 年开始开花结果。开花期为 3—4 月，果熟期为 6—8 月。株高在定植 5～10 年间增长较慢，10 年以后显著增快，15～30 年株高平均年增长量达 90 cm，通常年增长量为 40～50 cm。胸径在 5 年以前增长稍慢，以后年增长达 1 cm。10 年后胸径在 15 cm 以上时所取白木香质量较好，而且树龄愈长，树脂凝结时间愈久，所取的香质量愈好。

分布区主要为南亚热带到北热带季风区，向北可延伸至南亚热带北缘，稍超越北回归线，是南亚热带常绿季雨林和山地雨林的常见树种。一般生于海拔 400 m 以下，在海南和云南可上达 1 000 m 左右。

2. 繁殖方法

采用种子繁殖，采种及种子处理：种子一般在 6—7 月，当果实由青绿转黄白、种子呈棕褐色时，连果枝一并采下，果枝放在通风处阴干，禁日晒，约 3 天左右，果壳开裂，种子自行脱出。在花后 78 天获得最大干重，此时萌发率接近最大值。种子不耐贮藏，易失水，失水后会影响到种子的发芽率，胚在花后 57～85 天脱水耐性逐渐增强，且花后 85 天获得最大脱水耐性。因此，最好及时播种，若不能及时播种，要采用沙藏，种子与湿沙以 1 : 3 的比例混匀置于通风、低湿处贮藏，贮藏期间要保持一定的湿度，贮藏时间不可超 10 天，否则就会大大降低发芽率。

种子萌发的适宜温度范围为 25 ℃～35 ℃，光照对种子萌发有一定的抑制作用。新鲜沉香种子（含水量 27.45%）在 4 ℃低温条件下贮藏 1 个月后萌发率仅为 30% 左右，而含水量为 7.38% 的干燥种子在 4℃低温条件下贮藏 120 天，萌发率仍有 53.33%，因此 4 ℃低温和适度脱水有利于种子短期贮藏，但干燥至含水量为 7.50% 以下时种子会发生损伤。有研究表明含水量为 7.35% 的沉香种子置于液氮中保存为一种安全、有效的长期保存方法。

育苗：苗床应选择地势平缓，排水良好，土壤肥沃疏松，酸碱度适中的沙壤土和生地，土壤黏重，酸碱度偏高或带病菌较多的熟地不可。播种可采用条播或撒播，条播时将苗床整平后，在苗床上按行距 15～20 cm 开浅沟播种，撒播时先将苗床整平后将种子均匀撒在苗床上，并轻压入土，宜稀播、浅播，播后覆盖 1 cm 火烧土或透气性极好的细沙，以不见种子为度。有条件的可用稻草覆盖在播好种子的苗床土并淋水保湿。播种地若无天然荫蔽则应搭荫棚遮阴，透光度为 50%～60% 为佳。每 667 m² 播种量为 5～6 kg，每亩可培育出 1.5 万～2 万株壮苗。

幼苗长出 2～3 对真叶，苗高 5～8 cm 时可分床移植入袋，移苗时以选择阴天或下午为宜，用移植锹或竹签起苗，起苗时注意不伤根尖，随移随栽。移植时先用削尖的木棒在营养袋中引穴，再把幼苗栽在穴内，宜浅不宜深，并用竹签将苗周边土压实，移苗后淋足水，使土壤与根系紧密接触。

苗期要注意浇水、除草、修枝、施肥、遮阴、病虫害防治。

移栽：选择海拔在 1 000 m 以下 pH 值 4.5～6.5 疏松肥沃的红壤或黄壤的丘陵缓坡，

于造林前1个月完成清理林地、清除杂草，采用带状或者穴状进行整地。最好在冬季垦荒、翻耕整地和开穴。造林密度1500株/公顷，株行距3.0 m×2.2 m，穴大小50 cm × 50 cm×40 cm，每穴施有机肥20 kg或复合肥0.5 kg作基肥，回土拌匀，再回细土略高于地面待种。于3—5月的雨后种植。栽苗时舒展根系，分层覆土并压实，并淋足定根水，有条件的可在穴面盖上稻草或干杂草树叶等，保持穴面湿润。移栽前必须对种苗进行消毒处理，一般采用敌克松500倍液进行土壤消毒或高锰酸钾500倍水溶液进行消毒。

管理时当年7—9月松土锄草1次，以后3年内，每年春秋两季各抚育1次，每株施复合肥150~250克/次。3年后，只需进行除草，适当地施肥、病虫害防治。

为提高生产效益可适当间作。幼龄期行间可种玉米、大豆等短期作物，既充分利用土地又有适当的荫蔽。成年树下可间种砂仁、益智、白豆蔻等耐阴的药用植物。

为使主干向上挺直生长以利结香，需把下部侧枝剪除，并将病枝、弱枝及过密枝一并剪去。

病虫害防治：虫害有卷叶蛾，每年夏、秋间幼虫吐丝将叶片卷起，在内蛀食叶肉。卷叶前用25%杀虫脒水剂500倍液喷雾。

3. 采收与加工

采收时间：不确定，要依树干里是否结香而定。但为了便于菌种采收后继续生长，春季适合化学试剂结香或人工接菌结香的采收。沉香树经过刺激，短的1~2年，一般3~5年即可采香，有的10~20年后才采香。《海药本草》在蜜香条目下引《交州记》云："种之五六年便有香也。"《南方草木状》中记载："欲取香，伐之经年，其根干枝节各有别色也。"《中华本草》中的记载为全年均可采收，种植10年以上，树高10 m、胸径15 cm以上者取香质量较好。

结香方法：

（1）人工结香法：在树干的同一边用锯和凿从上到下每隔40~50 cm开一香门，香门长度和深度均为树干直径的一半，宽为1 cm，开好香门后，将菌种塞满香门，用塑料薄膜包扎封，当上下伤口都结香而相连接时，整株砍下采香，将采下的香用刀剔除无脂及腐烂部分（半断干法）。这种是采用真菌寄生在白木香树上使木材的薄壁细胞中贮存物质产生一系列的变化，最后形成香脂。一般3年左右即可达到二级、三级品的沉香。在树干上，凿一个至多个宽2 cm、长5~10 cm、深5~10 cm的长方形或圆形洞，用泥土封闭，让其结香（凿洞法）。也有活体树经人工砍伐，置地后经白蚁蛀食，所剩余部分，为"蚁沉"。

现多采用通体结香法，即采用中国医学科学院药用植物研究所海南分所提供的结香液（含特定菌种）输入到沉香靠近根部的树干中。人工结香的沉香树两年即可见香开采，与传统的自然结香相比，其结香时间短，产量和效益高，品质可达《中国药典》要求。

（2）自然结香法：即沉香木自然枯萎或死后因环境不同所结成的沉香：沉香木因

年代及自然因素，倒伏经风吹雨淋后，剩余不朽之材，为"倒架"；沉香木倒后埋进土中，受微生物分解腐朽，剩余未朽部分，为"土沉"；倒伏后陷埋于沼泽，经生物分解，再从沼泽区捞起者，为"水沉"。这些都是死沉香，自然状态下就能散发出不同的香味来。此香因年代较久，含脂量高，品质较好，但产量不多。

野生香的品名多按形状分。

"板头"指白木香树整棵被锯、砍掉或大风吹断，树桩经长年累月风雨的侵蚀，在断口处形成的沉香。

"包头"指断口周边已被新生的树皮完全包裹住的板头。板头和包头又分"老头"和"新头"，"老头"指断口经风雨侵蚀的时间较长、断口处的木纤维已完全腐朽脱落，断口处呈黑色或褐色而且质地坚硬的板头或包头，腐朽面质地越硬、颜色越深者越佳，其中腐朽面质地极硬、颜色深褐或黑色俗称"铁头"。"新头"指断口经风雨侵蚀的时间较短、断口处的木纤维尚未腐朽或未完全腐朽脱落，颜色很浅或呈黄白色，质地松软的板头或包头。

"吊口"指白木香树身被砍伤之后结出的沉香。

"虫眼"（亦即"虫漏"）指白木香树因受虫蛀，分泌油脂包裹住受虫蛀的部位而结成的沉香。

"壳沉"指白木香树树枝受风吹断落，断口经风雨侵蚀，分泌油脂而形成的呈耳壳状的沉香。

"锯夹"指白木香树上有锯痕，而树在锯痕周边分泌出油脂而形成的沉香。

"水格"是指枯死的白木香树经雨水侵蚀或浸泡，油脂沉淀而形成的沉香，一般呈均匀的淡黄色、土黄色或黄褐色，油线不明显或没有油线，闻之较其他国产沉香香味浓郁的沉香，木质越硬、香味越浓、颜色越鲜者越佳。

"地下革"（亦即"土沉"）指枯死的白木香埋于地下所形成的沉香，多为树头树根，一般颜色较浅。

"枯木沉"（俗称"死鸡仔"）指枯死的白木香树含油脂的部分，因长时间沉积发酵，颜色变浅，呈灰色或浅灰色的沉香。

"皮油"指白木香树皮下层分泌出油脂、形成的一层沉香，多呈竹壳状。

"夹生"指沉香成品中夹杂有新生的白色木质部分。

采收方法及步骤：选取凝结成黑褐色或棕褐色，带有芳香性树脂的树干部分，分割截取，残存活株仍可以结香；树干结香后一直延伸到根部，应连根一并挖起，把采回的树干、树根初步用利刀砍去，剔除白色部分和腐烂部分后，再用具有半圆形刀口的小凿和刻刀雕挖，剔除不含香脂的白色轻浮木质和腐烂木，加工成较小的块状或片状，进行阴干，即为商品。

4. 贮藏

须贮藏于密闭的容器内，置阴凉干燥处，防止走油、干枯。加工后的沉香以塑料袋密封包装，贮藏于阴凉处。

二、沉香的生药学研究

（一）沉香的鉴别

1. 来源

（1）国产沉香来源。

国产沉香又称土沉香，来自瑞香科沉香属植物白木香 *Aquilaria sinensis*（Lour.）Gilg，白木香是我国特有树种，还有一种是云南沉香 *A. yunnanensis* S. C. Huang，前者主要分布在华南地区（广西、广东、海南、台湾），后者仅分布于云南南部的西双版纳及临沧地区[19]。

（2）进口沉香来源。

我国过去多从越南、印度尼西亚等国进口的沉香，称"进口沉香"，主要采自沉香属树种 *A. gallocha* Roxb. 和 *A. crassna* Pierre ex Lee，主要分布于缅甸、泰国、越南、老挝、柬埔寨、印度东北部及不丹、马来群岛、苏门答腊岛、加里曼丹岛等地。对于马来西亚出产的争议较多，较难认同；柬埔寨（高棉）的菩萨省为主要产区，又统称其为"菩萨奇楠"；印度尼西亚以文莱及达拉干附近为主产地。

（3）我国常见品种沉香、白木香、云南沉香植物学形态特征。

共同特征：乔木。单叶互生，革质，全缘，无托叶，叶柄短。花两性，芳香，伞形花序，花被钟形，5 裂，花被管喉部有鳞片 10 枚，密被茸毛。子房卵形，密被茸毛。蒴果倒卵形，木质，扁压状，密被灰白色毛，基部具略木质宿存花被。种子通常 1 枚，近卵形，基部具角状附属物。

区别点：见表 6 - 1。

表 6 - 1　不同沉香植物形态比较

区别点	种类		
	白木香	常见沉香	云南沉香
叶质地	革质，光亮	稍革质	革质
叶形状	长卵形、倒卵形或椭圆形	椭圆披针形、披针形或倒披针形	椭圆状长圆形或长圆状披针形
叶尖	渐尖而钝	渐尖	尾状渐尖

（续上表）

区别点	种类		
	白木香	常见沉香	云南沉香
花色	黄绿色	白色	淡黄色
花被裂片	矩圆形	卵形	卵状长圆形
雄蕊	雄蕊10，等长	雄蕊10，其中有5枚较长	雄蕊10，其中有5枚较长
果皮	干时不收缩，被灰黄色短柔毛	干时收缩，密被灰白色茸毛	干时皱缩，被黄色短茸毛
种子	疏被柔毛，基部附属体比种子长	密被锈色茸毛，基部附属体长约种子等2倍	密被锈色茸毛，基部附属体与种子等长或稍长

有调查研究了电白区白木香野生种及 GAP 种植基地海南引种白木香种质类型，发现有大叶种、中叶种、小叶种之分。大叶种叶大，呈阔椭圆形至椭圆形、倒卵形；果实呈球形、扁倒卵形，顶端钝圆，基部略扁且短，宿存花被较大；中叶种叶多数长倒卵形、长圆形、椭圆形；小叶种叶小，呈狭椭圆形、倒披针形；果实小，扁倒卵形，顶部略尖，基部扁而长；野生种叶长椭圆形、倒卵形，果实较大，球形、扁倒卵形，顶部钝圆，基部略扁。

2. 性状特征

（1）进口沉香。

呈近长方形片状，两端多平齐，时呈不规则棒状，或盔帽形，故名盔沉香、盔沉。表面呈黄褐色或者黑褐色，绿油伽南呈绿褐色，紫油伽南呈紫褐色，密布断续棕黑色的润纵纹（即油格呈线形）。质坚硬而重，能沉水或者半沉水，横切面有油亮棕黑色斑点，气香味苦。用刀削之成卷，粉末可揉捏成团，内部多呈黑色满油状。以色黑，质坚硬，油性足，香气浓而持久，能沉水者为佳。燃烧香味醇厚，有油渗出，有浓烟呈丝状，香气清幽浓烈持久。极品入水下沉，久置后因氧化呈微绿色。气味较浓，燃之发浓烟黑褐者应为古书中记载的"黑奇南"①，多用来香熏或做成手串珠。其中伽南沉香多呈玲珑剔透不规则的木块段，外表绿褐色、紫黑或黑色。质坚实，内呈黑褐或紫黑色，具油性，香气浓，用刀刮屑，研之能成丸，味苦辣或不辣，为沉香之上品[20]。

越南沉香集中出产省份有宜安河、河定省、广平省、广治省、广南省、嘉莱省、昆嵩省、达乐省、庆和省、宁顺省、林同省等地。各地所产沉香质量差异较大。宜安河、河定省的沉香色暗褐，气闷浊。嘉莱省、昆嵩省、达乐省所产沉香呈现黄黑、黄

---

① 奇南、伽楠、棋楠等在各古书中均有出现，因其为外来词，故当涉及古书时以原文字为准，当涉及现代描述时，以"奇楠"为主。

绿色。广平省等的沉香呈红褐色，香气浓，嗅之略有甜味。广南省、福山的沉香色黄褐，味道清甜，为较高级沉香。庆和省、宁顺省、林同省所产沉香色红褐、黄褐、黑褐，味香甜持久，多为奇南级。

越南沉香加工后的沉香多呈不规则块状、片状或盔状。一般长 7~30 cm，宽 1.5~10 cm，但也有大于 30 cm 的珍品。表面多凹凸不平，以黑褐色含树脂与黄白色不含树脂部分相间的斑纹组成，可见加工的刀痕。沉香折断面呈刺状，孔洞及凹窝部分多呈朽木状，判断沉香以身重结实，棕黑油润，无枯废白木，燃之有油渗出，香气浓郁者为佳。质地坚硬、沉重，其味辛、苦。树脂极为易燃，燃烧时可见到油在沸腾。在燃烧前树脂本身几乎没有香味。

（2）国产沉香。

呈不规则块状，表面呈棕黄色或者灰棕黑色，密布纵向纹理，黑色线纹不甚明显。可见黑棕色（油格）与黄白色不规则相间所成的斑纹，有加工时留下的刀痕，凹凸不平，偶有孔洞（油格呈点状或小块状）。质坚硬、轻，断面刺状。气香味苦，口尝先辛后麻。入火易燃，燃烧时发浓烟及强烈香气，并有黑色油状物渗出。以色黑，油性足，香气浓而持久，能沉水者为佳。以莞香、海南沉香为优。

由于沉香的原木比重都是 40%~60%（较水的比重 1.0 要轻），所以沉香能否沉水，都是由沉香中所含油脂的多寡来决定。一旦沉香中油脂的含量超出整块沉香的 1/4，任何形态的沉香（片、块、粉末）都能沉于水。以雕刻刀拉划出的木屑尖，称为"沉尖"，带有较重的油质，所以入水即沉，而含油脂极少的劣质品和不含油脂的伪品则不能沉水。

对于任何沉香圆珠或雕件其真假的判别方式为：①看：全黑者为泡油而成，其仍有些香味，但味道持续时间不会很久；②闻：真品会有特有的淡淡的沉香味；③烧：若还想进一步确认，则可用烧得灼红的针尖，触到圆珠或雕件较隐秘处（如圆珠洞或雕件底部），真品会有熟悉的沉香味散发出来；④剖：泡油的沉香若自中间剖开，其内为全黑色，真品则为黑白均有，且泡油珠燃烧时会膨胀并冒黑烟。此外，对于沉香旧品，由于表面已有污渍，且可能经过其他香料之涂抹，因此，除了以燃烧或针尖测试的方式外，不易以闻或看的方式辨其真假。

3. 显微特征

（1）横切面构造。

共同特征：射线 1~2 列细胞。导管呈多角形或类圆形，单生或数个相聚而生，壁有具缘纹孔和单纹孔，多为短节导管。木纤维多角形，壁稍厚，木化，有具缘纹孔。木间韧皮部扁长圆状或条带状，常与射线相交，壁薄，可见到少数韧型纤维，壁有单纹孔，时见丝状物（菌丝）。树脂存在于导管、射线及木间韧皮部较多。时见方晶。

区别点：见表6-2和彩插图6-1、图6-2。

表6-2　不同沉香横切面显微构造比较

种类	白木香	进口沉香
导管	小，多，常2~4个聚生	大，少，常单生
射线	多1~2列	多1列
木纤维	直径20~30 μm，壁稍厚	直径30~45 μm，壁较薄
木间韧皮部	呈扁椭圆形或长条带状，时有棕色树脂块	多呈长条带状，时有棕黄色树脂块

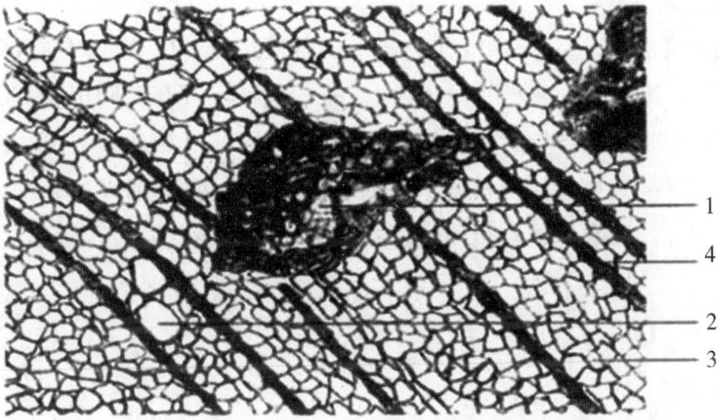

1. 木间韧皮部　2. 导管　3. 木纤维　4. 射线
图6-2　进口沉香横切面显微构造详图

（2）粉末特征。

共同特征：导管呈圆筒状，两端平或斜或指状，多具缘纹孔。射线细胞呈长方形和方形。木间韧皮部细胞类圆，壁薄。韧型纤维长条状，两端渐细延长，壁上有单斜纹孔。纤维管胞多成束，长梭形，直径22~29 μm，壁稍厚木化，径向壁有具缘纹孔，切向壁少见。韧型纤维较少见，多散离，直径25~45 μm，径向壁有单斜纹孔。可见黄棕色树脂团块。草酸钙柱晶少见。

不同点：国产沉香木间韧皮部细胞壁上有纵横交错纹，进口沉香则无。

4. 理化鉴别

目前，对沉香的理化鉴别所采用的方法有水试、火试、微量升华、薄层色谱、紫外光谱、液相色谱、液质联用、热重法等。

（1）水试。

沉香质坚硬且重，能沉水或半沉半浮。国产沉香多不沉水。伪品沉香多不沉水。

（2）火试。

沉香燃烧时香气浓而持久，冒浓烟，并有黑色油状物。国产沉香燃烧时香气较弱，烟淡，油脂少，燃烧完全后灰烬为白色或灰白色，但无黑色炭渣。伪品沉香入火易燃或不易燃烧，并且于燃烧前有明显的化学香味，有油渗出，微有爆鸣声，有较大浓烟，但不是浓烈的黑烟，有挥发性香水味或无香味，不会产生树脂被燃烧时所出现的沸腾现象，一般情况下不易完全燃烧，燃烧后的灰烬为黑色的木炭样[20,21]。

（3）微量升华。

正品乙醇浸出物经微量升华后，在玻璃板上得到黄褐色升华物（油状），在室温时，在升华物上加盐酸 1 滴与香草醛少量，再滴加乙醇 1~2 滴，立即观察，可见升华物由黄褐色变成樱红色，放置后颜色加深，伪品则无。

（4）薄层色谱[22]。

正品的丙酮提取液（1 g/mL）点于硅胶 G 薄层板上，以苯－丙酮（9∶1）为展开剂，喷 5% 香草醛硫酸液，国产沉香（白木香）、进口沉香在相同位置有一持久的桃红色斑点。《中国药典》2010 年版以三氯甲烷－乙醚（10∶1）为展开剂，也得到同样的结果。查看文献结果表明，用有机溶剂提取和展开，如用 5% 香草醛硫酸液，在 365 nm 紫外光灯下，正品就可显示桃红色斑点（见图 6－3）。

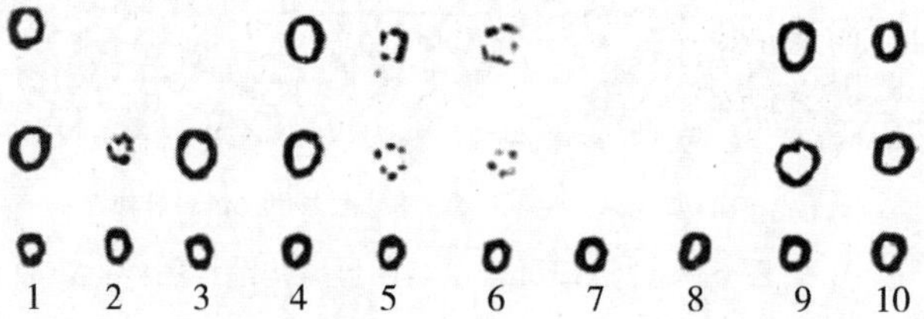

1、9. 国产沉香　2. 国产沉香块上不含树脂部分　3、10. 印度尼西亚进口沉香　4. 越南进口沉香　5. 伪品沉香 A　6. 伪品沉香 B　7. 伪品沉香 C　8. 伪品沉香 D

图 6－3　沉香及其伪品的薄层色谱图

将沉香粉末的丙酮提取物和对照品一起点于硅胶 GF_{254} 板上，以苯－丙酮（10∶1）展开，用 1% Ce（SO_4）$_2$/10% H_2SO_4 喷洒后加热显色，可见 α－沉香呋喃显淡红色（Rf 0.62），二氢卡拉酮显蓝－淡棕色（Rf 0.54），沉香醇显粉红色（Rf 0.52），（－）10－表－Y－桉醇显蓝色（Rf 0.47），沉香螺旋醇、沉香艾里醇、苦苏醇显紫色－黑灰褐色（Rf 值均为 0.39，且用数种溶剂系统进行研究，不能分离），氧代沉香螺旋醇显赤褐色（Rf 0.19），沉香醇Ⅱ显粉红色（Rf 0.34），2－（2－苯乙基）色酮、2－[2－（4′－甲氧基苯）乙基] 色酮、6－甲氧基－2－[2－（4′－甲氧基苯）乙基] 色酮，在紫外光灯下可看到 Rf 值从 0.5 到 0.2 依次减少的三个紫色斑点，后两者加热显色后显黄色。

取样品 95% 乙醇浸提物，按微量升华方法，获得棕黄色挥发油，以丙酮溶解点于硅胶 G 薄层板，以苯－丙酮（9∶1）展开。365 nm 紫外光灯下检视结果，正品呈 4 个斑点，伪品则无；以 5% 香荚兰醛浓硫酸溶液显色，正品呈 8 个斑点，伪品则无。

为了探讨沉香的薄层色谱与市场分级的相关性，Shimada 等用薄层色谱技术比较了来自加里曼丹（婆罗洲岛的印尼部分）的中等级沉香与从中国香港、新加坡和越南购得的高等级沉香中色酮衍生物，如沉香四醇和异沉香四醇的存在情况。高等级沉香样品的研究揭示其不但色酮较高，而且有在其他沉香等级中不存在的一些化合物。从不同药材站提供的两个进口沉香 2 级品样品，薄层层析也显示了类似的结果：Rf 值约 0.69 和 0.73 的位置上分别出现红色斑点，放置后渐变为紫色，微粉红色至全部消失。《中国药典》2015 年版增加了沉香四醇的含量测定，规定沉香四醇的含量不得低于 0.1%。否则不得入药。《中国药典》2015 年版标准的修订加强了沉香的专属性鉴别和含量测定，这将进一步加强沉香药材的有效性控制。

（5）紫外光谱[23]。

用无水乙醇制备样品溶液（含生药浓度为 0.2 mg/mL），用紫外分光光度计自动扫描，扫描速度为 1 200 nm/min，扫描范围为 200～400 nm。零阶光谱的吸收度上限设定为 2.50000，一阶导数光谱的吸收度设定为 -0.50000～0.50000，设定电脑自动选取 10 个峰位和 10 个谷位，取 200～360 nm 范围的零阶光谱图进行比较鉴别，取 200～300 nm 范围的一阶导数光谱图进行比较鉴别，进口沉香零阶光谱的第一个大峰上，有 2 个尖锐小峰和 3 个肩峰，而劣质沉香零阶光谱的第一个大峰上只有 1 个吸收峰，证明二者的无水乙醇冷浸液所含具紫外吸收的化学成分有许多不同。结果见图 6-4 和图 6-5。

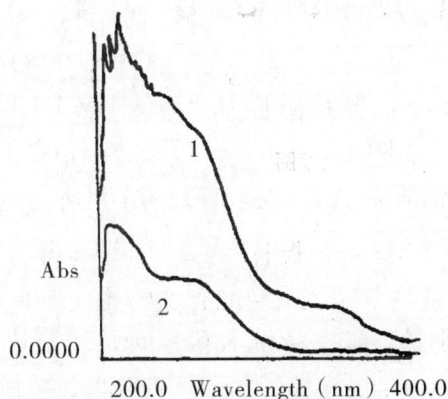

1. 进口沉香　2. 劣质沉香

图 6-4　零阶光谱图　　　　图 6-5　一阶光谱图

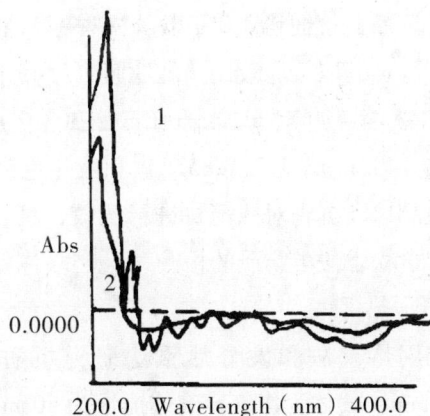

（6）液相色谱。

采用 Diamonsil C_{18} 色谱柱（4.6 mm × 250 mm，5 μm），检测波长 252 nm，柱温 30 ℃，流动相为乙腈 -0.1% 甲酸溶液，梯度洗脱，流速 0.7 mL/min，利用《中药色谱指纹图谱相似度评价系统》2004 A 进行数据处理。取沉香药材粉末（过三号筛）约

0.2 g，精密称定，置具塞三角瓶中，精密加入体积分数 95% 乙醇 10 mL，超声（250 W，40 kHz）处理 1 小时，静置放冷，取上清液离心，过 0.45 μm 微孔滤膜，取续滤液作为供试溶液。通过多点校正及自动匹配，共确定 17 个共有峰。通过与标准品比对，确证了其中的 12 个色谱峰。综合各批次沉香样品的差异、各成分含量及分离度，将其中的 9 个色谱峰设定为沉香药材的特征峰。以色谱峰 1（沉香四醇）为参照，其他 8 个色谱峰的相对保留时间分别为 1.0336、1.2193、1.2486、1.7833、1.8915、1.9184、2.4046 和 2.4582。在选定的 9 个特征峰中，通过与对照品比对，鉴定了 8 个色谱峰的结构。9 个特征峰中，色谱峰 1（沉香四醇）与相邻峰分离最好，且受色谱条件影响较小，含量均较高且稳定性好，因此将其定为参照峰。

用高效液相色谱含量测定法还可以对沉香中的色酮类成分进行测定，对其中的 6,7 - 二甲基 - 2 -（2 - 苯乙基）色酮和 6 - 甲氧基 - 2 - [2 -（4，- 甲氧基）苯乙基] 色酮的测定方法较成熟。但沉香的色酮含量与其浸出物含量不呈相关性。

（7）液质联用。

色谱柱为 Agilent zorbax SB - C$_{18}$（4.6 mm × 250 mm，5 μm）；流动相为乙腈 - 0.1% 甲酸溶液（75∶25），柱温 30 ℃。采用 ESI 离子源，正离子方式检测，质量扫描范围 m/z 50 ~ 500，干燥气（N$_2$），体积流量 8.0 L/min，干燥气温度 325 ℃，雾化器压力 35.0 psi。取沉香正品及伪品药材细粉 0.3 g，加入乙醇 25 mL，超声处理 15 min，滤过，取续滤液用微孔滤膜（0.45 μm）滤过，即得沉香正品药材溶液及伪品药材溶液。取沉香正品药材细粉 0.3 g 以及松香酸对照品 2.5 mg，加入乙醇 25 mL，超声处理 15 分钟，滤过，取续滤液用微孔滤膜（0.45 μm）滤过，即得沉香正品药材加样松香酸对照品溶液。通过对母离子（m/z 303.2），其二级质谱碎片（m/z 109.1，123.1，135.1，149.1，257.2，285.2）和液相色谱保留时间（18.1 min）3 个方面信息与松香酸对照品以及沉香对照药材进行比较，证实液质联用技术可较好地用于沉香药材中非法掺入含松香酸类物质的检测。

（8）热重法[24]。

应用热重法和微分热重法研究沉香质量。取样品粉末 6.5 mg，升温速度为 10 ℃/min，气体为氮气，气体流量为 50 mL/min，升温范围 25 ℃ ~ 590 ℃，装样用铝坩埚。结果表明，含树脂（醇溶性浸出物）越少的沉香，在 536 ℃时失重率越高，不含或含少量树脂的沉香微分热重曲线为单峰，含量越少峰越陡；相反沉香树脂含量越高，往往会出现肩峰或者是双峰，可见沉香的热曲线特征与其品质关联紧密。

（9）醇浸出物含量。

国产沉香与进口沉香的共同特征：①沉香中的挥发油与香草醛 - 浓盐酸反应显樱红色，放置后颜色加深，伪品则呈负反应；②紫外光谱中，在（206 ± 2）nm 处有吸收峰；③红外光谱中，在 1 498 cm^{-1} 和 1 246 cm^{-1} 两峰明显；④薄层鉴别时，丙酮提取液

（1 g/mL）点于硅胶 G 薄层板上，以苯 – 丙酮（9∶1）为展开剂，喷以 5% 香草醛硫酸液，国产沉香（白木香）、进口沉香在比移值 0.46 处有一持久的桃红色斑点；⑤沉香中的色酮、苄基丙酮可用高效液相或气相测量。

区别点有如下四点：①显色反应：取正品醇溶性浸出物进行微量升华，得黄褐色油状物，香气浓郁；在油状物上加盐酸 1 滴与香草醛颗粒少量，再滴加乙醇 1～2 滴，渐显樱红色，放置后颜色加深，伪品则无。②紫外光谱法：进口正品沉香的紫外吸收光谱仅在（206±2）nm 处有吸收峰，而进口非正品沉香和国产沉香分别在（206±2）、（267±2）、（282±2）nm 处有 3 个吸收峰，但后 2 个吸收峰信息量较小；从一阶导数光谱看，国产沉香在（267±2）nm 处有较大的特征峰，进口非正品沉香在 242 nm 处有较大的吸收峰，进口正品沉香在此范围内无吸收峰；而伪品沉香在以上均无吸收峰。光谱不同，说明成分有别，质量有差别。③薄层层析法：取样品 95% 乙醇浸提物，按微量升华方法，收得棕黄色挥发油，以丙酮溶解点于硅胶 G 薄层板，以苯 – 丙酮(9∶1)展开。365 nm 紫外光灯下检视结果，正品呈 4 个斑点，伪品则无；以 5% 香荚兰醛浓硫酸溶液显色，正品呈 8 个斑点，伪品则无。国产沉香与进口沉香的薄层图谱有所不同。

1995 年版《中国药典》规定：本品乙醇浸出物不得少于 15.0%。2005 年版《中国药典》规定醇浸出物不得少于 10%。伪品的醇溶性浸出物含量大于 15%，有些甚至在 20% 以上。

5. 伪劣品

沉香的伪劣商品主要有三种：一是尚未形成树脂的不含或少含树脂的白木香；二是经过表面染色、油浸泡等手段得到的类似品，如马尾松、檀香或用松香油或地沟油浸过的伪沉香；三是用其他含有树脂的木材或外观像沉香的木材混充，主要有松科植物、樟科植物以及降香、苏木和红木等。伪品除了形状跟真品有几分相似外，真品的其余性状都不具备。伪品无特异香气，味淡，有些有樟脑、松油等特殊的香气[25,26]。燃烧情况不确定，无沉香的香味。

（二）沉香的品质研究

1. 本草著作中的规格

不同的本草中名称不同，如《南方草木状》云："木心与节坚黑，沉水者为沉香；与水面平者为鸡骨香；其根为黄熟香；其干为栈香；细枝紧实未烂者，为青桂香；其根节轻而大者为马蹄香。"古代最早对沉香进行分类与分级的是宋朝的香茗大家丁谓，他将沉香分为"四名十二状"。"名"是对沉香的分级，四名指四种不同品级，分别为沉香、栈香、黄熟香、生结香。"状"则从外观来分类，"沉香"的"八状"：乌文格、黄蜡、牛目、牛角、牛蹄、雉头、泊髀、若骨（自牛目态以下，土人别曰：牛眼、牛角、牛蹄、鸡头、鸡腿、鸡骨）；"栈香"的"二状"：昆仑梅格、虫镂；"黄熟香"的

"二状"：伞竹格、茅叶；"生结香"的"一状"：鹧鸪斑。"四名十二状"可视作熟香与生香两大系统，熟香又称"脱落香"，是自然成香，沉香、栈香、黄熟香皆属之；生香即生结香，取不候其成，非自然者也，有沉香、栈香、黄熟香等。此后各朝代的香学名家论香，也都是以此为宗，略作修改，但都突出沉水者质优。本草中常见名称有：

（1）黄蜡沉。

《本草蒙筌》载："沉香……若咀韧柔，或削自卷，此又名黄蜡沉也。品极精美，得者罕稀。"可见黄蜡沉是沉香中质量好较难得到的一品。

（2）沉香。

《南方草木状》云："木心与节坚黑，沉水者为沉香。"《本草乘雅半偈》在伽南香条目下云："……入水沉底者为沉香……大都沉香所重在质，故通体作香，入水便沉……沉没水下者为上。"

（3）鸡骨香。

指形态似鸡骨的沉香。《南方草木状》云："……沉香与水面平者为鸡骨香。"是栈香的一种（见彩插图6-6）。

（4）黄熟香。

黄熟香是沉香根部结的香，埋入土中，松软如土，一碰就碎，木质纤维组织结构松散，只剩下蜂窝状的香腺组织留存，黄色，故名黄熟香。因质地轻松，故不沉水，《本草乘雅半偈》在伽南香条目下云："凡三等，其一……入水轻浮者为黄熟香。"《南方草木状》云："其根为黄熟香。"（见彩插图6-7）

（5）栈香。

《南方草木状》云："沉水者为沉香，……其干为栈香。"《本草乘雅半偈》在伽南香条目下云："……入水或浮，或半浮者为树香，栈香，速香也。"《本草拾遗》："栈香乃沉香之次者，出占城国，气味与沉香相类，但带木颇不坚实，亚于沉，而优于熟速。"形似刺猬身上的刺，有的大如斗笠。《南越志》云："最粗者为栈香。"《本草图经》曰："栈香中形如鸡骨者，为鸡骨香。形如马蹄者，为马蹄香。"（见彩插图6-8）

（6）青桂香。

《南方草木状》云："……细枝紧实未烂者为青桂香。"依木皮而结者，谓之青桂，气尤清。用可闻到清凉的香气，有如青桂的香味（见彩插图6-9）。

（7）马蹄香。

"……其根节轻而大者为马蹄香。"在沉香树的根与地上部分交界处，是栈香的一种。

清代汪昂在《本草备要》中对沉香品级有较进一步的描述："如鹧鸪斑者，名黄沉，如牛角黑者，名角沉。咀之软，削之卷者，名黄蜡沉，甚难得。浮者名栈香，半沉者名煎香，鸡骨香虽沉，而心空，并不堪用。"又说："色黑沉水者良。"

（8）奇楠。

是沉香的一种，其亦产自沉香树（"奇楠"仅见于越南沉香，印度尼西亚沉香无此称法）。一般而言，奇楠较易呈块状，而非片状，含油脂非常丰富，能刮下粉蜡状物质且能捏成团而不散，若以口嚼之有轻微辣味，黏牙，气味清香凉喉，燃烧时，香味醇厚、黑烟浓密，味道中夹有奶油味，并不一定为黑色，颜色呈绿色、深绿、土黄、金丝黄、黑色等。传说有白色、紫色等。有人即以其色泽不同区分为黄奇、红奇、白奇、黑奇等。由于数量少，且带有神秘色彩，因此市场上价格很高。

本草书籍中对沉香出自植物不同部位的异名记载没有大的改变。由此可知，鸡骨香、马蹄香、牛头香是因其形而名；黄熟香即为根部所取；青桂香为细枝紧实不烂者；栈香为树干部位所得；煎香为半沉于水的香的总称。且在品质上分为三等：沉于水者为上（沉香），半沉半浮者次之（栈香、煎香），浮者最次之（黄熟香）。

综上所述，历代本草所记载的黄蜡沉、鸡骨香、栈香、青桂香、马蹄香、黄熟香等，均是沉香的不同商品规格且有质量与等级的差别。主产于我国广西、广东、海南（以白木香为主）及越南等东南亚各国（以沉香为主），且广东中东部东莞地区虽然在明代才移植于此，但因地质适宜而更为闻名。

2. 现代分级规格

现在市场上的沉香有进口沉香和国产沉香二种，每种均有不同规格级别。

国产沉香按商品质地及表面树脂部分（俗称油格）所占比例分为四个等级：一等沉香应无白木，身重结实，油色黑润，黑色油格占整块80%以上，燃之有油渗出，香气浓烈，无杂质，无霉变；二等沉香稍现白木，油色黑润或棕褐色，黑色油格占整块60%以上；三等沉香白木显多，黑色油格占整块40%以上；四等沉香白木比较大，质疏松轻浮，黑色油格占整块25%以上。

进口沉香现行的等级标准是按照原国家卫生部进口药材部颁标准规定，醇浸出物不得少于15%。根据商品经营的情况分为三个等级：一级品醇浸出物在25%～30%之间；二级品醇浸出物在20%～25%之间；三级品醇浸出物在15%～20%之间。进口沉香性状上各等级之间现已没有细分。

越南沉香依颜色而分等级依序为绿色、深绿色、微黄色、黄色、黑色。这是参考陈让在《海外逸说》中记载沉香的颜色有五种：第一级为绿色，第二级为深绿色，第三级为金丝色（微黄），第四级为黄土色，第五级为黑色。许多人以为沉香油脂的颜色是黑色，其实油脂含量越高的沉香中油脂是黑色的反而更加少见。事实上沉香有紫色及深红的赤色，有关紫色沉香的等级，根据《中药大辞典》及日本的分类方法，紫色和绿色在沉香等级中都属于最高级的颜色。

依香味、外表可分绿棋、紫棋、黄棋、红棋、黑棋等。质软，指刻之如锥画沙，味辣有脂，嚼之黏牙，上者曰莺歌绿，色如莺毛，最为难得，切面为墨绿色，绿多黄少，其层次如同黄莺的羽毛带着闪亮的绿光；次曰兰花结（俗称紫棋或蜜棋），色嫩绿而黑，香味带甜，黏牙为其特色，年代很久的紫棋其实是绿棋转化而来；又次曰金丝结，色微黄，是年份尚不足的绿棋，油脂切面黄多绿少，其香味虽好，但不持久；再次曰糖结，黄色，油脂切面为黄褐色，有可能是资浅的紫棋（故俗称红棋），香味以甜为主；下曰铁结（俗称黑棋），色黑，油脂较硬，口感以凉味为多，香味亦不持久。

在市场上现有越南惠安沉香、星洲沉香等。

质地越软的沉香，其含油脂量就会越高，沉香级数也会相对提高，真正上好的沉香，正如《本草备要》所说的"咀之软，削之卷"，就好像在切年糕的情形，表示内中的含油脂量非常丰厚。

沉香的等级越高，沉香含油脂量就会越高，颜色等级越好的沉香，在点燃之后，烧出来的香味就会越清醇而带有凉气，其味道温和而沁人心脾，且无任何辛辣刺目感。在与具有相似香味的沉香（通常油脂的颜色也会一致）作比较时，含油脂量较高的沉香，香味会更浓而且温和清冽。

用点燃之后沉香烧出来的香味来决定沉香的等级并不科学，因为个人对香味的感受及喜好是有所不同的，要用味道来决定沉香的品级，但只能说是一种参考而已，不可当作唯一的指标，必须参考其他的品级鉴定条件。鉴别的眼光应摆在"材色深而有光泽，木质坚实而且拿在手中有重实感"的角度上。

第三节　制剂研究与炮制研究

一、沉香的制剂研究

（一）制剂类型与种类

沉香的制剂可以分为两类：一类是传统的中药制剂，以丸散制剂偏多；另一类是现代的医院制剂及研究制剂，这一类多为新型制剂，包括胶囊、片剂、口服液、颗粒剂及酊剂等。

1. 沉香的成药制剂

目前已加工成多种中成药，如十香止痛丸、时疫救急丹、大活络丹（丸）、清眩治瘫丸、人参再造丸、回天再造丸、偏瘫复原丸、沉香化滞丸、礞石滚痰丸、清心滚痰丸、竹沥达痰丸、黑锡丹、暖脐膏、周氏回生丹、舒肝丸、沉香舒气丸、沉香化气丸、理气舒心丸、十香丸、开郁顺气丸、苏合香丸、苏子降气丸、十五味沉香丸、金鹿丸、通窍镇痛散、紫雪（散）、再造丸、温经丸、茸坤丸、舒肝保坤丸、妇科通经丸、八宝坤顺丸（丹）、宁坤至宝丹、安神赞育丸、妇宁丸、小儿久嗽丸、梅花点舌丹、十六冬青丸、十香返生丹、七味广枣丸、八味沉香散、八味清心沉香散、消栓再造丸、洁白丸等。

2. 现代医院新制剂

现代制剂主要有八味沉香胶囊、九味沉香胶囊、小儿抗痫胶囊、女宝胶囊、贝羚胶囊、四方胃胶囊、生力胶囊、瓜霜退热灵胶囊、至宝三鞭胶囊、沉香化气胶囊、沉香安神胶囊、胃疡安胶囊、胃复胶囊、恒制咳喘胶囊、梅花点舌胶囊、常松八味沉香胶囊、醒脑再造胶囊、金利油软胶囊、八味沉香口服液、至宝三鞭精、海龙蛤蚧口服液、妇宁颗粒、胃福颗粒、复方制金柑冲剂、清喉利咽颗粒、痰喘半夏颗粒剂、新雪颗粒、八味沉香片、四方胃片、肝复乐片、沉香化气片、沉香舒郁片、参茸延龄片、胃活灵片、胃痛定、舒肝片、解暑片、新雪片、辟瘟片、礞石滚痰片、消肿止痛酊。

（二）沉香制剂的制备工艺与质量标准研究

1. 沉香相关的制剂涉及的提取制备工艺

（1）沉香粉碎以细粉入药，如二十五味珍珠丸、二十五味珊瑚丸、九香止痛丸（七香止痛丸）等。

（2）沉香水提浓缩工艺，如瓜霜退热灵胶囊中取沉香等五味加水煎煮两次，煎液滤过，滤液合并，浓缩至适量，再和方中其他药材混合干燥，粉碎、混匀，装入胶囊。新雪颗粒中沉香水提浓缩成浸膏，沉香药渣粉碎成细粉，沉香浸膏和所有药材细粉混匀，制成颗粒，干燥，用适量红氧化铁上色或上色后包薄膜衣；用适量乙醇溶解冰片，喷入颗粒中，制成。

（3）浸渍工艺，如古楼山跌打酒，取沉香等三十二味，切碎，置容器中，加50°白酒，密闭，浸渍30~40天，取浸出液，滤过，另取适量糖浆加入滤液中，调整乙醇含量，搅匀，静置，滤过，制成10 000 mL，即得[27]。

（4）渗漉法提取工艺，如沉香舒郁片中沉香依次用乙醇、60%乙醇作溶剂，进行渗漉，第一次乙醇渗漉液备用。第二次渗漉液和木香、厚朴、枳壳、延胡索、青皮、香附、姜黄渗漉液合并，回收乙醇浓缩成膏，其他药材的水提取物浓缩膏合并加入辅料，混匀，干燥粉碎成细粉，用沉香的第一次乙醇渗漉液全量制成颗粒，室温干燥，加入陈皮油等醇溶液，混匀，压片[28]。

（5）挥发油提取工艺，如清喉利咽颗粒，沉香提取挥发油备用，蒸馏后的水溶液滤过，同其他药材提取液煎液合并以上滤液，静置，滤过，滤液浓缩成稠膏。取稠膏加入蔗糖粉适量，制成颗粒，干燥，过筛，加入薄荷脑、沉香挥发油，过筛，混匀，制成1 155 g；或取稠膏干燥，加入乳糖及蛋白糖适量，制成颗粒，干燥，过筛，加入薄荷脑、沉香挥发油，过筛，混匀，制成 578 g（含乳糖），即得。

2. 沉香类制剂质量标准研究

（1）显微鉴别。

以沉香粉末入药的制剂中多采用观察沉香粉末显微，具缘纹孔导管，纹孔密，内含淡黄色或黄棕色树脂状物（十五味沉香丸、苏合香丸、暖脐膏等），纤维管胞壁略厚，有具缘纹孔，纹孔口"人"字状或"十"字状（十六味冬青丸、七味广枣丸、沉香化气丸等）。

（2）薄层鉴别。

七十味珍珠丸，样品细粉乙醚超声提取，以正己烷 – 乙酸乙酯 – 甲酸（9∶1∶0.2）为展开剂，1% 香草醛的 10% 硫酸乙醇溶液为显色剂，加热至斑点显色清晰，供试品和沉香对照药材色谱相应的位置上，显相同的紫红色斑点。二十味肉豆蔻丸乙醇超声提取，滤液蒸干，残渣甲醇溶解，以石油醚（60 ℃~90 ℃）– 醋酸乙酯（5∶1）为展开剂，紫外光灯（365 nm）显色供试品和沉香对照药材色谱相应的位置上，显相同的颜色斑点。

（3）含量测定。

运用 HPLC 法测定制剂中沉香含量。运用 HPLC 法同时测定藏药七十味珍珠丸中没食子酸、柯里拉京、沉香四醇、鞣花酸、西红花苷Ⅰ、西红花苷Ⅱ 6 种成分的含量，发现不同厂家不同批次样品中各成分含有量有一定差异，柯里拉京和沉香四醇差异特别明显，揭示七十味珍珠丸质量不稳定[29]。采用 HPLC 梯度洗脱法同时测定 6 批次沉香化滞丸中沉香四醇、柚皮苷、橙皮苷、新橙皮苷、和厚朴酚、大黄素、厚朴酚、木香烃内酯、去氢木香内酯、大黄酚、大黄素甲醚 11 种成分。

运用液质联用技术测定制剂中沉香含量。UPLC – MS/MS 法检测洁白制剂中沉香的使用情况，沉香四醇母离子 319.1，主要子离子 301.1、255.2、91，阴性样品和山沉香没有干扰峰，48 批洁白胶囊中沉香四醇含量在 0.087~75.453 之间，3 批洁白丸未检测出沉香四醇[30]。

使用中药对照制剂评判制剂。采用中药对照制剂研究 4 家生产企业的 37 批沉香化气丸的百秋李醇、沉香四醇、甘草苷、芸香柚皮苷、橙皮苷、甘草酸、去氢木香内酯和木香烃内酯的总量、广藿香酮的含量，拟定一级品、二级品限量，通过比较对照制剂和样品制剂，可判断生产企业的原料药材质量好坏、生产工艺是否规范。

（4）指纹图谱研究。

对沉香化气丸进行 UPLC 指纹图谱研究，标定 27 个共有峰，指认 12 个共有峰，20 批样品指纹图谱的相似度均大于 0.98。通过聚类分析可将样品聚为 3 类，结合主成分分析、正交偏最小二乘法判别分析发现芸香柚皮苷、橙皮苷、甘草苷、木香烃内酯等 7 个成分是造成不同批次样品差异性的主要标记物[31]。对沉香化气片进行质谱联用指纹图谱研究,确定了 11 个共有峰,指认 10 个共有峰,20 批样品的相似度大于 0.95,采用系统聚类分析可将样品聚为 2 类,进行主成分分析发现了造成不同批次样品差异的主要标记物为 d - 柠檬烯、樟脑、乙酸龙脑酯、4,7 - methanoazulene、α - 布藜烯。

二、沉香的炮制

对沉香的炮制方法在古代本草中有不少记载[32]:切制方面多数是粉碎成细粉,如《肘后备急方》中是"令破如大豆粒";《雷公炮炙论》中记载"沉香凡使,须要不枯者,如嘴角硬重、沉于水下为上也;半沉者,次也。夫入丸散中用,须候众药出,即入,拌和用之";《史载之方》云"磨";《小儿药证直诀》中"捣碎";《太平惠民和剂局方》"凡使,先别锉碎,捣罗为细末,方入药用";《炮炙大法》"凡用沉香、木香、乳没……须研极细";《本草纲目》一法是沿用《雷公炮炙论》,另法是"欲入丸散,以纸裹置杯中,待燥研之;或入乳钵以水磨粉,晒干亦可。若入煎剂,唯磨汁临时入之";《本草原始》"挫末或以水磨粉晒干";《景岳全书》"磨汁"。另有"锉""研""镑""磨细澄粉忌见火"等粉碎方法。

炙法有酒炙,如《博济方》中是"用好酒三升,浸两伏时,银器中文武火熬成膏,乳钵内研如糊";《圣济总录》"锉一两,杵末,好酒三升同干柿浸半日,文武火熬成膏,研粉入药",这可能也是我国药典作为质量标准要测其醇溶性浸出物的原因。另有"酒浸一宿""酒磨"等。蜜炙,如《奇效良方》"一两,炼蜜半斤,煎五十沸,别贮"。另有《外科启玄》中用"焙"法。

现代的炮制法规中多要求净制时除去干枯的白木,切制时劈成小块,用时捣碎或研成细粉(见彩插图 6 - 10),进口沉香则先用水浸泡 12~24 小时,再蒸 1 小时后镑成厚 1 毫米的片。有人用去筛的粉碎机粉碎,即成粗末。这种加工方法,不但加工效果好,可直接入煎剂,而且工作效率可提高十几倍。将加工后的沉香粗粉,分成小包装,以 PVC 袋密封,既便于调剂,又能防止其挥发性物质的散失[33]。

第四节　化学成分研究

白木香,*Aquilaria sinensis* (Lour.) Gilg. 又名土沉香、牙香树、女儿香、莞香,为瑞香科(Thymelaea ceae)沉香属植物,是我国特有的一种热带亚热带常绿乔木。白木香的主要产地为广东、海南、广西、福建等省区。自 20 世纪 80 年代以来,我国学者就对白木香的化学成分进行了研究,主要集中于产香的树脂芯材部位,即沉香。沉香是健康的白木香树受到自然因素(雷劈、火烧、微生物入侵等)或人为因素(砍伤、打洞、接菌等)的作用而渐渐形成的,其主要包括倍半萜类和 2 - (2 - 苯乙基)色酮类。对白木香的花、果实、果皮、树干等部位的化学成分及生物活性进行研究始于2008年，主要有黄酮、苯甲酮、木脂素、苯丙素、萜类、生物碱、甾体及其他酚性化合物等化学成分，与沉香的化学成分有很大的不同。白木香具有一定的抗肿瘤、抗菌、镇痛抗炎、利泄、降糖等功效。

不同方法结香的沉香所含的化学成分不同，市场上沉香的质量也良莠不齐，为进一步加强沉香药材的有效性控制，最大限度地禁止伪劣沉香进入医药市场，提高药用沉香质量，使人们可安全、有效地用药，《中国药典》2015年版关于沉香药典标准的修订加强了沉香的专属性鉴别和含量测定项设定。

《中国药典》2015年版沉香标准与旧版相比，沉香的质量标准在多个方面都有提升。《中国药典》2010年版中沉香标准仅对沉香的来源、性状、鉴别（显微鉴别、化学鉴别、薄层鉴别）、浸出物含量进行了规定，2015年版中沉香药典标准新增特征图谱，见图6-11。供试品特征图谱中应呈现6个特征峰，并应与对照药材参照物色谱峰中的6个特征峰相对应，其中峰1应与对照品参照物峰保留时间相一致。《中国药典》2015年版为沉香量身定做了带"指纹"的身份证，拥有这个"身份证"才是真正的药用沉香。

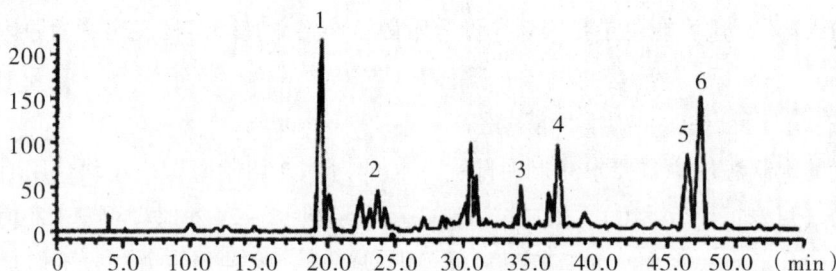

6个特征峰中峰1：沉香四醇；峰3：8-氯-2（2-苯乙基）-5,6,7-三羟基-5,6,7,8-四氢色酮；峰5：6,4'-二羟基-3'-甲氧基-2-（2-苯乙基）色酮

图6-11 2015年版沉香药典标准新增特征图谱

不仅如此，为提高药用沉香的质量标准，《中国药典》2015年版标准中还增加了"沉香四醇"的含量标准，这意味着在沉香的检测中，即使达到上述五项的标准（包括特征图谱），如果沉香四醇的含量少于0.1%，受检的药材仍然不能作为药用沉香进入市场，这就为安全用药提供了有效的保障。《中国药典》2015年版的沉香四醇含量测定方法是：取本品粉末（过三号筛）约0.2 g，精密称定，置具塞入锥形瓶中，精密加入乙醇10 mL，称定重量，浸泡0.5小时，超声处理（功率250 W，频率40 kHz）1小时，放冷，再称定重量，用乙醇补足减失的重量，摇匀，静置，取上部清液滤过，取续滤液，即得。测定法分别精密吸取对照品溶液与供试品溶液各10 μL，注入液相色谱

仪，测定，即得。本品按干燥品计算，含沉香四醇不得少于 0.10%。

一、白木香的化学成分简介

对白木香化学成分的研究主要始于 2008 年，虽然起步较晚，但仍然取得了较大的进展。目前已从白木香中分离得到黄酮类、苯甲酮类、酮类、木脂素类、苯丙素类与简单酚性化合物、萜类、甾体类、生物碱类以及其他类型的化合物[34]。

1. 黄酮类

黄酮类成分在白木香的叶、果实以及树干中均有分布，是白木香中一类主要的成分。据报道，其中黄酮苷白木香苷 A_1 和 aquisiflavoside 有一氧化氮（NO）抑制活性，$5 - O - methylapigenin - 7 - O - \beta - D - glucoside$ 有抗炎活性。

2. 苯甲酮类

苯甲酮类化合物在白木香中相对较少，其中鸢尾酚酮有抑制中性粒细胞呼吸暴发的作用。

3. 酮类

目前在白木香中只发现了两种酮类化合物：aquilarixanthone 和芒果苷。其中芒果苷有抑制中性粒细胞呼吸暴发的作用。

4. 木脂素类

木脂素类成分在白木香未结香的树干部位有较为广泛的分布，且具有多种骨架类型，如四氢呋喃类、联苯四氢萘类、苯骈呋喃类、降木脂素及 4 个其他类木脂素。

5. 苯丙素类与简单酚性化合物

从白木香中分离得到苯丙素类化合物和简单酚性化合物。

6. 萜类

白木香中分离得到的萜类成分有倍半萜、二萜及三萜，没有单萜类成分。彭可等从白木香树干中分离得到 1 个降倍半萜（aquilarin B）。二萜类成分中，丹参酮类化合物具有抗肿瘤、抗菌消炎、抗过敏、调节组织修复与再生、抗脂质过氧化和清除自由基等多种药理活性。三萜类成分包括葫芦烷型四环三萜，它是从白木香果实及树干中分离得到的，葫芦烷型四环三萜有保肝、抗炎、抗肿瘤、提高免疫力、抗生育及昆虫拒食等作用，从叶子中也分离得到四环三萜及五环三萜，五环三萜具有抗肿瘤、抗炎抗菌、护肝、抗 HIV 等作用。

7. 甾体类

从白木香的树干、叶、树皮和果实中分离得到多个甾体类成分。

8. 生物碱类

从白木香中分离得到生物碱类成分，还有多个其他类化合物。如 6 - 羟基 - 2 - [2 - (4 - 羟基苯基) 乙基] 色原酮，此化合物是沉香的特征性成分。

9. 挥发油

通过 GC – MS 联用技术，从白木香的种子得到挥发油成分，鉴定了 9 个化学成分，含量最高为角鲨烯（41.345%），其次为油酸乙酯（32.233%）和 n – hexadecanoic acid（16.708%）。

徐维娜等[35]从白木香果皮中共获得 131 个色谱峰，检出 28 个化合物，其中芳香族化合物含量占挥发性成分的 7.79%，倍半萜占 5.44%，脂肪酸相对含量为 3.08%，同时检出两个 2 –（2 – 苯乙基）色酮类和一个色原酮成分，总相对含量为 12.3%。

二、不同来源沉香的化学成分比较

（一）白木香自然结香与人工结香的化学成分比较

白木香树在自然因素（虫蚁或发生病腐，风倒、风断及雷击）或人为因素（砍伤或砍倒、打钉、凿洞、火烧或化学试剂刺激等）作用下，会在伤口处产生树脂，白色木材慢慢转化为黄褐色或黑褐色，形成沉香。陈晓颖等[36]收集了 3 个自然结香的白木香样品和 3 个人工结香的白木香样品（分别采用刀砍物理结香、钻钉物理结香、化学试剂刺激结香），以三氯甲烷冷浸法提取挥发性化学成分，分析不同结香方法所得白木香的化学成分差异，并运用 GC – MS 联用技术分析了 2 –（2 – 苯乙基）色酮类成分的差异。1~3 号海南天然沉香，购自广州市君元工艺品公司；4 号刀砍物理法沉香，由广东电白县沉香山种植基地提供；5 号：钻钉物理法沉香，购自广州市清平药材市场；6 号化学试剂刺激法沉香，由广东省信宜市珍稀沉香发展有限公司提供。6 个沉香样品中挥发性化学成分的总离子流如图 6 – 12 所示。由峰面积归一化法计算各成分相对百分含量，结果见表 6 – 3。

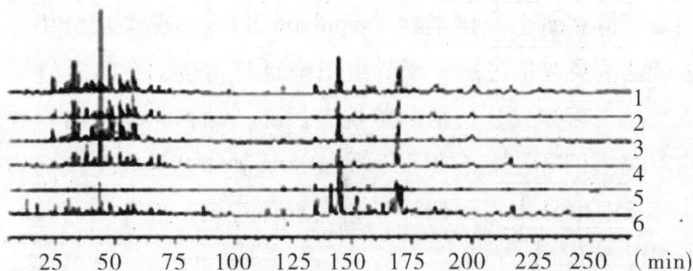

1. 天然沉香 1   2. 天然沉香 2   3. 天然沉香 3   4. 刀砍物理法沉香   5. 钻钉物理法沉香   6. 化学试剂刺激法沉香

图 6 – 12   不同沉香样品中挥发性化学成分的总离子流图

表6-3 不同结香方法所得沉香中挥发性化学成分及其相对含量

（单位:%）

序号	化合物名称	1号	2号	3号	4号	5号	6号
1	苯甲酸☆	0.07	—	0.13	0.08	0.65	0.16
2	辛酸○	—	—	—	—	0.10	0.02
3	苄基丙酮☆	0.26	0.23	0.13	0.59	0.29	0.86
4	4-甲氧基-苯甲醛☆	0.05	0.03	0.04	0.06	—	0.05
5	壬酸○	0.03	0.02	0.05	0.02	0.20	0.05
6	2-甲基-萘☆	—	0.06	0.02	0.06	0.20	—
7	苯丙酸☆	0.35	0.23	0.26	0.6	0.77	1.15
8	三醋酸甘油酯○	0.03	—	—	—	—	—
9	氢化肉桂酸内酯☆	—	—	—	0.04	—	0.04
10	香草醛☆	0.05	—	0.04	0.05	0.85	0.05
11	对甲氧基苄基丙酮☆	0.70	0.63	0.33	0.54	0.39	0.51
12	2-甲基-4-色酮△	—	—	—	—	—	0.04
13	α-檀香醇○	0.13	0.04	0.15	0.11	—	0.13
14	3-（4-甲氧基苯基）丙酸☆	0.80	0.69	0.46	0.49	0.31	0.46
15	柏木醇○	0.07	0.02	0.06	0.05	0.33	0.04
16	γ-桉叶油醇○	0.34	0.23	0.23	0.12	—	—
17	α-桉叶油醇○	0.06	—	0.05	—	—	—
18	沉香螺萜醇○	0.27	0.12	0.12	0.11	—	0.09
19	库贝醇○	0.07	0.03	0.10	0.03	—	—
20	马兜铃烯○	0.43	0.28	0.33	0.23	—	0.11
21	愈创木醇○	1.33	1.19	1.92	1.08	—	0.35
22	4-羟基-3,5-二甲基苯甲醛☆	—	—	—	—	0.52	—
23	2-（十二烷氧基）乙醇	—	—	—	0.05	—	0.10
24	β-檀香醇○	0.19	—	—	—	0.43	—

（续上表）

序号	化合物名称	1 号	2 号	3 号	4 号	5 号	6 号
25	4 - ［（1E）- 3 - 羟基 - 1 - 丙烯基］- 2 - 甲氧基苯酚☆	0.50	—	0.69	0.20	1.12	0.05
26	4 - 羟基 -3 - 甲氧基 - 苯丙酸☆	0.14	—	0.03	—	—	—
27	β - 桉叶油醇◇	0.95	0.96	1.09	1.12	—	0.32
28	白木香醛◇	10.13	11.62	16.2	6.31	1.46	3.09
29	棕榈酸○	1.37	—	2.14	—	—	—
30	棕榈酸乙酯○	—	—	—	—	—	0.17
31	油酸○	0.79	—	0.37	0.21	1.05	0.50
32	亚油酸乙酯○	—	—	—	0.13	—	1.24
33	亚麻酸乙酯○	—	—	—	—	—	0.05
34	9 - 硬脂酸乙酯○	—	—	—	0.04	—	0.43
35	硬脂酸○	0.06	—	0.06	—	—	—
36	硬脂酸乙酯○	—	—	—	—	—	0.11
37	2 -（2 - 苯乙基）色酮△	0.35	0.33	—	0.16	1.81	0.94
38	6 - 羟基 -2 - （2 - 苯乙基）色酮△	—	—	—	—	—	0.07
39	脱氢松香酸	—	—	—	—	5.16	—
40	7 - 羟基 -2 - （2 - 苯乙基）色酮△	—	—	—	—	—	0.07
41	十五烷醛	0.09	—	0.09	—	0.21	0.04
42	5，8 - 二羟基 -2 -（2 - 苯乙基）色酮△	1.26	0.27	0.77	—	—	2.30
43	二异辛酯邻苯二甲酸☆	0.10	0.21	0.04	—	—	—
44	十八烷醛	0.05	—	0.04	—	—	—

（续上表）

序号	化合物名称	1号	2号	3号	4号	5号	6号
45	6－甲氧基－2－（2－苯乙基）色酮△	0.45	0.11	0.09	2.36	—	4.45
46	2－［3－（4－甲氧基苯基）－1－甲基丙亚基］－丙二腈	0.42	0.33	0.08	0.95	—	0.37
47	5，8－二羟基－2－（2－苯乙基）色酮的同分异构体△	7.17	3.68	4.20	2.39	—	15.96
48	乙酰胺，N－（4－苄氧基苯基）－2－氰基	2.73	1.74	0.72	1.99	7.48	7.32
49	5,8－二羟基－2－（2－对甲氧基苯乙基）色酮△	1.08	1.09	0.28	0.37	—	0.73
50	7－羟基－8－甲氧基－2－（2－苯乙基）色酮△	0.85	—	0.96	0.41	1.40	0.45
51	6－甲氧基－2－［2－（3′－甲氧基苯乙基）］色酮△	0.14	—	—	0.41	1.31	1.84
52	二十九烷°	—	—	—	—	1.47	—
53	角鲨烯	0.20	—	0.11	—	—	—
54	6－（4－甲氧基苄氧基）－8－硝基甲基喹啉	0.08	—	0.08	—	—	—

（续上表）

序号	化合物名称	1号	2号	3号	4号	5号	6号
55	6,7－二甲氧基－2－（2－苯乙基）色酮△	4.97	1.25	—	8.63	18.68	9.30
56	6,7－二甲氧基－2－（2－苯乙基）色酮的同分异构体△	—	—	—	—	—	4.71
57	5,8－二羟基－2－（2－对甲氧基苯乙基）色酮的同分异构体△	7.56	7.97	6.41	2.90	1.25	6.43
58	7－羟基－8－甲氧基－2－（2－苯乙基）色酮的同分异构体△	0.72	0.55	—	0.43	0.91	1.07
59	三十四烷○	—	—	—	—	1.11	—
60	6－羟基－2－（2－对甲氧基苯乙基）色酮△	6.87	5.29	1.13	2.09	4.56	3.37
61	6－甲氧基－2－[2－（3′－甲氧基－4′－羟基苯基）乙基]色酮△	0.97	0.30	1.92	2.09	2.42	1.39
62	豆甾－4－烯－3－酮	—	—	—	—	—	1.00
63	豆甾醇	0.40	—	0.51	0.27	1.11	0.30
64	γ－谷甾醇	0.53	—	0.21	0.52	1.94	0.27

（续上表）

序号	化合物名称	1号	2号	3号	4号	5号	6号
65	倍半萜类成分总相对含量/%（检出个数）	13.97（11）	14.49（9）	20.25（10）	9.16（9）	2.22（3）	4.13（7）
66	2-（2-苯乙基）色酮类化合物总相对含量（检出个数）	32.39（12）	20.84（10）	15.76（8）	22.24（11）	32.34（8）	53.11（16）
67	芳香族成分总相对含量（检出个数）	3.02（10）	2.08（7）	2.17（11）	2.71（10）	4.79（8）	3.33（9）
68	脂肪族成分总相对含量（检出个数）	2.28（5）	0.02（1）	2.62（4）	0.40（4）	3.93（5）	2.57（8）
69	检出物总相对含量（检出物个数/出峰数）	57.07（47/115）	40.21（30/108）	43.15（42/132）	38.84（40/126）	59.49（30/56）	73.10（48/49）

注：◇表示倍半萜类成分；△表示2-（2-苯乙基）色酮类化合物；☆表示芳香族成分；○表示脂肪族成分。

结果显示：自然结香（1~3号）所得白木香中倍半萜类成分的种类和含量以及白木香醛的含量均高于人工结香（4~6号），且其色酮类化合物与倍半萜类成分的相对含量之比也高于人工结香；其中白木香醛是白木香中含量最高的倍半萜类成分，2-（2-苯乙基）色酮类化合物作为白木香主要成分之一，且仅在结香部位出现，二者的含量对白木香的品质评价具有一定的意义；色酮属于黄酮类化合物，倍半萜类属于萜类，二者均具有消炎、抗菌作用，临床应用意义较大。由上述结果可知：天然结香的白木香中倍半萜类成分种类较多、含量较高，人工结香的白木香中2-（2-苯乙基）色酮类化合物种类较多、含量较高，也就是说人工结香的结香部位产量高于自然结香的白木香。

（二）国产沉香与进口沉香化学成分的比较

沉香为瑞香料植物沉香或白木香含有黑色树脂的木质部。前者主产印度和马来西亚等地，我国称其为进口沉香，后者主产我国海南、广东、广西等省区，称为国产沉香。进口沉香能沉于水中或半沉半浮，国产沉香大多不能沉于水中。两者都具有特殊香气，味苦，燃烧时有油渗出，香气浓烈。

国产沉香心材中分离得白木香醇（baimuxinol）、去氢白木香醇（dehydrobaimuxinol）、白木香酸（baimuxinic acid）、白木香醛（baimuxinal）、沉香螺萜醇（agarospirol）、异白木香醇（isobaimuxinol）、苄基丙酮（benzylacetone）、对甲氧基苄基丙酮（p-methoxybenzylacetone）、茴香酸（anisic acid）及β-沉香萜呋喃类（β-agarofuran）；以及9个色酮类化合物，为6-羟基-［2-（4-甲氧基苯）乙基］色酮、2-（2-苯乙基）色酮、6-甲氧基-2-（2-苯乙基）色酮、6,7-二甲氧基-2-（2-苯乙基）色酮、6-甲氧基-2-［2-（3,-甲氧基苯）乙基］色酮、6-羟基-2-（2-苯乙基）色酮、5,8-二羟基-2-（2-苯乙基）乙基色酮、5,8-二羟基-2-［2-（4-甲氧基苯）乙基］色酮及6,7-二甲氧基-2-［2-（4-甲氧基苯）乙基］色酮。挥发油中含倍半萜化合物呋喃木香醛和呋喃木香醇。

进口沉香含有树脂。其醇浸提物（达48%）经皂化后，通过水蒸气蒸馏得挥发油约13%，油中含有苄基丙酮（benzylacetone）、对甲氧基苄基丙酮、倍半萜烯醇等；蒸馏后的残渣中有氢化桂皮酸（hydrocinnamicacid）、对甲氧基氢化桂皮酸。受霉菌感染的沉香的挥发油中分离得沉香螺萜醇（agarospirol）、沉香萜醇（agarol）、β-沉香萜呋喃（β-agarofuran）、二氢沉香萜呋喃（dihydroagarofuran）、去甲基沉香萜呋喃酮（nor-ketoagarofuran）、4-羟基二氢沉香萜呋喃（4-hydroxydihydroagarofuran）。据报道，未受霉菌感染的沉香的挥发油中，尚分离出沉香萜醇、芹子烷（selinane）等萜类化合物以及癸烯的异构物，并含鹅掌楸碱。

郭晓玲等[37]利用GC-MS联用技术对国产沉香与进口沉香所含成分进行对比分析，其中进口沉香1批（1号）、国产沉香2批（2号、5号）由广东省信宜市珍稀沉香发展有限公司提供；国产沉香2批（3号、4号）购自广州清平药材市场，并经鉴别样品来源分别为：1号来自印度尼西亚，2、3、4号来自海南，5号来自广东，结果见表6-4。

表6-4　国产沉香与进口沉香挥发性化学成分及其相对含量

(单位:%)

序号	化合物名称	1号	2号	3号	4号	5号
1	苄基丙酮	1.055	0.329	0.472	0.895	1.292
2	氢化桂皮醛	1.674	—	—	—	1.318
3	α-甲基苯甲醇	0.579	—	—	—	—
4	十四烷	—	—	—	0.282	0.725

（续上表）

序号	化合物名称	1号	2号	3号	4号	5号
5	对甲氧基苄基丙酮	0.242	0.197	0.58	0.982	0.732
6	2－甲基色原酮	—	—	—	—	0.603
7	（正）十五烷	—	—	—	0.537	1.057
8	2,4－二叔丁基苯酚	0.789	—	—	—	—
9	4－乙基苯甲醇	—	—	—	0.386	—
10	2,4,5－三甲基苯酚	—	—	1.145	—	—
11	马兜铃酮	—	2.398	0.376	—	0.374
12	檀香醇	—	—	—	0.77	—
13	1,3－二甲基金刚烷	—	—	—	—	0.444
14	2,4－二甲氧基苯基氰	1.589	—	—	—	—
15	沉香螺旋醇	—	2.585	1.336	0.428	0.354
16	β－愈创木烯	—	—	0.81	2.415	—
17	β－马阿里烯	—	1.034	—	—	—
18	十六烷	—	—	—	0.488	0.279
19	2－甲基十四烷	—	—	—	—	0.401
20	别香橙烯	—	—	0.48	—	—
21	（+）γ－蛇床烯	—	—	—	1.024	—
22	香橙烯	—	—	1.885	1.275	0.185
23	β－桉叶油醇	—	2.924	—	—	—
24	愈创木醇	—	2.808	0.767	—	0.515
25	4－（4－羟基－3－甲氧基）2－2丁酮	—	—	0.342	—	—
26	苄硫尿嘧啶	—	—	—	0.497	—
27	（-）-α-木香醇	1.547	0.265	—	—	—
28	菖蒲酮	—	—	0.697	—	—
29	2－乙基－4－甲氧基苯甲醇	—	—	0.271	—	—
30	2－乙基－4,5－二甲基苯酚	—	—	1.941	1.703	—
31	3,4－二氢－2,2－二甲基－2H－1－苯并吡喃	0.357	—	—	—	—
32	7,9－二甲基－十六烷	—	—	—	—	0.354
33	十三烷	0.31	—	—	—	—

（续上表）

序号	化合物名称	1号	2号	3号	4号	5号
34	2,3－二氢－1,3－二甲基－茚（苯并环丙烯）	3.792	—	—	—	—
35	瓦伦烯	—	1.129	—	—	—
36	白木香醛	—	5.431	12.708	10.863	2.731
37	顺式－8a－甲基－8氢－2H－1－萘酮	1.097	—	—	—	—
38	邻苯二甲酸二异丁酯	—	—	—	—	0.708
39	8－凯普酮	—	—	0.727	2.703	0.763
40	匙叶桉油烯醇	—	0.672	—	—	—
41	4,4－二甲基－3,4－二氢－2－羟基－2H－1－苯并吡喃	—	—	2.969	—	—
42	4－甲氧基－2－甲基肉桂酸	—	—	3.821	—	—
43	对羟基丙烯酸	0.757	—	—	—	—
44	3－（2－氯－2－甲基）丙基－1－环戊烯	—	—	0.369	—	—
45	异土木香内酯	1.103	—	—	—	—
46	（Z）－3－十七碳烯－5－炔	—	1.74	—	—	—
47	异绒白乳菇醛	—	—	—	4.027	—
48	邻苯二甲酸二丁酯	—	—	—	0.734	1.619
49	2－（2－甲氧基）丙烯基－1,4－二甲基－苯	—	—	1.47	—	—
50	2,5－二甲基苯胺	2.14	—	—	—	—
51	2,2－二异正丁巴比妥－3－环庚烯－1－酮	—	1.089	—	—	—
52	圆柚酮	—	1.779	—	0.934	—
53	异胚芽呋烯环氧化物	—	—	2.476	—	—
54	对苯甲硫基苯酚	—	—	1.001	—	—
55	棕榈酸	—	2.252	—	—	1.222
56	十四烷酸	—	—	—	—	1.533
57	8－EPT－12－降龙涎内酯	—	2.182	—	—	—
58	Liguhodgsonal	—	—	1.113	3.119	—

（续上表）

序号	化合物名称	1 号	2 号	3 号	4 号	5 号
59	2,2,4 - 三甲基呋喃［6,7c］- 1,3,8H - 甘葡环	—	—	—	—	1.952
60	2,5 - 二苯基噁唑	—	0.861	—	—	—
61	2 - 甲基 - 5 - 硝基 - 6 - 羟基色酮	—	2.679	—	—	—
62	8,9 - 去氢,9 - 甲酰基 - 环异长叶烯	0.616	—	—	—	—
63	去氢雪莲内酯	—	1.163	—	—	—
64	5 - 甲氧基 - 7 - 甲基 - 1,2 - 萘醌	1.219	—	—	—	—
65	1 - 碳酸 - 8 - 十七碳烯	—	—	—	0.207	—
66	十五酸	0.384	—	—	—	—
67	13 - 甲基 - 十八碳烯酸酯	—	1.081	—	—	—
68	9 - 十八碳烯酸	0.278	—	—	—	—
69	硬脂酸	—	—	—	—	0.506
70	(3E,5E,8Z) 3,7,11 - 三甲基 - 1,3,5,8,10 十二戊烯	—	0.544	—	—	—
71	2 - (2 - 苯乙基) 色酮	—	1.274	—	1.414	6.295
72	1H - 6 - 氨基 - 2 - 氟苯甲基嘌呤	—	—	0.288	—	—
73	(1,2 - 二甲氧基) 乙基苯	—	—	—	—	1.652
74	1,2,3 - 三苯基 - 3 - 甲基环丙烯	1.18	—	—	—	—
75	8 - 甲氧基 - 2 - (2 - 苯乙基) 色酮	2.561	2.826	—	0.574	8.082
76	1 - 甲氧基 - 4 - 辛基苯	—	—	—	0.325	—
77	N,3 - 联苯 - 1 - 氨基喹啉	—	—	—	—	1.462
78	豆甾 - 4 - 烯 - 3 酮	—	1.082	—	—	—
79	α - 甲基,α - 2,5,7 - 三烯辛醇酯苯甲醇	1.011	—	—	—	—
80	4,4 - 二甲基 - 5α - 雄甾 - 1 - 烯 - 3 - 酮	0.39	—	—	—	—
81	对戊基苯甲醚	—	—	—	—	1.391

（续上表）

序号	化合物名称	1号	2号	3号	4号	5号
82	4-甲氧基苯甲醇甲酸酯	0.325	—	—	—	—
83	2-苄基-4,5-二苯咪唑	—	—	—	3.82	—
84	11-苯基-11H-吲哚[3,2-C]喹啉-6(5H)-酮	—	1.406	0.516	—	—
85	甘二烷基三氯硅烷	—	0.564	2.229	—	—
86	1-甲氧基-4-丙基苯烷	—	—	—	—	1.016
87	2,6,10,15,19,23-六甲基-角鲨烯	0.648	—	—	—	—
88	1-苯甲基-5-丁氧基-2-苯并咪唑酮	5.891	—	—	—	—
89	1,1′-(1,10-烷醚)双十氢萘	—	—	—	—	1.205
90	5-对甲氧苯基-3-甲基-2-戊烯基腈	—	—	—	2.50	—
91	1,1′-(1,2-乙烷醚)双甲氧基苯酚	—	—	—	—	2.211
92	豆甾醇	1.669	—	—	—	—
93	β-谷甾醇	0.72	—	—	—	—
	芳香化合物总相对含量（检出个数）	22.94(15)	2.79(4)	10.65(10)	11.8(9)	27.35(13)
	倍半萜类成分	2.65(2)	22.19(11)	20.17(9)	24.8(9)	4.16(5)
	2-(2-苯乙基)色酮类化合物总相对含量（检出个数）	2.56(1)	4.1(2)	0	1.99(2)	14.4(2)
	脂肪酸酯及脂肪烷类成分总相对含量（检出个数）	1.73(4)	6.18(5)	6.05(2)	1.51(4)	6.08(8)
	检出物总相对含量检出物个数/出峰数	33.3(26/70)	42.3(26/78)	40.8(21/88)	52.9(25/72)	53.8(31/57)

以上结果表明，进口沉香（1号）和广东沉香（5号）以芳香族化合物为主要成分，倍半萜类成分相对较少；海南沉香（2、3、4号）的倍半萜类成分含量均较高，为主要成分，而芳香族化合物含量相对较低；5批沉香样品所含2-(2-苯乙基)色酮类化合物的种类区别不大，但广东沉香所含2-(2-苯乙基)色酮类化合物含量明显高于其他产区，高达14.4%，为其他样品的3倍以上。

(三) 多种人工结香方法沉香的化学成分比较

在正常情况下,健康的沉香茎干在不受任何损伤或刺激的情况下是不会结香的;在自然界中,常见沉香被虫蚁蛀或发生病腐、风倒、风断及雷击,造成树干枯烂腐朽或枯死,这些部位常常结香。我国古籍中已有"因木朽而结者""因蠹隙而结者"的记载。由于沉香自然结香周期长,并且依靠偶然因素结香概率很低,且古籍中已有记载沉香树"有香者百无一二",这说明天然结香的很少,为此人们在生产实践中总结出了一些人工结香的方法:物理(创伤)法,包括砍伤法、半断干法、凿洞法、打钉法、火烧法等;化学(诱导)法,包括化学法、输液法;人工接菌法,等等。这些人工结香方法得到的沉香所含化学成分在种类和含量上有所差别。

1. 物理结香法

林峰等[38]采用乙醚浸提法对 3 种不同结香方法(打钉法、砍伤法、凿洞法)所得沉香样品提取挥发油,并进行 GC – MS 联用技术分析测定其化学成分及相对含量。结果,经打钉法、砍伤法、凿洞法结香的沉香样品中,分别鉴定出 19 个、24 个和 23 个化合物,并且分别占各自总挥发油量的 34.46% 、76.30% 、59.97% 。3 种结香法所得挥发油中均含有倍半萜、芳香族化合物和脂肪酸等 3 类成分,但各成分含量所占比例不同,结果见表 6 – 5。

表 6 – 5 打钉法、砍伤法、凿洞法所得沉香挥发油化学成分及含量比较

(单位:%)

序号	成分	打钉法	砍伤法	凿洞法
1	苯甲酸	0.06	—	—
2	E – 2 – 癸烯醛	0.05	—	—
3	十二醛	—	0.36	0.25
4	丁基卡必醇	—	0.13	0.03
5	3 – 苯基 – 2 – 丁酮	0.17	—	—
6	苄基丙酮	—	0.68	0.20
7	4 – 甲基 – 2,6 – 二叔丁基苯酚	0.12	2.97	0.17
8	2,6 – 二叔丁基 – 4 – 羟基 – 4 – 甲基 – 2,5 – 环己二烯 – 1 – 酮	—	2.27	0.37
9	沉香螺旋醇	—	—	4.19
10	苍术醇	1.94	—	—
11	马兜铃烯	1.97	—	0.94
12	愈创醇	3.52	0.23	2.11

（续上表）

序号	成分	打钉法	砍伤法	凿洞法
13	γ-古芸烯	—	—	0.51
14	α-蛇床烯	0.32	—	—
15	对甲氧基苄基丙酮	0.20	0.30	0.16
16	3,5-二叔丁基苯酚	—		1.03
17	苯并二恶烷	1.94	—	—
18	2,4-二叔丁基苯酚	—	7.50	1.45
19	α-异甲基紫罗兰酮	—	0.22	
20	马兜铃酮	1.96	—	—
21	白木香醇	0.70	—	
22	十二烷酸	—	0.14	
23	2,4-二环己基-1-丁烯-3-炔	0.48		
24	2-羟甲基-2,6,8,8-四甲基三环十一烷	1.21		
25	二苯胺	—	0.26	
26	β-桉叶醇	—	0.66	
27	苯基丙酸	—	1.11	0.58
28	白木香醛	11.04	7.32	16.77
29	肉豆蔻酸	—	13.06	3.83
30	7,9-二叔丁基-1-氧杂螺旋［4,5］-6,9-壬二烯-2,8-二酮	—	2.47	—
31	Dehydrosanssurea lactone	—	—	3.28
32	绒白乳菇醛	—	3.41	4.70
33	棕榈酸	1.54	15.32	5.37
34	异香橙烯	—	2.78	—
35	二十烷醇	—	1.12	
36	石竹烯氧化物	1.07	—	1.76
37	1-苄氧基-8-萘酚	—	—	7.36
38	硬脂酸	1.44	8.01	2.27
39	油酸	4.73	4.24	1.28
40	亚油酸	—	1.03	—
41	3,3,5-三甲基-5-苯-环己酮	—	0.71	1.36
	倍半萜相对总含量（倍半萜数目）	22.52（8）	14.40（5）	34.26（8）
	芳香族成分相对总含量（芳香族成分数目）	2.49（5）	13.53（7）	12.31（8）
	脂肪酸相对总含量（脂肪酸数目）	7.71（3）	41.80（6）	12.75（4）
	已鉴定化合物数	19	24	23
	已鉴定化合物的相对总含量	34.46	76.30	59.97

由上表可知，3 批沉香样品中不同化学成分所占的比例是不同的，打钉法和凿洞法所得到的沉香挥发油均以倍半萜成分为主，芳香族化合物和脂肪酸的含量较低；而砍伤法样品则以沉香植物中的脂肪酸为主要成分，倍半萜和芳香族化合物的含量较低。这初步反映了打钉法和凿洞法样品的质量要好于砍伤法样品的质量。比较已鉴定的化合物种类，砍伤法和凿洞法含有 16 个相同成分，较为相似；而打钉法结香则与砍伤法和凿洞法所含成分有较大差异，有 10 个成分是以上两种样品中均没有的。其原因可能在于砍伤法和凿洞法的本质都是通过在白木香树中制造创伤面促进结香，而打钉法除了使沉香树受伤结香外，铁钉生锈所产生的 Fe_2O_3 等成分还可能使沉香中的一些成分发生了氧化，从而产生了其他方法所产沉香中所没有的新成分。在生产实践中，打钉法的挥发油得率最高，并且对植物造成的直接伤害较小，可应用于树龄较小的植株。

2. 化学结香法

通体结香技术（输液法）是一种化学结香法，即将结香液输送到整棵树的各个部位，利用白木香树抵抗和排斥这种结香液的天然机理形成香腺，在短时间内通体联结成香。刘洋洋等[39]随机抽取 4 批通体沉香药材并进行水蒸气蒸馏提取挥发油，采用 GC - MS 联用仪对其挥发油进行分析。4 批通体沉香药材产地，A 为海南琼中，B 为海南海口，C 为广东廉江，D 为广东化州，结香时间分别为 12、15、11、12 个月，CK 为市售沉香对照药材。沉香挥发油特征成分及相对含量见表 6 - 6。

表 6 - 6　不同通体沉香药材挥发油的特征化学成分及其相对含量

（单位:%）

序号	化合物名称	CK	A	B	C	D
1	苄基丙酮	0.39	0.50	0.31	0.29	0.32
2	沉香螺旋醇	2.85	2.21	4.03	1.22	1.58
3	马兜铃烯	3.69	3.05	6.52	2.74	4.37
4	愈创木醇	9.24	9.17	18.25	6.98	11.29
5	白木香醛	4.98	9.49	5.66	8.68	6.79
	5 种成分相对含量之和	21.15	24.42	34.77	19.91	24.35
	38 种成分相对含量之和	93.98	93.59	97.53	91.37	95.62

结果发现，A、B、C、D - 4 批通体结香沉香药材所得挥发油含量分别为 0.28%、0.19%、0.36% 和 0.30%。可见，4 个不同产地的 4 批抽检沉香样品结香时间不等，其挥发油含量高低与结香时间长短不呈正相关性，其原因可能与其产地、气候以及树木种质等因素有关。由上表可知，从 CK 和 A、B、C、D - 4 批通体结香沉香药材挥发油

中均鉴定出了 38 种成分，所鉴定总挥发性成分相对含量总和分别为 93.98%、93.59%、97.53%、91.37% 和 95.62%，5 种成分相对含量之和分别为 21.15%、24.42%、34.77%、19.91%、24.35%。说明结香 12 个月（A 和 D）的通体结香沉香药材挥发油的总挥发性成分与特征性成分的相对含量与沉香对照药材相近，结香 15 个月（B）的通体结香沉香药材挥发油的总挥发性成分与特征性成分的相对含量超过对照药材。

第五节　药效学及安全性研究

近年来，国内外许多学者对沉香及沉香的药用部位（包括树叶、树干、果实、果皮及花）进行药理作用方面的研究，运用各种实验技术和方法，对沉香进行了一系列的药理作用研究，研究证明其对消化系统、循环系统、呼吸系统及中枢神经系统均有作用。此外，还具有镇痛、抗炎、抗菌、抗氧化、降血糖及抗肿瘤等多方面作用。现综合介绍如下。

一、药理作用研究

（一）对消化系统的作用

药理实验证明，沉香提取物不仅能抑制胃肠平滑肌收缩，还能促进胃肠蠕动，具有泻下通便作用。同时研究发现沉香叶醇提物也具有促进小肠推进作用，并且在一定剂量下，促进肠推进作用效果比沉香药材更为显著。

1. 对肠管平滑肌收缩的抑制作用

在国内，周永标[40]最早对沉香药材的药理作用进行了实验性探索，发现沉香的水煎液 1.0×10^{-2} g/mL 对体外豚鼠回肠的自主收缩有抑制作用，并能对抗组胺、乙酰胆碱引起的痉挛性收缩。加入沉香水煮液后，豚鼠回肠收缩高度降低，并呈浓度依赖性，沉香样品的剂量越大，抑制组胺和乙酰胆碱对肠管的收缩作用越强，表明沉香抑制组胺和乙酰胆碱对肠管的收缩作用。

2. 对胃肠蠕动的作用

周永标[41]探索了沉香对小鼠胃肠蠕动的影响，与生理盐水组比较，注射沉香液组墨汁在肠道中移动距离明显减小，移动速度明显减慢，可见沉香能降低新斯的明引起的肠痉挛，此作用可能为沉香对胃肠平滑肌的直接作用。

李红念等[42]通过炭末小肠推进实验法针对沉香叶促进小肠推进作用与沉香药材进行了对比研究，研究发现不仅沉香药材，沉香叶也具有促进小肠推进作用。

结果提示沉香叶醇提物各剂量及沉香药材组均可促进小肠推进，加快胃肠蠕动，并且沉香叶低剂量组效果最为明显，促进肠推进作用效果优于沉香药材组。沉香本身具有行气纳气的功效，其与促进胃肠蠕动、加快小肠推进运动密切相关。

3. 泻下作用

早期有学者采用小鼠灌服炭末混悬药液，观察记录排便时间、数量、形状，观察沉香叶对小鼠排便的影响。结果，沉香叶醇提取物可使小鼠排便时间提前，排黑便数量增加，使粪便软化。沉香叶对小鼠排便时间、数量的影响呈浓度依赖性，即沉香叶醇提取物浓度越大，首次排便的时间越提前，排便次数越多。

国外学者 Hideaki Hara 等[43]研究了土沉香叶的通便作用以及机制，土沉香叶用丙酮或甲醇进行提取，口服给予小鼠番泻叶（阳性对照药）、土沉香叶丙酮提取物、土沉香叶甲醇提取物，观察小鼠的排便反应。结果沉香叶丙酮提取物和番泻叶组都有增加排便频率和粪便重量的作用，而沉香叶甲醇提取物没有明显作用，并且沉香叶丙酮提取物的泻下作用比蒽醌类衍生物作用缓和，没有引起腹泻的副作用。实验证明，沉香叶由丙酮提取后含有芫花素（$5 - O - \beta -$桑色素酊）的成分为通便作用的主要成分，其成分通便的作用机制可能是通过乙酰胆碱刺激肠道蠕动。

（二）对心血管系统的作用

藏医临床应用中，常将沉香制成复方制剂，例如八味沉香散，是藏医临床治疗各种急慢性心脑血管系统疾病最常用的药物之一。药理实验研究发现，沉香及其制剂具有抗心肌缺血、抗心律失常、降血压、降血脂、抗缺氧等方面的作用，为其临床应用于治疗心脑血管方面疾病提供了充分依据。

（三）对呼吸系统的作用（止喘作用）

沉香对呼吸系统的作用主要表现在其具有良好的平喘作用，沉香药材本身具有纳气平喘之功效，并且沉香药材含有苄基丙酮，沉香叶含有黄酮类成分如芫花素和木犀草素，这些成分具有止咳平喘的功效。沉香的药材和树叶均含有止喘的有效成分，但此方面的药理实验研究却较少见，主要总结如下：

沉香醇提取物在 1.0×10^{-4} g/mL 浓度时，能促进体外豚鼠气管抗组胺作用，从而起到止喘效果。其平喘作用机制可能与沉香含有苄基丙酮有关，此成分是止咳的有效成分。

吴秀荣等[44]通过豚鼠组胺致喘法对沉香叶与沉香药材的平喘作用进行了比较研究。具体方法是：豚鼠放入体积为 4 L 的喷雾箱内，（以 66.6 kPa，即 500 mmHg 压力）喷入 0.2% 磷酸组胺，喷雾 1 分钟，观察哮喘潜伏期并选合格豚鼠分为 6 组，分别为模型组（0.9% 生理盐水），沉香叶低、中、高剂量组（2.0，4.0，8.0 g/kg），沉香药材组

（2 g/kg）及氨茶碱对照组（0.1 g/kg），灌胃 1 次/天，连续 4 天，末次给药 2 小时，测定哮喘潜伏期。沉香叶醇提物从小剂量到大剂量延长哮喘潜伏期的作用有逐渐增强的趋势，给药各组引喘潜伏期显著延长，沉香叶醇提物对组胺所致豚鼠哮喘潜伏期最大可延长 95.60%，而沉香药材延长 61.51%。说明沉香叶醇提物对磷酸组胺所致哮喘具有一定的平喘作用，疗效呈剂量依赖性，相当于沉香药材或者略优于沉香药材的平喘效果。沉香药材具有平喘作用，与其含有的苄基丙酮具有止咳、纳气平喘作用有关。而沉香叶具有平喘功能则是因为沉香叶中含具止咳平喘作用的黄酮类成分，如芫花素和木犀草素，且芫花素在沉香叶中含量较高。

（四）对中枢神经系统的作用

沉香苯提取物可降低环戊巴比妥睡眠小鼠直肠温度，能使小鼠睡眠时间延长，沉香螺旋醇也有一定的神经系统活性，具有氯丙嗪样的安定作用。沉香的这些作用可能与中枢抑制有关。

早期药理实验表明，天然的沉香呋喃化合物 4 - 甲基取代物 α - 沉香呋喃有轻度的中枢镇静与催眠活性。刘倩等[45]以沉香精油成分 α - 沉香呋喃为先导化合物，寻找具有神经系统作用的新化合物，合成了 12 个 4 位取代的 α - 沉香呋喃衍生物，然后对这类化合物进行小鼠睡眠时间实验、小鼠光电自主活动实验、小鼠悬尾实验、小鼠爬梯实验等一系列中枢神经系统活性考察。实验结果表明，部分该类化合物具有抗焦虑作用和轻度的中枢神经抑制作用。α - 沉香呋喃衍生物中 4 位烷基碳为 4~6 个时，抗焦虑作用和中枢镇静、催眠作用明显，其抗焦虑的有效剂量为 0.5~2 mg/kg，小于中枢镇静、催眠的有效剂量 5~20 mg/kg。

（五）抗炎镇痛作用

现代研究表明，沉香叶中含有挥发油、黄酮及苷类、酚类、三萜类、多糖及氨基酸，这些成分具有抗炎镇痛等多种生理活性。近年来也有学者对沉香叶的抗炎镇痛作用进行了药效学研究，总结如下：

Zhou 等[46]对沉香叶提取物的抗炎镇痛进行了系统的研究，通过二甲苯致小鼠耳廓肿胀实验、角叉菜胶诱导足跖肿胀实验、CMC - Na（羧甲基纤维素钠）引起小鼠腹腔白细胞游走实验、LPS（脂多糖）刺激小鼠腹腔巨噬细胞体外释放炎症因子实验，考察了沉香叶乙醇提取物对炎症因子的影响。结果显示，848 mg/kg 的沉香叶乙醇提取物可以显著降低二甲苯所致小鼠耳廓肿胀（抑制率 51.0%），角叉菜胶诱导足跖肿胀以及抑制小鼠腹腔注射羧甲基纤维素钠诱导的白细胞游走（抑制率 90.6%）；沉香叶乙醇提取物（50、100、200 μg/mL）可呈浓度依赖性抑制炎症因子，并且其半数抑制浓度 IC_{50} 为 80.4 μg/mL。同时进行的镇痛实验结果显示，沉香叶乙醇提取物 424 mg/kg、848 mg/kg 可以明显抑制小鼠醋酸所致疼痛产生的扭体反应，抑制率分别达到 62.2%、66.9%；848 mg/kg 的沉香叶乙醇提取物在给药 2 小时后小鼠痛阈值提高，痛阈值提高率为 57.1%。

吴秀荣等[47]利用 LPS（脂多糖）刺激巨噬细胞 RAW264.7 建立体外炎症模型，深入研究了沉香叶提取物（ASPE）的抗炎作用及其作用机制。实验观察了 RAW264.7 的细胞活性，ASPE 对 IL－6、iNOS、COX－2 蛋白的作用。结果显示，与正常组相比，不同浓度 APSE（5、10、50 μg/mL）对 RAW264.7 细胞株 48 小时后，细胞活性无明显影响；与 LPS 相比，不同浓度的 ASPE 能抑制 IL－6 的表达，并呈浓度依赖性降低；经 LPS 刺激，不同浓度的 ASPE 能抑制 iNOS、COX－2 蛋白的表达，使其表达明显上调，并呈浓度依赖性。可见，沉香叶提取物能抑制 LPS 刺激 RAW264.7 产生的炎症反应，其抑制炎症的机制可能与其抑制 iNOS、COX－2 蛋白的表达有关。

又有学者更深入研究了沉香叶有效部位的抗炎镇痛作用。首先从沉香叶中分离得到芒果总苷部位，实验中设计芒果总苷高、中、低 3 个剂量组，给药剂量分别相当于莞香叶芒果总苷量 56 mg/kg、28 mg/kg、14 mg/kg。结果提示，与空白对照组比较，莞香叶芒果总苷高、中剂量给药能够显著抑制小鼠腹腔毛细血管通透性，并能够显著提高小鼠热板法痛阈百分率；莞香叶芒果总苷各剂量组均可显著降低二甲苯致炎小鼠的耳廓肿胀度以及显著减少小鼠 20 分钟内扭体次数，表现出良好的抗炎镇痛效果。莞香叶中含有大量的以芒果苷为代表的双苯吡酮类化合物－芒果总苷（包括芒果苷、异芒果苷、高芒果苷等），此类化合物属于黄酮类，而黄酮类化合物一般具有抗炎、抗氧化、抗菌、降血压、降血脂等多重药效活性，本实验结果也恰好证明了沉香叶抗炎镇痛作用的有效成分为芒果总苷[48]。

以上药理实验均证明了沉香叶具有抗炎镇痛作用，但未见沉香药材抗炎镇痛作用的研究，林焕泽等[49]通过抗炎镇痛经典实验法对比观察了沉香叶与沉香药材对炎症和疼痛的影响。

二甲苯致耳廓肿胀实验结果表明，沉香叶醇提物各剂量组及沉香药材组与空白对照组比较，对二甲苯致小鼠耳廓肿胀度在统计学上均具有显著性差异（$P < 0.01$ 或 $P < 0.05$），沉香叶醇提物各剂量组与沉香药材组间无显著性差异。由此提示沉香叶醇提物对二甲苯致小鼠耳廓急性炎性肿胀具有明显抑制作用，并且与剂量无关。

醋酸致小鼠腹腔毛细血管通透性实验结果表明，沉香叶醇提物高、中剂量组及沉香原药材与空白对照组比较有显著差异（$P < 0.05$），沉香叶醇提物各组与沉香药材醇提物组间无显著性差异。可见，沉香叶醇提物与沉香药材醇提物对小鼠腹腔毛细血管通透性有明显抑制作用，且抑制作用相当。

热板法实验表明，沉香叶醇提物低剂量组、中剂量组及沉香药材组在给药后 150 分钟痛阈值提高，与对照组比较有显著性差异（$P < 0.05$），沉香叶醇提物低剂量组、

中剂量组与沉香药材组间无显著性差异，提示沉香叶与药材在给药的某个时间段均有镇痛作用，并且镇痛作用无明显差异。

醋酸所致小鼠扭体实验表明，沉香叶与沉香药材对小鼠醋酸所致疼痛产生的扭体反应有明显抑制作用。沉香叶醇提物低、中剂量组与空白对照组有显著差异（$P < 0.05$）；沉香高剂量组与空白对照组比较无显著差异（$P > 0.05$）；沉香原药材与空白对照组有显著差异（$P < 0.01$）。沉香叶醇提物各组与沉香药材醇提物组间无显著性差异。此结果与热板法一致性说明沉香叶低、中剂量与药材组对小鼠物理性及化学性疼痛均有拮抗作用[50]。

以上对比实验证明，沉香叶与沉香药材均具有抗炎镇痛作用，并且二者效果相当。已有实验证实沉香叶发挥抗炎镇痛作用的有效成分为芒果总苷，而沉香药材为树脂，多含挥发油、三萜类等，其具体起效成分有待进一步研究。

（六）抗菌作用

早期实验研究表明，沉香煎剂对结核杆菌、伤寒杆菌、福氏痢疾杆菌均有较强的抗菌作用。现代研究发现，沉香不同部位的提取物对金黄色葡萄球菌、枯草杆菌、绿脓杆菌等细菌有抑制作用，并且对青霉菌、绿色木霉、黑曲霉菌、黄曲霉菌等真菌也有明显的抑制作用。

廖建良等[51]采用滤纸扩散法、平板稀释法分别对沉香木、沉香叶、沉香皮的提取物进行了体外抑菌活性观察，实验采用了金黄色葡萄球菌、枯草杆菌、绿脓杆菌、青霉菌、黑曲霉菌等5种作为供试菌种。结果表明沉香叶、沉香木、沉香皮提取物均有很强的抑菌作用，种植沉香叶、野生沉香叶、野生沉香皮提取液的抑菌效果远大于对照组（种植沉香叶、野生沉香叶、野生沉香皮提取液对金黄色葡萄球菌、枯草杆菌、绿脓杆菌24小时后的抑菌圈大于或略低于13.9 mm，而60%乙醇对金黄色葡萄球菌、枯草杆菌无抑制作用，对绿脓杆菌抑菌圈仅为9.25 mm），沉香叶提取液的抑菌效力又大于沉香其他部位，并且以野生沉香叶提取液对细菌的抑制作用最强。沉香各部位提取液对青霉菌、黑曲霉菌的抑制作用实验也呈现出明显的抑制作用。最低抑菌浓度实验也证实了沉香粗提物有较强的抑菌能力，并且不同浓度的沉香各部分提取液在浓度为0.5 g/mL以上时对5种供试菌种有较强的抑制作用。研究表明沉香叶的抑菌效果最好，其含有的有效抑菌物极具开发价值，可作为天然抑菌剂，以扩大沉香的药用资源。

李浩华等[52]单独对沉香果皮进行提取，通过滤纸片法和生长速率法观察其对不同细菌和真菌的抗菌活性，采用连续稀释法观察其最低抑菌浓度。结果表明，沉香果皮提取物对金黄色葡萄球菌、枯草芽孢杆菌、铜绿假单胞菌有显著抑制作用，最小的抑菌浓度分别为6.25 g/L、6.25 g/L、12.5 g/L，对大肠杆菌则没有抑制效果；对绿色木霉菌、黑曲霉菌、黄曲霉菌等真菌也有明显的抑制作用，最小的抑菌浓度分别为6.25

g/L、6.25 g/L、12.5 g/L。以上实验证实沉香药材、叶及果皮均有抗菌作用，但其具体机制尚不明确，有待进一步研究开发，以扩大其临床应用。

（七）抗氧化作用

沉香叶的主要化学成分是黄酮类成分，而黄酮类化合物一般具有抗炎、抗氧化、抗菌、降压、降脂等多方面药理活性。路晶晶等[53]研究了沉香叶中黄酮类成分的抗氧化作用，方法是从沉香叶中分离出 6 种黄酮类化学成分，观察其黄酮类成分清除超氧离子（$O_2 \cdot ^-$），过氧化氢（H_2O_2），羟自由基（$\cdot OH$）的能力，结果发现沉香叶中的黄酮类成分具有明显的清除自由基活性，可能为白木香叶的主要抗氧化活性成分。

林芳花等[54]对野生沉香叶和栽培沉香叶进行提取，并观察其体外的抗氧化活性，结果野生沉香叶和栽培沉香叶的氧化时间分别为（9.98 ± 0.16）秒和（11.53 ± 0.08）秒，超氧阴离子的清除率分别为 35.67% ± 1.25% 和 36.26% ± 0.09%，总还原力的吸光度分别为 0.129 ± 0.011 和 0.188 ± 0.008，提示沉香叶野生和栽培品种都具有较好的体外抗氧化活性。

在此基础上再以维生素 C 为对照对沉香叶再次进行了抗氧化活性测定，同时以果蝇寿命实验研究了沉香叶的延缓衰老作用。研究结果表明沉香叶可提高果蝇平均寿命（$P < 0.05$），再次证实了沉香叶具有体外抗氧化作用，并且能够延缓果蝇衰老[55]。

又有学者以广东地产沉香叶为原料制成沉香茶，采用体外抗氧化法测定其水浸液的抗氧化能力，该实验结果显示沉香茶水浸液具有较强的体外抗氧化能力。其水浸液具有清除羟自由基、超氧阴离子、DPPH 自由基以及络合亚铁离子和还原磷钼酸的能力，进一步证实了制成沉香茶的沉香叶具有抗氧化作用。

（八）降血糖作用

药理实验证明，沉香叶醇提物具有一定的降血糖作用，沉香叶含有 2α - 羟基熊果酸和丹参酮等降血糖的有效成分。

有学者研究了沉香叶对四氧嘧啶所致高血糖小鼠的降血糖作用。结果表明，沉香叶醇提物高剂量组（2.5 g/kg）可以使四氧嘧啶小鼠空腹血糖明显降低，呈现出一定的降血糖作用[56]。

姜珊等[57]也研究了沉香叶 95% 乙醇提取物的降血糖作用，结果表明醇提物高剂量组（600 mg/kg）具有降低小鼠空腹血糖和糖化血红蛋白水平，改善糖耐量的作用，降血糖机制可能是通过激活腺苷酸活化蛋白激酶，改善胰岛素抵抗，降低血糖作用的同时并未表现出引起动物体重增加的副作用。

梅全喜等[58]在以上实验的基础上进行了沉香叶与沉香药材降血糖作用的对比研究。研究的具体方法是：造模成功后小鼠分为模型组（等容量生理盐水）；阳性对照组（二甲双胍 1.0 g/kg）；沉香叶醇提物低、中、高剂量组（2.0 g/kg，4.0 g/kg，8.0 g/kg）；沉香药材组（2.0 g/kg）。另取正常小鼠 10 只作为空白对照组（等容量生理盐水）。各组灌胃 2 次/天，连续 15 天，末次给药前禁食不禁水 12 小时，给药 2 小时后割尾取血 1 μL，测小鼠空腹血糖值。结果提示，给药后，模型组小鼠血糖处于较高水平，与模型组相比，沉香叶醇提物高剂量组血糖值有显著性差异（$P < 0.01$），沉香药材组也有明显差异（$P < 0.05$），沉香叶醇提物高剂量组与沉香药材组无明显差异。这说明沉香药材和沉香叶醇提物高剂量组可以明显降低四氧嘧啶诱发的糖尿病小鼠空腹血糖值，并且二者疗效相当。

有研究表明沉香叶含有 2α - 羟基熊果酸和丹参酮，其中熊果酸已被证实有降血糖的作用，而丹参酮与酚妥拉明联用可治疗糖尿病，正常服用降血糖药，治愈率更高，丹参酮是治疗糖尿病的辅助药。因此，沉香叶降血糖作用可能与沉香叶含有 2α - 羟基熊果酸和丹参酮有关，其降血糖的机制有待进一步深入研究。

（九）抗肿瘤作用

药理实验证明，沉香的树叶、树干、果实、果皮及花的提取物具有一定的抑制癌活性作用，其中以沉香叶提取物的抗癌活性的研究最为普遍。

有人进行了小鼠 H_{22} 肝癌的肿瘤生长抑制实验，研究表明沉香叶醇提物 5.00 g/kg 可明显抑制小鼠 H_{22} 肝癌的肿瘤生长，活性与阳性药 5 - 氟尿嘧啶相当，并且小鼠体重无明显变化，提示其用于抗肿瘤时副作用较小。

在此研究基础上，王红刚等[59] 将沉香叶总提取物按极性大小分为石油醚、乙酸乙酯、正丁醇、水层 4 个部位进行抗肿瘤活性筛选，发现乙酸乙酯部位是沉香叶抑制肿瘤细胞生长的有效部位。动物实验研究证实，该部位对小鼠 H_{22} 肝癌的肿瘤生长有一定的抑制作用。沉香叶的抑制癌细胞生长作用可能与其所含的多糖成分具有抗癌、增强免疫作用有关。

梁耀光等[60] 对沉香叶采用 3 种不同工艺进行前处理，探索了沉香叶的防癌活性。工艺 1：沉香叶置于烘箱中 100 ℃ 烘烤；工艺 2：烘箱中 60 ℃ 烘烤；工艺 3：冷冻干燥机中冷冻干燥 12 小时。结果表明，三种处理工艺得到的沉香叶提取物均有清除亚硝酸根的作用，即具有防癌活性。冷冻干燥处理的沉香叶提取物清除亚硝酸根的能力最强，为 81.8%；60 ℃ 烘烤干燥作为前处理工艺时清除亚硝酸根的能力次之，100 ℃ 烘烤干燥作为前处理工艺时清除能力最弱。

进一步研究沉香各个部位中提取物对亚硝酸盐是否具有清除作用，杨懋勋等[61] 又利用高速逆流色谱法分离沉香的树叶、树干、果实和花等部位的洋芹素 - 7,4′ - 二甲醚，在不同 pH 条件下检测其体外清除亚硝酸盐的作用，结果表明，在 pH 3.0 条件下洋芹素 - 7,4′ - 二甲醚清除率较好（为 12.40%），在 pH 7.0 条件下清除率稍弱

（为 8.72% ）。

也有学者对沉香叶的其他部位进行实验研究，徐维娜等[62]以三氯甲烷提取沉香果皮的挥发性成分，然后进行药理实验。实验采用四甲基偶氮唑盐（MTT）法考察了沉香果皮提取物对人乳腺癌细胞（MCF-7）的增殖抑制作用。结果显示，不同浓度的沉香果皮提取物对细胞 MCF-7 的增殖具有不同程度的抑制作用，当浓度为500 μg/mL时抑制作用最强，抑制率可达 99.6%；浓度为 250 μg/mL 时抑制作用次之，抑制率 71.5%；浓度为 0.5~50 μg/mL 之间时抑制率约50%。其 IC_{50} 为 5.15 μg/mL。提示白木香果皮提取物对人乳腺癌细胞增殖具有显著抑制作用。

（十）其他作用

除了上述药理作用外，沉香还具有止血和抗过敏等作用。

1. 止血作用

将沉香叶醇提物分成 3 个剂量组，加生理盐水对照组和酚磺乙胺 750 mg/kg 组。小鼠给药后眼眶取血，记录首次出现凝血的时间。结果表明，沉香叶醇提取物5 g/kg、2.5 g/kg、1.25 g/kg 剂量组可以显著缩短小鼠凝血时间，并且沉香叶醇提物剂量越大，凝血时间缩短的越多，以起到促凝止血的作用。

2. 抗过敏作用

研究发现 2-苯乙基色酮类作为沉香主要活性成分之一，具有不同程度的抗过敏作用和神经保护作用。此外，沉香中含有的沉香螺旋醇成分能减少由脱氧麻黄碱和阿普吗啡诱导的自发性运动，增加大脑内的高香草酸含量，而单胺及其他代谢物的含量不发生改变；并且沉香所含的苍术醇具有提高大脑血液循环和新陈代谢等活性作用。

二、沉香安全性研究

沉香应用历史十分悠久，在古代，沉香最早是作为香料使用的。沉香作为药物记载最早见于梁代陶弘景辑《名医别录》并将其列为上品，载其"疗风水毒肿，去恶气"。吴越所著的《日华子本草》对沉香的功效进行了比较全面的总结："沉香，味辛，热，无毒，调中，补五脏，益精，壮阳，暖腰膝，去邪气，止转筋吐泻冷气，破癥癖，冷风麻痹，骨节不任，风湿皮肤痒，心腹痛气痢。"现代的研究显示与其功效、药性较一致。

（一）沉香的药代动力学研究

呋喃类化合物是沉香抗焦虑有效成分，其代谢分布的实验结果表明[63]，服药 25 分钟后，主要集中肝、肾、心、胰、脾，肌肉次之，血、脑中较低，肺、生殖器官未检出。服药 45 分钟后，肝、肾、心、肌肉、血、脑含量均下降，脾、胰未检出。沉香呋喃类化合物能通过血脑屏障，给药3小时后在大鼠脑中仍可检测到。

代谢终产物多是次级代谢物，多是游离型产物，原药在 0~24 小时的尿中未检出，在 0~48 小时的粪、胆汁、尿排中的排出量仅占给药量的 0.22%。

其主要在肝中代谢，且香豆素、红霉素、酮康唑、奎尼丁及罂粟碱等选择性抑制剂可使其在肝中的代谢降低，而苯巴比妥钠能提高其在肝中的代谢率。肝是其主要代谢场所，肾是其主要排泄器官。

在卵磷脂中以口服方式可以较好地被吸收代谢。原药在胆汁中含量少，不存在肝肠循环。经肝代谢后的代谢物，在大鼠体内存在分布和消除二阶段，具有二室开放模型的特征，分二阶段自体内消除。

沉香提取物可以显著降低小鼠的血浆总胆固醇（TC）、甘油三酯（TG）和低密度脂蛋白（LDL - C）水平，减少主动脉流出道斑块面积，升高高密度脂蛋白（HDL - C）含量，能显著降低金黄地鼠动脉粥样硬化指数，表明沉香提取物可以通过改善脂代谢紊乱抑制动脉粥样硬化的发展。沉香提取物也可显著降低金黄地鼠的附睾脂肪指数，并显著降低金黄地鼠的体脂率，抑制高脂血症诱发的肥胖，可有效地抑制金黄地鼠肝组织中性脂肪的堆积，具有潜在的改善非酒精性脂肪肝作用。沉香提取物能回调疾病状态下偏移的代谢物组。沉香给药后，磷脂酰胆碱、溶血磷脂酰胆碱、鞘磷脂、脂肪酸等成分也明显发生了变化，表明沉香主要通过甘油磷脂代谢发挥其药效作用[64]。

（二）沉香的毒理学研究

将沉香树干木块提取物在24小时内两次灌胃给药，并观察14小时，其结果表明，小鼠没有出现任何明显的中毒迹象，更无死亡，小鼠的经口急性毒性剂量大于 21.5 g/kg·BW，大于人体日摄入量的100倍，可判断沉香树干木块为无毒性食品。[65]

按 1 262.4 mg/kg 剂量给大鼠连续灌胃沉香提取物3个月，结果表明大鼠体重、摄食量、临床血液学检查、生化检查、脏器系数及脏器病理组织学检查等无明显毒性反应，且剂量 1 262.4 mg/kg 约相当于人临床每日用药剂量的80倍[66]，说明长时间服用沉香安全无毒。

现代所采用通体结香技术所产沉香也是安全无毒的，对实验动物安全，无急、慢性毒性，对孕鼠、胎仔无致畸、致突变毒性[67,68]。

沉香即作为药用和食用均无毒性。

沉香叶用作茶也是安全的。实验结果表明，用沉香叶袋泡茶的浓缩液 1 mL 相当于 2.0 g 海南沉香叶茶灌胃给药30天，测试该茶叶的急性毒性、遗传毒性，结果表明实验期间动物行动灵活，反应敏捷，被毛整洁，目光有神，眼鼻口无分泌物，进食饮水正常，生长发育良好，均未见明显中毒反应，无一死亡。雌雄小鼠经口 MID 均大于 20.0 g/kg 体重，属无毒级。小鼠骨髓微核实验结果为阴性；小鼠精子畸形实验结果为阴性，表明其对小鼠体内生殖细胞无致突变作用。基因突变的 Ames 实验结果显阴性，提示沉香茶对基因、哺乳类动物体细胞染色体及生殖细胞无损伤作用。30 天喂养实验结果表明海南沉香叶茶无明显毒性作用，属无毒级物质，致突变实验结果为阴性，初步估计最大无作用剂量大于 18.0 g/kg 体重，相当于人体推荐摄入量的 100 倍[69]。

沉香叶提取物对小鼠的最大耐受致死剂量大于 30.0 g/kg·BW，其急性毒性属无毒级别。Ames 实验、小鼠骨髓嗜多染红细胞微核实验以及小鼠精子畸形实验结果均为阴性，未观察到沉香叶提取物的遗传毒性。孕鼠体重增长、黄体数、着床数、活胎数、卵巢重、子宫连盘重、胎盘重，胎鼠体重、体长、尾长、死胎及吸收胎的发生率，以及胎鼠外观、骨骼及内脏发育等指标正常。沉香叶提取物喂养 90 天实验期间，动物生长发育情况良好，各剂量组大鼠的体重、增重、食物利用率、生化指标、血常规指标、脏器重量及脏体比正常。提示沉香叶提取物未见急性毒性与亚慢性毒性、遗传毒性以及致畸性，沉香叶可作为一种新资源食品开发利用[70]。

第六节　临床应用

沉香性味辛、苦、微温，归脾、胃、肾经，能行气止痛、温中止呕、纳气平喘，用于胸腹胀闷疼痛、胃寒呕吐呃逆、肾虚气逆喘急。近年来沉香的临床应用日趋广泛，特别是在药理研究发现其新的药理作用后，其应用范围进一步扩大，广泛应用于胃痛、呕吐、呃逆、哮喘等病症之外的肠易激综合征、粘连性肠梗阻、功能性消化不良、尿道综合征、输尿管结石、输卵管结石、肺心病急性发作、风湿性心脏病、冠心病、前列腺痛、胆囊炎、胰腺炎、视网膜静脉阻塞、脑出血等病症[1]，现将其近年来的临床应用情况总结如下：

一、消化系统疾病

中医认为沉香有行气止痛、温中止呕的作用，其在消化系统疾病防治方面的应用古代本草已有记载，现代药理研究表明沉香具有肠平滑肌解痉作用，能抑制组胺和乙酰胆碱引起的肠管的痉挛性收缩，其含有的苍术醇、圆柚酮有抗胃溃疡等药理作用。沉香在治疗消化系统疾病方面的应用最为广泛，可用于治疗胃痛、功能性消化不良、肠易激综合征、消化性溃疡、肠梗阻、胆汁反流性胃炎、胆汁反流性食管炎、肝硬化腹水、呃逆、非糜烂性反流病、胰腺炎、慢传输型便秘、顽固性嗳气等疾病，并取得较好的疗效。

1. 胃痛

胃痛，又称"胃脘痛""心痛""心下痛"，是指以上腹胃脘部近心窝处经常发生疼痛的病症。西医的急性胃炎、慢性胃炎、消化性溃疡、胃痉挛、胃下垂、胃黏膜脱垂症、胃神经官能症等疾病都会表现出胃痛。中医将其分虚实两类，如寒邪客胃，饮食伤胃，肝气犯胃，瘀血停胃等，多属实证，多痛急而拒按；如胃阴不足，脾胃阳虚，多属虚证，多痛缓而有休止，痛而喜按。若久病因虚而导致气滞血瘀者，属本虚标实。沉香有行气止痛、温中止呕作用，故对胃痛有一定治疗作用，临床应用沉香为主药的方剂治疗胃痛的报道较多，也都取得显著疗效。

2. 功能性消化不良

功能性消化不良是指具有上腹胀痛、早饱、胃部烧灼感、嗳气、食欲不振、恶心呕吐、吐酸嘈杂等不适症状，经辅助检查未发现可用来解释患者临床症状的器质性疾病的一组临床综合征，是临床常见的功能性胃肠病之一。功能性消化不良属于中医"痞满""胃脘痛""积滞""呕吐""嘈杂"等病症范畴，多由禀赋不足、脾胃虚弱、饮食不节、食滞胃脘、情志不舒、肝气郁结等因素所致，饮食积滞和情志不舒贯穿于整个疾病过程，脾虚气滞是病因病机的基础，中医治疗应注重健脾降胃、疏肝理气、消胀。沉香能行气止痛、降逆和胃，在此类疾病的治疗方面有着较好的疗效。

3. 肠易激综合征

肠易激综合征是一种临床常见的胃肠功能紊乱性疾病，主要表现在腹部不适、大便次数及性状改变等症状，缺乏可解释症状的形态学改变和生化异常。肠易激综合征属于中医"便秘""腹痛"等病症范畴，多因情志不舒、肝气郁结或横逆犯脾、肝脾不和所致气积郁滞、通降失常、传导失职，基本病机为肝郁气滞。沉香有调气解郁之功，治疗肠易激综合征效果良好。

4. 消化性溃疡

消化性溃疡主要指发生于胃和十二指肠的慢性溃疡，是一种多发病、常见病，其中酸性胃液对黏膜的消化作用是溃疡形成的基本因素，实验与临床研究表明胃酸分泌过多、幽门螺杆菌感染及胃黏膜保护作用减弱等因素是引起消化性溃疡的主要原因。消化性溃疡属于中医"胃脘痛嘈杂""腹痛"等病症范畴，属脾胃虚寒，气血瘀滞所致病症，治宜补脾健胃、行气止痛。沉香能行气止痛、降逆和胃，治疗消化性溃疡有较好的疗效。

5. 肠梗阻

肠梗阻是指肠内容物在肠道中通过受阻，为常见急腹症，可由多种因素导致。病初，梗阻肠段先有解剖和功能性改变，接着发生体液和电解质的丢失、肠壁循环障碍、坏死和继发感染，最后可致毒血症、休克，甚至死亡。肠梗阻属于中医"关格""结胸""肠结"等病症范畴，以"痛、吐、胀、闭"四大临床症状为特点，病机为气滞血瘀、痰湿互阻，病位在胃肠，治宜遵《素问·阴阳应象大论》之旨："其下者，引而竭之；中满者，泻之于内；其实者，散而泻之。"沉香能降气止痛，可用于肠梗阻的治疗，效果良好。

6. 胆汁反流性胃炎

胆汁反流性胃炎也称碱性反流性胃炎，是指胆汁反流入胃所引起的上腹痛、呕吐胆汁、腹胀、体重减轻等一系列表现的综合征，常见于胃切除、胃肠吻合术后。胆汁反流性胃炎属于中医"胃脘痛""嘈杂""呕吐""吐酸"等病症范畴，多由寒邪客胃、饮食伤胃、肝气犯胃、脾胃虚弱等因素导致，主要病机在于肝胃不和、胃失和降、胆邪上逆。治疗应以疏肝理气，和胃降逆为主。沉香有行气止痛、温中止呕的作用，治疗胆汁反流性胃炎有较好的疗效。

7. 反流性食管炎

反流性食管炎是指胃和（或）十二指肠内容物反流入食管引起的食管炎症性病变，内镜下表现为食管黏膜的破损，即食管糜烂或食管溃烂，病程较长，缠绵难愈，甚至会引发食管狭窄。反流性食管炎属于中医"胃脘痛""呕吐""吐酸"等病症范畴，多因情志不和、脾胃虚弱、饮食不节、嗜食辛辣刺激物导致胃阴不足、升降失司、胃气上逆所致。沉香具有行气止痛、温中止呕之功效，可用于反流性食管炎的治疗。

8. 肝硬化腹水

肝硬化腹水俗称肝腹水，是指由于肝脏疾病导致肝脏反复炎症，纤维化及肝硬化形成后由于多种病理因素引起腹腔内积液的临床症状。肝腹水属于中医"水臌""臌胀"之范畴，以腹部胀大，皮色苍黄为特点。病理病机为正气虚损，气滞、血瘀、水湿结于腹内，久而久之形成虚实错杂之势。治宜以攻逐水饮、清除腹水为首务，攻补兼施。沉香行气止痛，温中止呕，在肝硬化腹水的治疗中有一定的应用。

9. 呃逆

呃逆即打嗝，是以气逆上冲、喉间呃声短而频、令人不能自制为主症的疾病；顽固性呃逆则是指呃逆频发，持续时间超过48小时，某些疗法无效的呃逆。中医认为呃逆的产生有以下几种原因：饮食失节，如过食生冷及寒凉之物，寒邪直中，胃气凝滞，气失和降，上逆动膈所致；情志不畅，导致肝气横逆脾胃，侮脾则运化失职，滋生痰浊，侮胃则胃失和降，胃气挟痰上逆动膈而发；久病正虚，损伤胃气，耗损胃阴，胃失和降，气逆冲膈而发；病深及肾，纳气功能失调，气上冲逆，挟胃气动膈导致。沉香具有行气止痛、温中止呕、纳气平喘之功效，用于治疗呃逆效果良好。黄晶晶等[71]用沉香粉联合甲氧氯普胺治疗原发性肝癌介入术后顽固性呃逆28例，并用甲氧氯普胺对照治疗28例，2组年龄及呃逆时间无差异。对照组肌注甲氧氯普胺注射液，每日1次，每次10 mg；治疗组加用沉香研粉，冲服，每日3次，每次3 g。结果治疗组显效21例，有效6例，无效1例，总有效率96.4%；对照组显效12例，有效8例，无效8例，总有效率71.4%；治疗组优于对照组（$P < 0.05$），说明沉香粉联合甲氧氯普胺对原发性肝癌介入术后顽固性呃逆有较好的疗效。沉香粉芳香辛散、温通祛寒、质重沉

降，能行气止痛，降逆调中，温肾纳气，联合镇吐药甲氧氯普胺，调节胃肠功能，从而取得快速止呃的作用。

二、呼吸系统疾病

中医认为沉香有行气止痛、纳气平喘的作用，古代本草已有其用于呼吸系统疾病治疗的记载：《本草纲目》载其治"气逆喘息"；《医林纂要》云其"降逆气，凡一切不调之气皆能调之"。现代药理研究表明沉香中含有的苄基丙酮是止咳的有效成分；而其提取物能增强豚鼠气管的体外抗组胺作用，提示有止喘作用。目前沉香主要用于咽异感症、慢性阻塞性肺病、支气管炎、支气管哮喘、慢性肺源性心脏病的治疗。

1. 咽异感症

咽异感症是指咽喉中有异常感觉，但不影响进食，如梅核塞于咽喉，有团块阻塞感、烧灼感、痒感、紧迫感、黏着感等，咯之不出，咽之不下，时发时止的病症。咽异感症属于中医"梅核气"范畴，关于其致病原因，《古今医鉴》中载其"始因喜怒太过，积热蕴隆，乃成厉痰郁结，致斯疾耳"，即因情志郁结、痰气凝滞所致，分为肝郁气滞型、脾虚痰聚型两类，治宜理气解郁化痰。沉香能行气止痛，降逆止呕，用于梅核气的治疗有较好的效果。

2. 慢性阻塞性肺病

慢性阻塞性肺病简称"慢阻肺"，是一种以气流受限呈渐进式发展为特征、不能完全逆转的、伴有气道对有害颗粒或气体异常炎症反应的常见呼吸系统疾病。慢阻肺属于中医"肺胀""喘症"范畴，认为是肺系慢性疾病迁延失治、痰浊潴留、气还肺间，日久导致肺虚为本病的发病基础，肺虚及肾，导致气喘日益加重。沉香能行气止痛、纳气平喘，治疗慢性阻塞性肺病能收到良好的疗效。胡瑞霞等[72]以沉香纳气归肾，配合诸药合用共奏补肺纳肾、降气化痰之功治疗Ⅲ、Ⅳ级慢性阻塞性肺病32例，并用西医对照治疗32例。结果治疗组显效9例，有效19例，无效4例，总有效率87.5%；对照组显效6例，有效14例，无效12例，总有效率65.3%；2组比较，差异有统计学意义（$P < 0.05$），说明中西医结合治疗Ⅲ、Ⅳ级慢性阻塞性肺病疗效显著。

3. 支气管炎

支气管炎是指气管、支气管黏膜及周围组织因细菌和病毒的反复感染形成的支气管的慢性非特异性炎症。支气管炎属于中医"咳嗽""痰饮""喘症"等病症范畴，以咳嗽、咳痰为主药症状，有急性期和缓解期之分，多因脾肺肾三脏功能失调导致水湿内停，聚而生痰，又复感外邪，引动伏痰，导致肺失宣降、肺气上逆所致。沉香具有纳气平喘的作用，常用于支气管炎的治疗。

4. 支气管哮喘

支气管哮喘是由多种细胞（尤其是肥大细胞、嗜酸性粒细胞、T淋巴细胞）参与的慢性气道炎症，可引起反复发作的喘息、气促、胸闷和咳嗽等症状，多于夜间和凌晨发生，气道对多种刺激因子反应性增高，形成因素多与自身免疫状态、遗传因素、疾病病变等相关。支气管哮喘属于中医"哮证""喘证"范畴，急性期一般有外邪侵袭和痰浊内盛，间由情志所伤和饮食不和、劳作过甚或过敏引起；缓解期一般是脏腑不和或肺肾不足。沉香能温肾纳气、降气平喘，在支气管哮喘的治疗中应用颇广。

5. 慢性肺源性心脏病

慢性肺源性心脏病简称"肺心病"，是指肺组织、肺动脉血管或胸廓的慢性病变引起肺组织结构和功能异常，产生肺血管阻力增加，肺动脉压力增加，使右心扩张、肥大，伴或不伴右心衰竭的心脏病。肺心病属于中医"肺胀""喘症""心悸""水肿"等病症范畴，多为本虚（肺心肾亏虚）标实之证，气虚、痰阻、血瘀贯穿于本病始终。沉香具有温中降气、纳气平喘的作用，可用于肺心病的治疗。

三、泌尿系统疾病

中医认为沉香有温中暖肾、助阳降气的作用，《本草纲目》载其治"小便气淋"，说明沉香在古代已用于泌尿系统疾病的治疗，目前沉香主要用于治疗结石、尿潴留、前列腺病、尿道综合征等疾病，效果良好。

1. 结石

泌尿系统结石是指发生于泌尿系统的结石，又称尿石症，包括肾、输尿管、膀胱、尿道的结石。泌尿系统结石属于中医"血淋""石淋"等病症范畴，以腰腹拘急、痛引脐中及阴囊、尿频尿急尿痛尿血、小便淋滴不尽为特征。病机的核心是结石阻滞不通，不通而痛涩，病理的实质是湿聚、热蕴、浊壅、气滞、血瘀、肾虚。治疗时应注重砂石的排出，并注意防范结石的复发。沉香有温中暖肾、助阳降气的作用，治疗泌尿系统结石效果显著。

2. 尿潴留

尿潴留是指膀胱内积有大量尿液而不能排出，可分为阻塞性与非阻塞性两类。阻塞性尿潴留多因前列腺增生、尿道狭窄、尿道结石等阻塞了膀胱颈或尿道导致；非阻塞性尿潴留则是由神经或肌源性因素如脑外伤、手术等引起排尿功能障碍。尿潴留属于中医"癃闭"范畴，其中小便不畅、点滴而下、病势较缓者为癃，小便闭塞、点滴不下、病势较急者为闭，中医认为是气机受阻、膀胱气化不利、水道不通导致。沉香具有行气止痛、降气温中、暖肾助阳的作用，可用于尿潴留的治疗。

3. 前列腺病

前列腺病是成年男性的常见疾病，通常指前列腺炎、前列腺痛、前列腺增生等，可表现出尿频、尿急、尿痛、排尿困难等。中医认为前列腺炎多属肝气郁结，因气机不调，湿热蕴结于下焦，日久瘀阻脉络，引发疼痛。前列腺痛属于中医"气淋"范畴，多由肝郁气滞，久则血失流畅，脉络瘀阻；或气郁化火，气火郁于下焦，使膀胱气化不利导致。前列腺增生则属于中医"癃闭"范畴，病位在膀胱，其病与三焦的气化及肝之疏泄有关。沉香能行气止痛，治疗前列腺病疗效较好。

4. 尿道综合征

尿道综合征是指有尿频、尿急、尿痛等症状，但膀胱和尿道并无明显器质性病变的一组非特异性症候群，多见于已婚的中青年女性。尿道综合征属于中医"气淋"范畴，与肝脾关系密切：肝郁化火，郁于下焦，或肝木乘脾，脾失健运，湿浊内生，湿聚生热，侵袭膀胱；壅遏不宣均可导致本病。沉香能行气、降逆，可用于尿道综合征的治疗。

四、心脑血管类疾病

中医认为沉香有理气解郁止痛的作用，近年的药理研究表明沉香具有抗心肌缺血的作用，目前已将沉香用于心脑血管类疾病诸如冠心病、心律失常、风湿性心脏病、缺血性脑血管病、脑梗死性失语症等的治疗，取得较好的疗效。

冠心病是指冠状动脉血管发生粥样硬化病变而引起的血管腔狭窄或阻塞，造成心肌缺血、缺氧或坏死而导致的心脏病，临床可分为隐匿型、心绞痛型、心肌梗死型、心力衰竭型、猝死型五个类型，以心绞痛型最为常见。冠心病属于中医"胸痹"范畴，基本病机为本虚标实，本虚多为气虚，标实多为寒凝气滞、血瘀痰浊。沉香有行气止痛之功效，在治疗心脑血管疾病方面有一定的应用。

五、其他疾病

除了消化系统、呼吸系统、泌尿系统、心脑血管系统疾病外，沉香还用于诸如失眠、癫痫、痛经、胆石症、强直性脊柱炎、暴吐衄、宫寒不孕等疾病的治疗，均收到一定疗效。

第七节　综合利用

沉香的利用价值大、用途广，已为众人所认同。但目前沉香仅作为药材的应用较为广泛，效益显著。其实沉香的综合开发利用价值极大，值得认真探讨。

一、沉香种植方面的综合利用

1. 生态景观林营造方面

沉香是优良的乡土阔叶树种，四季常青，生长异常迅速，抗病能力强，栽培容易，在中山生态景观林营造中占据重要位置。中山市从 2002 年开始大规模进行林相改造工程，选取包括沉香在内的乡土阔叶树种 90 种，经过五年的初步观察，最终选取 30 个左右的优良树种，沉香作为构成中山南亚热带常绿阔叶林的典型乡土树种名列其中。除个人或企业行为外，真正的政府层面主导的较大规模的种植始于 2005 年，据统计，至 2015 年上半年，用于中山市林相改造（或景观林营造）的沉香苗 10 多万株，并且多数生长良好。

2. 园林绿化应用方面

沉香常绿，分枝繁茂，树姿优雅壮健，开花时花朵有清淡芳香，果形宛如一盏盏挂在树上的小灯笼，妙趣横生，适应能力较强，是中山市的乡土树种，加上其属珍稀树种，近十年特别是 2011 年中山市被评为"沉香之乡"以来，得到了政府和广大市民的认可，除在林相改造中广泛种植外，在城乡的绿地上也大量种植，并且多采用胸径在 10 cm 以上的植株。从政府办公楼、学校、企业厂房到小区、私人住宅绿地，到处可见沉香的身影，其他公共绿地更是常见，孙文纪念公园还专门种有一片由 133 株沉香组成的沉香林，这是在 2006 年 11 月由来自马来西亚、新加坡、日本、菲律宾、印度尼西亚、美国、加拿大、澳大利亚等 20 多个国家及地区共 130 多个有百年以上历史的华侨华人社团的代表种下的，取名为"百年侨团林"，望盼所有侨团能如这片树林般扎根祖国大地，枝繁叶茂，遵从孙中山先生的革命遗志，共盼祖国繁荣兴旺。

3. 作为经济林种栽培方面

沉香历来价高，需求量大，且近年来行情不断上涨。随着人们对沉香认识的提高，加之沉香是速生树种，人工结香技术的日趋成熟，其生产周期大大缩短，8～10 年可完成一个生产周期，由此导致人们种植沉香的热情空前高涨。据汪科元、王守东估算，种植 40 亩 8 000 株的沉香，预计 10 年后可获利 1 719.08 万元，平均每株利润 2 148.85 元；如果种植 200 亩 2 万株沉香，预计 10 年后可获利 4 000 多万元；如果种植 1 000 亩沉香，估算利润可达 4 亿元之多。因此种植沉香是广大群众和农民企业脱贫致富的可靠保证，"功在当代，利在千秋，名在万载"。

4. 保护及科普科教方面

由于沉香的生长受一定的地域限制，自然繁衍慢，特别是人们对野生的沉香长期掠夺式的砍伐采香，导致其野生资源日益枯竭。为保护这一能生产出历史久远的传统名贵南药及稀有的高级香料且具有代表性的乡土树种，我国在 1987 年将其列为"国家濒危保护植物"，1999 年又将其列入《国家二级重点保护野生植物名录》，2005 年 1 月 12 日起沉香被列入《濒临绝种野生动植物物种国际贸易公约》附录的植物部分。在适宜地科学地发展种植是最行之有效的保护沉香的方法，同时通过宣传、示范，让广大民众认识、了解这一珍稀物种，将起到很好的保护与科普科教作用。

二、沉香资源方面的综合利用

随着沉香大量的人工种植及其生产周期大大缩短，每年有大量人工种植的沉香被砍伐取香。而传统观念与生产实践中，沉香只有含树脂的木材具药用等价值，其他部位如叶、种子、树枝、不含树脂的木材均被作为废物处理，造成资源的大量浪费。特别是沉香叶，资源十分丰富，每年可采摘两季。因此，积极开展沉香的综合利用研究，特别是开展沉香叶的利用研究，积极探讨沉香叶代替沉香药材的可行性是沉香研究开发中的一个重要的研究方向。实际上沉香可谓全身是宝，木材、叶、花、果都大有用途，目前已有不少形成产品，有些正在研发之中。

1. 木材（指不含沉香或沉香含量极低的木材）

未结香的或者是结香量极少的沉香木质轻疏，和其他常见的用材树种相比，其实用性低，传统上用于制作火柴梗、棉签梗，等等。而对大量取香后的木料因含有沉香成分可用于提取沉香油；制作用于培植菇类及花卉苗用的基质，如中山职业技术学院在进行用沉香木料培养"沉香菇"；因其木材质地轻软、有韧性，是生产带有香味且具有韧度、耐用的高级纸料的一种不可或缺的原料；其木材中的纤维素，可先制成溶解木浆再加工成人造丝；另外也可进行胶合板材等的开发。也有人将沉香木雕刻成工艺品。

2. 叶

中山市中医院梅全喜教授带领他的研究团队对沉香叶的药理作用进行了全面的研究，发现沉香叶有抗炎、镇痛、镇静、降糖、平喘、促进肠蠕动等广泛的作用[73]，为沉香叶的开发利用打下了基础。沉香叶的产品开发应用主要见于沉香茶的制作，其中沉香叶代泡茶，由沉香叶粉碎成粗粒，配以甘草等而制成饮用茶，具有降气温中、暖肾纳气、治肝郁、降肝气、和脾胃、消湿气、利水开窍等功效；而且降血糖、降血脂、益气益精、助睡眠、饮用方便，效果显著。也有报道用其树叶制作成的沉香茶出口日本。王剑等利用肾茶、沉香叶、甘草等按照一定的比例加工制作出沉香肾茶，肾茶与沉香叶协同发挥作用；汪科元用沉香老叶、嫩叶、巴戟天、肉苁蓉、西洋参等配制出一种保健食品（颗粒剂、袋泡剂、片剂等），具较好效果。此外，我们认为沉香叶因为量大也可进行饲料开发。

3. 花和果

有人认为沉香花泡茶是最天然、最有效的减肥剂，可用于消除肠道脂肪。梅文莉等通过研究认为，沉香花和果实中含有多种香料成分，可作为香料植物加以开发利用。研究发现，沉香种子的含油率高达 68.5%，远高于其他木本植物的种子，具备作为油料或者生物柴油资源的潜力，可用于榨油，应用于制造肥皂、润发油和鞣皮革油；而油粕是很好的肥料。沉香种子所含的挥发油有较好的抗氧化性[74]，种子种还含有较高的粗纤维、粗脂肪、粗蛋白、核苷等营养成分，且含有丰富的矿物质和微量元素等，是潜在的营养物质来源，可作为油料、食品、饲料和其他工业用途的原料。

第八节 品牌建设

一、打造沉香品牌生产示范基地

广东是沉香药材的主产地，自然环境条件好，适合沉香的种植，且沉香的种植历史悠久、群众基础好、累积经验丰富。据《广东省岭南中药材保护条例》中记载，广东的道地药材沉香在广东的主产地有东莞、中山、茂名、惠州、揭阳等地，其中尤以东莞、中山和茂名三地沉香的种植工作做得最好，种植面积大、结香技术丰富多样，沉香产品开发与贸易也做得非常好。早在宋代，岭南地区就已是沉香的道地产区，但其后历代的采伐过度，到了近代，沉香的资源已接近枯竭。中华人民共和国成立之后，国家重视中药材的种植开发，沉香种植一度有所恢复，特别是改革开放之后，广东各地都十分重视沉香的种植、加工等产业发展，特别是东莞、中山和茂名等地在发展沉香种植、结香、生产加工以及打造品牌方面做了大量的工作，也取得显著成绩。

莞香，是以东莞地方命名的沉香珍品，是东莞享誉千年的地方物产，在莞历史悠久，东汉时期已有种植，历来是东莞最负盛名的地方特产。据清代雍正八年（1730）周天成修撰的《东莞县志》中记载："莞诸物俱不异他邑，惟香奇特。"沉香以"产广东东莞县金桔岭，金钗岭者品质最良"，莞香天赋香气淡雅宜人，且药用价值极高，以致其稀有珍贵。据《唐六典》记载，早在唐代莞香已成为皇家贡品，被列入制度；而在宋代，品香与斗茶、插花、挂画并称"四艺"，是上流社会怡情养性的"四般闲事"之一。历经唐、宋、元、明代前期，莞香一直深藏宫中人未识，至明代嘉靖年间才逐渐放开民间使用和贸易，得以名扬四海。据清末史学家陈伯陶《东莞县志》中记载："莞香至明代始重于世。"

在明代，东莞已逐步形成莞香收购、加工、交易一条龙的完整产业链，成化年间，大岭山镇大沙村的墟市便是莞香的主要交易市场，后当数寮步镇的牙香街最为繁盛，是为"香市"，与广州的"花市"、廉州的"珠市"、罗浮的"药市"并称为广东"四大名市"，是四市中最具特色的一个。清代屈大均编《广东新语》中亦记载莞香盛时远销至北方的情形："当莞香盛时，岁售逾数万金，苏松一带，每岁中秋夕，以黄熟彻旦焚烧，号为熏月，莞香之积阊门者，一夕而尽，故莞人多以香起家。"可见当时莞香贸易极其繁荣。

莞香种植业从清代雍正年间开始衰落，但并未完全绝迹，在中华人民共和成立前还是东莞农民的一项重要收入来源。1949年后的二三十年间，由于莞香是生产香料的主要原料，且价格不菲，再次招来灾难，遭到滥砍滥伐，曾经满山的莞香树所剩无几，尤其在六七十年代，香农迫于生计大量毁林改种成长快、效益快的经济农作物。由于人为破坏，加上莞香自身生长缓慢、生产时间跨度长，莞香的数量锐减，濒临灭绝。

21世纪伊始，东莞市开始了一系列保护莞香的措施，对原有的莞香林给予保护并扩大种植规模，鼓励群众种植莞香树。2001年，东莞市植物园在其建立的珍稀植物园内特设了一个莞香园，成功育苗4 000多株，对莞香进行了专题研究。2003年，将莞香列入东莞市第一批古树名木名单予以保护——50株位于大岭山森林公园内的莞香树作为景观之一，供游人观赏。大岭山镇计划在辖区内一带开辟山地10 000亩种植莞香，打造一个集莞香种植、生产、开发、利用于一体的莞香生产性生态保护区。而寮步镇政府则大力复苏香市文化，修缮了旧时的牙香街、香市码头，新建了香市影视城，每年还举办香市文化旅游节，致力打造莞香文化工程，2007年开始在佛灵湖规划种植万亩莞香林，2010年依托香市历史成功举办了全国首届中国（东莞）沉香文化博览会。各具特色的莞香文化推广使莞香再次名扬海内外。

2014年，莞香制作技艺已成功入选《国家级非物质文化遗产代表性项目名录》，入选项目之一的受保护单位尚正堂集团开展莞香生态种植工作，建立占地面积3 000多亩的种植基地，是获得国家认证的有机莞香生产基地，种植莞香树达6万多棵，还有野生老莞香树3 000多棵，树龄百年莞香母树300多棵。在东莞，这样的沉香公司众多，它们都在大力发展有机莞香生态种植、传承和发展莞香制作技艺和产品开发、发展莞香文化产业、发展莞香产品对外贸易、打造沉香地理标志产品，为把莞香打造成为国内外知名品牌而努力。

自古以来就以盛产沉香而闻名的中山市，也在积极推动沉香资源保护、种植、结香、加工、香药用研究、产品开发、综合利用以及贸易等工作。今天中山沉香的种植、结香研究居全国领先地位，在沉香事业发展上取得了突飞猛进的成绩：一是全力保护古沉香树，据了解，目前全国的古沉香树仅存8万多棵，中山就占了4万多棵；二是广种沉香树，目前已达到400多万棵；三是创新结香技术，中山有多家研究机构及企业专门从事沉香结香的研究与推广应用工作，已经获得重大突破，所种沉香树5年就可以结香；四是培育市场，中山目前已经建立多个合作体，成立了数十家沉香种植、生产、加工、研发及销售贸易公司，建有沉香网上交易平台、沉香博览园、沉香收藏馆、沉香博物馆，每年还举办中国（中山）沉香文化产业博览会、中山沉香论坛。此外，中山的企业还参与了国家新版药典沉香质量标准的制定，在结香技术、精油提炼等技术方面获得多个国家专利。而民间的沉香收藏在全国范围内也颇具地位。中山市政府十分重视产香产业发展，中山的沉香文化氛围和产业技术已突显出来。2011年底中山市获得"中国沉香之乡"称号。

茂名则是种植沉香面积最大的地级市，茂名市电白区1997年开始建立沉香种植基地——沉香山白木香（沉香）规范化GAP种植研究示范基地，二十年来基地已累计种植沉香总规模达 3 万亩以上，现沉香山基地已被国家科技部列入"国家级星火计划""国家科技攻关计划项目"，并获得国家发改委与食品药品监督管理总局、科技部、工信部、农业农村部、林业部等十二个部委的高度重视，立项扶持，由国家财政部直拨专项资金建设。沉香山基地是现代农林业的省、市龙头企业，被国家十二部委授牌为"中国青少年儿童食品安全科技示范基地"，是广东省政府林业局、中医药管理局与旅游局授予的首批中医药旅游养生基地。沉香山原生态万亩沉香林已成为"中国沉香森林公园"，其沉香品牌已是行业内的知名品牌了。

　　2016 年，广沉香被遴选为广东省立法保护的岭南中药材第一批 8 个品种之一，无疑为沉香的发展创造了新的生机和活力。借势打造沉香品牌生产示范基地，这一工作的启动既可促进沉香种植产业的良性发展，又可为当地农民增收创汇。推动沉香传统的栽培技术、生物结香技术的快速发展和应用，可为获得持续高产的沉香药材资源提供可能性。

二、注册沉香地理标志商标

　　地理标志商标品牌的培育运用，对兴农富农、精准扶贫可以起到良好的助力。因此以岭南中药材商标品牌培育、建设为重点来引导沉香的中药材生产者、行业协会依法申请地理标志商标注册保护，扩大沉香商标品牌影响范围，提高其社会认知度，可以促进沉香的品牌化经营，为医药市场、香道、化妆品、收藏行业提供来源可控、品质可期的优质原料，从而带动整个沉香产业的繁荣发展。这方面工作做得最早的就是茂名电白沉香山（集团）公司，他们早在 21 世纪初就成立了广东沉香山沉香发展公司，注册了"沉香山"商标，并用我国著名的书法家启功先生的亲笔题字作为商标图案，目前这个商标已成为广东省内最著名的沉香地理标志商标。2013 年电白被国家林业部中国经济林协会授予"中国沉香之乡"的称号，沉香山集团所在的观珠镇也被建设为国内仅有的几个沉香小镇之一。

　　中山市对沉香的种植开发要比茂名晚，但他们一开始就重视地理标志品牌的申报和宣传工作，2011 年中山市经过多方努力，积极申报，通过评审被中国野生植物保护协会授予"中国沉香之乡"的称号。此后中山在沉香种植、结香、加工、生产、研发以及贸易等方面做了大量工作，势头一度盖过东莞和茂名。2015 年开始中山市五桂山镇着手创建沉香小镇，五桂山是中山最大的山脉，这里有原生态森林，中山沉香以五桂山为主要产地，中山野生的白木香有 4 万多株，绝大部分都是在五桂山地区，约占全国野生白木香存量的 50%。白木香的生产与制作技艺是诞生在中山市五桂山的一门独特传统技艺，目前已成功申报为市级非物质文化遗产代表性项目，五桂山还于近日获得了国家知识产权局颁发的"香山香"第 20 类商标注册证，"香山香"从此成为"官宣"的区域地理标志商标品牌，此举对于推动五桂山沉香特色小镇建设，带动中山沉香全产业链发展都具有重要的意义。

白木香（沉香）树又称莞香树，是中国唯一一个以地方命名的香树，是中国国家地理标志产品，所以东莞对沉香品牌建设更是十分重视，近年来在东莞不仅逐步形成种植、收购、加工、交易一条龙的完整产业链，而且出现众多莞香的主要交易市场，其中尤以寮步镇牙香街最为繁盛，投资建设并逐步恢复了当时广东著名的香市"寮步香市"，使寮步成为今天闻名天下的沉香小镇。东莞不仅申报了中国地理标志产品，还将莞香制作技艺申报并成功入选《国家级非物质文化遗产代表性项目名录》；东莞还申报成功生态原产地产品，其沉香产品将获得生态原产地产品的保护。这些都是东莞在地理标志商标和品牌建设方面取得的显著成绩。

第九节　评述与展望

经过这些年的努力与发展，沉香在种植、结香、加工、研发、应用、收藏以及贸易等方面均取得了显著成绩，沉香产业的发展也突飞猛进，但沉香产业的未来发展和沉香的综合利用都有值得深入的地方，特别是沉香的应用在以下几个方面应该是有广阔前景的。

一、药用

沉香是著名的道地南药，历来受到重视，其功效与作用在中医典籍里的记述甚多。沉香作为药物记载最早见于梁代陶弘景的《名医别录》："沉香、薰陆香、鸡舌香、藿香、詹糖香、枫香并微温。悉治风水毒肿，去恶气。"唐代李珣《海药本草》称"沉香，味苦，温，无毒。主心腹痛，霍乱，中恶邪，鬼疰，清人神，并宜酒煮服之；诸疮肿宜入膏用"。对沉香功能主治记载最详细的要算五代时期吴越的《日华子本草》，该书载："沉香，味辛，热，无毒。调中，补五脏，益精，壮阳，暖腰膝，去邪气，止转筋吐泻冷气，破癥癖，冷风麻痹，骨节不任，湿风皮肤痒，心腹痛气痢。"明代《本草纲目》对其主治症除了前人所载外，谓之能"治上热下寒，气逆喘急，大肠虚闭，小便气淋，男子精冷"。

又据《中国药典》记载，沉香性味辛、苦，微温。功能行气止痛，温中止呕，纳气平喘，用于胸腹胀闷疼痛、胃寒呕吐呃逆、肾虚气逆喘急。另据《中国基本中成药》和《中国药典》收载，常用药中含有沉香的成药有：沉香化滞丸、沉香化气丸、沉香舒气丸、八味沉香散、十五味沉香丸等近五十种。现代研究表明沉香主要有以下药理作用：解痉、止喘、镇静、镇痛、降压、抗菌；临床应用方面，主要有行气止痛、降逆调中、交通心肾、温肾纳气、温肾暖精、壮阳除痹等。此外还有抗心律失常和抗心肌缺血作用,最新研究发现,沉香还有明显的抗癌作用。另外,以沉香药材作为处方之一的"济泰片",在中药戒毒方面有其特殊的优势,在解决毒品成瘾上发挥着越来越重要的作用。

在历代医家的医案记载中,对沉香与其他药物的配伍积累了丰富的经验,治疗范围扩展到多种疾病,现代研究也表明沉香在治疗消化系统疾病、呼吸系统疾病、心脑血管疾病、神经系统疾病以及外科、妇科、儿科、五官科和皮肤科疾病等方面都有显著疗效,在抗肿瘤、抗风湿病以及美容等方面也有较好的作用[75]。

二、沉香香料用品的开发应用

沉香自古就是寺庙、宫廷和贵族家庭用香的主要材料。沉香有抗菌、镇静、解痉、镇痛、平喘、降压等药理作用,用其制作的熏香有抑菌、清新空气、提神等作用,可防止传染病的流行,甚至对呼吸道疾病、心脏病及心绞痛等有很好的缓解、治疗作用。在沉香的致香成分中,相对分子质量小、沸点低的成分挥发相对较快,香气浓烈,而相对分子质量较大或极性较高的成分挥发较慢,香气持久。部分倍半萜类化合物在常温下即可慢慢挥发,沉香油未加热时发出的香味应是倍半萜的混合味道,而2-(2-苯乙基)色酮类成分沸点相对较高,在加热时会产生芳香性的裂解产物如苯甲醛和对甲氧基苯甲醛等与沉香中的其他挥发性成分如倍半萜等共同形成了持久的令人愉悦的香味。沉香的香味可使人感觉到全身舒畅,经脉柔顺,气机调和。沉香香料的开发可考虑采用以下方式:①用沉香为原料制作成卧香、线香、环香、小盘香等燃香类产品;②可提取沉香的精油制作成香水、空气清新剂、按摩用香油、洗浴用香波、香皂等;③可以选用沉香为主药,配以其他香料药物制作沉香香囊用于佩戴或悬挂;④还可制作成电热沉香熏香片、沉香蜡烛等,中山蜡烛厂将沉香的香精溶于蜡中制成沉香蜡烛,行销海外,颇受欢迎。

三、沉香油的开发应用

沉香油是指从沉香中提取的具有香气的低极性或挥发性的油状物质。通俗地讲,沉香油是沉香中原有致香成分提炼浓缩之后得到的精华。它不是某种单一的物质,而是许多不同化学物质的混合物。由于天然沉香的不可再生性,提炼后的沉香油就更显得稀有和珍贵。据弓宝等研究,沉香在加水自然发酵24小时后,沉香油的提取率最高。通过水蒸气蒸馏法从沉香中提取的油状物称为沉香精油,素有"液体黄金"之称。

沉香油是高浓缩的植物精华,具有很多功效,如调和理气、护肾养肝、安眠抗抑郁、平脂祛痘、减压放松等。据记载,19世纪中期,欧洲地区已将沉香油用于制造高级香水,1999年沉香油已经被用于肥皂和洗发水用高档香精。根据沉香精油的性质和作用，配制成不同用途的化妆品，形成系列化妆品，包括纯沉香油、提神香水、高级香水、驱虫香水、风油精、沉香水洗面奶等。此外，沉香油与沉香精油的用途还有以下几种：①闻香：将少量精油涂抹于手背或手帕上，放在鼻子处平缓深吸入，或者盖在鼻子处，闭目深呼吸，即可舒缓紧张情绪，愉悦身心；②熏香：将沉香油加入熏炉中，用热力使沉香油散发，可净化空气，减少病菌传播；芬芳气息刺激嗅觉神经，使人身心舒缓，有独特的养生效果；③浸浴：将沉香油稀释于水溶性媒体如全脂奶或者苹果醋中，放入充满温水的浴缸中浸泡，可消除疲劳，松弛肌肉及舒缓身心压力，提高睡眠质量；④按摩：将沉香精油稀释于基础油里按摩身体，可以松弛肌肉紧张，改善血液循环，消除疲劳，实现身心平衡健康；⑤其他用途。

但有部分沉香爱好者有内服沉香油的现象。沉香油的成分复杂，其安全性尚未经毒性（长毒、急毒）实验证明，服用存在风险，有可能引起过敏或中毒反应，在未有实验结果证明其安全性之前，不建议人们服用。

四、宗教上的应用

沉香之于宗教涵盖佛教、道教、基督教、伊斯兰教、天主教，是世界五大宗教公认的稀世珍宝。各种宗教仪式都需要其信徒平静思想，感受神明，沉香挥发油及其中的一些倍半萜成分具有中枢神经系统活性，正是沉香的这种神奇作用迎合了宗教的需求。中国古人祭天有一个重要的仪式，即在灵台上焚香，借一缕缕清香之烟，与上苍对晤。这种香味，就多为沉香烧成。在佛教中，沉香的地位很高，被推崇为唯一能通"三界"的圣洁香料，佛教用其供奉礼佛；沉香是"浴佛"的主要香料之一，沉香木雕刻的念珠、佛像等是珍贵的佛具，沉香制作的熏香不仅用于礼佛，还是参禅打坐的上等香品；对于沉香末、片，一般用于参禅静坐或诵经法会熏坛、洒净、燃烧，较高级者则使用于饮香，或制作成佛珠佩挂于身上、手腕，于念经时拨动佛珠，沉香受体温加热，散发香气以定神安灵。道教认为可通"三界"的香为沉香、檀香、降真香，而以沉香为最，它是道教供神之上品制煞宝物，在降魔驱邪的仪式中燃烧沉香；沉香在道家养生中，还是修持中悟入圣道必备的珍品。沉香、没药、乳香是天主教与基督教的圣品三宝，《圣经》称沉香为"耶和华之树"。伊斯兰教常在重要庆典中应用沉香香薰进行仪式，并以沉香油为往生者擦拭身体；在例行的清真寺礼拜和每年的麦加朝圣中，以沉香为主要内容的薰香仪式，将伊斯兰教徒对先知穆罕默德的敬仰和虔诚推上了至高无上的境界。

五、收藏

沉香是珍稀资源，自古就价溢黄金，宋代海南沉香高峰时达"一片万钱"，到明代则有"一寸沉一寸金"的说法，到现代沉香价格更加昂贵。特别是沉水级的优质沉香更是千金难觅，据统计，2007年全年产量不足20 kg，而到2008年则不足10 kg。产量的急剧下降导致价格飞涨，目前国内市场上的上好沉香特级品达3万多元/千克，最高的达20万元/千克。沉香是如此珍贵难得之宝，其浑然天成的曼妙风姿，奇形异状、千奇百怪、各具不同风味，而且好的沉木已不易获得，故为人们所珍藏、观赏，更视为供养、镇宅的宝物。从流传下来的作品看，沉香木雕多以明代和清代中前期为主，用此木制成笔筒、笔插、笔搁、如意、瓶等，工艺精细。技法以圆雕、浮雕等为主，有些器物表面的纹饰则使用拼接镶粘的技艺制成。沉香木雕具有极高的经济、人文历史、收藏价值。据报道，北京保利2012年春拍上，一件"沉香雕仙山楼阁嵌西洋镜座屏"以520万元起拍，场内买家竞争激烈，最终以2 070万元的高价成交，打破了中国沉香艺术品拍卖纪录。这件作品既非奇楠，也不是顶级沉香，被市场追捧的原因在于其艺术、历史价值和人文背景。同年7月22日，在中贸圣佳拍卖会上，一件清代康熙年间沉香木雕四臂观音像估价90万元至100万元，最终以远远高于估价的253万元成交。

目前收藏沉香的人士很多，不少沉香收藏家都有为数不少的沉香藏品，像中山市沉香收藏家黄越强先生，他不仅在中山沉香收藏界里颇有名气，在全国沉香收藏界也是屈指可数的人物，他的收藏室里挂着八个大字"顺应自然，敬畏天地"，数百件沉香藏品让人看得眼花缭乱。每一片沉香，都用定制的透明盒子装着，条状的、圆状的、山状的……各式各样千奇百怪，大如锅盖，小似甲片。"一树结八物，沉香树的树根、树头、树身、树枝、树皮等结出的香都不一样。"黄越强对自己的藏品如数家珍，他收藏的藏品中有红土、树芯、清桂香、角沉、包头、吊口、虫漏、脱落等。黄越强常常讲："香文化的精髓是纳气安神、坐思开悟、精心励志、除污去垢，求得身体的舒畅和精神的安宁，这才是收藏沉香的真谛。"他收藏沉香只是希望从中感知香文化的深奥，而不是单纯投资。为了得到一块好沉香，他经常四处奔波，很多时候去香农的山里精挑细选，和别的藏家软磨硬泡。黄越强说，他收藏沉香的出发点首先是它的药用价值，其次才是沉香的艺术观赏性。因家里开药店，从小就接触药材的黄越强对药性也是非常熟悉的，以前在中山家庭，每当孩子有头痛脑热等小病时，家里老人会抓一把庙里的炉灰冲水给孩子喝。他认为"这种做法，现在看是荒谬，但在古代沉香盛行的时候，是确有疗效的，因为孩子服下的是沉香灰"。此外，东莞市尚正堂老板黄欧先生、茂名市沉香山的汪科元先生、广州市沉香协会的周天明会长、东莞沉香协会的尹丰田会长等都是鼎鼎有名的沉香收藏鉴赏家。

六、其他方面的应用

沉香还广泛应用于化妆品、保健用品、保健酒、茶代用品等方面[76]。有人通过对沉香相关专利进行研究发现，沉香在化妆品应用方面专利申请数为 36 项，保健品方面专利申请数为 34 项，保健酒方面专利申请数为 28 项，茶代用品方面专利申请数为 20 项，香烟应用方面专利申请数为 9 项，天然调料方面专利申请数为 6 项，杀虫混剂专利申请数为 5 项，害虫驱避剂专利申请数为 4 项。这充分说明沉香的应用范围十分广泛。

广东的相关沉香企业在沉香产品研发方面也做了大量的工作，并取得显著成绩。有的企业参与修订《中国药典》2015 年版沉香药材标准，有的企业研发出沉香袋泡茶、沉香酒、沉香洗发水、沉香洗面奶、沉香枕等多种产品，其中沉香枕还获得了专利。有的企业研发出沉香茶、沉香礼品、沉香饰品、熏香产品、香具等五大类产品，建立了华南地区较具规模的沉香体验馆，成立至今已有近数万人次体验沉香文化，成为文人雅士聚集之地；还有企业打造了中国首家专业沉香网上交易平台"香当当"，消费者除可线上购买真品沉香外，还能从其中获取沉香文化的功效和背景知识，在线咨询沉香鉴赏专家鉴别沉香产品真伪等。还有企业已研制出符合国家药典标准的药用沉香、沉香酒、沉香蜜、沉香线香、沉香茶以及超微沉香粉、沉香香料、沉香精油等沉香系列保健、日用品等产品。特别是研发出了经广东省药监局审批的医疗器材——热敷贴"隔物灸"（以沉香白木粉为主制成），对颈、肩、腰、腿、风湿痛及类风湿病有治疗作用，并申请了多项专利，深受广大患者的欢迎。也有企业专门开发出沉香产品，如礼佛祭祀香、养生保健香、空气卫生香三大系列以及香粉、香料、熏香油、沉香精油、沉香茶、车载沉香熏香炉、家用熏香炉和专业熏香品鉴炉等系列沉香产品。还有研制生产沉香工艺品、沉香木雕、沉香根雕、沉香线香、沉香手串等产品。这些沉香产品远销国内各地以及东南亚地区，深受广大消费者的欢迎。

相信在不久的将来，沉香应用将会更加广泛，沉香产业将会更进一步兴旺发达，沉香产业将会为社会经济发展作出突出的贡献，沉香这个名贵药材、千古香料也一定会为人类健康事业和社会经济发展作出更大的贡献。

（梅全喜　田素英　李红念　范卫锋　黄　冉　等）

参考文献

[1] 梅全喜. 香药：沉香 [M]. 北京：中国中医药出版社，2016.

[2] 雷敩. 雷公炮炙论 [M]. 王兴法，辑校. 辑佚本. 上海：上海中医学院出版社. 1987：36.

[3] 陶弘景. 名医别录 [M]. 尚志钧，辑校. 辑校本. 北京：人民卫生出版社，1986：64.

[4] 陶弘景. 本草经集注 [M]. 尚志钧，辑校. 辑校本. 北京：人民卫生出版社，1994：256.

［5］嵇含．南方草木状［M］．广州：广东科技出版社，2009：29-30.

［6］苏敬．新修本草［M］．尚志钧，辑校．辑复本．2版．合肥：安徽科学技术出版社，2005：179.

［7］苏颂．本草图经［M］．尚志钧，辑校．合肥：安徽科学技术出版社，1994：342.

［8］寇宗奭．本草衍义［M］．北京：人民卫生出版社，1990：81-82.

［9］唐慎微．重修政和经史证类备用本草［M］．北京：华夏出版社，1993：363-365.

［10］李时珍．本草纲目：下册［M］．北京：人民卫生出版社，1982：1936-1940.

［11］张璐．本经逢原［M］．北京：中国中医药出版社，2007：169.

［12］吴仪洛．本草从新［M］．天津：天津科学技术出版社，2003：89.

［13］赵学敏．本草纲目拾遗［M］．闫冰，校注．北京：中国中医药出版社，1998：205-208.

［14］黄宫绣．本草求真［M］．北京：人民卫生出版社，1987：27.

［15］彭元藻．儋县志［M］．台北：成文出版社，1976：226-229.

［16］中华本草编委会．中华本草：第5卷［M］．上海：世纪出版集团，1999：396.

［17］江苏新医学院．中药大辞典：上册［M］．上海：世纪出版集团，2001：1170.

［18］梅全喜，李汉超，汪科元，等．南药中山沉香的产地考证与发展构想［J］．时珍国医国药，2007，18（8）：2049-2051.

［19］肖培根．新编中药志：第三卷［M］．北京：化学工业出版社，2002：244.

［20］郭桂明．名贵中药材沉香的资源现状与真伪鉴别［J］．北京中医，2006，25（5）：293-294.

［21］关彬．沉香以及混淆品的简易鉴别研究［J］．中草药，2000，31（7）：558-559.

［22］潘国良，邵文杰．沉香及其伪品的薄层色谱鉴别［J］．河南中医药学刊，1994，9（6）：22-23.

［23］任为风，程秀民，曹桂莲，等．沉香及其伪品的光谱鉴别［J］．基层中药杂志，1997，11（2）：17-19.

［24］杨小平，郭成坤，屈菊兰．沉香质量的微分热重法研究［J］．中国现代应用药学，2000，17（5）：370-371.

［25］黄海波，刘心醇，楼步青．香港商品伪沉香鉴别研究［J］．广东药学，2002，

12（4）：5 - 6.

[26] 王家光，刘雅琴．沉香与伪品的鉴别 [J]．北京中医药大学学报，2001，24（3）：48.

[27] 中华人民共和国卫生部药典委员会．中华人民共和国卫生部药品标准：中药成方制剂第十七册 [S]．北京：中国医药科技出版社，1998：52.

[28] 中华人民共和国卫生部药典委员会．中华人民共和国卫生部药品标准：中药成方制剂第十五册 [S]．北京：中国医药科技出版社，1997：98.

[29] 徐文龙，梁源，王张，等．HPLC 法同时测定七十味珍珠丸中 6 种成分 [J]．中成药，2017，39（10）：2072 - 2076.

[30] 武嘉庚，杨凤梅，张炜，等．UPLC - MS/MS 法检测洁白制剂中沉香的使用情况 [J]．实用药物与临床，2019，22（12）：1303 - 1306.

[31] 潘玄玄，宋粉云，林秀莲，等．沉香化气丸的 UPLC 指纹图谱与化学模式识别 [J]．中国实验方剂学杂志，2017，23（19）：105 - 110.

[32] 中国中医科学院中药研究所．历代中药炮制资料辑要 [M]．北京：中医科学院中药研究所，1973.

[33] 于水永．沉香炮制方法的改进 [J]．中药材，1994，17（7）：50.

[34] 杨骏山．沉香化学成分的研究概况 [J]．天然产物研究与开发，1998，10（1）：99 - 103.

[35] 徐维娜，高晓霞，郭晓玲，等．白木香果皮挥发性成分及抗肿瘤活性的研究 [J]．中药材，2010，33（11）：1736 - 1740.

[36] 陈晓颖，高英，李卫民．不同结香方法与国产沉香挥发性化学成分的相关性研究 [J]．中国药房，2012，23（11）：1017 - 1020.

[37] 郭晓玲，田佳佳，高晓霞，等．不同产区沉香药材挥发油成分 GC - MS 分析 [J]．中药材，2009，32（9）：1354 - 1358.

[38] 林峰，梅文莉，吴娇，等．人工结香法所产沉香挥发性成分的 GC - MS 分析 [J]．中药材，2010，33（2）：222 - 225.

[39] 刘洋洋，杨云，林波，等．四批通体香沉香药材的挥发油成分分析 [J]．化学与生物工程，2014，31（5）：67 - 70.

[40] 周永标．一种进口沉香的药理作用考察 [J]．中药材，1989，12（12）：40.

[41] 周永标．沉香对肠平滑肌的药理作用 [J]．中药通报，1988，13（6）：40.

[42] 李红念，江展增，梅全喜．沉香叶与沉香药材促进小肠推进作用的对比研究 [J]．亚太传统医药，2013，9（6）：24 - 25.

[43] HIDEAKI H, YASUAKI I, NOBUTAKA M, et al. Laxative effect of Agarwood leaves and its mechanism [J]. Bioscience biotechnology and biochemistry, 2008, 72（2）：335 - 345.

［44］吴秀荣，李红念，梅全喜，等．沉香叶与沉香药材平喘作用的对比研究
［J］．今日药学，2013，23（6）：346－347.

［45］刘倩，王东辉，李春，等．α－沉香呋喃衍生物的合成及中枢神经系统活性
［J］．中国药物化学杂志，2003，13（3）：8－13.

［46］ZHOU M H，WANG H G，KOU S J，et al. Antinociceptive and anti－inflamma-
tory activities of *Aquilaria sinensis*（Lour.）Gilg. Leaves extract［J］. Journal of ethnopharma-
cology，2008，（117）：345－350.

［47］吴秀荣，梅全喜，林焕泽，等．白木香叶提取物对 LPS 诱导 RAW264.7 巨噬
细胞炎症因子的影响［J］．今日药学，2012，22（8）：471－473.

［48］张炜华，吴庆光，曾宝．莞香叶芒果总苷的制备及其抗炎镇痛药效学研究
［J］．医学研究杂志，2014，43（3）：48－51.

［49］林焕泽，李红念，梅全喜．沉香叶与沉香药材抗炎作用的对比研究［J］．中
华中医药学刊，2013，31（3）：548－549.

［50］李红念，梅全喜，林焕泽．沉香叶与沉香药材镇痛作用的对比研究［J］．时
珍国医国药，2012，23（8）：1958－1959.

［51］廖建良，吴国祥，曾令达，等．沉香提取物的抑菌活性［J］．江苏农业科学，
2013，41（6）：285－287.

［52］李浩华，章卫民，高晓霞，等．白木香果皮提取物的抗菌活性［J］．中国实
验方剂学杂志，2011，17（7）：100－103.

［53］路晶晶，戚进，朱丹妮，等．白木香叶中黄酮类成分结构与抗氧化功能的相
关性研究［J］．中国天然药物，2008，6（6）：456－460.

［54］林芳花，彭永宏，江顺，等．沉香叶提取工艺及其抗氧化活性实验研究
［J］．中国野生植物资源，2011，30（4）：35－37，40.

［55］林芳花，彭永宏，柯菲菲，等．沉香叶鞣质含量测定及抗氧化、延缓衰老作
用的研究［J］．广东药学院学报，2012，28（3）：259－262.

［56］陈地灵，吴祎，林励，等．沉香茶提取物的体外抗氧化和体内降血脂作用评
价［J］．现代食品科技，2013，29（6）：1198－1201.

［57］姜珊，姜勇，管又飞，等．白木香叶95%乙醇提取物在 db/db 糖尿病小鼠上
的降糖作用［J］．中国医药科学杂志，2011，（20）：609－614.

［58］梅全喜，李红念，林焕泽，等．沉香叶与沉香药材降血糖作用的对比研究
［J］．时珍国医国药，2013，24（7）：1606－1607.

［59］王红刚，周敏华，路晶晶，等．沉香叶抗肿瘤活性化学成分研究［J］．林产
化学与工业，2008，28（2）：1－5.

［60］梁耀光，吕巧莉，郭洁萍．不同前处理工艺对白木香叶防癌活性的影响

[J]．广东化工，2013，40（14）：37 – 38.

[61] 杨懋勋，梁耀光，吕巧莉．高速逆流色谱法分离白木香叶片中的洋芹素 – 7，4' – 二甲醚及其体外清除亚硝酸盐作用研究 [J]．安徽农业科学，2013，41（5）：6648 – 6650.

[62] 徐维娜，高晓霞，郭晓玲，等．白木香果皮挥发性成分及抗肿瘤活性的研究 [J]．中药材，2010，33（11）：1736 – 1740.

[63] 张文江．药物代谢研究 [D]．北京：中国协和医科大学，1994.

[64] 霍会霞．沉香的化学成分分析及抗动脉粥样硬化作用机制研究 [D]．北京：北京中医药大学，2019.

[65] 李春林．白木香树干木块对小鼠经口给药急性毒性实验观察 [J]．云南中医中药杂志，2018，39（8）：68 – 70.

[66] 林春华，肖敏，董润璁，等．沉香提取物对 SD 大鼠灌胃 3 个月重复给药毒性实验 [C]．中国毒理学会药物毒理与安全性评价学术大会，2019：209 – 210.

[67] 侯文成，王灿红，杨云，等．通体结香技术产沉香提取物急性毒性和遗传毒性研究 [J]．中国药学杂志，2019，54（23）：1965 – 1969.

[68] 侯文成，王灿红，杨云，等．通体结香技术产沉香提取物致畸、致突变毒性研究 [J]．中国药学杂志，2019，54（23）：1976 – 1979.

[69] 吴爱琴，郑定仙，黄业宇，等．海南沉香茶的安全性毒理学评价 [J]．中国热带医学，2007，7（7）：1226 – 1227.

[70] 廖萍．白木香叶提取物毒理学安全性评价的实验研究 [D]．长沙：中南大学，2014.

[71] 黄晶晶，黄鸿娜，毛德文．沉香粉治疗肝癌介入术后顽固性呃逆临床观察 [J]．辽宁中医药大学学报，2011，13（2）：147 – 148.

[72] 胡瑞霞，胡瑞华，秦淑芳．中西医结合治疗Ⅲ – Ⅳ级慢性阻塞性肺疾病临床研究 [J]．中医学报，2013，28（10）：1464 – 1465.

[73] 林焕泽，李红念，梅全喜，等．沉香叶的研究进展 [J]．今日药学，2011，21（9）：547 – 549.

[74] 吴惠妃，梅全喜，李庆国，等．白木香种子挥发油化学成分及抗氧化性研究 [J]．中药材，2013，36（9）：1463 – 1466.

[75] 汪科元，梅全喜．沉香的临床应用近况 [J]．时珍国医国药，2007，18（4）：987 – 988.

[76] 汪科元，王守东．众香国里话沉香 [M]．北京：人民卫生出版社，2010.

第七章 广佛手

第一节 历史概况

佛手 *Citrus medica* L. var. *sarcodactylis* Swingle，芸香科（Rutaceae）柑橘属（*Citrus*）植物的果实，原产地印度。不同产地佛手均来源于同一种植物，商品佛手因产地不同有"广佛手""川佛手""金佛手"和"建佛手"之分。主产于广东高要、肇庆，广西凌乐、灌阳、大新等地的称"广佛手"；栽培于福建福安、莆田等地的称"建佛手"；产于四川合江、江津、泸县等地，云南易门、宾川等地的称"川佛手"；主产浙江金华的称"浙佛手"或"金佛手"[1]。

宋代以前本草皆未正式著录佛手柑，医方也很少提到"佛手"之名。佛手柑之名以元代贾铭撰《饮食须知》记载为最早，该书香橼条附录佛手柑云："佛手柑，味辛甘，性平，与香橼功用相同。"明代《本草纲目》则以佛手柑为枸橼的别名[2]。佛手原产印度，在法国、意大利、德国和美国以及东南亚地区都有广泛栽培[3]。我国佛手资源多以栽培为主，鲜见野生。最初主要分布在广东肇庆、高要，福建莆田、福安，重庆江津、合川，四川泸县，浙江金华、兰溪等地。近年来随着各地引种栽培面积不断扩大，在广东四会、潮汕，广西田林，云南昆明，重庆江津，四川安县，湖南、贵州、湖北、河南、江苏、安徽、江西等地均有种植，以重庆江津和广东高要种植面积最大、产量最高[2]。

佛手别名五指柑、佛手柑、九爪木等，秋季果实尚未变黄或变黄时采收，纵切成薄片，晒干或低温干燥。以干燥的果实入药，味辛、苦、酸，温。归肝、脾、胃、肺经。具有疏肝理气，和胃止痛，燥湿化痰的功效。用于肝胃气滞，胸胁胀痛，胃脘痞满，食少呕吐，咳嗽痰多[4]。佛手既可作水果食用，又可作为观赏性果味盆景，其深加工产品还可以用于开发各种功能性保健食品。佛手精油还可用于化妆品、香水等行业，是一种重要的调香原料，在欧美地区被广泛使用。此外，佛手还有抗抑郁、抗炎、抗菌、抗癌、抗肿瘤、降血压、抗衰老等作用。

一、本草考证

（一）历史文献记载及分析

中药佛手，历代本草古籍记载的名称为佛手柑、香橼等。因功效和外观性状与橘、橼一类相似，故常与枸橼、香橼、香栾等相近品种混用。东汉时期将其称之为"枸橼"，唐、宋以后，多以"香橼"之名为人所知。李时珍的《本草纲目》将其列于果部第三十卷枸橼名下，将其释名为"香橼""佛手柑"，并对其植物形态进行描述："产于闽广间，木似朱栾而叶尖长，枝间有刺。植之近水乃生。其实状如人手，有指，俗呼为佛手柑。有长一尺四五寸者。皮如橙柚而浓，皱而光泽。其色如瓜，生绿熟黄。其核细"[5]。直到《本经逢原》[6]问世，才开始将佛手、枸橼分列介绍，虽"柑橼"之名列于卷三果部，但其认为因字形相似之误才将"柑橼"作"枸橼"。《本经逢原》认为"柑橼乃佛手、香橼两种：盖柑者，佛手也，专破滞气，橼者，香橼也，兼破痰水"，并分析《本草纲目》中两者混论的原因是"柑"和"橼"两种性味相类。《滇南本草》[7]以香橼叶、香橼为名列条，将香橼作具体的描述，即香橼"实如橘柚而大，至滇中则形锐益大，有尺许长者，主治较佛手柑稍逊"。通过描述和对比，可以看出《滇南本草》已将香橼与佛手柑区别。此外，《滇南本草》提出在以往的本草书有"佛手柑"的名称记载，进一步说明"香橼"本名应该为"枸橼"，"佛手柑"与"枸橼"并非同一种植物。在对以佛手柑为记载的历代本草文献的整理发现，个别古籍观点有些许不同。列于《本草从新》[8]卷十果部香栾内容中，除对香栾进行详细描述外，还提到"今人误称为香圆"，但"不知香圆即佛手柑也"。这里的描述除将香栾与香圆混淆外，还将香栾与佛手柑混淆。《本草从新》作者最后指出香栾与香圆应该是两种不同的植物来源，香栾为"柚之属也"，"其黄而小者为密筒，其大者谓之朱栾，最大都谓之香栾"，但并未对佛手柑再作进一步描述。在后世的《本草便读》[9]中就将香圆、佛手分列，并作描述。进一步考证得知，明清时期柑橘种植的品种比唐宋时期的更加繁多。以浙江为例，新出现或引进的品种多达数十种，在这数十种的记载中就有"佛手柑"的记载。综上可知，明清以后，就已将佛手柑、香圆、枸橼分列。

（二）功效及应用考证

《滇南本草》中记载佛手柑"味甘、微辛，性温。入肝胃二经，补肝暖胃"，有"止呕吐，消胃家寒痰，治胃气疼，止面寒疼、和中、行气"之效，且认为香橼主治较佛手柑稍逊；《本草品汇精要》[10]中记载佛手功效为"下气开胸膈，皮去气除心头痰水"。《丹溪心法》[11]中认为佛手柑用于"治鼓胀"且"屡验"。又如《本草纲目》，记载佛手柑"下气，除心头痰水；煮酒饮，治痰多咳嗽；煮汤，治心下气痛"。《本经逢原》面世之前，历代本草将香橼与佛手柑相混，多认为佛手柑是枸橼或香橼的别名，因此对佛手的功效主治概括得较为宽泛。自《本经逢原》面世后，虽以"柑橼"之名列于果部，但其已将香橼与佛手柑功效进行区别，认为"盖柑者，佛手也，专破滞气，治痢下后重；橼者，香橼也，兼破痰水"，也就是认为香橼不单能"破滞气"，还能"破痰水"，对治疗咳嗽气壅有较好的疗效。《本草便读》以"理气快膈，惟肝脾气滞者宜之"概括其药效。《本草从新》中除言其"理上焦之气而止呕，进中州之食而健脾"的功效之外，其作者提出佛手使用的禁忌，即"阴血不足者，亦嫌其燥耳"。《本草撮要》[12]中认为其"独用损气"，需与"参术"一类的滋补药同用，可缓和药性。《本草纲目拾遗》[13]中记载："佛手露，佛手柑蒸取，气香味淡，能疏膈气。"可见，历代本草著作上记载佛手柑的药效基本一致，皆以破气除痰为主。

根据表7-1可知，历代本草中关于佛手药效的记载大同小异，均记载佛手性味多"辛、温"，以"下气""破气除痰水"为主要功效。通过对不同时代具有代表性的著作对佛手性味特点及功效的记载进行比较，发现历代本草书籍对佛手药性的多数看法存在相同之处。历代本草中除记载佛手功效主治之外，对佛手功效的运用也较为灵活，如运用佛手治疗需取其"陈久者"，认为"陈久者良"；又有认为佛手不可单独使用，可与一些滋补类的药物配伍使用等，这为佛手功效的进一步开发提供了思路。

表7-1　历代本草书籍中记载的佛手功效

出处	性味	功效	不同观点
《滇南本草》	甘、微辛，性温	止呕吐，消胃家寒痰，治胃气疼，止面寒疼、和中、行气	香橼主治较佛手柑稍逊
《本草品汇精要》		下气开胸膈，皮去气除心头痰水	
《本草纲目》	辛、酸，性温	下气，除心头痰水	煮酒饮，治痰气咳嗽；煮汤，治心下气痛
《本经逢原》	辛、苦，微寒	专破滞气	取陈年者用之可治痢下后重，但痢久气虚非其所宜

（续上表）

出处	性味	功效	不同观点
《本草便读》		理气快膈，惟脾气滞者宜之	
《本草从新》	辛、酸，性温，气香	理上焦之气而止呕，进中州之食而健脾	阴血不足者，亦嫌其燥耳
《本草撮要》	苦、酸，温	功专理上焦气而止呕	独用损气，宜与参术并行

（三）讨论

通过对本草古籍中所描述的佛手可以看出，历代多认为佛手是枸橼，并常与性味相近的香橼或香圆等相混，认为是同一物，属于枸橼的别名。通过查阅《福建药物志》[14]中关于枸橼（香橼）、佛手的记录，根据其所描述的生物学形态特征，对照本草古籍中对香橼、枸橼的描述（见表7-2），发现本草古籍中所描述的一部分为枸橼，一部分为佛手。现代研究显示，枸橼、佛手应是同属两种不同植物，但由于佛手和香橼在各器官形态相似而较难区别，两者的区别主要在于佛手子房会在花柱脱落后即行分裂，并在果的发育过程中成为手指状肉条，且通常无种子。据郭天池[15]介绍，枸橼1753年由林奈命名，在我国有佛手、小果香橼、枸橙、沧源香橼、大香橼、宾川香橼、橙香橼及小香橼8个变种或品种，以及麻屋、福州枸橼、德宏香橼3个杂交种。

表7-2　历代本草书籍中对香橼、枸橼的描述

别名	古籍中描述	来源
香橼	实如橘柚而大，至滇中则形锐益大，有尺许长者	《滇南本草》
枸橼	叶大，其实大如盏	《本草拾遗》
香橼子	形长如小瓜状，其皮若橙，光泽可爱，肉甚浓，白如萝卜而松虚	《本草图经》
香圆	四月开花，九月十月采实，皮黄肉白	《本草品汇精要》
枸橼	木似朱栾而叶尖长，枝间有刺。植之近水乃生。其实状如人手，有指，俗呼为佛手柑。有长一尺四五寸者。皮如橙柚而浓，皱而光泽。其色如瓜，生绿熟黄。其核细	《本草纲目》

二、商贸发展历史

佛手树起源于亚洲东南部，后被引入欧洲，尤其是意大利，在象牙海岸、摩洛

哥、突尼斯和阿尔及利亚（北非国家）也有种植。从佛手柑果皮萃取的精油，味道较清新，类似橙和柠檬，略带花香，是香料店、化妆品以及窗体行业使用最广泛的精油之一，也是经典的4711科隆香水和厄尔氏灰茶的主要成分。由于佛手柑精油含高浓度的香柑内酯，所以能引起光毒性反应（敏感皮肤暴露在阳光下时会产生灼热的感觉）。精油可以用于开发高香气低焦油卷烟产品，在生产低焦油卷烟时会导致其香味大大降低，而若将精油这种致香物质添加到低焦油卷烟中，可弥补生产中香味物质的损失。

此外，佛手是荜铃胃痛颗粒、胃苏冲剂等数十种中成药的主要原料。荜铃胃痛颗粒的年销售额可达5 000万元，胃苏冲剂每年的销售额达4亿元，佛手果实除药用外，还可提取香料、加工成糖果蜜饯等多种果脯、生产饮料和保健食品。

第二节 生药学研究

目前药材市场上佛手根据产地不同，商品规格分为：产自广东、广西的称"广佛手"，产自四川的称"川佛手"，产自浙江的称"金佛手"，产自福建的称"建佛手"。

一、植物学特性

（一）植物性状特征

为不规则分枝的灌木或小乔木。新生嫩枝、芽及花蕾均暗紫红色，茎枝多刺，刺长达4 cm。单叶，稀兼有单身复叶，则有关节，但无翼叶；叶柄短，叶片椭圆形或卵状椭圆形，长6~12 cm，宽3~6 cm，或有更大，顶部圆或钝，稀短尖，叶缘有浅钝裂齿。总状花序有花达12朵，有时兼有腋生单花；花两性，有单性花趋向，则雌蕊退化；花瓣5片，长1.5~2 cm；雄蕊30~50枚；子房圆筒状，花柱粗长，柱头头状，果椭圆形、近圆形或两端狭的纺锤形，重可达2 000 g，果皮淡黄色，粗糙，甚厚或颇薄，难剥离，内皮白色或略淡黄色，棉质，松软，瓤囊10~15瓣，果肉无色，近于透明或淡乳黄色，爽脆，味酸或略甜，有香气；种子小，平滑，子叶乳白色，多或单胚。花期4—5月，果期10—11月。见彩插图7-1、7-2、7-3。

（二）生长环境特点

佛手适生于热带、亚热带，喜温暖湿润、阳光充足的环境，耐寒性差，不耐冰霜及干旱，耐阴，耐瘠，耐涝。最适生长温度为22 ℃~24 ℃，越冬温度为5 ℃以上，在43 ℃下仍能正常生长，过强光照会造成日灼或伤害浅根群。最适宜年降水量为1 000~

1 200 mm，最适宜年日照时数为 1 200～1 800 小时。适合在土壤深厚、疏松肥沃、富有腐殖质、排水良好的酸性壤土、沙壤土或黏壤土中生长[16,17]。

运用药用植物全球产地生态适宜性区划信息系统（GMPGIS）对广佛手全球生态适宜性进行分析，以广佛手道地产区、主产区和野生分布区的 330 个分布数据为基点，选取最热季均温（19.7 ℃～29.1 ℃）、最冷季均温（5.7 ℃～15.0 ℃）、年均温（14.5 ℃～22.7 ℃）、年均降水量（903～1 692 mm）、年均相对湿度（63.40%～75.96%）、年均日照（122.13～148.10 W/m²）6 个生态指标作为主要的影响因子。结果显示广佛手全球生态相似度最大的区域主要分布在中国境内，其面积所占比例约为 89.98%。除中国外，全球范围内广佛手最大生态适宜性区域主要分布在巴西、越南、美国、葡萄牙、日本、老挝、意大利等地，其生态适宜性区域面积累加值约占 9.83%[18]。

二、种植及产地加工研究

佛手原产印度，在法国、意大利、德国和美国以及东南亚地区都有广泛栽培。佛手在我国栽培历史悠久，分布较广，四川、浙江、福建、江苏、广东、广西等省区均有种植。

（一）栽培品种

佛手在长期的栽培过程中，随着自然变异的发生和积累，已分化成具有不同生物学特色的多个类型。佛手按果形分为指佛手和拳佛手；按花的颜色分为红花佛手和白花佛手[19]。红花佛手又分为大种、小种两个品系，大种由福建漳州一带引入，又称为福建种，种植较少；小种可作为矮化盆景栽培，二者区别见表 7-3。

表 7-3 红花佛手不同品系比较

项目	大种	小种
树形	生长健壮，树形高大，枝条粗壮直立	矮小，节间短，嫩梢嫩叶
叶	叶片肥大宽厚，叶脉明显	叶片较小，薄，叶脉平滑
花	紫红色，花芽易分化	淡红色，花芽易分化
果	果实大；产量高，单果重一般为 380 g 左右；果形顶端指状闭合如拳	果实较短小；坐果率高，单果重 100 g 左右，外观较差，果实含水量高
香气	较淡	浓
贮藏	不耐贮藏	耐贮藏

白花佛手从江苏一带引入，又称南京种，花白色，与福建种相比，果实稍小，香气更浓，果形多为指佛手，根据枝条颜色可分白皮和青皮两个品系，其中青皮为主栽培品种，二者区别见表7-4。

表7-4　白花佛手不同品系比较

项目	白皮	青皮
枝干	灰白色，节间长	青褐色，较粗壮
叶	淡绿色或黄绿色，大而薄	浓绿色，较厚
花	花芽分化差	花芽易分化
果	大而稍长，果皮细且光泽度好，坐果率较低，单果重350g左右	结果性好，丰产稳定，单果重300g左右
香气	浓郁	浓郁
贮藏	较耐贮藏	较耐贮藏

（二）广佛手的生长发育规律

佛手每年抽梢4次，可分为春梢、夏梢、秋梢及冬梢。一般在栽后2~3年开始结果，其花期很长，从每年12月至翌年9月都有开花，花期为4—5月。果实成熟期也不一致，每年的6—10月均有果实采收。佛手花有雄性花（单性花）和雌雄花（两性花）两种。

（三）广佛手的栽培研究

1. 栽培管理

（1）选地整地。

选择气候温暖，雨量充沛，阳光充足，冬季无冰冻的地方栽培。土壤以含腐殖质丰富、酸性中壤土或沙质土为好。选地后，翻耕土壤，施入有机肥作基肥。要选择土层深厚、疏松肥沃、排水良好的沙壤土作苗床，且确保灌溉方便。深耕细作，每公顷施入腐熟厩肥 3.75×10^4 kg，翻入土中作基肥，起宽1.5 m左右的高畦，开畦沟宽30 cm以上，深约20 cm，作扦插育苗的苗床[19]。

（2）繁殖方法。

①扦插繁殖：插条应选7~8年生以上、生长健壮、无病虫害、产量较高且稳定的植株作为母树，从上一年没有挂果的或者当年生的春梢（或秋梢）中选择粗壮的青绿色枝条为插穗。按18~20 cm（3~5个芽）为一段截取，剪去一半叶片和刺，下端的切口在节下，以利于发根。用锋利的刀，将下端插口，按45°削成马耳形。插穗应随剪随削随插，有利于提高成活率。扦插以3月春梢萌发前为好，也可在8—9月高温多雨

季节进行。扦插株行距为 30 cm×6 cm，不可倒插。每公顷约插 18~22 万株。插后覆土压紧，使先端 1 个苞芽露出土面，并用手将周围泥土捏实，使土壤与穗条紧密接合，利于生根。扦插后，需搭棚防晒，注意淋水防旱，如果久雨不晴，则要疏通沟渠，排除积水。及时除草，适时施肥，待长出根系后追施稀薄的人畜粪尿水，每公顷可用 1 500 kg 人畜粪尿，兑水 7 500~11 250 kg 后淋施，以利于加速扦插苗根系生长。1~3 年时每月追施 1 次，浓度可逐渐加大。

②嫁接繁殖：切接在春季 3 月上、中旬进行；靠接在秋季 8—9 月上旬进行。砧木宜选择 4~5 年生的香橼（*Citrus medica*）或柠檬（*Citrus limon*）；接穗采自已经开花结果的优良品种植株上一年春季或秋季萌发的枝条。将砧木基部以上 5~7 cm 处剪平、削光，将光滑部分作为斜切面，深度约 1.0~1.5 cm。接穗留 2~3 个芽，将下端削成 1.0~1.5 cm 的长楔形，然后将砧木切口一侧与接穗切口对齐，紧密贴合后用塑料薄膜捆扎，待半个月接口愈合且接穗抽芽后松土除草。45~60 天后，接穗开始抽梢，将包扎物除去，以防新梢弯曲。将砧木距土面 20~30 cm 处削成 4~7 cm 的盾形削面；再选 1~2 年生健壮的接穗，一边削成比砧木削面稍长的盾形斜面；然后将 2 个削面形成层对齐靠实，用塑料薄膜缠紧。1 个多月后将接穗自母株断下，把砧木上部剪掉，即成新株。

（3）定植。

①种植时间：春、秋两季均可定植，但以 2—3 月气温回升，新芽即将萌发时移植较好。过早春寒，过迟苗已抽梢，成活率低。

②种植密度：株行距为（2.0~2.5）m×（2.5~3.0）m，以 1 500~2 000 株/公顷为宜。

③种植方法：扦插或嫁接苗培育 1 年后，选取高 50 cm 以上、粗壮无病虫害的苗木，将分枝剪去，只留一主干，根长不要超过 20 cm。栽种时，将挖出的表土先放入植穴内，再加入厩肥、堆肥等基肥，与表土拌匀后再加入少量泥土。每穴栽 1 株苗木，扶正，使须根向四周扩展，用细土培根踩实，最后覆土稍高于地面，栽种后浇水，再培土[20]。

（4）田间管理。

①中耕除草：定植后要经常中耕除草，一般每月 1 次。由于佛手根系分布较浅，松土要浅松不宜深松。及时拔除杂草，以免消耗养分。

②施肥：施肥浓度和次数应根据树龄大小、生长好坏而定。1~3 年实生苗，每年施肥 4~6 次，即在 3—8 月间每月施 1 次人粪尿，每公顷用 7 500~10 000 kg，浓度以较稀为宜。对已结果的植株，一般每年施肥 3~4 次，开花前施肥 1 次，幼果长至 3~4 cm 长时施 1 次，采果后再施 1 次，人粪尿、粪饼均可。

③整形修枝：佛手树冠不规整，树梢生长杂乱，为促进生长、结果，每年都需剪去衰弱枝、病枝、枯枝，使枝条分布合理，减少病虫害等。整形修枝宜在 3 月萌芽前和冬季采果后进行。

④弯枝：为防止茎干徒长，增加结果枝，还应采取弯枝管理措施。当植株高1 m左右时，在9—11月晴天，可用竹篾片一端缚在树枝上，用力慢慢向下弯至主干，离地高0.6 m时，将竹片的另一端插入土中进行弯枝处理。

⑤疏花摘芽：佛手在肥料过足、长势过旺或树势衰老时会发生早花现象，且多为雄花，不结果，须人工采摘掉。5～6月开的花一般能结果，但每一短枝只留1～2朵花，其余的要摘掉。开花期内，要将主干和大枝条上的春芽全部摘掉，夏季以后的芽可以适当保留。[21]

（5）病虫害防治。

①病害：黄龙病在秋冬干旱季节发病最多，由寄生于韧皮部的类细菌引起。防治方法：剪掉或挖除病株，并集中用火烧毁。在病害初期以5 L烟叶浸出液（烟叶500 g），加50 g辣椒水、15 g氯霉素及15 mL 901农用增效展着剂混合过滤，隔6天左右喷1次。炭疽病由真菌引起。防治方法：发病前喷1∶1∶150倍波尔多液，保护新梢生长，发病时喷50%二硝散5 g/L溶液或70%代森锰锌可湿性粉剂1.00～1.25 g/L溶液喷雾防治，每7～10天喷1次，连喷2～3次。疮痂病由真菌引起。发病初期叶片上出现油渍状黄白色斑点，病斑扩大后木栓化，病组织隆起外突，呈圆锥状疮，病斑多时叶片畸形扭曲。防治方法与防治炭疽病相同。烟煤病又称煤污病，由真菌引起。防治方法：喷1∶0.5∶150倍波尔多液，每隔7～10天喷1次，连续喷2～3次。

②虫害：柑橘红蜘蛛（*Panonchus citri*）危害幼苗和大树。受害叶片初期呈灰白色斑点，严重时逐渐转黄脱落，使幼苗生长不良。防治方法：冬季清园，烧毁枯枝落叶；果实萌发前喷1～2波美度石硫合剂1～2次，夏季再补0.2～0.5波美度石硫合剂1～2次。柑橘潜叶蛾（*Phyllocnistis citrella*）以幼虫危害嫩梢、嫩叶表皮。防治方法：冬季刷白，堵塞树干裂缝。在植株和地面喷洒5%西维因粉。吹绵介壳虫（*Farlatoria pergandii*）若虫和成虫危害枝叶。防治方法：保护瓢虫等天敌过冬；喷洒松脂合剂灭杀，冬春季加水8～10倍，夏秋加水16～20倍，每隔1天喷1次。

（四）广佛手的采收与加工

广佛手的入药部位是果实，一般应在秋季果实成熟期左右采收，同时也要根据不同产地的气候环境决定。果实未成熟或者成熟太过，都会影响其产量和品质。

佛手的成熟期不一致，当果皮由青绿色渐变成黄白色或金黄色，皮色嫩薄呈现光亮，并有特殊芳香气时采收。选晴天用剪刀从果柄处剪下，到冬季采收完为止。雨天、阴天和早晨露水未干时不能采收。

文献记载及实际产地加工方法主要有以下几种：

2020年版《中国药典》记载，佛手在秋季果实尚未变黄或变黄时采收，纵切成薄片，晒干或低温干燥。

　　《中华本草》记载，广佛手栽培 4～5 年开花结果，分批采收，多于晚秋果皮由绿变浅黄色时，用剪刀剪下，选晴天，将果实顺切成 4～7 mm 的薄片，晒干或烘干。

　　文献报道，佛手果的成熟期不一致，一般在 7 月至 8 月初陆续成熟。采收时以佛手成熟至约有 50% 的果皮转变为金黄色为好[22,23]，选择晴天用果剪从果梗处剪下果实，直至冬季前采收完成。

三、基原鉴定

　　佛手来源于芸香科植物佛手 *Citrus medica* L. var. *sarcodactylis* Swingle 的干燥果实。秋季果实尚未变黄或变黄时采收，纵切成薄片，晒干或低温干燥。在 2020 年版《中国药典》和其他文献记载中，不同产地佛手均来源于同一种植物，商品佛手因产地不同有广佛手、川佛手、金佛手和建佛手之分。主产于广东高要、肇庆，广西凌乐、灌阳、大新等地的称"广佛手"；栽培于福建福安、莆田等地的称建佛手；产于四川合江、江津、泸县等地，云南易门、宾川等地的称"川佛手"；主产浙江金华的称"浙佛手"或"金佛手"。

（一）性状和显微特征

　　佛手常被切为类椭圆形或卵圆形的薄片，皱缩或卷曲，长 6～10 cm，宽 3～7 cm，厚 0.2～0.4 cm，顶端稍宽，常有 3～5 个手指状的裂瓣，基部略窄有时可见果柄痕，质地硬而脆，受潮后柔韧，外皮黄绿或橙黄色，有皱纹及油点，果肉浅黄白色，散有凹凸不平的线状或点状维管束，气清香，味甜而后苦。沈亚林[24] 认为佛手薄片嚼之微有黏性。毕鉴英等[25] 认为在显微镜下佛手的草酸钙结晶较小，呈片状、菱状及不规则多面体形，无淀粉，滴加碘试液无反应。旺风芹等[26] 认为佛手粉末为浅棕黄色，中果皮薄壁组织众多，细胞不规则形或类圆形，壁不均匀增厚，果皮表皮细胞表面为不规则多角形，偶见类圆形气孔。草酸钙方晶存在于多角形孔的薄壁细胞中，成多面形、菱形或双锥形。常海萍等[27] 观察到佛手含有螺纹环纹及梯纹导管，直径 5～15 μm。朱明[28] 描述佛手粉末黄绿色，果皮薄壁细胞类圆形，内含针簇状橙皮苷结晶，油室碎片随处可见；其乙醇溶液具有强烈的紫外荧光。赵淑红等[29] 认为佛手薄片切面边缘也有大型油 1 列，粉末中气孔不定式，中果皮薄壁细胞可见黄色针簇状橙皮苷结晶，分泌细胞扁长形，内含黄棕色油滴。对其进行微量升华，可见黄色针簇状结晶，结晶加 95% 乙醇溶解，点于滤纸上，于 365 nm 紫外光灯可见紫色荧光。陈昌亮等[30] 根据产地不同认为，广佛手为道地品，较大，易刨成薄片，展平可见上端有数条手指形的分裂，切面的外皮呈黄色，内肉呈白色，俗称"金边白肉"，肉质柔软，糖分好，气较香。而川佛手较小，刨成薄片，其顶端不呈手指状，而且呈粗锯齿形切面，内肉呈黄白色，质较硬，糖分少，气香淡。但有人则认为四川产的佛手品质最优，认为川佛手片小，质厚，不平整，绿边白瓤，稍有黄色花纹，气清香[31]。而广佛手片大质薄，黄边白瓤，花纹明显，气味较淡薄。裴仲华等[32]认为川佛手长约 4 ~ 6 cm，宽约 3 cm，厚约 0.3 cm，质较坚易折断；广佛手多抽皱，长约 6 ~ 10 cm，宽约 3 ~ 6 cm，厚约 0.1 ~ 0.2 cm，质较柔。黄海波等[33]对 3 种不同产地佛手（广佛手、川佛手、浙佛手）花粉粒和叶片的电镜扫描比较，详见表 7 – 5。

表 7 – 5　广佛手、川佛手、浙佛手花粉粒和叶片的电镜扫描比较

不同产地佛手	花粉粒	叶上表面	叶下表面
广佛手	呈类球形，极区略凸起，雕纹呈不规则凹陷形网眼状，有的穿孔	具少数气孔，角质层纹呈略平行突起微波状	气孔少，多类圆形，微凸起，孔径均匀。平坦，几无角质层纹
川佛手	呈钝五角状类球形，极区较圆。雕纹网眼多穿孔。少数呈类圆形，极区略凸起	气孔少，角质层纹较广佛手细密	气孔多，类圆形至椭圆形，微凸起，孔径大小不一。较平坦，角质层纹呈小块状隆起
浙佛手	呈略具有钝四棱状类球形，极区较平。雕纹凹陷网眼较小，少穿孔。少数呈类圆形	气孔较少，角质层纹呈略平行突起微波状或不规则网格状	气孔较多，类圆形到椭圆形，微凸起，孔径均匀。角质层纹明显，呈条索状或乳头状

（二）混淆品鉴别研究（佛手瓜）

广佛手的混淆品主要是佛手瓜，葫芦科植物佛手瓜 *Sechium edule*（Jacq.）Swartz 的果实切片晒干后外观形状与中药佛手相似，很难用肉眼把它与佛手区分，为佛手伪品。陈剑等[34]发现可以通过性状、显微、理化等方面的不同，将佛手及其伪品加以区别；裴仲华等[32]研究了用 TLC 法鉴别佛手与佛手瓜，此法简便易行，灵敏度高，便于推广。Paola 等[35]已成功地将 HPLC、GC 法应用于佛手挥发油的质量鉴定和掺伪的鉴别中。

（三）遗传多样性研究

陈秉初等[36]通过对金佛手居群进行随机扩增多态性 DNA（RAPD）分析，将其划定为赤金王子、青衣童子和白衣秀士 3 个类型。马伯军等[37]采用 RAPD 技术对金华佛手白花青皮、白花白皮及红花 3 个品种进行分析与鉴定，结果显示三者 DNA 分子水平有差异，揭示佛手种质资源存在明显的遗传多样性。王俊平等[38]对通过 $_{137}$Cs – γ 射线辐射诱变产生的金华佛手矮化类型与现有的主栽类型青皮佛手进行了形态特征的比较

分析，同时利用 ISSR 分子标记技术分析了矮化佛手的遗传背景。结果表明，矮化佛手具有植株矮、树冠小，枝条节间短、少刺，叶片小而厚，果实小等特点，与现有主栽类型青皮佛手相比更适合制作盆景；根据 ISSR 扩增结果进行聚类分析，结果表明矮化佛手与其他类型佛手在遗传背景上存在差异，矮化性状具有一定的遗传基础。

曹诣斌等[39]以柑橘属寒敏感植物佛手"青皮"品种叶片 cDNA 为模板，通过 RT－PCR 与 RACE 扩增，获得一个 1 160 bp 的乙烯应答因子（ethyleneresponsefactor，ERF）基因的 cDNA 序列，其基因编码区共 999 bp，含有一个保守的 AP2/EREBP 结构域，与拟南芥 AtERF6 为同源基因，命名为 CmsERF6（GenBank 登录号为 HQ698835）。结果表明，低温对佛手的 ERF6 表达均具有诱导作用，且表达量的变化趋势存在明显的差异。石瑞等[40]利用抑制消减杂交法从芸香科柑橘属不耐寒植物佛手中分离得到了一个表达序列标签（EST）片段，结合 RACE 技术克隆获得该基因的 1 669 bp 序列，编码区长 1 236 bp，编码 413 个氨基酸。通过 Blastn 同源序列比对分析，结果显示该基因与拟南芥已知的 GRAS 基因同源性较高；与 GenBank 数据库比对分析，表明该基因具有 GRAS 特有的保守结构域。因此，命名该基因为 CmsGRAS（GenBank 登录号为 JF440647）。用荧光定量聚合酶链式反应（qPCR）的方法研究了该基因在低温胁迫处理下的表达特性，结果显示该基因在低温胁迫后的表达量有明显的变化。陈文荣等[41]以佛手为试材，－4 ℃低温处理 24 小时后，采用 mRNA 差异显示技术（DDRT－PCR）和半定量 RT－PCR 技术，分析和鉴定与冷敏感相关的差异表达基因。DDRT 结果获得差异片段 121 个，经生物信息学分析，差异表达序列中有 33 条为功能已知序列，88 条为未知序列（其中 5 条具有开放性阅读框）；半定量结果获得 34 个阳性基因片段，其中上调基因片段 29 个，下调基因片段 5 个。除了 3 个基因功能未知外，其余基因主要涉及植物防御/应激反应、细胞壁的修饰、信号转导、代谢、氨基酸转运、氧化损伤、转录和蛋白质的合成，其中与植物防御/应激反应和光合作用有关的基因可能是造成佛手寒敏感的主要原因。

廖芳蕾等[42]通过超景深显微镜和扫描电镜观察不同发育阶段的佛手花芽形态，发现佛手指状部分并非发育自柱头，而是来自雌蕊子房。同时，在佛手中分离了 CmsSUN20、CmsOFP7、CmsOFP12 和 CmsYABBY5 等 4 个果形相关基因的全长，与甜橙序列比对的相似性大于 95%，构建进化树分析发现其与甜橙聚在一个分支。收集佛手和香橼 C. medica L. 果实发育相同阶段不同组织（叶片，花瓣，雌蕊，雄蕊）材料，以 qRT－PCR 法分析了上述 4 个基因的表达。结果表明 CmsSUN20 在佛手雌蕊的表达显著高于香橼，在其他组织中差异不显著或相反，表明该基因可能与佛手雌蕊发育有关。CmsYABBY5 在佛手雌蕊和雄蕊中都显著高表达，而在叶片中却显著低表达，表明 CmsYABBY5 有可能对佛手雌蕊和雄蕊发育有重要作用。而 CmsOFP7 和 CmsOFP12 在佛手叶片、雌蕊和雄蕊中均高表达，由于并非特异在雌蕊中高表达，所以可能并不对佛手果形建成起决定作用。廖芳蕾等[42]在对 14 份资源的生物学特性进行描述的基础上，采用 ISSR 分子标记技术对 20 份样品进行遗传多样性分析。筛选出的 11 条引物共检测到 102 条 DNA 条带，其中 58 条为多态性条带，多态性条带比率为 56.9%。各样品之间的遗传相似性系数在 0.608 ~ 0.990 之间。聚类分析结果表明，当遗传系数为 0.798 时，可将供试材料分为枸橼、香橼和佛手 3 个类群，新发现的 3 个芽变材料是佛手中一个新的类群。

四、品质研究

（一）传统评价

《药物出产辨》载"佛手即香橼，产广东肇庆六步、四会等处"，故以广东高要、肇庆的产品质量最优，视为道地药材。以身干、片大、黄边白瓤（广佛手）、香气浓者为佳。

（二）现代研究

1. 品质影响因素研究

佛手品质影响因素很多，不同产地栽培类型、不同采收期、不同生长期、不同加工方法、不同光照强度以及连栽年限等因素都会对广佛手药材挥发油及主要成分造成影响。

（1）不同产地对佛手品质的影响。

现代研究表明，不同产地的佛手均来源于同一个种 *Citrus medica* L. var. *sarcodactylis* Swingle。钟艳梅等[43]通过比较分析得出，福建、安徽、江苏等地产的佛手药材化学成分近似，四川、云南、广西等地的成分相似，广东梅州、潮州、肇庆的成分相似，浙江的佛手药材化学成分与其他产地差异较大，香豆素类成分的含量差异是区别不同产地佛手药材的关键成分。不同产地的佛手以江苏金佛手 Fe、Mn、Zn、Cu 中微量元素含量最高，其含量为福建、云南、广东、广西佛手中微量元素平均值的 2 倍以上，微量元素含量最低的是来自云南西双版纳州的云佛手[43]。崔红花等[45]对云南、广东等 17 批不同产地佛手药材的主成分进行分析，最后确定以广东肇庆为最佳产地。吴春蓉等[46]采用高效液相色谱法建立了不同产地佛手指纹图谱，利用模式识别方法比较不同产地佛手的差异，结果表明，不同地理位置佛手药材相似度存在一定差异，地理位置相近的佛手药材相似度较高。醇提后的佛手经热水提取并除去蛋白质，乙醇沉淀得到粗多糖，用 DEAE 葡聚糖 A – 50 离子交换色谱分离得到不同的多糖，金佛手和建佛手各分离得到 3 种多糖，川佛手分离得到 4 种多糖，将佛手多糖经酸水解后用硅胶 G 薄层色谱分析，金佛手多糖和建佛手多糖各检测到 3 种单糖成分：甘露糖、葡萄糖和半乳糖，川佛手多糖检测到 5 种单糖成分：鼠李糖、木糖、甘露糖、葡萄糖和半乳糖。红外光谱分析表明，3 种产地佛手多糖的吸收光谱均具有典型的吡喃糖特征吸收峰；同时，金佛手多糖还具有较强的呋喃环特征吸收峰[47]。张瑞芳等[48]发现了广佛手 HPLC 指纹图谱，共有模式具有特征性，通过指纹图谱的相似度可以区分广佛手和金佛手、川佛手。

（2）不同采收期对广佛手品质的影响。

李金玉等[49]通过建立广佛手在不同采收期的指纹图谱，比较不同时期其成分的变化差异，得到广佛手的最佳采收期为 9 月。钟云等[23]采用顶空固相萃取及 GC – MS 法，分析广佛手不同成熟期鲜果挥发性物质含量成分及变化，结果表明挥发性物质以烯类为主，占总含量 96% 以上，主要成分含量之和呈先上升后下降的趋势，在花后 180 天达最高值，说明花后 180 天应为广佛手采收最佳期。

2. 道地性内涵的现代研究

无相关报道。

3. 指纹图谱和质量控制

目前广佛手常用的研究方法有薄层色谱法（TLC）、质谱联用法（GC）、气相色谱—质谱法（GC – MS）、裂解质谱联用法（PyGC）和高效液相色谱法（HPLC）等。

（1）薄层色谱研究。

金晓玲等[50]采用薄层色谱对产地分别为福建、广东、四川、浙江的 4 种佛手果的醇提取物和挥发油进行了定性分析。结果表明，4 种佛手醇提取物在环己烷 – 乙酸乙酯（75∶25）展开系统展开的薄层色谱显示的斑点不相一致；4 种佛手挥发油在苯 – 乙酸乙酯（96∶4）展开系统的展开下显示的成分也不一致。

（2）红外光谱研究。

田进国等[51]则采用红外光谱法鉴别佛手药材，表明其有独特的红外光谱法特征。张瑞芳等[52]采用傅立叶变换红外光谱法（FTIR）直接测定 3 种不同产地的佛手，根据特征吸收峰的峰位、吸收强度及峰高比的量化指标 I 值，进行比较分析。结果表明，每个产地的佛手峰高比 I 值都有固定的范围，广佛手为 0.7 ~ 0.9，川佛手为 1.3 ~ 1.6，金佛手为 0.9 ~ 1.1，根据 I 值的大小可以初步判断其产地。

（3）紫外光谱研究。

张全龙[53]采用紫外光谱对佛手进行鉴别，结果在波长 250 ~ 285 nm 之间药用佛手的醇提液有两个特征吸收峰。杨月春等[54]用岛津 UV – 265FW 分光光度计于 200 ~ 400 nm 测得佛手吸收光谱，认为在 322 nm、255 nm 处有最大吸收。

（4）HPLC 指纹图谱研究。

吴春蓉等[46]采用高效液相色谱法建立了不同产地佛手指纹图谱，利用模式识别方法比较不同产地佛手的差异，结果表明，不同地理位置佛手药材相似度存在一定差异，地理位置相近的佛手药材相似度较高。李金玉等[49]通过建立广佛手在不同采收期的指纹图谱，比较不同时期其成分的变化差异，得到广佛手的最佳采收期为9月。张瑞芳等[48]发现了广佛手HPLC指纹图谱共有模式具有特征性，通过指纹图谱的相似度可以区分广佛手和金佛手、川佛手。

（5）GC-MS指纹图谱研究。

钟云等[23]采用顶空固相萃取及GC-MS法，分析广佛手不同成熟期鲜果挥发性物质含量成分及变化，结果表明挥发性物质以烯类为主，占总含量96%以上，主要成分含量之和呈先上升后下降的趋势，在花后180天达最高值，说明花后180天应为广佛手采收最佳期。

4. 广佛手药材质量标准

【性状】

本品为类椭圆形或卵圆形的薄片，常皱缩或卷曲，长6~10 cm，宽3~7 cm，厚0.2~0.4 cm（见彩插图7-4）。顶端稍宽，常有3~5个手指状的裂瓣，基部略窄，有的可见果梗痕。外皮黄绿色或橙黄色，有皱纹和油点。果肉浅黄白色或浅黄色，散有凹凸不平的线状或点状维管束。质硬而脆，受潮后柔韧。气香，味微甜后苦。

【鉴别】

（1）粉末：本品粉末淡棕黄色。中果皮薄壁组织众多，细胞呈不规则形或类圆形，壁不均匀增厚。果皮表皮细胞表面观呈不规则多角形，偶见类圆形气孔。草酸钙方晶成片存在于多角形的薄壁细胞中，呈多面形、菱形或双锥形。

（2）理化鉴别：取本品粉末1 g，加无水乙醇10 mL，超声处理20分钟，滤过，滤液浓缩至干，残渣加无水乙醇0.5 mL使溶解，作为供试品溶液。另取佛手对照药材1 g，同法制成对照药材溶液。照薄层色谱法（《中国药典》2015年版四部通则0502）实验，吸取上述两种溶液各2 μL，分别点于同一硅胶G薄层板上，以环己烷-乙酸乙酯（3∶1）为展开剂，展开，取出，晾干，置紫外光灯（365 nm）下检视。供试品色谱中，在与对照药材色谱相应的位置上，显相同颜色的荧光斑点。

【检查】

①水分按照2020年版《中国药典》一部通则0832第四法测定，不得过15.0%。

②重金属及有害元素按照中华人民共和国对外贸易经济合作部发布的《药用植物及制剂进出口绿色行业标准》规定。

【浸出物】

醇溶性浸出物按照2015年版《中国药典》一部通则2201醇溶性浸出物测定法项下的冷浸法测定，用乙醇作溶剂，不得少于10.0%。

【含量测定】

橙皮苷（$C_{28}H_{34}O_{15}$）的含量测定：按照2020年版《中国药典》一部通则0512高

效液相色谱法测定。

色谱条件与系统适用性实验：以十八烷基硅烷键合硅胶为填充剂；以甲醇－水－冰醋酸（33∶63∶2）为流动相；检测波长为 284 nm。理论板数按橙皮苷峰计算应不低于 5 000。

对照品溶液的制备：取橙皮苷对照品适量，精密称定，加甲醇制成每 1 mL 含 15 μg 的溶液，即得。

供试品溶液的制备：取本品粉末（过五号筛）约 0.5 g，精密称定，置具塞锥形瓶中，精密加入甲醇 25 mL，称定重量，加热回流 1 小时，放冷，再称定重量，用甲醇补足减失的重量，摇匀，滤过，取续滤液，即得。

测定法：分别精密吸取对照品溶液与供试品溶液各 10 μL，注入液相色谱仪，测定，即得。

第三节　加工炮制研究

关于佛手的净制，在《中药大辞典》有记载：拣去杂质，用水喷润后，切碎，晒干[55]。作为十大广药之一，广佛手的特色不仅体现在产地方面，更体现在饮片炮制加工方面。岭南地区临床应用佛手多习惯蒸制后入药，蒸制方法在 1984 年版《广东省中药饮片炮制规范》中有详细描述。[56]

一、炮制加工方法比较

佛手的炮制加工方法在《中药大辞典》、全国中药炮制规范和各省中药炮制规范多有记载，除 1984 年版《广东省中药饮片炮制规范》之外，其他制法均大同小异，为净制或净切。各炮制方法均包括除杂，区别在于是否用水润以及切制的片型不同（见表7-6）。

表 7-6　佛手炮制方法汇总

序号	炮制方法	文献出处
1	取原药材，除去杂质；或喷淋清水，稍润，切碎，晒干	河南，2005
2	取原药材，除去杂质	全国，1988
3	除去杂质；或喷水后蒸 2～3 小时，取出，晒干	广东，1984
4	取原药材，除去杂质，喷淋清水，闷润 2～4 小时，至内外湿度一致，切窄丝，晒干或低温干燥，筛去碎屑	天津，2012

（续上表）

序号	炮制方法	文献出处
5	取原药材，除去杂质，用清水喷淋，稍润，切丝，干燥	吉林，1986
6	除去杂质，筛去灰屑，用时剪 5 mm 丝	吉林，1986
7	取原药材，除去杂质及柄，筛去碎屑，即得	黑龙江，2012
8	将原药除去杂质，喷潮，略润，切丝（宽2~3 mm），晒或低温干燥，筛去灰屑	上海，2008
9	将原药拣去杂质，淋水润透，切小块或丝，低温干燥	四川，2015
10	将原药除去杂质，刷净，切丝或小片块	浙江，2015
11	除去杂质，未切片者，洗净润透，切厚片，干燥	福建，1998
12	除去杂质，趁鲜纵切厚片	重庆，2006

注：文献出处为各省市自治区的中药饮片炮制规范。

二、炮制机理研究

无相关报道。

三、佛手饮片质量标准

（一）性状

佛手饮片呈类椭圆形或卵圆形的薄片，常皱缩或卷曲，长 6~10 cm，宽 3~7 cm，厚 0.2~0.4 cm。顶端稍宽，常有 3~5 个手指状的裂瓣，基部略窄，有的可见果梗痕。外皮黄绿色或橙黄色，有皱纹和油点。果肉浅黄白色或浅黄色，散有凹凸不平的线状或点状维管束。质硬而脆，受潮后柔韧。气香，味微甜后苦。

（二）鉴别

同佛手药材。

第四节 制剂研究

一、制剂类型及种类

以佛手作为原料的制剂有 44 种，包括 15 种丸剂（二十七味定坤丸、制金柑丸、厚元行气丸、和胃平肝丸、定坤丸、平肝舒络丸、沉香利气丸、沉香四宝丸、舒肝和胃丸、舒肝顺气丸、金佛止痛丸、风寒骨痛丸、黄疸肝炎丸），7 种片剂（乌军治胆片、冠心通片、冠脉康片、小儿进食片、山海丹片、感冒安片、胃得康片），7 种酒剂（万灵筋骨酒、国公酒、安阳壮骨药酒、状元红药酒、金佛酒、风湿关节酒、黄金波药酒），5 种颗粒剂（养心生脉颗粒、山海丹颗粒、碧云砂乙肝颗粒、胃苏颗粒、荜铃胃痛颗粒），3 种冲剂（复方制金柑冲剂、醒脾开胃冲剂、胃苏冲剂），3 种胶囊剂（山海丹胶囊、恒制咳喘胶囊、胃益胶囊），2 种膏剂（正骨膏、肝郁调经膏），1 种口服液（舒肝和胃口服液），1 种合剂（升血调元汤）。

二、制剂技术、工艺及质量标准研究

佛手相关的制剂涉及的工艺有 5 种，包括用适当的溶剂提取后使用、直接使用中药粉末等。

制备佛手相关制剂最常用的技术是将佛手研磨成粉末，已被用于丸剂、片剂。因为佛手具有和胃止痛，疏肝理气的功效，主要用于肝胃不和的慢性病患者，将其制成丸剂、片剂具有用药缓和、持久之效，此外，丸剂中的蜂蜜有缓急和中之效，可缓和药物对胃肠道的刺激[57]。但蜜丸也有自身的局限性：蜜丸含有较多的糖，不宜用于糖尿病患者。

另一种常用工艺是首先白酒浸泡提取工艺，该工艺已被用于 4 个品种的剂型。白酒浸泡利于佛手中脂溶性强的挥发油成分和黄酮类成分的溶出，增强处方整体的理气舒经活络作用。佛手挥发油的新型提取方法如超临界流体萃取等较好地克服了传统方法如蒸馏法的缺点[57,58]。佛手中的黄酮类化合物的提取主要有浸泡法、超声波提取法，复合酶法提取等[59-61]。以下为佛手主要的中成药处方制剂。

（一）和胃平肝丸

和胃平肝丸是收载于《中国卫生部药品标准》（中药成方制剂）第 6 册的品种，由沉香、佛手等 14 味中药组成的复方制剂。原标准中仅有部分理化鉴别，通过实验增加显微鉴别、TLC 鉴别及含量测定方法，提高了质量控制标准[62]。

（二）冠脉康片

冠脉康片由三七、佛手、赤芍、甘草、泽泻 5 味中药组成，功能活血化瘀、理气止痛，具有扩张冠状血管、增加血流量的作用，收载于《中国卫生部药品标准》（中药成方制剂）第 13 册。原标准中无薄层鉴别及含量测定项，通过增加冠脉康片中三七、佛手的薄层鉴别方法和芍药苷含量测定法保证了该药品质量的可控性[63]。

（三）国公酒

国公酒是国家中药保护品种，临床疗效显著，具有散风祛湿，舒筋活络之功效。但目前产品质量控制水平不完善，通过新增国公酒中阿魏酸、欧前胡素、异欧前胡素、蛇床子素、新橙皮苷的高效液相色谱含量测定方法，国公酒中橙皮苷含量的紫外测定、NIR 测定预测模型，可更有效控制胶囊的质量[64]。

（四）荜铃胃痛颗粒

荜铃胃痛颗粒的原标准中延胡索的 TLC 定性鉴别和盐酸小檗碱 TLCS 定量方法重现性差，偏差大。通过实验对延胡索的 TLC 方法进行了优化，建立盐酸小檗碱 RP-HPLC 含量测定法，增加黄连、吴茱萸、荜澄茄的薄层鉴别方法，更好地控制了该药物的质量[65]。

（五）胃益胶囊

胃益胶囊收载于《中国卫生部药品标准》（中药成方制剂）第 8 册，系由佛手、砂仁、黄柏、川楝子、延胡索、山楂 6 味药组成的胶囊剂，具有疏肝理气、和胃止痛、健脾消食之功效。原标准中仅制定了黄柏和砂仁的显微鉴别，不能从根本上控制其质量，通过新增方中主要药味佛手、黄柏、延胡索、山楂的薄层鉴别法，可以提高其质量控制水平[66]。

第五节 化学成分研究

现代植物化学研究表明，广佛手主要化学成分有挥发油、黄酮类、多糖、氨基酸、矿物质、香豆素类、多酚、蛋白质及维生素等。

广佛手含有较多的挥发性成分，主要包括 d-柠檬烯（d-limonene）、松油烯（γ-terpinene）、β-石竹烯（β-caryophyllene）、2-羟基-4,6-二甲氧基苯乙酮(2-hydroxy-4,6-dimethoxyacetophenone)、邻苯二甲酸二异丁酯（diisobutyl phthalate）、棕榈酸（palmitic acid）、亚油酸（linoleic acid）、硬脂酸（stearic acid）、1,2-环己二醇（1,2-cyclohexanediol）、芳樟醇（linalool）、a-松油醇（a-terpineol）、橙花醇[（2Z）-2,6-Octadien-1-ol,3,7-dimethyl]、2,4-二甲基苯乙烯（1-ethenyl-2,4-dimethylbenzene）、p-伞花烃（p-isopropyltoluene）、（Z）-3,7-二甲基-2,6-辛二烯醛[（Z）-3,7-dimethyl-2,6-octadienal]、（E）-3,7-二甲基-2,6-辛二烯醛[E）-3,7-dimethyl-2,6-octadienal]、邻异丙基甲苯（1-methyl-2-isopropylbenzene）；黄酮类成分包括香叶木苷（diosmin）、橙皮苷（hesperidin）等；香豆素类成分包括5,7-二甲氧基香豆素（5,7-dimethoxycoumarin）、柠檬苦素（limonin）等。此外还含有氨基酸类和多糖类成分[67-73]。

一、挥发性成分

随着 GC-MS 色谱技术及计算机技术的发展，佛手挥发油的化学成分研究工作已逐步深入。王俊华等[70]采用 GC-MS 分析广佛手挥发油化学成分，共鉴定出 32 个化合物，其主要成分为柠檬烯（50.9%）和松油烯（21.9%）。金晓玲等[67]用 GC-MS 手段从佛手挥发油中分离出 67 种成分，鉴定出 29 种，其中主要成分为柠檬烯（48.4%）和邻异丙基甲苯（30.8%）。高幼衡等[72]对广东省德庆县规范化种植基地产的广佛手挥发成分进行了 GC-MS 分析，分离出 42 种成分，鉴定出 25 种化合物，主要成分为柠檬烯（55.24%）、邻异丙基苯甲苯（19.77%）、γ-松油烯（8.65%）等。陈树喜等[69]采用顶空固相微萃取法（HS-SPME）萃取广佛手中香气成分并进行 GC-MS 分析，共鉴定出 35 种化合物，主要香气成分为烯烃类和醛类，分别占香气成分相对百分含量的 24.95% 和 28.97%。钟艳梅等[71]采用超高效液相串联四级杆飞行时间质谱仪（UPLC/Q-TOF-MS）分离鉴定了 43 种化学成分，其中糖苷类成分共 8 种，有机酸 5种，黄酮及黄酮苷类成分 4 种，其他类成分共 6 种。杨慧等[73]采用低温连续相变萃取技术提取广佛手精油经 GC-MS 分析鉴定出 25 种成分，其中主要成分为棕榈酸（相对百分含量 22.36%）、亚油酸（相对百分含量 18.14%）、d-柠檬烯（相对百分含量 12.97%）、松油烯（相对百分含量 19.24%）。

1. 挥发油在植株中的分布

研究表明，佛手叶和佛手果中均含有挥发油（见图 7-5），魏玉君等[74]从佛手叶挥发油中鉴定出 40 种成分，其主要成分为 d-柠檬烯（50.53%）、γ-松油烯（24.05%）、邻-伞花烃（5.98%）、α-蒎烯（2.77%）、β-蒎烯（1.87%）。赵静芳等[75]采用蒸馏法提取浙江金华佛手叶与佛手果中挥发油，并用 GC-MS 分析其组成，发现佛手果挥发油量约为其叶的 2 倍，佛手叶和果具有 17 种相同的挥发性成分，鲜果中主要挥发性成分是烯烃类化合物，占总含量 93.04%；而鲜叶中主要挥发性成分是醛类化合物，占总含量 51.77%；鲜果的主要香气成分是柠檬烯（含量为 52.77%）和α-松油烯（含量为 27.36%），鲜叶的主要香气成分是柠檬烯（含量为 29.18%）和α-柠檬醛（含量为 26.74%）。钟云等[23]采用顶空固相萃取及 GC-MS 法分析不同成熟期的广佛手中挥发性物质含量，发现从花后 160~200 天的 5 个成熟期共鉴定出 25 种成分，各成熟期成分的种类、数量基本相同，挥发性物质成分以烯类为主，占含量的 96% 以上，其中又以柠檬烯和松油烯为主，分别占含量的 44% 和 27% 以上。

综上可知：①虽然挥发油成分在佛手叶和果中均有分布，但二者主要成分类型及含量占比均有明显差别；②挥发性成分在佛手果中分布较多，在佛手叶中分布较少。

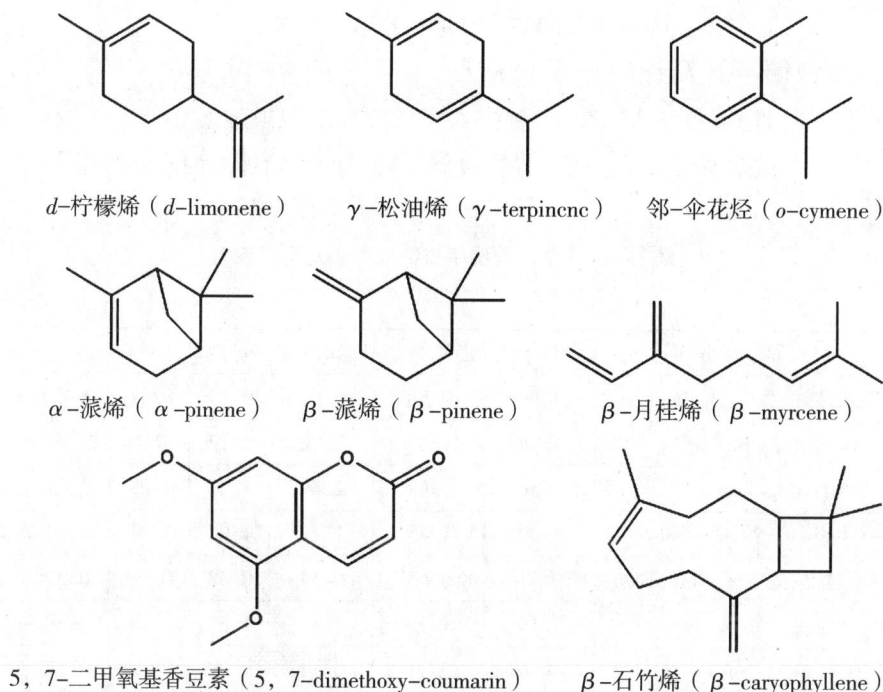

d-柠檬烯（d-limonene） γ-松油烯（γ-terpincnc） 邻-伞花烃（o-cymene）

α-蒎烯（α-pinene） β-蒎烯（β-pinene） β-月桂烯（β-myrcene）

5，7-二甲氧基香豆素（5，7-dimethoxy-coumarin） β-石竹烯（β-caryophyllene）

图7-5 佛手叶和佛手果中的挥发油主要组分

2. 挥发油含量与各影响因素的关系

丘振文等[76]采用水蒸气蒸馏法提取了广东肇庆、浙江金华、四川雅安、安徽、广西5个不同产地佛手的挥发油，用GC-MS分析鉴定16种共有成分（见表7-7）：α-水芹烯、α-蒎烯、β-蒎烯、β-月桂烯、α-萜品油烯、邻-伞花烃、柠檬烯、顺式-β-罗勒烯、反式-β-罗勒烯、γ-松油烯、γ-异松油烯、乙酸芳樟酯、顺式-水合桧烯、α-萜品醇、β-柠檬醛、α-柠檬醛。其中柠檬烯和γ-萜品烯是主要成分，两者峰面积占总峰面积的比例大于65%。与丘振文等不同的是，金晓玲等[77]采用石油醚索氏提取法，提取了广东产广佛手、四川产川佛手、福建产建佛手、浙江金华产金佛手的挥发油成分，并进行GC-MS分析研究，鉴定出69种成分（见表7-8），其中4个产地佛手共有成分仅12种，非共有成分57种，这4种产地佛手挥发油虽然比例完全不同，但主要成分为各种萜类化合物，其中d-柠檬烯和γ-松油烯的总含量在4种产地佛手总挥发油量的占比分别为64.62%、60.60%、30.27%和82.57%；此外不同产地佛手挥发油共有香豆素类成分中，5，7-二甲氧基香豆素含量最高，在4种产地佛手中含量分别为11.30%、37.55%、14.08%、0.73%；4种产地佛手挥发油中醇、醛、酮、酯以及苯和萘的衍生物等的含量有较大的差异，建佛手含有较多的脂肪酸，广佛手则含有较多的脂肪酯，川佛手主要含醛、酮类成分，金佛手则含有醇、醛、酮、酯等各类成分。

综上可知：

①不同的提取方法，佛手挥发油的化学成分有较大差别；

②产地等对佛手挥发油的成分影响较大；

③佛手挥发油主成分柠檬烯的含量积累在低纬度的两广地区较低，而较高纬度的浙江金华佛手柠檬烯相对含量较高，推测气候环境可能影响挥发油成分的积累。

表7-7　5个产地佛手特征成分相对含量表

(单位：%)

序号	挥发油成分	广东肇庆	浙江金华	四川雅安	安徽	广西	均值
1	α-水芹烯（α-phellandrene）	0.5	0.58	0.61	0.24	0.21	0.428 ± 0.19
2	α-蒎烯（α-pinene）	1.74	1.83	2.06	1.12	0.7	1.49 ± 0.569
3	β-蒎烯（β-pinene）	2.56	1.97	2.46	1.66	1.38	2.01 ± 0.51
4	β-月桂烯（β-myrcene）	1.39	1.45	1.24	1.02	1.01	1.22 ± 0.20
5	α-异松油烯（α-terpinolen）	0.71	0.63	0.54	0.38	0.58	0.57 ± 0.12
6	邻-伞花烃（o-cymene）	2.19	1.75	4.11	1.66	2.21	2.38 ± 1.00
7	柠檬烯（limonene）	44.74	57.1	54.1	50.63	37.96	48.90 ± 7.64
8	顺式-β-罗勒烯（β-ocimene-cis）	0.41	0.73	0.29	0.17	0.29	0.38 ± 0.21
9	反式-β-罗勒烯（β-ocimene-trins）	0.45	0.92	0.28	0.22	0.48	0.47 ± 0.27
10	γ-松油烯（γ-terpinene）	29.15	25.75	24.2	15.89	27.32	24.47 ± 5.13
11	γ-异松油烯（γ-terpinolen）	1.52	1.08	0.97	0.68	1.6	1.17 ± 0.38
12	乙酸芳樟酯（linalyl acetate）	0.46	0.27	0.45	1.45	1.08	0.74 ± 0.50
13	顺式-水合桧烯（cis-sabinenehydrate）	1.83	1.29	1.23	1.44	2.88	1.73 ± 0.68
14	α-萜品醇（α-terpineol）	2.72	1.37	1.52	2.21	5.05	2.57 ± 1.49
15	β-柠檬醛（β-citral）	1.61	0.38	0.9	1.41	0.63	0.99 ± 0.52
16	α-柠檬醛（α-citral）	2.72	0.39	1.41	2.73	2.55	1.96 ± 1.04

表 7-8　4 个产地佛手特征成分相对含量表

（单位：%）

序号	挥发油成分	福建 建佛手	广东 广佛手	四川 川佛手	浙江 金佛手
1	α-蒎烯（α-pinene）	3.026	2.823	2.376	1.490
2	β-蒎烯（β-pinene）	2.912	1.81	1.222	1.460
3	β-月桂烯（β-myrcene）	0.908	0.894	0.519	1.181
4	β-石竹烯（β-caryophyllene）	0.44	0.408	0.454	0.776
5	d-柠檬烯（d-limonene）	39.614	46.683	21.892	55.055
6	γ-松油烯（γ-terpinene）	24.007	13.916	8.377	27.519
7	2,6-二甲基-6-（4-甲基-3-戊烯基）-2-降蒎烯［2-norpinene, 2,6-diethyl-6-（4-methyl-3-pentenyl）-］	0.615	0.668	0.879	0.669
8	叔戊基苯（benzene, tert-pentyl-）	0.636	0.851	3.052	0.111
9	1,4-对叔戊基苯（1,4-di-tert-pentylbenzene）	0.685	0.729	2.614	0.082
10	（+）-β-甜没药烯［（+）-β-bisabolene］	1.089	1.654	1.717	1.182
11	5,7-二甲氧基香豆素（coumarin, 5,7-dimethoxy-）	14.075	11.296	37.553	0.733
12	顺-9,顺-12 亚油酸（cis-9,cis-12-octadeca-dienoic acid）	1.343	1.342	4.185	0.255
13	β-罗勒烯（β-ocimene）	0.127	0.139	—	1.664
14	α-罗勒烯（α-ocimene）	0.178	0.158	—	2.761
15	2,4,5-三乙基苯乙酮［ethanone, 1-（2,4,5-triethylphenyl）-］	0.371	0.392	1.394	—
16	3-溴戊烷（3-bromopentane）	0.109	0.147	0.358	—
17	十六烷酸（hexadecanoic acid）	1.778	3.532	3.589	—
18	sulfur. mol.	0.14	0.175	0.610	—
19	吉马烯 D（germacrene D）	0.681	0.14	—	0.629
20	1,4（8）-对二烯［p-mentha-1,4（8）-diene］	0.697	0.316	—	0.343
21	3-烯（3-thujene）	0.938	1.049	—	0.539
22	邻-伞花烃（o-cymene）	1.695	9.365	—	—
23	à,2,5-三甲基苯乙醛（bebzeneacetaldehyde, à,2,5-trimethyl-）	—	0.421	1.358	—
24	（s）-顺-马鞭草烯醇［（s）-cis-verbenol］	0.16	—	—	0.293

（续上表）

序号	挥发油成分	福建建佛手	广东广佛手	四川川佛手	浙江金佛手
25	枸橼醛（citral）	0.269	—	—	0.506
26	（Z, Z）-9,12-十八碳二烯-1-醇［（Z, Z）-9,12-octadecadien-1-ol］	—	0.748	—	0.128
27	对二叔丁基苯（benzene, p-di-tert-butyl-）	0.079	—	—	—
28	6,7-二甲氧基香豆素（coumarin,6,7-dimethoxy-）	—	—	—	—
29	3-蒈烯（3-carene）	0.103	—	—	—
30	α-里哪醇（α-linalool）	0.079	—	0.273	—
31	壬醛（n-nonaldehyde）	0.038	—	3.477	0.053
32	（E）-2,6-二甲基-1,3,5,7-辛四烯［2,6-dimethyl-1,3,5,7,-octatetraene,（E）-］	0.06			
33	α-异松油烯（α-terpinolene）	0.204	—	—	—
34	2,3-二氢-3,5-二羟基-6-甲基-4H-吡喃-4-酮（4H-pyran-4-one,2,3-dihydro-3,5-dihydroxy-6-methyl-）	0.729			
35	十八烷酸（pentadecanoic acid）	0.086			
36	2-羟基,2-甲基-5-（1-甲乙基）-二环［3,1,0］己烷｛bicyclo［3,1,0］hexan-2-ol,-methyl-5-（1-methlethyl）-｝	0.172	—	—	—
37	（+）-α-松油醇［（+）-α-terpineol］	0.833	—	—	—
38	百里酚（thymol）	0.049	—	—	—
39	杜烯酚（durenol）	0.056	—	—	—
40	榄香烯（elemene）	0.151	—	—	—
41	十二烷酸（n-dodeacanoic acid）	0.06	—	—	—
42	十四烷酸（myristic acid）	0.08	—	—	—
43	硬脂炔酸（stearolic acid）	0.648	—	—	—
44	1,1,5-三甲基-2,3-二氢化茚（1,1,5-trimethylindan）	—	0.035	—	—
45	顺-1,2-二乙基-环己烷（cyclohexane,1,2-diethyl-,cis-）	—	0.131	—	—
46	9,12-亚油甲酯（9,12-octadecadienoic acid, methy lester）	—	0.083	—	—
47	棕榈酸甲酯（palmitic acid, methyl ester）	—	0.094	—	—

（续上表）

序号	挥发油成分	福建建佛手	广东广佛手	四川川佛手	浙江金佛手
48	2,3,4－三甲基－己－3－烯醛（2,3,4－trimethyl－hex－3－enal）	—	—	0.242	—
49	八氢－7－甲基－3－亚甲基－4－（1－甲乙基）－1H－环戊［1,3］环丙［1,2］苯｛1H－cyclopenta［1,3］cyclopropa［1,2］benzene, octahydro－7－methyl－3－methylene－4－（1－methylethyl）｝	—	—	0.155	—
50	2,4－二甲基－1－（1－甲丙基）－苯［benzene, 2,4－dimethyl－1－（1－methylpropyl）－］	—	—	0.155	—
51	2,5,6－三甲基辛烷（octane, 2,5,6－trimethyl－）	—	—	1.261	—
52	二乙基环己烷（diethylcyclohexane）	—	—	0.408	—
53	9－甲氧基－7H－呋喃［3,2－g］［1］苯并吡喃－7－酮｛7H－furo［3,2－g］［1］benzopyran－7－one, 9－methoxy｝	—	—	0.243	—
54	Z, Z－10, 12－十六碳二烯醇乙酸酯（Z, Z－10, 12－hexadecadien－1－olacetate）	—	—	1.638	—
55	3－侧柏烯（3－thujene）	—	—	—	0.539
56	4－甲基－3－（1－甲基亚乙基）－环己烷［cyclohexene, 4－methyl－3－（1－methylethylidene）－］	—	—	—	1.307
57	5－甲基－3－（1－甲基亚乙基）－1,4－己二烯［1,4－hexadiene, 5－methyl－3－（1－methylethylidene）－］	—	—	—	0.117
58	香茅醛（citronellal）	—	—	—	0.202
59	4－侧柏醇（4－thujol）	—	—	—	0.037
60	β－松油醇乙酸酯（β－terpineol acetate）	—	—	—	0.227
61	十一烷醛（undecanal）	—	—	—	0.019
62	2－十一烷酮（2－undecanone）	—	—	—	0.016
63	2,5,6－三甲基－1,3,6－庚三烯（1,3,6－heptatriene, 2,5,6－trimethyl－）	—	—	—	0.027
64	顺－2, 6－二甲基－2, 6－辛二烯（cis－2, 6－dimethyl－2, 6－octadiene）	—	—	—	0.066

（续上表）

序号	挥发油成分	福建建佛手	广东广佛手	四川川佛手	浙江金佛手
65	牛儿醇 [（Z）– geraniol]	—	—	—	0.244
66	牛儿醇甲酸酯 [（E）– geraniolformate]	—	—	—	0.089
67	α – 石竹烯（α – caryophyllene）	—	—	—	0.081
68	（+）– 喇叭烯 [（+）– ledene]	—	—	—	0.134
69	金合欢醇（farnesol）	—	—	—	0.030

二、非挥发性成分

目前佛手化学成分方面的研究较少，除挥发油类成分外，佛手中还含有黄酮类成分：香叶木苷、橙皮苷、3,5,6 – 三羟基 – 4,7 – 二甲基黄酮、3,5,6 – 三羟基 – 3,4,7 – 三甲氧基黄酮、3,5,8 – 三羟基 – 7,4' – 二甲氧基黄酮、胡萝卜苷等[78]；香豆素类成分：6,7 – 二甲氧基香豆素、5,7 – 二甲氧基香豆素（柠檬油素）、7 – 羟基 – 6 – 甲氧基香豆素（莨菪亭）、7 – 羟基香豆素（伞形花内酯）、7 – 羟基 – 5 – 甲氧基香豆素、5 – 异戊烯氧基 – 7 – 甲氧基香豆素、香豆酸、柠檬苦素等；多糖类、氨基酸类及维生素与微量元素。[79]

第六节　药效学及安全性研究

古代医家认为佛手具有行气、补肝、暖胃、健脾、止呕等功效，主治心气痛、寒痰、咳嗽痰多、气滞等症。早在明代《滇南本草》中就有记载："味甘、微辛，性温。入肝胃二经，补肝暖胃，止呕吐，消胃家寒痰，治胃气疼，止面寒疼、和中、行气。"《本草微要》记载佛手"行气开郁，豁痰辟恶。舒肝悦脾，和胃止恶。胸闷胁胀，咳喘频作"。[80]清代《类经证治本草》记载佛手"主下气，除心头痰水心下气痛"。[81]《本草汇》记载佛手"理上焦之气，止呕宜求。进中州之食，健脾宜简。"[82]《本草辑要》记载佛手功专"理上焦气而止呕，进中州食而健脾，除心头痰水，治痰气咳嗽，心下气痛"。

一、药理作用

现代药理学研究表明，广佛手具有镇咳平喘祛痰、抗炎、抗氧化、抗癌、抗抑郁、调节胃肠平滑肌、调节高脂血症、调节糖尿病、调节免疫的作用，还可以保护心血管系统等。

（一）镇咳平喘祛痰作用

施长春等[83]对实验组豚鼠和小鼠预先以高、中、低剂量的佛手挥发油灌胃，模型对照组动物以 9 g/L 盐水灌胃，另外采用急支糖浆、氨茶碱、鲜竹沥为止咳、平喘、祛痰的阳性药物对照组。结果证明佛手挥发油对支气管哮喘动物具有止咳、平喘、祛痰等治疗作用。尹洪萍等[84]采用小鼠氨水引咳法观察佛手乙酸乙酯提取液（EABA）的镇咳作用；采用小鼠气道酚红排泄法观察药物的祛痰作用。结果 EAEB 灌胃给药（10 g/kg、20 g/kg）7 天能显著延长小鼠的咳嗽潜伏期，减少咳嗽次数；同时增加小鼠呼吸道酚红排泌量，说明佛手乙醇乙酯提取液具有良好的止咳祛痰作用。金晓玲等[85]采用常规镇咳、平喘、祛痰研究佛手醇提取液的药理作用，发现佛手醇提取液具有明显镇咳、平喘、祛痰作用和提高抗应激能力。

（二）抗炎作用

佛手中橙皮苷具有较强的抗炎活性，对大鼠巴豆油性肉芽囊肿的炎症反应也有抑制作用，能使囊内渗出液明显减少[86]。Kim 等[87]从佛手中提取了主要的挥发油，通过培养 RAW264.7 细胞，进行 MTT 实验测试佛手的细胞毒性，证实了佛手里的一种成分柠檬烯能够抑制 NF-κB 炎症通路的激活。而且，使用了佛手挥发油治疗的细胞，它的 JNK 和 ERK 磷酸化水平也显著下降，证明了佛手挥发油有良好的抗炎活性[88,89]。佛手中橙皮苷是一种 COX-2 和 iNOS 抑制剂，能够通过抑制 COX-2 和 iNOS 的表达而阻断炎症通路，这种机制与抗炎作用关系密切[90]。

（三）抗氧化作用

佛手中的黄酮、多糖以及挥发油等都具有一定的抗氧化作用。佛手黄酮[91]、果叶多糖[92]具有较强的清除自由基的能力，在一定的范围内，清除率随提取液浓度增加而提高，抗氧化作用逐渐增强。韩林等[93]研究表明，川佛手精油具有较强的抗氧化活性，对 DPPH 和 ABTS 自由基有较强的清除作用。姜立春等[94]在猪油中添加川佛手总黄酮后，可显著抑制猪油的氧化，而且能很好地去除猪油中已有的过氧化物。朱晓燕等[95]采用化学发光法在多种化学模拟体系中研究发现佛手多糖对超氧阴离子的清除更有效。

（四）抗癌作用

麻艳芳等[96]研究表明，佛手挥发油具有抑制 MDA-MB-435 人乳腺癌细胞增殖的作用。邵邻相等[97]发现，用佛手水煎剂处理后，RAW264.7 癌细胞的增殖明显受到抑制（$P < 0.01$），半数抑制浓度（IC_{50}）为 2.073 mg/mL。说明佛手水煎剂能诱导癌细胞凋亡，抑制癌细胞增殖。黄玲等[98]发现高剂量组对小鼠移植性肝肿瘤 HAC22 有较好的抑制作用，低剂量也有一定抑制作用，且毒性很小。吕学维等[99]研究发现了佛手挥发油可有效杀伤外培养的小鼠 B16 黑色素瘤细胞，低、中剂量的佛手挥发油可诱导细胞凋亡，高剂量的佛手挥发油可致细胞坏死。

（五）抗抑郁作用

佛手挥发油具有一定的抗抑郁作用。芦红等[100]通过实验发现除佛手油水溶物外，其他佛手油提取物均有一定的抗抑郁作用。高洪元等[101]探讨了佛手挥发油的抗抑郁机制可能与调节血清皮质酮水平和海马组织脑源性神经营养因子表达水平有关。

（六）调节胃肠平滑肌作用

王宜祥等[102]研究发现，佛手醇提液能明显增强家兔离体回肠平滑肌的收缩，其作用能被阿托品拮抗；能明显抑制家兔离体十二指肠平滑肌的收缩，对乙酰胆碱引起的家兔离体十二指肠痉挛有明显的解痉作用；对小鼠小肠运动有明显的推动作用。倪亦文等[103]观察了复方金佛手口服液在促进剖宫产术后产妇肛门排气的作用。结果显示观察组产妇肛门排气时间较对照组产妇明显提前（$P < 0.05$）。说明复方金佛手口服液在临床应用中具有明显理气功效，可使胃肠运动节律增加，收缩增强，排出肠腔积气和积液，有助于肠蠕动的恢复。

（七）调节高脂血症作用

Mollace 等[104]研究佛手提取物给予饮食诱导的高脂血症大鼠治疗 30 天，发现其能降低总胆固醇和甘油三酯，其降低胆固醇机理是调节肝脏 MG – CoA 的水平，通过结合胆汁酸增加血液和肝脏胆固醇周转率。佛手能够减少脂肪肝的总脂含量，显著降低脂质代谢[105]。Miceli 等[106]发现佛手能够显著减少高脂血症大鼠的总胆固醇、甘油三酯和低密度脂蛋白水平。

（八）调节糖尿病作用

研究证实佛手可以调节糖代谢。Peng 等[107]用佛手冻干粉治疗糖尿病大鼠三周后发现佛手具有显著的降低血糖、改善葡萄糖耐量的作用。佛手柑汁中含有的佛手柑素[108,110]，可以显著降低糖尿病 KK – Ay 小鼠的血糖，增加葡萄糖耐量和胰岛素敏感性。此外，佛手重要成分橙皮苷纯化后能够提高 HepG2 细胞的糖耐量，对调节机体血糖含量有着重要作用。

（九）调节免疫的作用

佛手醇提液具有提高小鼠免疫器官指数和应激能力的作用[111]。佛手多糖可明显提高环磷酰胺所致免疫功能低下的小鼠腹腔巨噬细胞吞噬百分率和吞噬指数，促进溶血素和溶血空斑的形成以及淋巴细胞转化，并明显提高血中 T 淋巴细胞比率，提高小鼠的免疫能力[112]。

（十）保护心血管系统的作用

佛手醇提液对大鼠因垂体后叶素引起的心肌缺血有改善作用，并使豚鼠因结扎冠状动脉引起的心电图变化有改善，对氯仿－肾上腺素引起的心律失常也有预防作用[113]。常雯等[114]研究发现，佛手甲醇提取物对 ACE 的抑制活性最高，抑制率达77%。

二、安全性评价研究

古籍中均记载佛手性温无毒，但《类经证治本草》《本草汇》仍明确指出："单用多用，亦损正气，须与参、术并行。"《本草徵要》："阴血不足者，不宜常用多用。"

（一）药代动力学研究

无相关报道。

（二）毒理学研究

无相关报道。

第七节　临床与应用

广佛手作为药食同源的名贵中药，已有较长临床用药历史，其花、果均可入药。古代《图经本草》《本草纲目》《本草纲目拾遗》等记载佛手以下气、破气、除痰水为主要功效，现代临床应用佛手主要用于治疗肝胃气滞，胸胁胀痛，胃脘痞满，食少呕吐，咳嗽痰多等症。可见从古至今，佛手功效基本未改变。

一、古代临床应用

早在宋代《图经本草》中就有记载，将佛手果切片晒干，配入药剂可以"行气止痛，健胃化痰"。元代《丹溪心法》用佛手柑"治鼓胀"。到明代，医学发展迅速，出现许多医学著作，其中《滇南本草》中记载佛手柑"味甘、微辛，性温。入肝胃二经，补肝暖胃"，用新瓦焙为末（黄色），烧酒送下，可治面寒疼、胃气疼；《本草品汇精要》用佛手"下气开胸膈，皮去气除心头痰水"；李时珍在《本草纲目》中记载：佛手柑"下气，除心头痰水；煮酒饮，治痰多咳嗽；煮汤，治心下气痛"。清代《本草便读》用"理气快膈，惟肝脾气滞者宜之"概括佛手药效；《本草撮要》中认为其"独用损气"，需与"参术"一类的滋补药同用，可缓和药性；《本经逢原》认为佛手"专破滞气，治痢下后重"；《本草从新》中记载佛手有"理上焦之气而止呕，进中州之食而健脾"的功效；《本草纲目拾遗》中记载："佛手露，佛手柑蒸取，气香味淡，能疏膈气。"

历史文献收载复方：

①治胆胀，胁下痛胀，口中苦，善太息。柴胡、陈皮、栀子皮（姜汁炒）、枳壳各3 g，郁金、当归、茯苓、合欢花各6 g，蒺藜12 g，佛手1.5 g。水煎服。（《医醇剩义》）

②治痰气咳嗽。陈佛手2～3钱。水煎饮。（《闽南民间草药》）

③治妇女白带。佛手5钱至1两，猪小肠1尺。水煎服。（《闽南民间草药》）。

二、现代临床应用

广佛手，味甜、微苦、性甘温，具有和胃健脾、疏肝理气、止咳化痰之功效。可治肝胃气痛、胃腹胀满、食必呕吐等症，对防治胃癌、肝癌、肺癌等癌症也具有一定的功效[115]。

现代文献收载复方：

①治湿痰咳嗽。佛手、姜半夏各6 g，砂糖等分。水煎服。（《全国中草药汇编》）

②治小儿热吐不止。良姜10 g，香附10 g，苏梗10 g，陈皮5 g，佛手5 g，香橼皮10 g，炒川楝子10 g，延胡索5 g，煅瓦楞子10 g，乌贼骨10 g，马尾连5 g。水煎，热服。（《董建华方》）

③治肝胃气痛。鲜佛手12～15 g，开水冲泡，代茶饮；或佛手、延胡索各6 g，水煎服。（《全国中草药汇编》）

④治食欲不振。佛手、枳壳、生姜各3 g，黄连0.9 g。水煎服，每日1剂。（《全国中草药汇编》）

三、其他应用

佛手通过蜜制、浸渍、腌制等方法可加工成多种保健食品和保健饮品，如果脯、蜜饯、软糖、佛手酒、佛手茶、佛手蜜等，具有疏肝解郁、降血压、预防疾病的作用。

佛手提取物还是一种较理想的烟用香料，具有丰富烟香、柔和烟气、减少刺激的作用[116]。佛手挥发油可作为香水与空气清新剂的原料，极具提神振奋之效，使头脑清晰，可消除体臭及消毒杀菌，止咳化痰，适用于支气管炎、喉咙痛，并可增强记忆。此外，佛手还可以做成佛手茶、佛手酒、佛手露等消费品[115]。

第八节 品牌建设

一、打造广佛手品牌生产示范基地

广东省各地区由于自然环境优越、种植技术经验丰富等优势，产出高产优质的佛手。广佛手主产于广东潮州、肇庆、高要（河乐水一带）、德庆、云浮、四会、郁南等地，已有200多年的种植历史。一直以来，岭南地区就是广佛手大量栽培的道地产区，尤其是被公认为品质最优的肇庆市，更是以其所产广佛手品质优良享誉全国。广东省肇庆市德庆县武垄镇武垄村的通心坑建立了广佛手的规范化种植研究基地。2016年，广佛手被遴选为广东省立法保护的岭南中药材第一批8个品种之一，无疑为广佛手的产业发展创造了新的机遇。借此机会打造广佛手品牌生产示范基地，这一工作的启动既可促进广佛手整个种植产业的发展，又可以通过打造品牌加强对品种的保护，还能够增强当地农户种植的积极性，增加收入。在传统栽培技术的基础上，结合现代科学研究，将生物科学技术等新技术应用到种植上，解决各种植物营养管理和病虫害问题，为获得持续高产优质的广佛手提供科学依据。

二、注册广佛手地理标志商标

注册地理标志商标，响应国家"兴农富农、精准扶贫"的政策，推动农业经济的发展。以岭南中药材商标品牌培育和建设为重点，引导广佛手的岭南中药材生产者、行业协会依法申请地理标志商标注册保护，同时扩大广佛手商标品牌的影响力，提高其社会知名度，以此促进广佛手的品牌化经营，为中医临床、化妆品和食品行业提供来源可追溯的优质原料，从而带动整个广佛手产业链的繁荣发展。

三、挖掘广佛手商业价值

广佛手在岭南一带已有200多年的栽培历史，目前已广泛应用于临床、制药、保健品、化妆品和食品行业。尤其是广佛手油，味道较清新，类似橙和柠檬，略带花香，是香料店、化妆品以及窗体行业使用最广泛的精油之一，还是经典的4711科隆香水和厄尔氏灰茶的主要成分。因其具有持久的固香特性而被广泛应用于相关行业生产各种产品，如肥皂、洗涤剂、润肤露和香水等。精油可以用于开发高香气低焦油卷烟产品。在生产低焦油卷烟时会导致其香味大大降低，而若将精油中的致香物质添加到低焦油卷烟中，则可弥补生产中香味物质的损失；还可提取香料、加工成糖果蜜饯等多种果脯、生产饮料和保健食品。因此基于广佛手的已知特性，深入研究广佛手的其他作用，继续开发更多相关的产品，可全面提升其商业价值。

第九节　评述与展望

广佛手在岭南一带已有200多年的种植历史，当地人民积累了丰富的栽培、采收、加工和临床应用的经验。广佛手"疏肝理气，和胃化痰"的功效确切，临床上用于肝气郁结之胁痛、胸闷，肝胃不和、脾胃气滞之脘腹胀痛、嗳气、恶心，久咳痰多。

从气候条件来看，广佛手虽可以广泛种植于热带或亚热带地区，但是，为保证广佛手的优质高产，还需要选择优质的品种，严格按照选地整地、繁殖方法（扦插繁殖、嫁接繁殖）、定植（种植时间、种植密度、种植方法）、田间管理（中耕除草、施肥、整形修枝、弯枝、疏花摘芽）、病虫害防治等栽培方法，遵循传统的采收时间，采用合理的加工模式。这对广佛手的可持续发展具有重要的意义。

广佛手药用价值的深入开发及其在保健和日用化工等领域的应用，促使广佛手市场前景广阔。一方面广佛手作为理气类中药，用于治疗肝气郁结之胁痛、胸闷，肝胃不和、脾胃气滞之脘腹胀痛、嗳气、恶心，久咳痰多等多种病症。同时，广佛手还可作为40余种中药制剂的原料，如二十七味定坤丸、制金柑丸、厚元行气丸、和胃平肝丸、定坤丸、平肝舒络丸、沉香利气丸、沉香四宝丸、舒肝和胃丸、舒肝顺气丸、金佛酒、风湿关节酒、黄金波药酒、胃苏颗粒、荜铃胃痛颗粒、升血调元汤等。另一方面，广佛手的果实可作为广佛手油的提取原料，是香料店、化妆品以及窗体行业使用最广泛的精油之一，被广泛应用于相关行业生产各种产品，如肥皂、洗涤剂、润肤露和香水等。这些都为整个广佛手产业链的良性循环发展奠定了基础。

（姜　涛　黄　勇　刘子祯　姚艺新　等）

参考文献

[1] 肖培根. 新编中药志：第二卷［M］. 北京：化学工业出版社，2002：304.

[2] 彭成. 中华道地药材：上册［M］. 北京：中国中医药出版社，2011：1260 - 1273.

[3] 王婷婷，谭红军，张和平，等. 佛手的研究与应用开发［J］. 重庆中草药研

究，2011（1）：38－44.

[4] 国家药典委员会．中华人民共和国药典［S］.北京：中国医药科技出版社，2020：185.

[5] 李时珍．本草纲目：下册［M］.刘衡如，刘山永，校注．北京：华夏出版社，2008.

[6] 张璐．本经逢原［M］.赵小青，辑校．北京：中国中医药出版社，1996.

[7] 兰茂．滇南本草［M］.昆明：云南人民卫生出版社，1959.

[8] 吴仪洛．本草从新［M］.上海：上海科学技术出版社，1982.

[9] 张秉成．本草便读［M］.上海：上海科技卫生出版社，1958.

[10] 刘文泰．本草品汇精要［M］.上海：商务印书馆，1936.

[11] 朱丹溪．丹溪心法［M］.北京：中国中医药出版社，2008.

[12] 陈其瑞．本草撮要［M］.北京：资生堂，1902.

[13] 赵学敏．本草纲目拾遗［M］.北京：人民卫生出版社，1963.

[14]《福建药物志》编写组．福建药物志：第一册［M］.福州：福建人民出版社出版，1979.

[15] 郭天池．中国的枸橼［J］.中国柑桔，1993，22（4）：3－6.

[16] 宋德勋．药用植物栽培学［M］.贵阳：贵州科技出版社，2000：250－253.

[17] 周莹，金晓玲．佛手嫩枝扦插繁殖技术的研究［J］.江苏农业科学，2009，（2）：174－176.

[18] 汪耀，吴明丽，李西文，等．广佛手全球产地生态适宜性分析［J］.世界中医药，2017，12（5）：996－999.

[19] 全川，友福．佛手优良品种［J］.四川农业科技，2001，（10）：11.

[20] 姚宗凡，黄英姿，姚晓敏．药用植物栽培手册［M］.上海：上海中医药大学出版社，2001：411－417.

[21] 么厉，程惠珍，杨智．中药材规范化种植（养殖）技术指南［M］.北京：中国农业出版社，2006：945－950.

[22] 陈震，丁万隆，陈瑛，等．百种药用植物栽培答疑［M］.北京：中国农业出版社，2002：397－403.

[23] 钟云，袁显，曾继吾，等．广佛手不同成熟期果实挥发性物质含量分析［J］.热带农业科学，2013，33（6）：59－61.

[24] 沈亚林．佛手与佛手瓜比较鉴别［J］.时珍国医国药，2000，11（1）：55.

[25] 毕鉴英，肖华荣．佛手与"菜佛手"的鉴别［J］.中国药师，2000，3（2）：124.

[26] 旺风芹，孙迫东，刘义舟．药用佛手与食用佛手瓜的鉴别［J］.时珍国医国

药，1998，9（4）：341.

[27] 常海萍，和建国，高天爱，等. 佛手及其混淆品佛手瓜的鉴别 [J]. 山西中医，1999，15（1）：45.

[28] 朱明. 佛手与佛手瓜的比较鉴别 [J]. 首都医药，1999，6（8）：28 – 29.

[29] 赵淑红，徐力生. 佛手及其伪品佛手瓜的鉴别 [J]. 宁夏医学杂志，2000，22（2）：102.

[30] 陈昌亮，黄文清. 十种广东道地药材的性状鉴别 [J]. 中药材，1994，17（5）：20 – 21.

[31] 国家中医药管理局《中华本草》编委会. 中华本草：上册 [M]. 精选本. 上海：上海科学技术出版社，1998.

[32] 裘仲华，丰素娟，李祖德. 佛手柑与佛手瓜饮片的鉴别 [J]. 浙江中医杂志，2000，35（7）：322.

[33] 黄海波，潘超美，贺红，等. 三种不同产地佛手花粉粒和叶片的电镜扫描比较 [J]. 医药世界，2002，（7）：55 – 56.

[34] 陈剑，张成川，赵颖飞. 佛手与伪品佛手瓜的鉴别 [J]. 海峡药学，2009，21（8）：87 – 87.

[35] 金晓玲. 佛手挥发油的研究进展 [J]. 香料香精化妆品，2002，（2）：20 – 23.

[36] 陈秉初，赵铁桥，马伯军，等. 金华佛手类型划定及 RAPD 分析 [J]. 果树学报，2002，19（4）：278 – 280.

[37] 马伯军，章斌铁，陈镖，等. 金华佛手遗传多态性的 RAPD 分析与品种的分子鉴定 [J]. 中草药，2002，33（5）：460 – 462.

[38] 王俊平，郭卫东，倪开诚，等. 矮化佛手的形态特征及遗传背景分析 [J]. 浙江农业科学，2007，（4）：407 – 410.

[39] 曹诣斌，石瑞，陈文荣，等. 低温胁迫下佛手和枳乙烯应答因子 6（ERF6）表达变化的比较分析 [J]. 园艺学报，2011，38（10）：1873 – 1882.

[40] 石瑞，曹诣斌，陈文荣，等. 佛手 GRAS 基因的克隆及表达分析 [J]. 浙江师范大学学报（自然科学版），2011，34（4）：446 – 451.

[41] 陈文荣，叶杰君，李永强，等. 佛手低温胁迫相关基因的差异表达 [J]. 生态学报，2013，33（5）：1594 – 1606.

[42] 廖芳蕾，韩晓霞，陈文荣，等. 佛手果形发育观察及果形相关基因表达分析 [J]. 园艺学报，2016，43（11）：2141 – 2150.

[43] 钟艳梅，田庆龙，肖海文，等. 不同产地佛手药材的化学成分比较研究 [J]. 中南药学，2014，（1）：64 – 66.

[44] 农东红，刘威，韦艳梅，等. 不同种质佛手五种微量元素含量的比较分析

[J].北方园艺，2011，(21)：165－166.

[45] 崔红花，高幼衡，蔡鸿飞，等．主成分分析对佛手最佳产地的探讨［J］.广州中医药大学学报，2009，26（3）：281－283.

[46] 吴春蓉，黎珊珊，肖雪，等．不同产地佛手指纹图谱及模式识别研究［J］.世界科学技术—中医药现代化，2017，19（5）：820－824.

[47] 曹诣斌，朱海玲，王晓艳．不同产地佛手水溶性多糖的分离纯化及初步分析［J］.浙江师范大学学报（自然科学版），2008，31（2）：190－194.

[48] 张瑞芳，高幼衡，崔红花，等．广佛手药材 HPLC 指纹图谱的研究［J］.中草药，2007，38（7）：1075－1077.

[49] 李金玉，贺文婷，王喜英．不同采收期广佛手指纹图谱研究［J］.安徽农业科学，2015，(14)：99－101.

[50] 金晓玲，张颖，徐丽珊，等．佛手的薄层色谱鉴别［J］.特产研究，2001，(2)：40.

[51] 田进国，娄红样，任建，等．三十种药材对照品红外光谱的研究［J］.中国药科大学学报，1996，27（1）：24－28.

[52] 张瑞芳，高幼衡，崔红花．三种不同产地佛手的傅立叶变换红外光谱鉴别［J］.广州中医药大学学报，2006，23（1）：48－51.

[53] 张全龙．真伪佛手紫外光谱鉴别［J］.时珍国医国药，1999，10（6）：444.

[54] 杨月春，蒋国强．佛手及其伪品佛手瓜的鉴别［J］.浙江中医学院学报，1999，23（4）：58.

[55] 南京中医药大学．中药大辞典［M］.2版．上海：上海科学技术出版社，2006.

[56] 广东省卫生厅．广东省中药饮片炮制规范［S］.1984.

[57] 许茹，钟凤林，王树彬．中药佛手的本草考证［J］.中药材，2017，40（8）：1975－1978.

[58] 杨慧，周爱梅，林敏浩，等．佛手挥发精油提取及其药理研究进展［J］.食品安全质量检测学报，2013，(5)：1347－1352.

[59] 蔡丹燕，祁龙凯，林励．佛手叶总黄酮超声提取工艺优化及其抗氧化活性研究［J］.广州中医药大学学报，2015，32（2）：308－312

[60] 章斌，侯小桢．复合酶法提取广佛手总黄酮的工艺［J］.食品研究与开发，2010，31（10）：188－192.

[61] 李勇，姚曦．不同炮制方法对佛手总黄酮含量的影响［J］.医药导报，2012，31（5）：643－645.

[62] 聂凌云，曹红．和胃平肝丸的质量标准研究［J］.解放军药学学报，2008，

24 （1）：42 - 44.

[63] 曹萍，吕武清．冠脉康片的质量标准研究 [J]．中国药业，2008，17 （9）：28 - 29.

[64] 范强．国公酒质量评价方法研究 [D]．北京：北京中医药大学，2007.

[65] 赵沈娟，黄新兰，李雪兰，等．荜铃胃痛颗粒的质量标准研究 [J]．中成药，2008，30 （6）：868 - 871.

[66] 王蕊，朱玲玲．胃益胶囊质量标准研究 [J]．数理医药学杂志，2006，19 （2）：179 - 180.

[67] 金晓玲，徐丽珊．佛手挥发性成分的 GC - MS 分析 [J]．中草药，2001，32 （4）：304 - 305.

[68] 林敏浩，周爱梅，杨慧，等．水蒸气蒸馏法提取广佛手挥发精油及其组成分析 [J]．食品安全质量检测学报，2015，（2）：619 - 625.

[69] 陈树喜，黄凯信，许剑华，等．广佛手香气成分分析 [J]．农产品加工，2017，（7）：41 - 42.

[70] 王俊华，符红．广佛手挥发油化学成分的 GC - MS 分析 [J]．中药材，1999，22 （10）：516 - 517.

[71] 钟艳梅，冯毅凡，郭姣．基于 UPLC - Q - TOF - MS 的广佛手化学成分快速鉴定研究 [J]．天然产物研究与开发，2014，（12）：1965 - 1970.

[72] 高幼衡，黄海波，徐鸿华．广佛手挥发性成分的 GC - MS 分析 [J]．中草药，2002，33 （10）：883 - 884.

[73] 杨慧，周爱梅，夏旭，等．低温连续相变萃取广佛手精油及其组成分析 [J]．食品工业科技，2015，36 （16）：289 - 293.

[74] 魏玉君，邵邻相，麻艳芳，等．佛手叶挥发油的成分分析及生物活性研究 [J]．浙江师范大学学报（自然科学版），2014，（3）：329 - 333.

[75] 赵静芳，蒋立勤，钟晓明．佛手叶挥发性成分的提取鉴定 [J]．中华中医药学刊，2013，（8）：1773 - 1777.

[76] 丘振文，何建雄，唐洪梅，等．佛手挥发油特征化学成分群 GC - MS 研究 [J]．现代生物医学进展，2010，10 （22）：4363 - 4365.

[77] 金晓玲，徐丽珊，施潇，等．4 种佛手挥发油化学成分的研究 [J]．中国药学杂志，2002，37 （10）：737 - 739.

[78] 秦枫．川佛手化学成分的研究 [D]．成都：西南交通大学，2008.

[79] 尹锋，楼凤昌．佛手化学成分的研究 [J]．中国天然药物，2004，40 （3）：149 - 151.

[80] 李中梓．本草徵要 [M]．北京：北京科学技术出版社，1986：36.

[81] 吴钢．类经证治本草［M］．北京：中国中医药出版社，2016：19．

[82] 郭佩兰．本草汇［M］．王小岗，校注．北京：中医古籍出版社，2012：401．

[83] 施长春，王建英，朱婉萍，等．佛手挥发油对哮喘的治疗作用［J］．中华实用儿科临床杂志，2010，25（4）：287 – 288．

[84] 尹洪萍，林国华，俞利平，等．佛手乙酸乙酯提取液镇咳祛痰作用的实验研究［J］．杭州师范学院学报（医学版）2007，27（6）：377 – 379．

[85] 金晓玲，徐丽珊，何新霞．佛手醇提取液的药理作用研究［J］．中国中药杂志，2002，27（8）：604 – 606．

[86] GARG A，GARG S，ZANEVELD L J，et al. Chemistry and pharmacology of the Citrus bioflavonoid hesperidin［J］．Phytotherapy research，2001，15（8）：655 – 69．

[87] KIM K N，KO Y J，YANG H M，et al. Anti – inflammatory effect of essential oil and its constituents from fingered citron（Citrus medica L. var. sarcodactylis）through blocking JNK，ERK and NF – κB signaling pathways in LPS – activated RAW 264. 7 cells［J］．Food & chemical toxicology，2013，（57）：126 – 131．

[88] 杨宁宁．JNK 在骨骼肌源脂联素影响骨骼肌胰岛素抵抗模型 GLUT4 表达中的作用研究［D］．合肥：安徽医科大学，2012．

[89] 秦江媛．短期胰岛素强化治疗与新诊断 2 型糖尿病患者 JNK 信号通路及 HO – 1关系的研究［D］．石家庄：河北医科大学，2011．

[90] SAKATA K，HIROSE Y，QIAO Z，et al. Inhibition of inducible isoforms of cyclooxygenase and nitric oxide synthase by flavonoid hesperidin in mouse macrophage cell line［J］．Cancer letters，2003，199（2）：139 – 145．

[91] 章斌，侯小桢，饶强．响应面优化佛手总黄酮超声提取及抗氧化研究［J］．食品研究与开发，2012，33（2）：27 – 31．

[92] 杨继，叶安，陆智明，等．金佛手果叶多糖的体外抗氧化活性研究［J］．东南园艺，2015，（4）：7 – 10．

[93] 韩林，夏兵，丁博，等．川佛手精油抗氧化及抑菌活性的研究［J］．中国调味品，2014，（12）：55 – 58．

[94] 姜立春，黄成思，杨澈，等．川佛手总黄酮提取及抗氧化性研究［J］．江苏农业科学，2010，（3）：340 – 342．

[95] 朱晓燕，邬建敏，贾之慎．佛手多糖的化学组成及体外抗氧化活性研究［J］．高等学校化学学报，2005，26（7）：1264 – 1267．

[96] 麻艳芳，邵邻相，张均平，等．佛手挥发油对 MDA – MB – 435 人乳腺癌细胞体外增殖的影响［J］．中国药学杂志，2010，45（22）：1737 – 1741．

[97] 邵邻相，张均平，麻艳芳，等．佛手水煎剂对 RAW264. 7 癌细胞增殖的影响

[J].浙江师范大学学报（自然科学版），2009，32（4）：448-452.

[98] 黄玲，邝枣园.佛手多糖对小鼠移植性肝肿瘤HAC22的抑制作用 [J].江西中医药大学学报，2000，(1)：41-41.

[99] 吕学维，邵邻相，张均平，等.佛手挥发油对B16黑色素瘤细胞体外增殖的抑制作用 [J].中国粮油学报，2011，26（8）：50-54.

[100] 芦红，吴月霞，杨丽嘉，等.川佛手提取物对小鼠的抗抑郁作用 [J].郑州大学学报（医学版），2011，46（2）：220-222.

[101] 高洪元，田青.佛手挥发油的抗抑郁作用机制探讨 [J].中国实验方剂学杂志，2012，18（7）：231-234.

[102] 王宜祥，何忠平.金佛手醇提液对小肠平滑肌的影响 [J].中国药业，2003，12（4）：43-44.

[103] 倪亦文，应红华，余丽华，等.复方金佛手口服液在促进剖宫产术后产妇肛门排气中的作用 [J].护理研究，2007，21（20）：1841-1842.

[104] MOLLACE V, SACCO I, JANDA E, et al. Hypolipemic and hypoglycaemic activity of bergamot polyphenols: from animal models to human studies [J]. Fitoterapia, 2011, 82（3）：309-316.

[105] PARAFATI M, LASCALA A, MORITTU V M, et al. Bergamot polyphenol fraction prevents nonalcoholic fatty liver disease *via* stimulation of lipophagy in cafeteria diet-induced rat model of metabolic syndrome [J]. Journal of nutritional biochemistry, 2015, 26（9）：938-948.

[106] MICELI N, MONDELLO M R, MONFORTE M T, et al. Hypolipidemic effects of *Citrus bergamia* Risso et Poiteau juice in rats fed a hypercholesterolemic diet [J]. Journal of agricultural & food chemistry, 2007, 55（26）：10671.

[107] PENG C H, YAWBEE K, WENG C F, et al. Insulin secretagogue bioactivity of finger citron fruit (*Citrus medica* L. var. *sarcodactylis* Hort, Rutaceae) [J]. Journal of agricultural & food chemistry, 2009, 57（19）：8812-8819.

[108] GARDANA C, NALIN F, SIMONETTI P. Evaluation of flavonoids and furanocoumarins from *Citrus bergamia* (Bergamot) juice and identification of new compounds [J]. Molecules, 2008, 13（9）：2220-2228.

[109] GATTUSO G, BARRECA D, CARISTI C, et al. Distribution of flavonoids and furocoumarins in juices from cultivars of *Citrus bergamia* Risso [J]. Journal of agricultural & food chemistry, 2007, 55（24）：9921-9927.

[110] ZHANG J, SUN C, YAN Y, et al. Purification of naringin and neohesperidin from Huyou (*Citrus changshanensis*) fruit and their effects on glucose consumption in human HepG2 cells [J]. Food chemistry, 2012, 135（3）：1471-1478.

［111］徐晓虹，金晓玲，章子贵．金华佛手醇提液对小鼠记忆、耐力和免疫机能的影响［J］.浙江师范大学学报（自然科学版），2000，23（2）：180－182.

［112］黄玲，邝枣园，张敏，等．佛手多糖对环磷酰胺造模小鼠巨噬细胞的影响［J］.广州中医药大学学报，2000，17（1）：58－60.

［113］赵秀玲．佛手生理活性成分的研究进展［J］.食品工业科技，2012，33（21）：393－399.

［114］常雯，李学刚，张化金，等．佛手提取物及活性部位抑制血管紧张素转化酶活性的研究［J］.食品工业科技，2011，（8）：126－127.

［115］张爵玉，蒋林，王琴．广佛手的研究现状及进展［J］.中国调味品，2008，33（3）：34－37.

［116］段继铭，郑琳，周丽娟，等．佛手提取物中挥发性成分的分析及在卷烟加香中的应用［J］.云南农业，2009，（12）：33－35.

第八章 何首乌

第一节 历史概况

何首乌 *Polygonum multiflorum* Thunb. 为蓼科（Polygonaceae）何首乌属（*Polygonum*）植物，其干燥块根入药，亦称何首乌；干燥藤茎入药，称首乌藤[1]。产陕西南部、甘肃南部、华东、华中、华南、四川、云南及贵州。生山谷灌丛、山坡林下、沟边石隙，海拔200～3 000米。日本也有分布。《日本植物志》最早记载何首乌的拉丁学名 *Polygonum multiflorum* Thunb. ，并得到认可，沿用至今。属名 *Polygonum* 来自希腊语poly＝"many"和gonu＝"knee"或"joint"，大意是肿胀的关节，表现了蓼科植物节肿大的特征。种加词 *multiflorum* 意思是多花的，体现了何首乌原植物圆锥花序上着生花多数的特点。现《中国植物志》将何首乌归为 *Fallopia* 属，拉丁学名为 *Fallopia multiflora*（Thunb.）Harald. ，该名于1978年由Harald发表于Symb. Bot. Upsl 第22（2）期77页，但并未被《中国药典》及主要的药用植物类、中药类书籍采用[2]。

唐代李翱曾为何首乌立传。何首乌入药，于宋《开宝本草》始载，而后的本草书籍多有著录[3]。2015年版《中国药典》记载，何首乌味苦、甘、涩，性微温。归肝、心、肾经。能解毒，消痈，截疟，润肠通便。用于治疗疮痈，瘰疬，风疹瘙痒，久疟体虚，肠燥便秘等症[1]。制何首乌是著名的补益类中药，用于血虚及肝肾阴虚证。中医理论认为，制何首乌味甘而涩，微温不燥，能养血滋阴，补益肝肾，收敛精气，为平补阴血之良药[4]。

一、本草考证

何首乌是一种来自神话传记的中药，一开始便带有神话的色彩。关于何首乌的品种、是否有雌雄之分，一直以来众说纷纭。历代本草记载亦有矛盾之处。经考证，目前认为蓼科植物何首乌 *Polygonum multiflorum* Thunb. 当属正品。作为中国广布种，何首乌的道地产地有一定的变迁，现应以广东德庆产者最为道地。何首乌的功效，是补还是泻，实与炮制有关，生品含蒽醌类成分为主，偏泻下；炮制品蒽醌类成分被破坏，保留二苯乙烯苷类成分和卵磷脂，偏补益。

（一）历史文献记载及分析

何首乌始见于唐元和七年（812）李翱《何首乌录》，其后，宋、明《开宝本草》《证类本草》《本草图经》《本草品汇精要》《本草纲目》等历代本草均有记载与转载。《何首乌录》记载"苗如木藁光泽，形如桃柳叶，其背偏，独单，皆生不相对。有雌雄者，雌者苗色黄白，雄者黄赤。其生相远，夜则苗蔓交或隐化不见"。自何首乌首次出现在历史的舞台，便有雌白雄赤二种的说法，亦引出后世对雌雄何首乌考证的各抒己见。《证类本草》载"本出顺州南河县，今岭外江南诸州皆有。蔓紫，花黄白，叶如薯蓣而不光，生必相对，根大如拳。有赤白二种，赤者雄，白者雌"。《本草图经》载"春生苗，叶叶相对，如山芋而不光泽，其茎蔓延竹木墙壁间。夏秋开黄白花，似葛勒花；结子有棱，似荞麦而细小，才如粟大。秋冬取根，大者如拳，各有五棱瓣，似小甜瓜。此有二种：赤者雄，白者雌"。从《何首乌录》文中"独单，皆生不相对"与"苗蔓"的描述来看，与蓼科植物何首乌 *Polygonum multiflorum* Thunb. 单叶互生、藤本特征一致。《证类本草》中，除"生必相对"外，所描述的蔓、花、叶、根的特征均与现蓼科植物何首乌一致。《本草图经》中，更增加了果实的特征表述，也与现蓼科植物何首乌一致。至于各本草均提到的雌雄，有两种不同的观点[3,5]。其一，展雪锋等[5]认为，何首乌本身无雌雄，本草所载雌雄何首乌，雌者为萝藦科植物白首乌 *Cynanchum bungei* Decne.，雄者为蓼科植物何首乌 *Polygonum multiflorum* Thunb.。其二，周燕华[6]、王智民[7]、梁鹂等[3]认为，谢宗万在《中药材品种理论与应用》的观点可取，何首乌雌者为棱枝何首乌 *Polygonum multiflorum* Thunb. var. *angulatum* S. Y. Liu，其鲜根断面呈类白色。棱枝何首乌于 1991 年以新种发表于《云南植物研究》第 13（4）期390 页[8]，后在《中国植物志》合并入何首乌，归为同一种[2]。

以上依据表明，本草所载何首乌，不论雌雄，均为蓼科植物何首乌 *Polygonum multiflorum* Thunb.，白与赤，即雌与雄，当指何首乌的不同生长状态。

关于何首乌的产地，《开宝本草》载"本出顺州南河县，今岭外江南诸州皆有"。顺州南河县即今广西陆川县东南古城镇，《开宝本草》认为，该地是何首乌的原产地，岭外江南诸州指五岭以北（与岭南地区相对）长江以南的广阔区域，为今浙江、福建、江西、湖南、江苏、安徽、湖北、四川、贵州等地，均有何首乌分布。从始载何首乌的《开宝本草》内容可见，宋时何首乌的产地与《中华本草》所载的主产地大部分一致。《本草图经》载："何首乌，今在处有之。以西洛、嵩山及南京柘城县者为胜。"

亦说明何首乌是分布较为广泛的物种，并指明道地产地为河南西洛、嵩山、商丘柘城县。明代《本草品汇精要》沿用《本草图经》中道地产地为河南柘城县的说法。《本草品汇精要》[9]与明代《本草纲目》[10]还援引了明州（今浙江宁波）刺史李远《附录》中有关何首乌的记载："明州刺史李远附录云：何首乌以出南河县及岭南恩州、韶州、潮州、贺州、广州、潘州四会县者为上，邕州、桂州、康州、春州、高州、勤州、循州晋兴县出者次之，真仙草也。"明代何首乌的道地产地除南河县（广西陆川东南）外，还包括了岭南恩州（今广东恩平市东北）、韶州（今广东韶关）、潮州（今广东潮州及附近县市）、贺州（今广西贺州）、广州（今广东广州）、潘州四会县（今广东肇庆四会），为何首乌岭南地区作为道地产地的记载。文中何首乌次道地产地还有邕州（今广西南宁）、桂州（今广西桂林）、康州（今广东德庆）、春州（今广东阳春）、高州（今广东高州）、勤州（今广东阳春石望镇）、循州晋兴县（今广东惠州附近），亦均为岭南地区。其中广东德庆为现代公认的何首乌道地产地。清光绪《德庆州志》[11]引明《肇庆府志》载："何首乌……德庆州者佳。"并转引《粤游记闻》云："土人言，府城（指德庆府）外得闻署钟鼓者尤佳。"指明德庆州府城能听得见府署钟鼓声的范围内，特别是生于旧监仓者品质最佳，为历代贡品。《德庆州志》还描述，此处出产的何首乌新鲜断面有淡红色的汁液渗出，味甘苦而香浓，炮制后质地柔软，味甘凉，与猪肉一同煲汤，能将整块猪肉染成红色，反映了德庆何首乌的道地性。中华人民共和国成立前，德庆县县城有"关馥园"，是售卖何首乌制品的名店。《药物出产辨》载："（何首乌）产广东德庆为正，名曰何首乌。北江、连州亦有出，以广西南宁、百色为多出。凡用首乌者，取补血。南宁首乌用乌豆煲透，用刀切之数片，此刀即蓝黑。用舌舐之，即将舌苔撮起。味涩，其质瘦极，服之不衄血，于愿足矣。尚望其有补血乎？惟德庆产者则不然，味和蔼甘香，带有微甜，刀切不蓝，入口不撮舌，其能养血无疑矣。主治：苦、涩，微温。主瘰疬痈肿，益气血，长筋骨，益精髓。"[12]《握灵本草》明确了何首乌的道地产地为广东德庆县，以及道地药材的养血功效。

综上，何首乌自古以来分布较广，道地产地以岭南地区为主，尤以广东德庆为最。

（二）功效及应用考证

《何首乌录》记载其功效为："治五痔，腰膝之病，冷气心痛，积年劳瘦，痰癖，风虚败劣，长筋力，益精髓，壮气，驻颜，黑发，延年，妇人恶血痿黄，产后诸疾，赤白带下，毒气入腹，久痢不止。"从一开始，基本奠定了何首乌两类功效的主线，后世普遍沿用，并根据实际功效略作补充。

《开宝本草》载何首乌功效为："主瘰疬，消痈肿，疗头面风疮，五痔，止心痛，益血气，黑髭鬓，悦颜色。久服长筋骨，益精髓，延年不老。亦治妇人产后及带下诸疾。"从本草的首载文字来看，何首乌的功效涉及两个截然不同的方面，其一，"泻"，用于消除痈肿疮痔证；其二，"补"，用于益血气、长筋骨等，可乌发延年。其后的各本草多有引用，也涉及以上两类功效。《日华子本草》："久服令人有子，治腹脏宿疾，一切冷气及肠风。"虽文字较短，同样以这两类功效为主。部分本草在功效上的描述略有差异，但主旨基本一致。如《本草元命苞》："常饵明目，轻身。"《滇南本草》："涩精，坚肾气，止赤白便浊，缩小便，入血分，消痰毒。治赤白癜风，疮疖顽癣，皮肤瘙痒。截疟，治痰疟。"《药品化义》："益肝，敛血，滋阴。治腰膝软弱，筋骨酸痛，截虚疟，止肾泻，除崩漏。"《本草述》："治中风，头痛，行痹，鹤膝风，痫证，黄疸。"《药性通考》："养血祛风。"《药性切用》："为平补阴血之良药。"《本草再新》："补肺虚，止吐血。"明代《药镜》首乌："生服润推燥粪，可代大黄。风疮疥癣作痒，茎叶煎汤洗效。"清代《本草新编》指出："近人尊此物为延生之宝，余薄而不用。惟生首乌用之治疟，实有速效，治痞亦有神功，世人不尽知也"[13]。

何首乌截然不同的两类功效在本草中流传，得到了现代植物化学研究和药理学研究的数据支持。生品，含蒽醌类成分，具有显著的泻下作用；炮制后，蒽醌类成分被破坏，保留以补益作用为主的二苯乙烯苷类成分和卵磷脂。

炮制后的何首乌，尤其是九蒸九晒炮制法所制，常常用于血虚及肝肾阴虚证。何首乌味甘而涩，微温不燥，能养血滋阴，补益肝肾，收敛精气，为平补阴血之良药。治血虚证，见头昏目眩，心悸失眠常配当归、白芍等补血药以提高疗效；治肝肾阴虚证，见腰膝酸软，头昏耳鸣，遗精滑泄，须发早白，常配地黄、菟丝子等，以补益肝肾，如《良方集腋》秘传延寿丹、《积善堂经验方》七宝美髯丹。

生品用于肠燥便秘。何首乌苦则能泄，甘则能润，凡血虚津亏而大便燥结者，常配当归、火麻仁等，以润肠通便。若单味煎服，可治痔血便难；研末内服，亦治肠风下血。

用于疟疾。何首乌具有截疟和补益之功，治疗气血两虚之久疟不止，常配人参、当归等，以补气养血止疟，如《景岳全书》何人饮。若阴血亏虚，热多寒少者，可以本品与鳖血、朱砂同用，如《赤水玄珠》何首乌丸。

用于皮肤瘙痒，疮疹。何首乌可养血润燥，治疗血燥生风之皮肤瘙痒疮疹等，常配防风、荆芥等，以养血祛风止痒用于疮痈，瘰疬。何首乌生用性寒，解毒散结。治疮痈肿毒，常配玄参、连翘等，以清热解毒；治瘰疬，常配昆布、夏枯草等，以解毒散结。此外，近年来何首乌常与桑寄生、灵芝、丹参等药同用，以治疗高血压、高脂血症及冠心病等[13]。

（三）讨论

历代本草典籍中，均列出雌雄何首乌，且多指出"凡修合药须雌雄相合，服有验"，认为雌雄各半，何首乌方能有效。关于何首乌的雌雄，目前已有较为一致的定论，认为属于蓼科植物何首乌的不同生长状态。关于功效的描述，生"泻"而熟"补"，何首乌引发肝毒性的报道时有发生，这是现代何首乌应用中面临的最大问题。何首乌及其二苯乙烯苷等成分具有降血脂、保肝、抗氧化、抗骨质疏松、降血糖、抗抑郁、抗菌、抗肿瘤等作用，降血脂、保肝为其主要作用。长期大量摄入何首乌可致可逆性肝损伤，主要表现为血清肝功能指标异常，胆汁代谢紊乱等；致肝损伤不良反应的可能物质为鞣质及蒽醌类成分，其中蒽醌类成分为何首乌中具有毒效双重性的成分。以本草记载来看，不难看出，当长期服用时，多取其补益功效，应用炮制品，本草中明确记载了炮制的要求。《本草品汇精要》可见："制：（图经曰）采得以苦竹刀切之，米泔浸经宿，曝干，木杵臼捣用之；一用大枣拌蒸，一用黑豆拌蒸，俱以枣豆熟为度，又法，九蒸九曝，并勿犯铁器"[9]。《本草纲目》更强调何首乌的九蒸九晒必要性："时珍曰：近时治法：用何首乌赤白各一斤，竹刀刮去粗皮，米泔浸一夜，切片，用黑豆三斗，每次用三升三合三勺，以水泡过，砂锅内铺豆一层，首乌一层，重重铺尽，蒸之，豆熟取出，去豆，将何首乌晒干，再以豆蒸，如此九蒸九晒乃用"[10]。《炮炙大法》记载的炮制方法同样强调"同豆九蒸九晒，木杵臼捣之"[15]。九蒸九晒，使蒽醌类成分破坏充分，起到了减毒增效的作用。《中国药典》所载制何首乌的炮制方法为："取何首乌片或块，照炖法用黑豆汁拌匀，置非铁质的适宜容器内，炖至汁液吸尽；或照蒸法，清蒸或用黑豆汁拌匀后蒸，蒸至内外均呈棕褐色，或晒至半干，切片，干燥"[1]。仅蒸晒一轮。此外，还有报道称，为了达到《中国药典》要求的制何首乌棕褐色的性状，更有甚者，炮制不足而以染料染色[16]。现代层出的有关何首乌肝毒性的报道，与炮制工序的大幅简化或偷工减料难脱干系。

二、商贸发展历史

对全国大型中药材专业市场的调查显示，何首乌为我国常用大宗药材。何首乌在20世纪60—70年代，年用量在1 000吨左右，供求基本平衡，价格较稳，一般市价在2元（千克价，下同）左右波动；80年代，随着中成药的大量开发和化工及保健品的应用，何首乌的年需量迅速上升，每年需求量在4 000~5 000吨左右。需求量的不断增加，拉动了该品价格缓慢上扬，由过去的2~3元慢慢升为4~5元，市场波动依旧平稳。从20世纪90年代至今，何首乌一直畅销不衰，需求量呈逐年上升之势，价格连年上涨。何首乌价格连年上涨，市场调查有如下几个主要原因：①野生资源锐减，野生何首乌主产于广西、云南、贵州、四川、湖北、广东等省区。20世纪80年代，随着价格的上涨，产区农民见有利可图，便一哄而上，连年大量采挖，致使野生资源遭到严重破坏。此后，每年产量以20%的速度递减，导致市场缺口逐年加大，目前该品已无大货供应。②国内需求上升，何首乌药用价值很高，具有补肝、益肾、养血、祛风等功效，为我国各大制药集团（厂）生产新药、特药、中成药的主要原料之一，该品还走进食品、保健、化工、美容等行业，国内需求量逐年上升。③外贸出口增加，何首乌是我国对外出口的传统中药材，全球经济出现转机后，出口量逐年增加。同时，港澳台市场也向内地（大陆）大量要货。由于野生何首乌资源几近枯竭，我国已无大货供应外贸出口。业内人士称，何首乌货缺价扬的态势短期内难以改变，已引起多个商家关注，并入手囤积，后市仍会呈现上扬态势[17]。

进入 21 世纪，药市渐渐步入低迷，多数品种因严重产大于销而走滞价低，可何首乌需求量依然是有增无减，21 世纪初期的年用量已突破 8 000 吨。强劲的市场需求使该品一直走动顺畅，价格上升，在 2003 年，该品价位便升至 7～8 元；2004 年该品市场货量进一步转薄，价格稳步上升，一般统货售价由上半年的 8 元左右升至年底的 10 元上下。2005 年 1 月，何首乌价格又跃上一个台阶，售价一般在 13 元左右，下半月上升至 14.5 元，高价刺激了农闲季节农民采挖的积极性。进入 2 月份，随着入市量的增加，价格开始小幅滑落，一般市价在 11 元左右徘徊。2006 年，何首乌市场再度显紧，价格稳步攀升，交易价一般在 12 元左右。进入 2007 年，何首乌走动不断加快，价格一直呈稳中攀升态势，当年价格基本在 11～13 元之间浮动。2008 年何首乌资源渐渐显紧，行情开始悄悄上升，统货价格一般都在 13 元左右运行，但由于下半年遭遇了百年不遇的金融危机，行情开始慢慢滑落。2009 年上半年是金融危机最为明显的一年，好多药材持货商担心价格再滑，纷纷抛售手中货源，很多药材渐渐步入了谷底。由于何首乌实际货量并不多，行情虽然有所下滑，但只是微微滑落了一点，走动依然保持畅快，统货交易价多维持在 12 元左右。2009 年下半年受甲型流感疫情影响，好多药材止落转升，何首乌行情再次持续上扬，年底便升至 13～14 元。春节过后，市场更显火爆，多数药材保持升势，何首乌也不甘落后，2010 年该品种行情由年初的 14 元左右陆续升为 15 元、16 元、18 元、20 元，至 2015 年的 23 元左右。直到 2019 年，何首乌才价格平稳，保持在 18～23 元。据常年经营何首乌的人士介绍：何首乌野生资源日渐枯竭，现劳动工值大大提高，投入成本相应增多。时下无论产地还是市场大货基本都不易组织，加之该品需求不但没有减弱，反而节节增加，所以说何首乌后市行情下滑概率很小，仍会继续走俏[17,18]。目前，何首乌入药的年需求量在 10 000 吨以上[19]。

2001 年，德庆首乌酒厂（前身为始创于 1905 年的关馥园酒庄）被华泽集团（金六福酒业）收购，并改名为广东德庆无比养生酒业有限公司，研发和生产何首乌巴戟天养生酒系列。2018 年 8 月，德庆获赠中国经济林协会颁发的"中国何首乌名县"称号，全县已形成了 2.2 万亩的种植规模，年产量为 2 万多吨，年产值达 4.4 亿元。2015 年，德庆何首乌被评为"广东省名特优新农产品"[20]。《广东省岭南中药材保护条例》由广东省第十二届人大常务委员会第二十九次会议于 2016 年 12 月 1 日通过并公布，自 2017 年 3 月 1 日起施行，何首乌名列八大保护品种之一。

第二节　生药学研究

一、植物学特性

（一）植物性状特征

何首乌为多年生草本。块根肥厚，长椭圆形，黑褐色。茎缠绕，长 2 ~ 4 m，多分枝，具纵棱，无毛，微粗糙，下部木质化。叶卵形或长卵形，长 3 ~ 7 cm，宽 2 ~ 5 cm，顶端渐尖，基部心形或近心形，两面粗糙，边缘全缘；叶柄长 1.5 ~ 3 cm；托叶鞘膜质，偏斜，无毛，长 3 ~ 5 mm。花序圆锥状，顶生或腋生，长 10 ~ 20 cm，分枝开展，具细纵棱，沿棱密被小突起；苞片三角状卵形，具小突起，顶端尖，每苞内具 2 ~ 4 花；花梗细弱，长 2 ~ 3 mm，下部具关节，果时延长；花被 5 深裂，白色或淡绿色，花被片椭圆形，大小不相等，外面 3 片较大，背部具翅，果时增大，花被果时外形近圆形，直径 6 ~ 7 mm；雄蕊 8，花丝下部较宽；花柱 3，极短，柱头头状。瘦果卵形，具 3 棱，长 2.5 ~ 3 mm，黑褐色，有光泽，包于宿存花被内。花期 8—9 月，果期 9—10 月[2]。见彩插图 8 – 1、8 – 2、8 – 3。

（二）生长环境特点

何首乌资源分布区域海拔差异较大，从海拔 30 ~ 2 200 m 均有分布，最低的是广东广州天河区，最高的是贵州威宁草海镇。地形地貌中近 10% 是丘陵，其余均为山地。土壤类型方面，有贫瘠的黏质黄壤、红壤以及疏松的砂质土，也有肥沃的砂壤土。在植被方面，有乔木林、竹林、矮灌木林，且乔木林全为阔叶林，何首乌主要生长在稀疏乔木林下及其边缘，藤蔓不断伸长生长，直至见到阳光。茂密乔木林、竹林中并未发现何首乌的分布，这表明何首乌喜光。从其生长的小环境来看，必有供其攀缘、缠绕的物体，如矮灌木、乔木或是土墙、土埂等。

何首乌资源分布的气候区主要为热带、亚热带季风湿润气候区，年均气温在 11.2 ℃ ~ 23.2 ℃ 范围内变化，最低的是贵州威宁草海镇生态点，最高的是广东湛江赤坎区生态点。广东区域何首乌资源蕴藏量较其他区域大，且成片分布，生长茂盛。何首乌可耐极端高温 42.2 ℃，极端低温 – 13.4 ℃。何首乌分布区域年均降雨量 670 ~ 3 219 mm，最少的是甘肃成县生态点，最多的是广东湛江赤坎生态点。年均降雨量大于 1 200 mm 的生态点占 57.14%，这些生态点均集中在长江中、下游以南；小于 1 000 mm 的占 16.07%，这些生态点主要集中在黄河流域中、下游地区。年均日照数

931.5~2 327.5小时，最少的是贵州德江生态点，最多的是云南昆西山生态点，年均日照数大于1 500小时的占39.29%；年均无霜期210~345天，最少的是甘肃成县生态点，最多的是广东赤坎生态点，年均无霜期大于250天的占83.93%；年均湿度RH 67%~92%，最低者为贵州大方生态点，最高者为贵州台江生态点，该生态点属林区，年均湿度大于80%的生态点占60.71%[21]。

从何首乌生长环境的海拔、地形地貌、土壤类型、植被及气象资料来看，何首乌是一种适应性极强的植物，生长具攀缘、缠绕特性，对土壤肥力要求不严，极耐贫瘠、干旱，不耐阴。从其分布区域中的长势及资源分布量看，其喜光照、喜热、喜湿润、好肥沃土壤[22]。

二、种植及产地加工研究

（一）何首乌的生长发育规律

1. 地上部分的生长发育规律

当春季气温回升至14 ℃~16 ℃时，何首乌藤蔓开始生长，随气温上升及雨季到来，藤蔓生长进入第1个高峰期，夏季因高温干旱生长趋于缓慢；秋雨季节来临，藤蔓生长进入第2个高峰期；冬季，藤蔓生长进入休眠期，但茎顶端仍在缓慢生长。藤蔓具分枝特性，定植后第1年地上部分生长主藤蔓，次年主藤蔓继续生长，并从茎基部及节间抽生新枝。在适当湿度和土壤覆盖条件下，茎节处易生根。何首乌整个生育期都在抽发新枝，生殖生长期中有营养生长期，但以生殖生长期为主，营养生长期的时间要长于生殖生长期。随纬度降低，营养生长期延长，生殖生长期延迟。扦插苗植株1年半即可开花结果，但各种质花期不一致。花物候期的特点是蕾期与花期重叠，花期与果期重叠，少量蕾期与果期重叠，生殖生长期持续3个多月。何首乌花期主要受纬度的影响，受经度、海拔高度的影响不大。各种质的花物候期除受自身遗传因子的影响外，受外界环境的影响也较大，如干旱、光照因子等。即使是同一地域的种质，因海拔高度、生长环境等的巨大差异，花的物候期相差也较大[21]。

2. 地下部分的生长发育规律

何首乌根系发达，入土可达50~80 cm，随干旱程度加重，根入土越深。扦插苗侧根和不定根均可膨大成纺锤状或团块状块根，一般在根中部发生，逐渐向两端发展。扦插苗倒数第1或第2节上生出数条根，3个月之后便开始膨大，膨大的数量较多，但到次年能形成膨大块根的仅2~4个，表明何首乌根具转移营养特性，即将营养集中供应少量块根膨大，原有膨大迹象的则处于停滞状态。不同地域何首乌种质块根膨大期不一致，北部种质根冠比开始增加时间较中、南部的提前，且上升较快，地上部分在7月份就达到生长旺盛期，之后逐渐开始衰老，且衰老速度较中、南部的快，块根也在7

月开始加速膨大，持续到 10 月，之后停止膨大。中部种质地上部分在 8 月达到生长旺盛期，之后逐渐衰老，块根在这时开始加速膨大，持续到 11 月，之后膨大缓慢。南部种质根冠比 9 月份才开始上升，5—9 月根冠比下降较缓慢，表明地上部分鲜重增加的同时，地下部分也在膨大。南部种质地上部分在 9 月后开始逐渐衰老，到 12 月也未大量掉叶，这给地下部分块根持续膨大提供了源源不断的有机物[21]。

（二）何首乌的栽培研究

1. 育苗技术

何首乌的种苗繁育可以通过种子播种、扦插、分株、压条、块根等多种方式进行。

（1）种子播种育苗。

于每年 10—11 月选择具有品种固有性状、生长健壮、不受病害袭击的优良单株作种株，当种株的果穗外表由白色变为褐色，内部种子变成黑色时，将果穗采回晒干脱粒扬净后装入麻袋或棉纱布袋内，置放于通风干燥处贮藏备用。于 3 月上旬至 4 月上旬选定苗床后，结合深翻，视土壤肥力状况和肥料养分含量，每 667 m² 施农家有机肥 1 500 ~ 2 500 kg 或商品有机肥 175 ~ 225 kg 作基肥，敲碎块后整成连沟宽 1.4 ~ 1.5 m 的平面苗床，如遇苗床土墒情不足时，根据地形和水源状况，灌沟水湿润苗床或用洒水壶浇湿苗床露干后，轻轻蹚平床面后，将约 4 ~ 6 g/m² 播种量的种子与约 10 倍的细泥或沙充分拌匀后，均匀地撒播在苗床上，播后覆以充分腐熟的精细栏粪、过筛草木灰、过筛细泥（4：2：4）混匀的细肥土约 0.2 ~ 0.3 cm，再在苗床畦面上撒盖一层肉眼可见约 1/5 露土的青松树毛或用遮阳网进行遮盖。播后应及时加强管理，视天气状况，如遇干旱无雨天气，应根据苗床位置和水源条件通过灌沟水湿润床土或洒水壶洒浇床土，切勿猛灌冲浇，以免引起土壤板结或冲动种子，一般在播后出苗前，如是晴好天气须隔天洒水湿润 1 次苗床土，20 ~ 25 天出苗后隔 2 ~ 3 天浇水 1 次。遇到多雨或暴风雨天气应及时做好清沟工作，以免造成浸渍为害。在播后应视杂草生长情况及时做好除草工作，当有草害发生时，一般须隔 15 ~ 20 天进行 1 次人工拔除除草，除草后应酌情浇水，以便浮土下沉。当幼苗出土 50 ~ 60 天后，可用 5% 人粪尿水或 8% ~ 10% 沼液水或 3 ~ 4 kg/667 m² 菜籽饼加水腐烂后冲水 300 ~ 400 kg 浇施 1 次，以后适当加大浓度，隔 20 天左右浇施 1 次。在幼苗出 30 天左右应进行 1 次间苗，间苗后酌情浇水，出土 50 ~ 60 天后结合第一次施肥，保持 4 ~ 5 cm 的间距删密留稀、去弱留壮进行定苗。当苗长至 10 ~ 15 cm 时，浇水湿润苗床土后便可起苗移栽[23]。

（2）种子直播。

实行直播种植的要先行翻耕整地，在山坡谷地、林缘地、灌丛林等处开垦种植的一般应于上一年的冬前进行劈山整地，在种植地域内先行砍除乔灌木、高大杂草并清理出场或焚烧后，根据地形走向开设拦、排水沟后结合深翻，清除树桩、竹鞭、石块等，将山地整成 2.7 ~ 3 m 宽的水平种植带过冬，以使土壤有一个熟化过程，不管在新荒地或是原有耕作地上栽种到了 3 月下旬至 4 月中旬种子播种前 3 ~ 5 天结合翻耕视土壤肥力、农家有机肥养分含量状况，施用农家有机肥 1 500 ~ 2 500 kg/667 m² 作基肥，敲碎土块后，将其整成连沟 1.0 ~ 1.45 m 的垄畦，在畦面上按行株（40 ~ 45）cm ×（30 ~ 35）cm 的距离开 2 ~ 3 cm 的平底浅穴后，将约 8 粒/穴的种子播于穴内，播后覆以腐熟精细栏粪肥、过筛草木灰、过筛细泥（5 : 2 : 3）混匀的细肥土约 0.3 ~ 0.4 cm。播后注意保持土壤湿润，如遇晴好干旱天气，在出苗前隔 2 ~ 3 天浇水 1 次，浇水应洒水轻浇勿以大水泼浇，即使播 15 ~ 20 天出苗后的初期如是天气干旱无雨时还应隔 3 ~ 5 天浇水 1 次，如多雨天气应做好排水防渍工作。当有草发生时应通过苗穴近处人工拔除空隙处浅锄方法及时除草。当苗长至约 5 cm 时进行 1 次间苗，长至 10 ~ 12 cm 时删密留稀、去弱留壮，每穴留壮苗 1 ~ 2 株进行定苗补缺，定苗后随时用 5% ~ 8% 的人粪水或 10% ~ 15% 沼液水点穴浇施 1 次后进入后期园地管理[23]。

（3）扦插繁殖。

何首乌的扦插繁殖一般在 4—6 月或 9—10 月进行，为保全苗匀株生长，扦插繁殖应按种子播种育苗的要求建立苗床，在苗圃地里培育种苗，视种苗生长状况分级栽种。在整好的苗床上开设行距 15 ~ 20 cm、深约 10 cm 的横沟，如遇土壤墒情不足浇水湿润床土后待扦。扦插时选取生长健壮，无病虫害的一年生藤蔓，去掉顶部嫩茎，将藤蔓分基、中段剪成带 2 ~ 3 节的插条，将其捆成 50 或 100 条的小把，下端蘸上黄泥浆后置于阴凉处备用；为了提高成活率，可将捆成小把的插条下端置于质量浓度为 100 mg/L 的吲哚丁酸（IBA）生根粉溶液中浸泡 30 分钟后扦插，扦插时按株距 10 cm 的间距将插条靠在沟的一侧，将扦条下端的 1/2 ~ 2/3 扦入土中，留一节一叶于地表，插时压实土壤，以使扦条土壤紧密接触，插后浇施定植水，以保土壤湿润，干旱时应及时浇水保持土壤呈湿润状态，多雨时应做好清沟排水工作，防治浸渍为害。在育苗期应视杂草生长情况做好除草工作，以免发生草害而影响幼苗生长。一般于扦插后 10 ~ 15 天便可成活长出新芽，当苗长至约 15 cm 时便可起苗分级移栽，但秋插要待到次年春萌芽长叶方可移栽[23]。

（4）分株繁殖。

于秋季收获块根时或春季萌芽前，刨出根际周围的萌蘖，选取有芽眼的根茎和须根生长好的植株或带有小块根的根茎剪成小段，用草涂抹伤口后置放于阴凉通风处 1 ~ 2 天，等伤口形成一层愈合层后，按 15 cm × 10 cm 埋入苗床土中，埋时压实土壤，埋后浇施定根水，在苗圃内培育至苗高 10 ~ 15 cm 时起苗移栽或直接栽种于大田中[23]。

（5）压条繁殖。

采用波状压条法，即在植株生长旺盛季节，选取近地面的健壮茎蔓，将其连续弯曲成波浪状，将其着地部分埋入土中约 3 cm，每一埋节留出地面一张叶片，埋后保持土壤呈湿润状态，待到压条生根后与母株分离，起苗后分别剪断定植[23]。

（6）块根繁殖。

在采收时选取生长健壮、无病虫害的小块根将其连根分截成每段带有 2~3 个芽头的小种块；或收获时选取健康、无病虫的块根供作种用，将其分切成带有 2~3 个芽眼的种块，在切口处涂上草木灰后，放在阴凉通风处凉置愈合 1~2 天后，将其每穴一块的种块栽埋于已整地开穴的 6~8 cm 深的土中，栽时覆土压实，并浇施定根水，以利发根成活。也可将种块埋栽在苗床中培育，待苗长到约 10 cm 时再行起苗移栽，这样有利于匀株生长[23]。

2. 田间管理

（1）种植地选择。

选择温暖湿润，排水良好，结构疏松，耕作层深厚（30 cm 以上），年降水量为 1 000~1 500 mm，pH 值为 6~7.5，坡度小于 15°，无污染、肥沃的沙壤土梯地种植，也可在无污染的沟边、田边、林缘、阱边、房前屋后种植[24]。

（2）种植地管理。

①施基肥：每 667 m² 施腐熟厩肥 2 500 kg、过磷酸钙 50 kg，起垄前将肥料混匀撒入垄面，并覆土 5 cm，以不见肥料为宜。

②整地、起垄：栽前 30 天深翻（30 cm）晒垄，用生石灰作消毒处理，移栽前 5 天耙细土块，捡除杂草、碎石等杂物，做到土细平整，垄高 30 cm、垄宽 70 cm，沟宽 30 cm，便于排水管理，移栽前 2 天进行地下害虫防除和旱地化学除草。防除地下害虫，可亩用 5% 特丁硫颗粒剂 2.5~3 kg 沟施或穴施，药效期可长达 60~90 天；或亩用 40% 辛硫磷乳油 500 g，拌细沙或细土 25~30 kg 撒施后覆土或浅锄。

③浇、排水：移栽时需浇透定根水，经常保持田间湿润，利于幼苗成活。苗成活后可少浇水，雨天要注意排除积水。

④除草、追肥：生长期每年除草和追肥 2~3 次，除草视杂草生长情况而定。苗返青后，亩追施沼液 2 000 kg 或尿素 10 kg，并结合进行中耕除草。5—6 月开花前亩追施饼肥 50 kg；10—11 月以追施磷、钾肥为主，可亩施过磷酸钙 25 kg。

⑤搭架、剪蔓、打顶：栽植苗成活后茎蔓生长到 30 cm 时，要用细竹竿等搭架并缚蔓。一般在 2 株何首乌间插入 1 根长约 2 m 的细竹竿，把竹竿根部砍尖插入土中，顶部 1/3 处用铁丝捆住，3 根竹竿连接搭成"人"字形，呈锥形架。一般每株只留 1~2 藤，多余的剪除，到 1 m 以上才保留分枝，这样有利于植株下层通风透光。如果生长过旺，茎长到 2.5 m 时可适当打顶。大田生产每年剪 5~6 次，同时抹去地上部 30 cm 以下的叶片。

⑥摘花：除留种株外，在 5—6 月或 8—9 月间摘除已现花蕾的花，以免分散养分，影响块根生长。

⑦培土：每年12月底以前培土2~3次，以增加繁殖材料，促进块根生长，并结合施肥、除草[24]。

（3）病虫害防治。

大田种植易受褐斑病、锈病、根腐病和蚜虫、钻心虫、地老虎、蛴螬、蝼蛄等为害[25]。

①病害防治：褐斑病为害叶片，发病初期产生黄白色的病斑，后期变褐，中心部分有时穿孔，病斑多时，使整片叶变褐色枯死。防治方法：一是清洁田园，注意田园通风透光，防积水，清除病株残叶，以利于块根生长；二是丰长期喷1:1:100倍波尔多液预防；三是发病初期用50%多菌灵可湿性粉剂1 000~1 500倍液或70%甲基硫菌灵可湿性粉剂1 000倍液喷施叶面防治，每隔10~15天喷1次；发病后立即剪除病叶，再喷65%代森锌可湿性粉剂500倍液防治。

锈病是一种真菌病，在3—8月发生。先在叶背出现针头状大小突起的黄点（即夏孢子堆），病斑扩大后呈圆形或不规则形，夏孢子堆在藤上、叶沿周缘发生，但以叶背为主，严重者可造成叶片破裂、穿孔，以致脱落。防治方法：一是清除病枝残叶减少病源，开沟排水，通风透光；二是发病初期，喷25%三唑酮可湿性粉剂1 000倍液，每隔7~10天1次，连喷2~3次；三是发病期，用75%百菌清可湿性粉剂1 000倍液喷雾防治，每隔7天1次，连喷2次。

根腐病使块根腐烂，植株枯死。防治方法：用50%甲基硫菌灵悬浮剂800倍液或50%多菌灵可湿性粉剂1 000倍液浇灌根部。

②虫害防治：蚜虫、钻心虫为害嫩枝叶，使叶片皱缩，主芽停止生长，植株生长受阻，多发生在春夏季。防治方法：可用40%乐果乳油1 500~2 000倍液加少量洗衣粉喷杀，每隔15天喷1次，或每667 m²用50%抗蚜威可湿性粉剂15 g兑水30~40 kg喷雾防治。地老虎、蛴螬可人工捕杀或用75%辛硫磷原药制成毒饵诱杀，也可用20%灭多威乳油100 g兑水1 kg，喷在100 kg新鲜的草或切细的菜（长约16 cm）上拌成毒饵，于傍晚每隔一定距离放一小堆到田间，每667 m²用毒饵25 kg诱杀地老虎[25,26]。

（三）何首乌的采收、加工与贮藏

1. 采收与初加工

《中国药典》2020年版记载何首乌的采收和初加工方法为："秋、冬二季叶枯萎时采挖，削去两端，洗净，个大的切成块，干燥。"[1]

（1）采收。

通常于移栽后第3年10月底（霜降前后）采挖地下块根，去掉泥沙和须根，大的可割开后晒干或烘干。先用镰刀割去地上茎藤（除去细枝残叶烘干后，即成中药材夜交藤），然后用锄吸顺畦深挖 30 cm，将块根挖出，注意勿挖破块根。然后用枝剪剪去基茎，装在规格为长 100 cm、宽 50 cm、高 50 cm 的塑料筐中，用农用车运回产地加工厂。

（2）挑选、分级。

将运回的何首乌按重量大小进行挑选、分级并分别堆放。有病害的挑去，不进入下一道工序。同时除去其他非入药物质。分级标准为：特级：400 克/个以上；1 级：200～400 克/个；2 级：100～200 克/个；3 级：100 克/个以下。

（3）清洗。

将分好级的何首乌分别用猪毛刷在无污染的自来水中刷洗净表面泥土及其他杂物。用枝剪剪去块根两端的根及周围的细根。

（4）切制。

用切片机趁鲜斜切成厚 2 cm 的片状，以利干燥及药厂投料。

（5）干燥。

烘干时温度应控制在 40 ℃左右，烘烤 5～6 天后，翻动再烤 1～3 天，取出回潮，然后复烤至干燥透心为止。成品要求红棕或红褐色，干透、无烤焦、无空心、无须根、无虫蛀霉变，以个大、质坚实而重，粉性足者为上品。

（6）注意事项。

切片机刀片须用不锈钢，以防切片变色；视烘房容量定量切片，以防多而无法及时烘干，引起腐烂、变质，造成不必要的损失；切片时必须严格按本设备的操作规程进行，以防意外伤害；切片车间必须保持清洁，四周无滋生霉菌等现象；切好的何首乌片必须用干净的塑料筐装，并及时送往下一道工序进行烘干[27]。

2. 包装、运输与贮藏

（1）包装材料。

①无毒聚丙烯塑料袋：上印商标、药材名、等级、净重、生产单位、产地。

②防水纸箱：纸箱醒目部位印有商标、药材名、等级、净重、毛重、产地、批号、生产日期、生产单位、保质期、有效成分含量等。

③封口胶与打包带：上印药材生产单位名称。

（2）包装方法。

①时间：烘干后立即分级包装。

②方法：按级称重装袋，每袋 25 kg 误差控制在每袋 ±100 g 内，然后抽真空封口，装箱封口打包，箱外相应部位盖印等级、采收时间、生产日期、含水量、装箱人代号章，然后堆放于临时库房内，等检测结果出来后加盖合格证章及有效成分含量，即可出库销售或进入正式库房。正式库房必须干燥、通风透气。

（3）贮存。

应贮存于通风、透光、干燥、清洁、无异味专用房间内的货架上，货架与墙壁、地面保持 50 cm 的距离。堆放层数为 8 层以内。

（4）运输。

各种运输工具均可运输，但运输工具必须清洁、干燥、无异味、无污染。运输过程中注意防雨、防潮、防暴晒、防污染，严禁和能与何首乌产生污染的其他货物混装运输。上下货时，禁止用带钩工具和乱抛乱扔[27]。

3. 不同加工方法对何首乌品质的影响

不同加工方法的何首乌中待测成分的含量有一定规律性，干燥温度相同，饮片厚度增大，其有效成分含量趋向增高。二苯乙烯苷的量及结合蒽醌的总量在厚片晒干中最高；游离蒽醌的总量在厚片 70 ℃烘干中最高；儿茶素的量在薄片 40 ℃烘干中较高；何首乌药材厚片晒干综合评价指数明显高于其他加工样品；以核苷类成分为指标，则以厚片 80 ℃烘干样品中综合质量较好[28]。趁鲜加工制得的饮片中二苯乙烯苷及结合蒽醌的含量均高于传统加工所得饮片。综上可见，何首乌切厚片，在 70℃～80 ℃干燥，有效成分保留最好[29]。

三、基原鉴定

（一）性状和显微特征

1. 性状特征

呈团块状或不规则纺锤形，长 6～15 cm，直径 4～12 cm。表面红棕色或红褐色，皱缩不平，有浅沟，并有横长皮孔样突起和细根痕。体重，质坚实，不易折断，断面浅黄棕色或浅红棕色，显粉性，皮部有 4～11 个类圆形异型维管束环列，形成云锦状花纹，中央木部较大，有的呈木心。气微，味微苦而甘涩。

2. 显微特征

横切面可见木栓层为数列细胞，充满棕色物。韧皮部较宽，散有类圆形异型维管束 4～11 个，为外韧型，导管稀少。根的中央形成层成环；木质部导管较少，周围有管胞和少数木纤维。薄壁细胞含草酸钙簇晶和淀粉粒。

粉末黄棕色。淀粉粒单粒类圆形，直径 4～50 μm，脐点"人"字形、星状或三叉状，大粒者隐约可见层纹；复粒由 2～9 分粒组成。草酸钙簇晶直径 10～80（160）μm，偶见簇晶与较大的方形结晶合生。棕色细胞类圆形或椭圆形，壁稍厚，胞腔内充满淡黄棕色、棕色或红棕色物质，并含淀粉粒。具缘纹孔导管直径 17～178 μm。棕色块散在，形状、大小及颜色深浅不一[1]。

（二）混淆品鉴别研究

何首乌的混淆品主要有隔山消、白首乌、酱头、红药子与朱砂七。几种混淆品与何首乌在外形上具有一定的相似性，但通过性状、理化和分子鉴定等方法可以很好地区分。

隔山消为萝摩科牛皮消属植物隔山消 *Cynanchum wilfordii*（Maxim.）Hemsl. 的干燥块根。何首乌断面有云锦状花纹，味微苦而甘涩；隔山消断面有辐射状花纹及鲜黄色孔点，味先苦后甜。采用理化方法亦能鉴别何首乌和隔山消：分别取何首乌及隔山消粉末各 1 g，各加入氢氧化钠溶液 10 mL 煮沸 3 分钟，冷却后过滤，取滤液加盐酸使成酸性，再加等量乙醚，振摇，醚层显黄色为何首乌；醚层不显黄色为隔山消。分取醚层 4 mL 加氨试液 2 mL 振摇，氨液层显红色为何首乌；氨液层不显红色为隔山消。

白首乌为萝摩科植物牛皮消 *Cynanchum auriculatum* Royle ex Wight 的干燥块根。何首乌的外形呈不规则团块状或纺锤形状，白首乌则呈长圆柱形，前者表面红棕色或红褐色，后者表面呈土黄色或淡黄棕色；前者有云锦状花纹，而后者无。理化实验用乙醇回流提取何首乌显亮蓝色荧光，而白首乌则无亮蓝色荧光。

酱头为蓼科植物齿叶蓼 *Fallopia denticulate*（Huang）A. J. Li 的干燥块根。何首乌外侧皮部有云锦状花纹，而酱头表面皮部无云锦状花纹。取何首乌及酱头粉末各 2 g 加乙醇适量回流提取 2 小时，分别浓缩提取液点样于滤纸上，置紫外光灯（365 nm）下观察，可见何首乌显亮蓝色荧光，而酱头显黄色荧光。

红药子与朱砂七为蓼科植物翼蓼 *Pteroxygonum giraldii* Damm. et Diels 和毛脉蓼 *Polygonum multiflorum* Thunb. var. *ciliinerve*（Nakai）A. J. Li 的干燥块根。何首乌断面显云锦状花纹，而红药子与朱砂七断面无云锦状花纹。取红药子、朱砂七及何首乌粉末各 0.5 g，用乙醇适量回流提取 2 小时，分别取提取液点样于滤纸上，置紫外光灯（245 nm）下观察，红药子显紫红色荧光，朱砂七显淡红色，而何首乌显亮蓝色荧光[30]。

以上混淆品中，何首乌和毛脉蓼的薄层色谱、高效液相色谱特征图谱较为相似，虎杖苷可以作为区别这两种药材的主要标志物；另外几种混淆品种与何首乌的色谱行为均存在较为明显的差异[31]。分子鉴定法是区分何首乌及其混淆品的理想方法之一，根据 matK 序列、ITS2 序列可有效地鉴别何首乌与其近缘种和混淆品[32,33]。

（三）遗传多样性研究

程远辉等[34]采用新型分子标记 SRAP 对重庆地区何首乌资源进行遗传多样性研究，重庆各地区形态差异较大的 16 份何首乌材料经 SRAP 多态性分析，利用 DPSv3.01 和 UPGMA 法进行聚类分析，构建遗传系统树。结果从 155 个引物组合中筛选出 104 个多态性组合，共扩增产生了 250 个多态性位点，聚类分析结果显示，16 份材料可以分为 2 个大类和 1 个特异类，Nei&Li 相似系数在 0.23 ~ 0.99，平均遗传距离为 0.44。表明何首乌资源遗传关系大体上符合地域差异，但也不能完全按照地理位置来判定它们的亲缘关系，应有少量的变异。

白明明等[35]对产自不同省区的何首乌17个野生居群85个单株的$psbA-trnH$序列进行了扩增和分析，在此基础上分析了居群间的遗传多样性，并采用NJ法对85个单株进行了聚类分析。结果表明，供试85个单株的$psbA-trnH$序列长度为384 bp；其中，变异位点为167 bp，简约信息位点为53 bp，分别占序列总长度的43.5%和13.8%。变异类型主要为碱基缺失和替换；变异位点主要集中在235~281 bp区域，根据位点变异情况可将17个居群大体分为3类。各居群间的遗传距离为0.000~0.172，其中，贵州居群与其他16个居群间的遗传距离为0.167~0.172，而其他16个居群间的遗传距离为0.000~0.017。17个居群间的核苷酸多样性指数（P_i）、遗传分化系数（N_{st}）和基因流（N_m）分别为0.028 56、0.918 68和0.04；除贵州居群外其他16个居群的P_i、N_{st}和N_m分别为0.015 68、0.837 19和0.10；贵州居群与其周边省区（四川、云南、广西、湖南和湖北）居群的P_i、N_{st}和N_m分别为0.047 99、0.937 62和0.03。在NJ系统树上，17个居群可聚为4支，且大部分居群的供试单株聚在同一分支中；仅贵州居群单独聚为一支，与序列分析的划分结果基本一致。由研究结果可见：野生何首乌居群总遗传变异的91.868%来自居群间，8.132%来自居群内，居群间的基因交流较少；除贵州居群外其余16个居群的整体遗传多样性水平偏低，说明何首乌居群整体多样性水平在很大程度上受贵州居群的影响。

四、品质研究

（一）传统评价

《何首乌传》载："此药形大如拳，连珠，其中有形鸟兽山岳之状，珍也。"得到后世本草的认同，多沿用此描述，如明代《本草纲目》载何首乌"其根形大如拳，连珠，其有形如鸟兽山岳之状者，珍也"，且在附方中指出"用何首乌大而有花纹者"[10]。《救荒本草》记载何首乌"中有花纹，形如鸟兽山岳之状者极珍"。说明传统评价认为，何首乌以大如拳，连珠，断面云锦花纹明显者为佳。《药品化义》认为何首乌"体润而嫩大者佳"；《本草从新》"以大如拳，五瓣而嫩润者良"，不仅强调了何首乌大，更指出应以质地嫩润者佳，云锦花纹以五瓣更好，建议不应使用生长年限过长的何首乌。

民国时期陈仁山《药物出产辨》中写道："产广东德庆为正，……凡用首乌者，取补血。南宁首乌用乌豆煲透，用刀切之数片，此刀即蓝黑。用舌舐之，即将舌苔撮起。味涩，其质瘦极，服之不衄血，于愿足矣。尚望其有补血乎？惟德庆产者则不然，味和蔼甘香，带有微甜，刀切不蓝，入口不撮舌，其能养血无疑矣。"[12]从何首乌的口尝味道特点进行评价，陈仁山认为道地产区德庆的何首乌味甘香，无涩味，品质最佳。

（二）现代研究

1. 品质影响因素研究

何首乌的品质影响因素很多，产地栽培类型、采收期、生长期、加工方法等因素都会对何首乌药材挥发油及主要成分造成影响。

（1）产地对何首乌品质的影响。

李欣等[36]比较了何首乌20个产地3种功效组分（二苯乙烯苷类、游离蒽醌类、结合蒽醌类）6种活性成分的含量与产地地理、气候因子的相关性，结果发现，不同产地何首乌各成分含量差异显著，低温、低湿的四川冕宁产者蒽醌类含量最高，具有"截疟解毒、润肠通便"的潜在优势；高海拔、大温差的湖北武当山产者二苯乙烯苷类含量最高，具有"补益肝肾"的潜在优势；综合环境因子分析，经度与游离蒽醌类成分密切相关，低温有利于结合蒽醌类成分积累，温度与海拔对二苯乙烯苷成分含量影响较大。以二苯乙烯苷和结合蒽醌类成分含量为考察指标，广东德庆、新兴产何首乌药材两类成分含量均高于四川、贵州产药材，以二者成分总量计则德庆产何首乌质量较优[37]。

从野生和栽培角度考察，除广东德庆产何首乌外，各产地野生何首乌样品二苯乙烯苷含量明显高于栽培品，蒽醌类成分含量上野生品与栽培品没有显著的差异。由此可见，广东德庆产何首乌品质可与野生品媲美[22]。

（2）采收期对何首乌品质的影响。

以贵州赫章县平山乡中山村栽培基地（二年生植株）为研究对象，不同采收期何首乌中多元功效物质的含量呈现动态变化，二苯乙烯苷的含量11月份最高；结合蒽醌类成分的总量11—12月份最高[38]；核苷类成分12月份含量相对较高[39]；儿茶素的含量在9月份相对较高；主成分分析综合评价显示，11月份采收的何首乌药材综合评价指数明显高于其他采收期样品。因此，11月份为何首乌药材适宜的采收期，与传统采收期基本一致[38]。重庆石柱县悦崃镇栽培何首乌的实验也表明11月采收的何首乌二苯乙烯苷与蒽醌的含量高于其他月份[40]。

贵州施秉县不同采收期何首乌样品中，二苯乙烯苷含量由高到低依次为9月份＞10月份＞8月份＞11月份＞12月份＞1月份。结合型蒽醌类成分含量在9月份达到峰值，随后随时间推移而降低。主成分分析综合评价指数以9、10月份较高，表明在贵州施秉县9、10月份为何首乌较为适宜的采收期[41]。青海栽培何首乌则以7、9月份采收时有效成分含量更高[42]。

综合考虑产量、有效成分含量变化、经济效益、劳动成本、时间成本和实际生产因素等，何首乌以大田种植2年，12月中下旬采收为宜，可达产量高、质量优和效益最大化的目标[43]。传统认为，何首乌应于秋冬二季叶枯萎时采挖，与上述研究结果基本一致。

（3）生长期对何首乌品质的影响。

以重庆石柱县悦崃镇同一地块一至四年生的栽培何首乌为研究对象发现，何首乌中的二苯乙烯苷和蒽醌类成分在一至二年生长期间迅速积累，至三年生时达到峰值，四年生又有所下降。推测原因，可能是因为三年后，随着生长年限的增加，块根中含有效成分较低的木质部比例有所增加而造成的[40]。

（4）加工方法对何首乌品质的影响。

选取广东德庆产生长年限相同且大小均一的新鲜何首乌块根，分别切成 8 mm 和12 mm 的块状和片状，采用晒干和60 ℃、70 ℃、80 ℃烘干的干燥方法获得何首乌样品，分别测定其中二苯乙烯苷、游离型蒽醌、结合型蒽醌的质量分数。结果表明，二苯乙烯苷和游离型蒽醌质量分数以12 mm 片状晒干处理组最高，结合型蒽醌总量以12 mm 片状 80 ℃烘干处理组最高，并且 12 mm 片状晒干处理组的综合评分最高[44]。

《中国药典》规定制何首乌饮片为厚1 cm 的块片，为何首乌饮片经浸润后再切制，干燥，采用辅料炮制而成。在浸润加工中，稍不注意就会引起水溶性成分的流失。另外，从新鲜药材到炮制饮片的形状，需要经过两次干燥过程。实验结果显示，间接切制片比直接切制片中二苯乙烯苷含量有所降低，蒽醌类成分含量无明显差异。因此如果采用在产地将新鲜药材直接切制成何首乌饮片的形状，既可以简化操作程序，降低成本，又可以避免水溶性成分的流失[45]。

《中国药典》中何首乌饮片的加工采用干燥的方法，是指在干燥的过程中不需控制温度，采用烘干、晒干与阴干均可以。何首乌中的二苯乙烯苷成分对湿、热不稳定。新鲜何首乌药材即使经低温（低于 50 ℃）烘干38 小时后，比阴干法的二苯乙烯苷成分含量也稍有降低[45]。

不同加工方法的何首乌中多元功效物质的含量变化呈现一定规律性，二苯乙烯苷的量及结合蒽醌的总量在厚片晒干中最高；游离蒽醌的总量在厚片 70 ℃烘干中最高；儿茶素的含量在薄片 40 ℃烘干中较高；何首乌药材厚片晒干综合评价指数明显高于其他加工样品[46]。何首乌厚片 80 ℃烘干样品中核苷类成分综合质量较好[47]。

2. 道地性内涵的现代研究

代谢组学研究表明，广东德庆何首乌的芪类化合物含量显著高于重庆何首乌，蒽醌类则相反；经筛选，2,3,5,4′-四羟基二苯乙烯-2-O-β-D-葡萄糖苷（THSG）、虎杖苷、大黄素-8-O-β-D-葡萄糖苷、大黄素为差异性成分。其中，德庆何首乌THSG 的相对含量为重庆产的 40 倍。THSG 和虎杖苷无肝细胞毒性，而大黄素具有潜在毒性作用。上述差异成分的含量变化与何首乌中白藜芦醇芪合酶、白藜芦醇羟化酶等9种生物合成关键酶基因的表达密切相关。何首乌差异成分 THSG 等芪类与大黄素等蒽醌类存在生物合成竞争，推测 THSG 生物合成属于植物的苯丙氨酸代谢分支，经白藜芦醇生物合成途径，而后羟基化、糖苷化生成[48]。此外，广东德庆黑土更利于何首乌富集硒，使何首乌品质更优良[49]。

3. 指纹图谱和质量控制

目前何首乌常用的研究方法有电化学法、薄层色谱法（TLC）、高效液相色谱法（HPLC）、核磁共振法（NMR）等。

（1）电化学法。

应用 $H_2SO_4 - KBrO_3 - CH_3COCH_3 - MnSO_4$ 为化学振荡体系，加入适量的何首乌粉末，记录电化学振荡体系的 $E - t$ 曲线，可绘制何首乌的电化学指纹图谱，对何首乌药材进行准确鉴别[50]。

（2）薄层色谱法。

采用薄层扫描法，先以三氯甲烷 - 甲醇（7:3）为展开剂，展开约 3.5 cm，再以三氯甲烷 - 甲醇（20:1）为展开剂，展至约 7 cm，结果表明，薄层色谱指纹图谱斑点清晰，分离度好，可快速有效地鉴别何首乌，并评价其质量[51]。

采用高效薄层色谱（HPTLC）指纹图谱法，以甲醇超声提取，浓缩滤液的方式制备何首乌供试品溶液。应用硅胶 GF_{254} 高效预制薄层板，以三氯甲烷 - 甲醇 - 水（7:3:0.5）和三氯甲烷 - 丙酮 - 甲醇 - 水（6.5:2.5:1.5:0.5）为展开剂，二次展开，置紫外光灯 365 nm 下检视，得到何首乌高效薄层色谱指纹图谱，可用于何首乌的快速、简便、有效鉴别[52]。展开系统也有用石油醚 - 乙酸乙酯 - 甲酸（15:5:1）和三氯甲烷 - 甲醇 - 水 [6.5:2.25:0.42，pH = 4.0（以醋酸 - 醋酸钠缓冲液调节）] 两种展开系统，并进行扫描，共获得 14 个共有指纹峰，依此建立的指纹峰峰高柱状图可直观反映何首乌药材内在质量[53]。

胶束薄层色谱/红外光谱（MTLC/FTIR）联合法可用于何首乌指纹图谱的建立。何首乌经粉碎、抽提和定容得到供试品溶液。薄层色谱的固定相为聚酰胺薄层，流动相为水性胶束溶液，斑点信息用专业软件转换成谱峰信息。红外光谱采用 KBr 压片。结果以 0.4% CPC - 丙酮 - 甲醇 - 1.0 mol/L NaOH（5:1.2:0.4:0.5，体积比）作为流动相，何首乌供试品溶液分离良好。根据薄层展开比移值建立的何首乌薄层指纹图谱和红外光谱，可以区分不同产地的何首乌药材，建立了何首乌品质检验及真伪鉴别的新方法[54]。

（3）高效液相色谱法。

采用 Agilent Eclipse XDB - C_{18} 色谱柱（4.6 mm × 250 mm，5 μm），流动相为乙腈 - 0.1% 磷酸水溶液，梯度洗脱，用 SPSS 19.0 统计软件对数据进行聚类分析，建立何首乌 HPLC 指纹图谱，14 批样品指纹图谱有 18 个共有峰，指认了 5 个色谱峰，分别为五没食子酰葡萄糖、没食子酸、二苯乙烯苷、大黄素、大黄素甲醚，方法稳定可靠，重现性好，能有效用于何首乌的质量控制[55]。焦豪妍等[56]建立了广东道地药材何首乌的 HPLC 指纹图谱，结果确定 11 个色谱峰为共有峰，7 种主要成分得到指认，该指纹图谱可对规范何首乌药用资源及道地药材的质量评价提供科学依据。

通过超高效液相色谱（HPLC）指纹图谱与化学计量学相结合对何首乌进行化学模式识别研究，该方法可对何首乌及其炮制品进行识别与预测，并能从整体化学成分角度研究化学成分变化[57]。

（4）核磁共振法。

用 50% 甲醇超声提取何首乌，以提取物进行 ^1H-NMR 测定，所得图谱用主成分分析（PCA）和偏最小二乘法－判别分析（PLS－DA）进行数据处理，得 NMR 指纹图谱。共指认出化学成分 17 种，该指纹图谱可对规范何首乌药用资源及质量评价提供科学依据，也可为何首乌次生代谢产物合成积累的差异性提供基础资料[58]。

4. 何首乌药材质量标准[1]

【性状】

本品呈团块状或不规则纺锤形，长 6～15 cm，直径 4～12 cm（见彩插图 8－4）。表面红棕色或红褐色，皱缩不平，有浅沟，并有横长皮孔样突起和细根痕。体重，质坚实，不易折断，断面浅黄棕色或浅红棕色，显粉性，皮部有 4～11 个类圆形异型维管束环列，形成云锦状花纹，中央木部较大，有的呈木心。气微，味微苦而甘涩。

【鉴别】

（1）本品横切面：木栓层为数列细胞，充满棕色物。韧皮部较宽，散有类圆形异型维管束 4～11 个，为外韧型，导管稀少。根的中央形成层成环；木质部导管较少，周围有管胞和少数木纤维。薄壁细胞含草酸钙簇晶和淀粉粒。

粉末黄棕色。淀粉粒单粒类圆形，直径 4～50 μm，脐点"人"字形、星状或三叉状，大粒者隐约可见层纹；复粒由 2～9 分粒组成。草酸钙簇晶直径 10～80（160）μm，偶见簇晶与较大的方形结晶合生。棕色细胞类圆形或椭圆形，壁稍厚，胞腔内充满淡黄棕色、棕色或红棕色物质，并含淀粉粒。具缘纹孔导管直径 17～178 μm。棕色块散在，形状、大小及颜色深浅不一。

（2）取本品粉末 0.25 g，加乙醇 50 mL，加热回流 1 小时，滤过，滤液浓缩至 3 mL，作为供试品溶液。另取何首乌对照药材 0.25 g，同法制成对照药材溶液。照薄层色谱法（《中国药典》2020 年版四部通则 0502）实验，吸取上述两种溶液各 2 μL，分别点于同一以羧甲基纤维素钠为黏合剂的硅胶 H 薄层板上使成条状，以三氯甲烷－甲醇（7：3）为展开剂，展至约 3.5 cm，取出，晾干，再以三氯甲烷－甲醇（20：1）为展开剂，展至约 7 cm，取出，晾干，置紫外光灯（365 nm）下检视。供试品色谱中，在与对照药材色谱相应的位置上，显相同颜色的荧光斑点。

【检查】

水分不得过 10.0%（《中国药典》2020 年版四部通则 0832 第二法）。

总灰分不得过 5.0%（《中国药典》2020 年版四部通则 2302）。

【含量测定】

二苯乙烯苷避光操作。照高效液相色谱法（《中国药典》2020 年版四部通则 0512）测定。

（1）色谱条件与系统适用性实验：以十八烷基硅烷键合硅胶为填充剂；以乙腈 - 水（25∶75）为流动相；检测波长为 320 nm。理论板数按 2,3,5,4′- 四羟基二苯乙烯 - 2 - O - β - D - 葡萄糖苷峰计算应不低于 2 000。

（2）对照品溶液的制备：取 2,3,5,4′- 四羟基二苯乙烯 - 2 - O - β - D - 葡萄糖苷对照品适量，精密称定，加稀乙醇制成每 1 mL 含 0.2 mg 的溶液，即得。

（3）供试品溶液的制备：取本品粉末（过四号筛）约 0.2 g，精密称定，置具塞锥形瓶中，精密加入稀乙醇 25 mL，称定重量，加热回流 30 分钟，放冷，再称定重量，用稀乙醇补足减失的重量，摇匀，静置，上清液滤过，取续滤液，即得。

（4）测定法：分别精密吸取对照品溶液与供试品溶液各 10 μL，注入液相色谱仪，测定，即得。

本品按干燥品计算，含 2,3,5,4′- 四羟基二苯乙烯 - 2 - O - β - D - 葡萄糖苷（$C_{20}H_{22}O_9$）不得少于 1.0%。

结合蒽醌照高效液相色谱法（《中国药典》2020 年版四部通则 0512）测定。

（1）色谱条件与系统适用性实验：以十八烷基硅烷键合硅胶为填充剂；以甲醇 - 0.1% 磷酸溶液（80∶20）为流动相；检测波长为 254 nm。理论板数按大黄素峰计算应不低于 3 000。

（2）对照品溶液的制备：取大黄素对照品、大黄素甲醚对照品适量，精密称定，加甲醇分别制成每 1 mL 含大黄素 80 μg、大黄素甲醚 40 μg 的溶液，即得。

（3）供试品溶液的制备：取本品粉末（过四号筛）约 1 g，精密称定，置具塞入锥形瓶中，糈密加入甲醇 50 mL，称定重量，加热回流 1 小时，取出，放冷，再称定重量，用甲醇补足减失的重量，摇匀，滤过，取续滤液 5 mL 作为供试品溶液 A（测游离蒽醌用）。另精密量取续滤液 25 mL，置具塞入锥形瓶中，水浴蒸干，精密加 8% 盐酸溶液 20 mL，超声处理（功率 100 W，频率 40 kHz）5 分钟，加三氯甲烷 20 mL，水浴中加热回流 1 小时，取出，立即冷却，置分液漏斗中，用少量三氯甲烷洗涤容器，洗液并入分液漏斗中，分取三氯甲烷液，酸液再用三氯甲烷振摇提取 3 次，每次 15 mL，合并三氯甲烷液，回收溶剂至干，残渣加甲醇使溶解，转移至 10 mL 量瓶中，加甲醇至刻度，摇匀，滤过，取续滤液，作为供试品溶液 B（测总蒽醌用）。

（4）测定法：分别精密吸取对照品溶液与上述两种供试品溶液各 10 μL，注入液相色谱仪，测定，即得。

$$结合蒽醌含量 = 总蒽醌含量 - 游离蒽醌含量$$

本品按干燥品计算，含结合蒽醌以大黄素（$C_{15}H_{10}O_5$）和大黄素甲醚（$C_{16}H_{12}O_5$）的总量计，不得少于 0.10%。

第三节 加工炮制研究

唐代有黑豆蒸、黑豆酒煮、醋煮、水煮熟（《仙授理伤续断秘方》）等炮制方法。宋代增加了单蒸、米泔浸后九蒸九曝（《太平圣惠方》）、麸炒、酒炒（《圣济总录》）等炮制方法，并加用生姜、甘草（《类编朱氏集验医方》）、牛膝等作为炮制辅料。所用制药工具提出"忌铁器"的要求（《证类本草》）。明清之后又增加了乳拌蒸法（《景岳全书》）。现在主要的炮制方法有黑豆汁蒸等。

一、炮制加工方法比较

何首乌的炮制加工方法在《中国药典》《全国中药炮制规范》和各省、市、自治区中药炮制规范多有记载，炮制方法多为黑豆汁蒸。

1. 产地加工研究

鲜何首乌的主要炮制方法为：用时将原药洗净，切厚片[59]；或产地趁鲜时加工成小方块[60]。寇婉青等[61]以二苯乙烯苷及结合型蒽醌含量为测定指标，比较了传统和趁鲜加工工艺对何首乌饮片质量的影响，结果表明趁鲜加工制得的饮片中二苯乙烯苷及结合型蒽醌的含量均高于传统加工所得饮片，且趁鲜工艺节约时间，趁鲜加工工艺省时省力，所制的饮片质量较好，可以用于工业化生产。李悦等[62]研究表明直接干燥何首乌药材中的二苯乙烯苷和结合型蒽醌含量较经干燥—发汗—再干燥的高，提示何首乌药材切块厚度在 2 ~ 10 mm 范围，其干燥方法可考虑进行直接干燥，无须发汗，故建议何首乌炮制加工工艺也可考虑从药材鲜品入手，选择将鲜药材直接切制到适当厚度后直接干燥，既保证了块形美观、利于鉴别，又节省工序，最大限度保证药材质量。李帅锋等[63]以何首乌中二苯乙烯苷、结合型蒽醌质量分数为考察指标，通过综合评分法对一体化工艺进行优选研究；并与传统工艺加工的饮片进行了"润肠通便"和抗炎作用的比较，结果显示，与《中国药典》2020 年版中的传统工艺所得饮片相比，一体化工艺所得饮片指标成分及"润肠通便"作用没有显著性差异，抗炎效果优于传统工艺，表明何首乌产地加工与饮片炮制一体化工艺切实可行，可操作性强。郑英等[64]比较产地加工与炮制一体化方法和传统炮制方法对何首乌中二苯乙烯苷、游离型蒽醌成分和总多糖含量的影响，采用一体化方法和传统炮制方法对何首乌饮片清蒸和黑豆汁拌蒸，在不同时间点取样，分别测定二苯乙烯苷、游离型蒽醌和总多糖的含量。表明何首乌产地加工与炮制一体化方法制备的制何首乌质量较好、省时省力、可操作性强，具有一定的可行性。

2. 不同炮制方法的比较

杨磊等[65]通过测定两种炮制方法下何首乌中二苯乙烯苷、游离型蒽醌和结合型蒽醌的含量变化规律，探索何首乌经典九蒸九晒与《中国药典》两种炮制方法对主要化学成分的影响规律，结果表明何首乌传统九蒸九晒炮制方法与《中国药典》炮制方法在化学成分方面存在较大区别，《中国药典》方法炮制何首乌各指标成分含量与经典炮制方法的四蒸四晒品接近，成分上的区别是否与肝毒性相关还需进一步探讨。

葛朝亮等[66]对何首乌经九蒸九晒后其主要成分的含量进行分析，为何首乌古法炮制提供理论依据。采用传统的黑豆共蒸法进行九蒸九晒炮制，参照《中国药典》2020年版方法测定炮制后何首乌中游离蒽醌及二苯乙烯苷的含量，发现在何首乌九蒸九晒过程中，大黄素和大黄素甲醚呈现先上升后下降再缓上升，总体呈上升的趋势；二苯乙烯苷的含量呈明显的梯度下降的趋势。

二、炮制机理研究

1. 炮制对化学成分的影响

不同炮制方法，可影响何首乌饮片中二苯乙烯苷、蒽醌类成分的含量。炖法和蒸法可影响二苯乙烯苷的稳定性，随温度升高，制何首乌中二苯乙烯苷含量降低，甚至相差 2～3 倍，而发酵炮制法对其含量则无明显影响。何首乌分别采用黑豆汁蒸、清蒸、黑豆汁高压蒸和黑豆汁屉上蒸的工艺炮制 12 小时、32 小时，采用黑豆汁炖 12 小时、24 小时、36 小时、48 小时。其游离型蒽醌含量：黑豆汁高压蒸片 > 黑豆汁蒸片 > 黑豆汁炖片 > 清蒸片 > 黑豆汁屉上蒸片 > 生片；总蒽醌含量：生片 > 黑豆汁高压蒸片 > 黑豆汁蒸片 > 黑豆汁炖片 > 清蒸片 > 黑豆汁屉上蒸片。采用黑豆汁炖制，随炮制时间的延长，游离型蒽醌含量先上升后下降，32 小时 > 36 小时 > 24 小时 > 48 小时 > 12 小时 > 10 小时，总蒽醌含量和结合型蒽醌逐渐下降。鞣质含量随炮制时间的延长而逐渐下降[67]。

何首乌炮制过程中各种糖类成分与氨基酸类成分在加热的作用下发生非酶褐变的美拉德反应。何首乌炮制后发现新成分为 2,3 - 二氢 - 3,5 - 二羟基 - 6 - 甲基 - 4 氢 - 吡喃 - 4 - 酮（DDMP）和 5 - 羟甲基糠醛。随着炮制时间的延长，DDMP 和 5 - 羟甲基糠醛含量逐渐升高，至炮制 24 小时达到最高，随后开始随着炮制时间的延长而逐渐降低；D - 葡萄糖含量随炮制时间延长逐渐升高，而 D - 果糖和蔗糖含量降低。何首乌炮制后 11 种氨基酸成分的含量降低，总量亦降低。何首乌生品水煎液 pH 值为 6.28，炮制 64 小时后为 5.61，pH 值呈现降低的趋势。何首乌炮制后新成分的产生，糖类、氨基酸等成分含量和 pH 值的变化，炮制过程中芳香气味和饮片颜色改变，说明何首乌炮制过程发生了美拉德反应[68]。

2. 炮制对药理作用的影响

何首乌发酵品抗氧化活性显著强于黑豆汁炖法；发酵法和黑豆汁炖法均可显著降低何首乌的致泻副作用，显著减弱小鼠肠道蠕动，其中发酵制品可显著降低致稀便次数与时间；体外抑菌实验证明，生品和多种炮制品对多种致病菌有不同程度的抑制作用，其中生品对金黄色葡萄球菌的抑菌作用比其他各种炮制品强；何首乌不同炮制品（蒸首乌、酒蒸首乌、黑豆蒸首乌、地黄汁蒸首乌）对白色葡萄球菌、福氏痢疾杆菌、白喉杆菌等均有不同程度的抑制作用，其中，黑豆汁制品对白色葡萄球菌、酒蒸首乌和地黄汁蒸首乌水煎液对白喉杆菌抑制力均优于生品及其他炮制品[69]。

三、何首乌、制何首乌饮片质量标准[1]

1. 何首乌

【性状】

本品呈不规则的厚片或块。外表皮红棕色或红褐色，皱缩不平，有浅沟，并有横长皮孔样突起及细根痕、切面浅黄棕色或浅红棕色，显粉性；横切面有的皮部可见云锦状花纹，中央木部较大，有的呈木心。气微，味微苦而甘涩。

【鉴别】

同何首乌药材【鉴别】项下（横切面除外）。

2. 制何首乌

【性状】

本品呈不规则皱缩状的块片，厚约 1 cm。表面黑褐色或棕褐色，凹凸不平。质坚硬，断面角质样，棕褐色或黑色。气微，味微甘而苦涩。

【鉴别】

照何首乌项下的【鉴别】（2）项试验，显相同的结果。

【检查】

水分不得过 12.0%（《中国药典》2020 年版四部通则 0832 第二法）。

总灰分不得过 9.0%（《中国药典》2020 年版四部通则 2302）。

【浸出物】

照醇溶性浸出物测定法（《中国药典》2020 年版四部通则 2201）项下的热浸法测定，用乙醇作溶剂，不得少于 5.0%。

【含量测定】

二苯乙烯苷：避光操作。

取本品粉末（过四号筛）约 0.2 g，精密称定，照何首乌药材【含量测定】项下的方法测定。

本品按干燥品计算，含 2,3,5,4′–四羟基二苯乙烯–2–O–β–D–葡萄糖苷（$C_{20}H_{22}O_9$）不得少于 0.70%。

游离型蒽醌：照高效液相色谱法（《中国药典》2020 年版四部通则 0512）测定。

（1）色谱条件与系统适用性试验：以十八烷基硅烷键合硅胶为填充剂；以甲醇–0.1%磷酸溶液（80∶20）为流动相；检测波长为 254 nm。理论板数按大黄素峰计算应不低于 3 000。

（2）对照品溶液的制备：取大黄素对照品、大黄素甲醚对照品适量，精密称定，加甲醇分别制成每 1 mL 含大黄素 80 μg、大黄素甲醚 40 μg 的溶液，即得。

（3）供试品溶液的制备：取本品粉末（过四号筛）约 1 g，精密称定，置具塞锥形瓶中，精密加入甲醇 50 mL，称定重量，加热回流 1 小时，取出，放冷，再称定重量，用甲醇补足减失的重量，摇匀，滤过，取续滤液，即得。

（4）测定法：分别精密吸取对照品溶液与供试品溶液各 10 μL，注入液相色谱仪，测定，即得。

本品按干燥品计算，含游离蒽醌以大黄素（$C_{15}H_{10}O_5$）和大黄素甲醚（$C_{16}H_{12}O_5$）的总量计，不得少于 0.10%。

第四节　制剂研究

一、制剂类型及种类

《中国药典》2015 年版收载含何首乌中药制剂共 61 种，其剂型包含胶囊剂、丸剂等 8 种，如下所示（*表示含生首乌）[70]：

（1）胶囊剂：人参首乌胶囊、三宝胶囊*、心元胶囊、心脑康胶囊、安神胶囊、芪参胶囊、更年安胶囊、利脑心胶囊、参乌健脑胶囊、养血生发胶囊、脂脉康胶囊*、脑脉泰胶囊、益血生胶囊、培元通脑胶囊、康尔心胶囊*、醒脑再造胶囊。

（2）丸剂：人参再造丸、平肝舒络丸、白蚀丸、再造丸、血脂宁丸、更年安丸、抗栓再造丸*、龟鹿补肾丸、补肾养血丸*、坤宝丸、养血荣筋丸、首乌丸、通脉养心丸、斑秃丸。

（3）片剂：天麻首乌片*、心安宁片、心脑康片、正心降脂片*、再造生血片、血脂灵片、更年安片、降脂灵片、保心片、益脑宁片、滋补生发片。

（4）颗粒剂：乙肝宁颗粒、乙肝养阴活血颗粒、七宝美髯颗粒、生血宝颗粒、产复康颗粒*、降脂灵颗粒、津力达颗粒、通乐颗粒*。

（5）口服溶液剂：心通口服液*、安神补脑液、软脉灵口服液、活力苏口服液、益气养血口服液、通脉养心口服液。

（6）糖浆剂：儿康宁糖浆、乐儿康糖浆、肾宝糖浆。

（7）合剂：生血宝合剂、肾宝合剂。

（8）搽剂：骨友灵搽剂。

二、制剂技术、工艺及质量标准研究

何首乌相关的制剂设计的提取工艺有 2 种，包括水提法和醇提法，另有直接粉碎后入药。《中国药典》2015 年版收载的 61 个品种中有 32 个品种采用水提取、12 个品种采用乙醇提取。17 个品种直接粉碎入药，主要为丸剂（12 个）。

（一）人参首乌胶囊

蔡志达等[71]以人参总皂苷、二苯乙烯苷含量为指标，比较红参、制何首乌单独、混合提取时的提取率，结果药材单独提取时，人参总皂苷、二苯乙烯苷含量高于混合提取，并进一步优选了红参、制首乌的最佳提取工艺，该方法耗时短，溶剂用量小，提取效率高，可用于提取制备人参首乌胶囊。李宗伟等[72]以红参制何首乌提取物中的大黄素、大黄素甲醚、人参皂苷 Rg_1 与人参皂苷 Re 的含量之和为检测指标，采用正交实验法优选了乙醇回流提取工艺（加 10 倍量 90% 乙醇，回流提取 3 次，每次 2.0 小时），4 种指标成分含量略高于渗漉法，表明优选的方法操作简单、可靠，可得到较好的提取效果。魏宇峰等[73]比较回流提取、渗漉提取对人参首乌胶囊有效成分的影响。按正交实验设计，以人参皂苷 Rg_1 和二苯乙烯苷综合转移率为指标，优选了乙醇回流提取工艺（8 倍 50% 乙醇加热回流提取 1 次，每次 1.5 小时）并与渗漉提取进行比较，表明乙醇回流提取制备方法简便、可行、稳定性高，为工业生产提供了依据。

（二）养血生发胶囊

蔡祖里等[74]通过对现有生产工艺进行实验分析，找到产品受热时间长是导致二苯乙烯苷含量下降的原因，选用一步制粒机替代摇摆制粒机和蒸汽烘箱，运用正交法筛选一步制粒机工艺参数，最后确定新工艺，解决了产品二苯乙烯苷含量不稳定的问题，简化了工艺流程，减少了生产工时。在其质量标准研究方面，傅予等[75]建立了 HPLC 法同时测定养血生发胶囊中阿魏酸、二苯乙烯苷、羌活醇、异欧前胡素和大黄素 5 种活性成分的方法，该方法简便、灵敏、准确，在同一色谱检测条件下实现多指标成分同时测定，为养血生发胶囊的质量评价和控制提供了新的方法。郑丽娜等[76]建立了高效液相色谱法测定养血生发胶囊中二苯乙烯苷、大黄素、大黄素甲醚含量的检测方法，该方法检测快速，定量准确，线性关系、重现性、稳定性较好，回收率较高，可用于养血生发胶囊的含量测定，并初步证实养血生发胶囊的毒性可能与何首乌有关，蒽醌类物质可能是养血生发胶囊的毒性成分。

（三）更年安胶囊

王灵杰等[77]通过对提取工艺、渗漉工艺、干燥工艺和成型工艺的优选，以出膏率、渗漉速度、收集的药液量、含水量、制得颗粒的休止角、临界相对湿度以及堆密度为评价指标，完善了更年安胶囊的制备工艺，优化后的方法可进一步降低成本、提高含量，可应用于大生产。伍鹏兮等[78]采用正交设计优选了更年安胶囊组方中部分中药的提取工艺，确定地黄等6味中药水煮提取工艺是加10倍量水煎煮2次（第一次3小时，第二次2小时）；何首乌等6味中药渗漉提取工艺是加8倍量60%乙醇以3毫升/分钟的流速进行渗漉。在更年安胶囊质量标准研究方面，刘灿辉等[79]用TLC法对五味子、制何首乌（首乌藤）、牡丹皮、钩藤进行定性鉴别；用HPLC法对何首乌（首乌藤）中大黄素进行含量测定，该方法专属性强，灵敏度高，重现性好，可用于更年安胶囊的质量控制。

（四）降脂灵片

降脂灵片在大生产时存在因为素片硬度低而造成包糖衣时产生碎片的现象，有部分批次的糖衣片崩解度处于不合格的边缘。针对这种现象，詹杰等[80]对降脂灵片工艺处方进行改进，提高素片硬度和崩解时限，确保生产出符合质量标准的产品。刘世琪等[81]以浸膏相对密度、微波功率、干燥时间为自变量，大黄素、熊果酸、齐墩果酸提取量的总评"归一值"为因变量，优化降脂灵片的微波真空干燥工艺（将浸膏浓缩至相对密度1.27 g/mL，微波功率511 W，干燥时间27分钟），优选的干燥工艺稳定可靠，与热风干燥工艺相比指标成分含量无显著性差异，值得在中药物料的干燥工序中推广应用。在质量标准研究方面，蔡珊珊等[82]建立高效液相色谱法同时测定降脂灵片中橙黄决明素、芦荟大黄素、大黄酸、黄决明素、决明素、大黄素、大黄酚、大黄素甲醚的含量测定方法，该法快速、准确，重复性好，可以满足降脂灵片的含量测定要求。

第五节　化学成分研究

一、蒽醌类成分

何首乌中的蒽醌类成分分为游离型蒽醌和结合型蒽醌两大类。游离型蒽醌主要为大黄素（emodin）、大黄素甲醚（physcion）、大黄素-8-甲醚（questin）、大黄酸（rhein）、大黄酚（chrysophanol）、芦荟大黄素（aloeemodin）、迷人醇（fallacinol）、大

黄素 $-6,8-$ 二甲醚（emodin $-6,8-$ dimethy lether）、$\omega-$ 羟基大黄素（citreorosein）等。结合型蒽醌主要有大黄素 $-8-O-\beta-D-$ 吡喃葡萄糖苷（emodin $-8-O-\beta-D-$ glucopyranoside）、大黄素 $-8-O-\beta-D-$ 葡萄糖苷（emodin $-8-O-\beta-D-$ gluco-side）、大黄素 $-8-O-$（$6-O-$ 乙酰基）$-\beta-D-$ 吡喃葡萄糖苷 ［emodin $-8-O-$（$6'-O-$ acetyl）$-\beta-D-$ glucopyranoside］、大黄素甲醚 $-8-O-\beta-D-$ 葡萄糖苷（physcion $-8-O-\beta-D-$ glucoside）、大黄酚 $-8-O-\beta-D-$ 葡萄糖苷（chrysophanol $-8-O-\beta-D-$ glucoside）、大黄素甲醚 $-8-O-\beta-D-$ 吡喃葡萄糖苷（physcion $-8-O-\beta-D$ glucopyranoside）。[83]

二、二苯乙烯苷类成分

$2,3,5,4'-$ 四羟基二苯乙烯 $-2-O-\beta-D-$ 吡喃葡萄糖苷（简称二苯乙烯苷）是何首乌中主要活性成分，也是现行《中国药典》一部何首乌项下含量测定的指标成分之一。除了二苯乙烯苷，目前已报道的二苯乙烯类成分还有 $2,3,5,4'-$ 四羟基二苯乙烯 $-2-O-$（$6'-O-\alpha-D-$ 吡喃葡萄糖）$-\beta-D-$ 吡喃葡萄糖苷、$2,3,5,4'-$ 四羟基二苯乙烯 $-2-O-\beta-D-$（$3''-O-$ 没食子酸酯）$-$ 吡喃葡萄糖苷、$2,3,5,4'-$ 四羟基二苯乙烯 $-2-O-\beta-D-$（$2''-O-$ 没食子酸酯）$-$ 吡喃葡萄糖苷、$2,3,5,4'-$ 四羟基二苯乙烯 $-2,3-$ 二 $-O-\beta-D-$ 葡萄糖苷、$2,3,5,4'-$ 四羟基二苯乙烯 $-2-O-$（$6'-O-$ 乙酰基）$-\beta-D-$ 葡萄糖苷等[84-87]；Ma 等[88]从制首乌中分离得到具有心血管活性的新化合物 $2,3,5,4'-$ 四羟基二苯乙烯 $-2-O-$（$6'-O-\alpha-D-$ 吡喃葡糖基）$-\beta-D-$ 吡喃葡糖苷。此外，何首乌中含有的白藜芦醇、白藜芦醇苷、土大黄苷等也属于二苯乙烯苷类化合物。

三、磷脂类成分

何首乌中含有卵磷脂、脑磷脂、心磷脂、磷脂酰肌醇、磷脂酰甘油等磷脂类成分。吴世芳[89]采用薄层色谱法从何首乌的超声提取物中分离出磷脂酰胆碱（PC）、溶血磷脂酰胆碱（LPC）、磷脂酰乙醇胺（PE）、磷脂酰甘油（PG）、磷脂酰丝氨酸（PS）和磷脂酰肌醇（PI）等磷脂类化合物。此外，何首乌中含还有棕榈酸甲酯、棕榈酸乙酯、硬脂酸甲酯、硬脂酸乙酯、油酸乙酯、山嵛酸甲酯、十四烷酸乙酯等酯类成分。

四、酚类成分

何首乌中含有儿茶素、表儿茶素、没食子酸、对羟基苯甲醛、$3-O-$ 没食子酰原矢车菊素、$3,3'-$ 二 $-O-$ 没食子酰原矢车菊素、没食子酸甲酯等酚类化合物。李续娥等[90]从德庆产何首乌中分离出了 8 种化合物，分别为大黄素甲醚 $-8-\beta-D-$（$6'-$

O – 乙酰基）– β – D – 葡萄糖苷、大黄素 – 3 – 甲醚 – 8 – β – D – 葡萄糖苷、大黄素、表儿茶素、决明酮 8 – O – β – D – 吡哺葡萄糖苷、2,3,5,4' – 四羟基二苯乙烯 – 2 – O – β – D – 吡喃葡萄糖苷、对羟基苯甲醛和 5 – 羧甲基 – 7 – 羟基 – 2 – 甲基色原酮，其中化合物大黄素甲醚 – 8 – β – D –（6' – O – 乙酰基）– β – D – 葡萄糖苷、对羟基苯甲醛、5 – 羧甲基 – 7 – 羟基 – 2 – 甲基色原酮均为首次从何首乌中分离得到。

五、黄酮类成分

李建北等[91]从何首乌中分离得到了苜蓿素。张志国等[92]从何首乌中分离得到了 1,3 – 二羟基 – 6,7 – 二甲基呫吨酮 – 1 – O – β – D – 吡喃葡萄糖苷（何首乌乙素）。赵慧男等[93]从何首乌的块根中分离得到一个新的色原酮糖苷类化合物，其结构为(S) – 2 –（2' – 羟丙基）– 5 – 甲基 – 7 – 羟基色原酮 – 7 – O – α – L – 岩藻糖基（1→2）– β – D – 吡喃葡萄糖苷。

六、其他成分

除了以上四类主要化学成分，何首乌中还含有其他类型化合物。其中鞣质、粗脂肪、膳食纤维和碳水化合物含量较高，还含有五味子素、N – 反式阿魏酰基 – 3 – 甲基多巴胺、N – 反式阿魏酰酪胺、胡萝卜苷、β – 谷甾醇、游离的必需氨基酸类化合物及丰富的微量元素[94]。

第六节　药效学及安全性研究

一、药理作用

（一）抗衰老作用

1. 抗氧化作用

李亚丽等[95]发现何首乌可提高衰老大鼠体内的高密度脂蛋白胆固醇（HDL – C）、超氧化物歧化酶（SOD）、谷胱甘肽过氧化物酶（GSH – Px）、总抗氧化能力（T – AOC）水平，降低甘油三酯（TG）、总胆固醇（TC）、丙二醛（MDA）水平。许爱霞等[96]发现何首乌多糖能不同程度地提高血清、肝、肾组织中 SOD 及 GSH – Px 的活力，从而提高内源性抗氧化酶的活力，发挥抗脂质过氧化的作用。李艳等[97]研究发现，何首乌可显著提高大鼠海马、皮质 SOD、GSH – Px 的水平，从而发挥抗氧化抗衰老作用。

Chan 等[98]发现给小鼠喂养何首乌提取物后，与对照组相比，具有更好的改善学习和记忆的能力，且可减慢小鼠的大脑病变，这可能与何首乌发挥抗氧化作用有关。Lv 等[99]发现何首乌中两种多糖类成分（PMP-1 和 PMP-2）具有针对氧化和糖化的抑制活性，且与剂量相关，其中 PMP-2 表现出更强的抗自由基、脂质过氧化能力。廖勇等[100]发现何首乌中的有效成分二苯乙烯苷对紫外线辐射人永生化角质形成细胞（HaCaT）导致的氧化应激损伤具有一定的保护作用，其机制可能与清除自由基、提高抗氧化酶活性、改变相关基因表达等有关。

2. 降低丙二醛水平

李艳等[101]研究发现，何首乌水提液高剂量时可明显降低老年小鼠脑和肝丙二醛水平，也可明显降低青年小鼠肝丙二醛水平；何首乌水提液低剂量时，对老年小鼠脑和肝丙二醛水平也有明显降低作用，但对青年小鼠脑和肝丙二醛无明显影响。同时发现何首乌水提液能降低大鼠海马、皮质中的丙二醛水平。

3. 抑制单胺氧化酶（MAO-B）

陈晓光等[102]研究发现，何首乌能明显抑制老年小鼠脑和肝组织 MAO-B 的活性，提示何首乌可用于防治与脑内单胺类水平有关的老年性疾病。邬浩杰等[103]采用 SAM 系易衰老小鼠作为模型，连续灌胃给予何首乌乙醇提取物后，测定其对小鼠肝脏和脑代谢产物的放射活性的影响，发现该提取物对易衰老小鼠肝脏和脑内的 MAO-B 有明显的抑制作用，可能是何首乌抗衰老作用的机制之一。

4. DNA 损伤的修复能力

丁镛发等[104]以大鼠外周淋巴细胞 DNA 的复制后合成指数（PRDS）为考察指标，对含何首乌的补肾益精方的抗衰老作用机制进行了研究，发现其作用机制可能与增加了老年大鼠机体外周淋巴细胞 DNA 损伤后的修复能力有关。

5. 延长二倍体细胞的生长周期

郑志学等[105]研究了何首乌提取物对二倍体细胞的作用，电镜下显示，何首乌提取物能使细胞发育旺盛。王万根等[106]以抗衰老作用为考察指标，对制何首乌的最佳炮制时间进行了考察，发现最佳炮制时间为 3 小时，此时制何首乌可以显著提高二倍体细胞的生长速度，提高细胞中 SOD 的活性，延长二倍体细胞的老化时间。

（二）提高免疫力

魏锡云[107]研究发现何首乌提取物可促进老龄小鼠胸腺形态和超微结构逆转变化，提高小鼠腹腔巨噬细胞的吞噬功能。孙桂波等[108]研究发现何首乌中的结合型蒽醌可提高巨噬细胞的吞噬功能，增强机体的免疫应答和非特异性免疫反应，增强小鼠自然杀伤细胞杀伤靶细胞的能力，增强机体防御的能力。葛朝亮等[109]发现何首乌多糖能抑制环磷酰胺所致免疫功能低下小鼠的免疫器官质量减轻和白细胞数量减少，可增加小鼠腹腔巨噬细胞的吞噬率及吞噬指数，可促进 T 淋巴细胞酯酶阳性率和凝聚素 A（ConA）诱导的 T 淋巴细胞增殖反应。金国琴等[110]研究发现，何首乌能增加胸腺核酸和蛋白质水平，延缓老年大鼠胸腺年龄性退化，从而抵抗机体胸腺依赖性免疫功能的衰退。秦凤华等[111]研究表明，何首乌能增强小鼠特异抗体分泌细胞的功能，增强异型小鼠脾细胞诱导的迟发型超敏反应。邓响潮等[112]研究表明，何首乌正丁醇和乙酸乙酯部位均能直接促进小鼠脾脏淋巴细胞增殖，并能增加 ConA 诱导的 T 淋巴细胞增殖，而氯仿部位可抑制小鼠脾脏淋巴细胞增殖及 ConA 诱导的 T 淋巴细胞增殖，说明何首乌可能具有双向免疫调节作用。

（三）对血液系统的作用

1. 对血小板生成的作用

黄伟哲等[113]研究发现，何首乌提取物对放射线照射后的小鼠骨髓血小板生成功能有促进作用，其作用机制可能是通过刺激骨髓基质细胞增殖，改善巨核细胞造血微环境来提升外周血小板的数量。Lee 等[114]研究了何首乌对缺血性脑损伤小鼠的脑保护作用，证明何首乌的环己烷提取部位可通过内皮型一氧化氮合酶的依赖性机制防止脑缺血损伤。张进等[115]以小鼠为研究对象，证明了何首乌中的二苯乙烯苷及何首乌含药血清可促进大鼠骨髓间充质干细胞增殖。

2. 降血脂作用

李婧等[116]研究发现，何首乌中的蒽醌类成分能够产生泻下作用，并通过抑制内源性胆固醇的合成促进胆固醇转变为胆汁酸，通过抑制脂质吸收和加速胆汁酸经肠道排泄而发挥降血脂作用；此外，何首乌中的多糖类成可提高肝脏脂酶含量，进而增加肝脏脂质分解能力[117]。二苯乙烯苷可能是通过抑制细胞内胆固醇（TC）的合成及升高低密度脂蛋白受体（LDLR）的表达而起到降血脂作用[118]。何首乌能降低 TC、三酰甘油（TG）、低密度脂蛋白胆固醇（LDL–C）、载脂蛋白 B（apoB）、TC/HDL–C 比值，升高高密度脂蛋白胆固醇（HDL–C）[119]。何首乌中的二苯乙烯苷是何首乌调节血脂作用的主要活性成分，可降低血清 TC、LDL–C 和动脉粥样硬化指数[120]。

（四）改善学习记忆作用

黄和平等[121]通过对疗效确切的含何首乌的中药复方临床研究报道进行了分析统计，表明何首乌有抗阿尔茨海默病、帕金森病、抑郁症等作用。Li 等[122]等对由百草枯和代森锰导致的黑质纹状体多巴胺能神经元变性模型小鼠进行了实验研究，结果显示何首乌的乙醇提取物具有神经保护作用，可对帕金森病的治疗产生有益作用。李旻等[123]以红藻氨酸导致的胆碱能神经纤维损伤大鼠模型为研究对象，通过观察何首乌提取物对胆碱能神经纤维的数量和形态变化的影响，证明其对胆碱能神经纤维有保护作用。Kim 等[124]以谷氨酸诱导的 HT22 海马细胞为研究对象，观察何首乌提取物对模型细胞的保护作用，证明何首乌有神经保护作用。陈万生等[125]发现何首乌中的大黄素 - $8 - O - \beta - D -$ 吡喃葡萄糖苷对东莨菪碱所致学习障碍有保护作用，能提高正常小鼠学习记忆功能，其作用机制可能是对胆碱酯酶有可逆的抑制作用。张兰等[126]发现何首乌可能通过抑制突触体内钙离子超载、提高 P38 含量起到抗衰益智作用。Chan 等[127]以小鼠为研究对象，研究何首乌对其记忆能力和组织病理的影响，表明何首乌的乙醇或水提取物均能降低脑的病理变化，促进小鼠的学习和记忆能力，而作用强度与提取方法密切相关。Chan 等[128]通过主动穿梭回避实验证明了何首乌不同的提取物具有不同的改善小鼠学习记忆的作用，可能与不同提取物的抗氧化活性物质不同有关。

（五）抗炎、抗菌作用

1. 抗炎作用

吕金胜等[129]研究发现，何首乌乙醇提取物可明显抑制急性炎症模型动物的局部肿胀程度，降低血管通透性，作用时间可维持 4 小时，大剂量组还显示明显的镇痛作用，其抗炎机制可能与免疫抑制有关。炎症介质的释放可引起局部毛细血管通透性增加、炎症细胞浸润，徐正哲等[130]在对制何首乌不同炮制工艺的样品进行比较时发现，黑豆汁制首乌有抗炎作用，但以黑豆汁制 10 小时的样品抗炎活性最强，故优选的最佳蒸制时间为 10 小时。Wang 等[131]研究发现何首乌中提取的活性成分二苯乙烯苷对实验性结肠炎具有保护作用，因活性氧代谢产物和诱导型一氧化氮合酶是参与炎症性肠病的发病机制，何首乌则通过减轻氧和氮自由基水平和诱导型一氧化氮合酶的表达来发挥抗炎作用。

2. 抗菌作用

张绵松等[132]研究发现，何首乌的醇提物和水提物对金黄色葡萄球菌均有抑制活性，此外，醇提物对四联球菌和大肠杆菌也显示出较强的抑制活性，而水提物还对荧光假单胞菌显示出一定的抑制活性。潘小翠等[133]研究发现，何首乌丙酮、乙醇及水提取液均对供试菌株有明显的抑制作用，其中 60% 丙酮提取液和 70% 乙醇提取液抑菌效果优于水提取液，且对金黄色葡萄球菌的抑制作用最强，但抑菌、杀菌效果随药物浓度的降低而降低。

（六）抗肿瘤作用

张瑞晨[134]研究表明，何首乌提取物的 R50 部位对人正常肝细胞（L02）和肝癌细胞（HepG2）具有明显的区别杀伤作用，其作用机制是药物诱导两种细胞凋亡的程度不同。孙桂波等[135]研究发现，何首乌中的结合型蒽醌对小鼠胃癌实体肿瘤和肉瘤均有抑制作用，对环磷酰胺具有减毒增效作用，其作用机制可能与提高机体的免疫力有关。

Chen 等[136]研究表明，何首乌提取物可抑制 MCF - 7 型人乳腺癌细胞的增殖，可用于治疗乳腺癌。

（七）心肌保护作用

金雄哲等[137]以缺氧损伤模型为研究对象，研究何首乌的心肌保护作用，发现何首乌能抑制心肌细胞超氧自由基的生成，避免脂质过氧化反应对心肌细胞的损害，改善缺氧对心肌细胞的损害，从而发挥心肌保护作用。姜金奇等[138]利用心肌缺血大鼠模型研究何首乌的心肌保护作用，发现何首乌提取物能提高模型动物的 GSH - Px 水平，并能增强 T - SOD 和 MDA 的活性，有显著的抗氧化作用，从而改善因缺血造成的心肌损伤。

（八）促生发作用

姜泽群等[139]研究显示，何首乌在体外能显著刺激细胞中 B16 黑色素的生成，其机制可能与促进酪氨酸酶和小眼相关转录因子的基因表达和蛋白合成有关。中医治疗脱发使用频率较高的是补血活血、滋补肝肾、滋阴养血、健脾渗湿等滋补类中药，而何首乌是中医药内治法治疗脱发的常用中药之一[140]。Sun 等[141]研究表明，何首乌主要是通过诱导毛乳头细胞的增殖而促进毛发的生长。Park 等[142]研究表明，何首乌提取物通可过休眠毛囊诱导生长期促进头发的生长。

二、安全性评价研究

（一）药代动力学研究

王福刚等[143]研究表明，比格犬灌服何首乌水提液后，其血浆中可检测到 14 种移行成分，其中 4 种为原型成分，10 种为代谢产物；4 种原型成分中以二苯乙烯苷的含量相对较高。二苯乙烯苷在 SD 大鼠体内呈一级动力学消除，具有二室开放模型的特征，肝组织中分布浓度最大[144]，在小鼠体内呈一室模型[145]。二苯乙烯苷经 β - CD 包合后，在不改变胆汁和尿液排泄特征情况下，可减少二苯乙烯苷原型经粪便的排泄[146]。

（二）毒理学研究

1. 肝毒性

何首乌最常见的不良反应为肝毒性。Lin 等[147]、Lv 等[148]研究发现，何首乌不良反应多由大黄酸、大黄素、大黄素甲醚等游离型蒽醌类化合物引起，此类成分在高浓度、长时间作用下有细胞毒作用；而结合型蒽醌和二苯乙烯类化合物也可能与其毒理作用有关。Wu 等[149]采用小鼠为动物实验模型，对生首乌、制首乌的毒性进行了研究发现，生首乌水煎剂的毒性大于其丙酮提取物，且生首乌丙酮提取物的毒性大大高于制首乌丙酮提取物，表明何首乌炮制具有减毒的作用。

2. 肾毒性

陈素红等[150]采用肾阳虚小鼠模型，验证了何首乌具有改善肾阳所致的腰膝酸软、精神萎靡、阳虚水泛，以及肾精亏虚、肝气虚弱所致的血液亏虚等药效，但何首乌低剂量长时间服用或高剂量短时间服用都会对人体产生一定的毒害作用，也会导致一定程度的肾损害。李奇等[151]在比较何首乌不同炮制品对脏器的毒性时发现，生、制何首乌大剂量时均有肾毒性，可引起大鼠肾小管上皮细胞水肿，使之发生颗粒样变性，并使肾小球的体积增大，发生毛细血管腔内红细胞淤积或系膜区轻至中度增宽。

第七节　临床与应用

从古至今，随着时间和经验的积累，历代对何首乌药材的认识和应用逐步深入，生泻而熟补，是何首乌截然不同的两类功效，现代植物化学研究和药理学研究亦印证了其科学性。生品，含蒽醌类成分，具有显著的泻下作用；炮制后，蒽醌类成分被破坏，保留以补益作用为主的二苯乙烯苷类成分和卵磷脂。

一、古代临床应用

《何首乌录》中何首乌药效神奇，能补益、乌须发。宋代《开宝本草》所载何首乌功效为："主瘰疬，消痈肿，疗头面风疮，五痔，止心痛，益血气，黑髭鬓，悦颜色。久服长筋骨，益精髓，延年不老。亦治妇人产后及带下诸疾。"其中补益之功是从《何首乌录》推演而来的。《开宝本草》之后的宋代《太平圣惠方》中 22 个方剂用了何首乌。其中所载何首乌功效基本一致，均为壮阳益寿、多子乌须发。功效描述上，新增了治瘰疬、痈肿、风毒等，且放在补益功效之前，表明其为何首乌实际使用过程中发挥的最主要功效。从北宋《太平圣惠方》到明代前半期，何首乌仍然主要用于治瘰疬、疮毒痈肿等，其间的本草书大多也只是转述前人之说。明代中期，尤其是嘉靖年间，以皇帝为首的上层社会突然兴起了一股壮阳补益邪风。在这种社会风气下，产生了很多奇怪的药物。何首乌的补益功效得到发扬。明代《本草蒙筌》："（何首乌）今台阁名公，竞相采取，异法精制，为丸日吞。亦因获效异常，曾令锓梓传世。或金曰八仙丹，或曰延寿丹，或曰八珍至宝丹，征实取名。"可见，何首乌成为成仙炼丹的原料之一。明代《本草纲目》："此药流传虽久，服者尚寡。嘉靖初，邵应节真人，以七宝美髯丹方上进。世宗肃皇帝服饵有效，连生皇嗣。于是何首乌之方，天下大行矣。"《本草蒙筌》《本草纲目》记载了何首乌兴盛的原因，据说嘉靖皇帝服用了邵真人的"七宝美髯丹"，连生儿子，与《何首乌录》中所载功效一致。《本草纲目》载何首乌"养血益肝，固精益肾，健筋骨，乌髭发，为滋补良药。不寒不燥，功在地黄、天门冬诸药之上"[10]。

（一）古代临床适应证及功效

炮制后的何首乌，尤其是九蒸九晒炮制法所制，常常用于血虚及肝肾阴虚证。何首乌味甘而涩，微温不燥，能养血滋阴，补益肝肾，收敛精气，为平补阴血之良药。治血虚证，见头昏目眩，心悸失眠常配当归、白芍等补血药以提高疗效；治肝肾阴虚证，见腰膝酸软，头昏耳鸣，遗精滑泄，须发早白，常配地黄、菟丝子等，以补益肝肾，如《良方集腋》秘传延寿丹、《积善堂经验方》七宝美髯丹。

生品用于肠燥便秘。何首乌苦则能泄，甘则能润，凡血虚津亏而大便燥结者，常配当归、火麻仁等，以润肠通便。若单味煎服，可治痔血便难；研末内服，亦治肠风下血。

用于疟疾。何首乌具有截疟和补益之功，治疗气血两虚之久疟不止，常配人参、当归等，以补气养血止疟，如《景岳全书》何人饮。若阴血亏虚，热多寒少者，可以本品与鳖血、朱砂同用，如《赤水玄珠》何首乌丸。

用于皮肤瘙痒，疮疹。何首乌可养血润燥，治疗血燥生风之皮肤瘙痒疮疹等，常配防风、荆芥等，以养血祛风止痒用于疮痈，瘰疬。何首乌生用性寒，解毒散结。治疮痈肿毒，常配玄参、连翘等，以清热解毒；治瘰疬，常配昆布、夏枯草等，以解毒散结[13]。

（二）历史文献收载复方[13]

①乌须发，壮筋骨，固精气。赤、白何首乌各一斤，米泔水浸三四日，瓷片刮去皮，用淘净黑豆三升，以砂锅木甑铺豆及首乌，重重铺盖，蒸至豆熟取出，去豆，曝干，换豆再蒸，如此九次，曝干为末，赤、白茯苓各一斤（去皮，研末，以水淘去筋膜及浮者，取沉者捻块，以人乳十碗浸匀，晒干，研末），牛膝八两（去苗，浸酒一日，同何首乌第七次蒸之，至第九次止，晒干），当归八两（酒浸，晒），枸杞子八两（酒浸，晒），菟丝子八两（酒浸生芽，研烂，晒），补骨脂四两（以黑芝麻炒香，并忌铁器，石臼捣为末），炼蜜和丸弹子大一百五十丸。每日三丸，侵晨温酒下，午时姜汤下，卧时盐汤下。其余并丸梧子大，每日空心酒服一百丸，久服极验。（《积善堂经验方》七定美髯丹）

②治骨软风，腰膝疼，行履不得，遍身瘙痒。首乌大而有花纹者，同牛膝（锉）各一斤。以好酒一升，浸七宿，曝干，于木臼内捣末，蜜丸。每日空心食前酒下三五

十丸。(《经验方》)

③治脚气流注，历节疼痛，皮肤麻痹，两脚痪挛。何首乌不计多少（切作半寸厚，以黑豆不计多少，水拌令匀湿，就甑内蒸，用豆一重，何首乌一重，蒸令豆烂为度。去豆暴下，称用一斤），淫羊藿（切）、牛膝（锉）各一斤（黄酒浸一箱，焙干），乌头（去皮、脉）半斤（切，入盐二两半，炒黄色，去盐用）。上为散，每服二钱，温酒调下，日三服；粥饮亦可调服。(《普济方》何首乌散)

④治好人血风，久虚风邪停滞，手足痪缓，肢体麻痹及皮肤瘙痒，五痔下血。何首乌一斤（赤白各半斤），芍药二两（赤白各半），上为细末，煮面糊和丸，如梧桐子大。每服三四十丸，空心米饮送下。(《普济方》)

⑤治久疟阴虚，热多寒少，以此补而截之。何首乌为末，鳖血为丸，黄豆大，辰砂为衣。临发，五更白汤送下二丸。(《赤水玄珠》何首乌丸)

⑥治气血俱虚，久疟不止。何首乌自三钱以至一两（随轻重之），当归二三钱，人参三五钱（或一两，随宜），陈皮二三钱（大虚不必用），煨生姜三片（多寒者用三五钱）。水二盅，煎八分，于发前二三时温服之；若善饮者，以酒浸一宿，次早加水一盅煎服亦妙，再煎不必用酒。(《景岳全书》何人饮)

⑦治遍身疮肿痒痛。防风、苦参、何首乌、薄荷各等分。上为粗末。每用药半两，水、酒各一半，共用一斗六升，煎十沸，热洗，于避风处睡一觉。(《外科精要》何首乌散)

⑧治疥癣满身作疮不可疗，甚解痛生肌。何首乌、艾各等分（锉为米）。上相和，度疮多少用药，并水煎令浓，盆内盛洗。(《博济方》)

⑨治颈项生瘰疬，咽喉不利。何首乌二两，昆布二两（洗去咸味），雀儿粪一两（微炒），麝香一分（细研），皂荚十挺（去黑皮，涂酥，炙令黄，去子）。上药，捣罗为末，入前研药一处，同研令匀，用精白羊肉一斤，细切，更研相和，捣五七百杵，丸如梧桐子大。每于食后，以荆芥汤下十五丸。(《太平圣惠方》何首乌丸)

⑩治瘰疬，或破或不破，以至下胸前者。用九真藤取其根，如鸡卵大，洗，生嚼常服；又取叶捣覆疮上，数服即止。(《斗门方》)

⑪治瘰疬并便毒，一切毒疮。何首乌（大者佳，有血者用雌，未破者用雄）三斤，土茯苓（竹刀刮去皮，捶碎）八斤，当归一斤八两，金银花一斤。共熬成膏，入白糖霜一斤，瓷罐贮之。或冲茶白滚汤，如粥饭内，冲酒饮。有生杨疮者，百药无效，服此一料，觉病稍疗，又一料痊愈，知此方之妙也。(《心医集》)

⑫治瘰疬延蔓，寒热羸瘦，乃肝（经）郁火，久不治成劳。何首乌如拳大者一斤（去皮如法制），配夏枯草四两，土贝母、当归、香附各三两，川芎一两。共为末，炼蜜丸。每早、晚各服三钱。(《本草汇言》)

⑬治大肠风毒，泻血不止。何首乌二两，捣细罗为散。每于食前，以温粥饮调下

一钱。(《太平圣惠方》)

⑭治自汗不止。何首乌末,津调,封脐中。(《濒湖集简方》)

⑮治破伤血出。何首乌敷之即止。(《卫生杂兴》)

二、现代临床应用

《中国药典》2020 年版收载含何首乌中成药制剂共 61 种,其剂型包含胶囊剂、丸剂等 8 种,见第四节"制剂研究'一、制剂类型及种类'"。各地方标准收载的代表性中成药如下:

(一) 现代文献收载复方[13]

①何首乌糖浆。何首乌(制)10 kg。功能:补肾,益髓,强筋,补血。用于肾经亏损,精血不足,筋骨无力,神经衰弱等。口服,每次 10 ~ 20 mL,每日 2 次。(《天津市中成药规范》1964 年)

②首乌片。制何首乌粉 500 g,制何首乌清膏 900 g。功能:养血,补肝肾。用于血虚体弱,头晕耳鸣,腰膝酸软,须发早白,遗精崩带,神经衰弱及高脂血症等。口服,每次 5 片,每日 3 次。(《黑龙江省药品标准》1986 年)

③首乌降压丸。何首乌 500 g,牛膝 500 g,决明子 500 g,葛根 500 g。功能:补肝肾,强筋骨,降血压。用于高血压及高脂血症。口服,每次 1 丸,每日 2 次。(《辽宁省医院制剂规范》1982 年)

④首乌酒。何首乌(制)250 g,黄精 250 g,大枣 250 g,金樱子肉 500 g,黑豆(炒)500 g,白酒 4 000 g。功能:补肝肾,行气活血。用于心脏衰弱,贫血黄瘦,须发早白。口服,每次 20 mL,每日 2 次。(《江西省药品标准》1989 年)

⑤肺结核丸。何首乌(制)600 g,白芨 600 g,土鳖虫 150 g。功能:敛阴补肺。用于肺空洞,肺出血。口服,每次 9 g,每日 3 次。(《安徽省药品标准》1987 年)

⑥生发丸。何首乌(制)500 g,当归 500 g,枸杞子 190 g,女贞子(蒸)325 g,牡丹皮 325 g,生地黄 410 g,熟地黄 410 g,柏子仁(炒)410 g,茯苓 285 g,旱莲草 285 g。功能:补肝肾,乌须发。用于脱发,斑秃,须发早白。口服,每次 1 丸,每日 3 次。淡盐汤送。(《陕西省医院制剂规范》1983 年)

⑦七宝美髯丸。何首乌(酒蒸)320 g,菟丝子(炒)80 g,牛膝 80 g,补骨脂(盐炒)40 g,当归 80 g,枸杞子 80 g,茯苓 80 g。功能:滋补肝肾,填精养血。用于精血不足,须发早白,腰酸腿软,遗精消渴,牙齿动摇,筋骨无力,倦懒食少。口服,每次 1 丸,每日 2 次。(《山东省药品标准》1986 年)

⑧降脂灵片。何首乌(制)750 g,枸杞子 750 g,黄精 1 000 g,山楂 500 g,决明子 150 g,淀粉适量。功能:补益肝肾,养血明目,降脂。用于肝肾阴虚,头晕目昏,

发须早白，高脂血症。口服，每次5片，每日3次。（《辽宁省药品标准》1987年）

（二）现代临床应用实例[13]

①治疗高脂血症。用首乌片（内含70%浸膏及30%制何首乌粉），口服，每次5片，每日3次，连服4个月为1疗程。

②治疗失眠症。复方何首乌片（每片0.5 g，内含何首乌、丹参、五味子、黄连），每次5~7片，每日2~3次，或每晚睡前服6~10片。

③治疗白发。以制何首乌、熟地黄各30 g，当归15 g，浸于1 000 mL粮食白酒中，10~15天后开始饮用。每日1~2盅（15~30 mL），连续饮至见效。

④治疟疾。何首乌20 g，甘草2 g（小儿酌减）。每日1剂，浓煎煮2小时，分3次食前服用，连用2天。

⑤治足癣。生黄精、生何首乌各50 g，轧碎，加入陈醋300 g，连同容器置入60℃~80℃热水中，加温6~8小时后取出备用。每日先用淡盐水洗脚，早、中、晚各用棉球蘸药醋涂搽患处1次。15天为1疗程，未愈可进行第2、第3疗程。

三、其他应用

药用之外，何首乌最为常见的应用是作为洗发水的原料之一，市场上可见各种首乌洗发水、首乌洗发露等。在何首乌的道地产地德庆，何首乌汁、何首乌饮料、何首乌袋泡茶、何首乌软糖等也相继开发。

何首乌枝蔓轻盈飘逸、叶片端秀文雅、块根形态奇特，还可应用于园林中作地被植物材料、垂直绿化植物材料，也可作为盆栽垂吊植物供室内观赏和制作中、小型特色盆景观赏[152]。

第八节 品牌建设

一、打造何首乌品牌生产示范基地

德庆县隶属于广东省肇庆市，位于广东省中部偏西西江中游北岸，属丘陵低山及河流冲积地貌，东、西、北三面环山，南临西江，内地丘陵与河谷交错。全县明显地可分为低山区、东西两大丘陵宽谷区和西江沿岸河流冲积区。德庆县多为沙壤土，土质疏松，土壤肥沃，土壤中含有多种矿物质和微量元素，适应德庆何首乌的生长。德庆县境内有悦城河、马圩河、陆水河、大埔河流域，土地和水资源丰富，森林覆盖面积大，山清水秀，形成了冬暖夏凉、常年昼夜温差较大（相比邻县）的独特小气候。

北回归线在该县东北部穿过，属低纬度地区，日照充足，气候温和，热量丰富，雨量充沛，霜期很短，适宜何首乌生产。

德庆县出产的何首乌多为家种的，比野生何首乌个头略小，但质量尤佳。何首乌具有补肝、益精血、强筋骨、乌须发的功效，用德庆何首乌制成的何首乌汁、何首乌酒、何首乌片等，已有80多年的出口历史，远销港澳、东南亚和欧美等地。

德庆何首乌产地环境要符合无公害食品何首乌产地环境条件的要求，产品质量符合无公害农产品标准要求。2017年，德庆县何首乌生产规模1 466公顷，年产量2.2万吨，产值达4.4亿元[20]。

德庆何首乌品牌生产示范基地采用特定的生产方式：

（1）产地选择：选择水源清洁，空气清新的环境，土地选择地势高燥、排水良好、土层深厚、向阳、疏松肥沃的沙壤土或壤土田块，要求上下土质一致。

（2）种苗选择与特定要求：选择适应当地的自然条件，选择旺盛健壮、生根快、成活率高的枝条作插穗。

（3）生产过程管理：种植过程按照《何首乌规范化生产标准操作规程》操作，应用测土配方施肥技术、病虫害专业化统防统治技术。

（4）产品收获及产后处理：采收前拆除支架，割去茎藤，于垄（畦）的一端开始顺行深挖，采挖时要注意防止损伤根茎。挖出后，进行去净泥土，清洗干净、分级、切片、反复多次蒸晒、包装等收获工序过程的处理工作。

（5）生产记录要求：按照农产品质量安全的要求建立生产记录档案，详细记录生产投入品。特别是肥料、药剂的名称、来源、用法、用量和使用、停用的日期，病虫害的发生和防治情况，收获日期，质量检测情况，销售情况，保证产品质量可追溯性，生产记录档案要保存两年以上。

二、注册何首乌地理标志商标

2015年，德庆何首乌被评为"广东省名特优新农产品"。2018年7月3日，中华人民共和国农业农村部正式批准对"德庆何首乌"实施农产品地理标志登记保护。德庆何首乌的地理标志保护的区域范围为广东省肇庆市德庆县所辖德城街道、新圩镇、官圩镇、马圩镇、悦城镇、武垄镇、播植镇、九市镇、莫村镇、高良镇、回龙镇、凤村镇、永丰镇共计13个镇（街道）。地理坐标为东经111°31′~112°15′，北纬23°04′~23°30′。2018年8月，德庆县获赠中国经济林协会颁发的"中国何首乌名县"称号[20]。

三、挖掘何首乌商业价值

何首乌在中国的栽培和应用已有上千年的历史，目前已广泛应用于临床、制药、保健品、食品和日化行业。炮制后的何首乌能补肝肾，益精血，乌须发，强筋骨，化浊降脂。传统炮制何首乌，以黑豆九蒸九晒。选用德庆何首乌，在传统炮制方法的基础上进行现代化的探索和优化，制备集道地性和优良炮制技术于一体的制何首乌，用于现代人常见的白发、脱发、高血脂症等的治疗或辅助治疗，深入挖掘何首乌的应用领域，以制何首乌开发更多的外延性产品，全面提升其商业价值。

第九节 评述与展望

从唐代《何首乌传》走出来的何首乌，是中药大家庭中一个神奇的品种，《何首乌传》里的何首乌能乌须发，延年益寿，令人多子，其功效体现了自古中国人对"长生不老，多子多福"的美好梦想。大部分中药，是劳动人民在使用过程中发现其功效，而被列为药用。与这些中药不同，蓼科植物何首乌 *Polygonum multiflorum* Thunb. 的块根作何首乌入药，是根据故事里的描述，众医家在大自然不断寻觅，终于找到的能与之对应的品种。直至今日，何首乌到底是致肝损伤，还是保肝，仍是吸引科学家们不断探索的热点。研究表明，何首乌生品所含的蒽醌类与鞣制类成分在长期服用时，可能导致肝损伤。肖小河研究团队发现，个体易感性是导致何首乌肝损伤的关键风险因素，科学破解了何首乌肝损伤之谜，也清晰地表明并非何首乌不安全，而是对极少数特异质人群有肝损伤的风险[153]。炮制能减毒增效，制何首乌中蒽醌类成分发生转化，突显出以二苯乙烯苷和卵磷脂为代表的补益类成分的功效，能补肝肾，益精血，乌须发，强筋骨，化浊降脂。广东省肇庆市德庆县，自明代起，已成为何首乌的主产地之一，《德庆州志》中更是强调了德庆何首乌的道地性。现代研究发现，德庆何首乌中补益类成分二苯乙烯苷高于其他地区产者。2018年7月3日，"德庆何首乌"获国家农业农村部的农产品地理标志登记保护。德庆县何首乌生产规模宏大，品质优异，年产量逾2万吨，除能满足全国何首乌饮片每年1万余吨的需求外，还可供应保健品、食品、日用化工等方面。

中华中医药学会组织全国相关领域专家起草制定了《何首乌安全用药指南》，旨在帮助国内外公众和相关机构，科学认识、评估和规避何首乌肝损伤风险，指导何首乌及相关制剂的合理使用，保障广大消费者的健康权益，同时促进何首乌及相关产业的健康持续发展。该指南已通过中华中医药学会的审核，并进行了发布，编号 T/CACM 1328 - 2019[153]。

何首乌产业的发展，一方面要继续发挥道地产地的优势，建立道地产区的何首乌药材可追溯系统，使品质保证能得到延续。另一方面，还要注重制何首乌产品的深度开发，深入挖掘何首乌的应用领域，以制何首乌开发更多的外延性产品，全面提升其商业价值。制何首乌在乌发和防脱发方面功效显著，内服与外用并举，打造德庆何首乌系列产品，不仅能解决白发与脱发人士的烦恼，更能促进首乌产业的蓬勃发展。

（吴孟华　马志国　张　伟　等）

参考文献

[1] 国家药典委员会．中华人民共和国药典：一部［S］.北京：中国医药科技出版社，2020：183－184.

[2] 李安仁．中国植物志：第25（1）卷［M］.北京：科学出版社，1998：102.

[3] 梁鹏，郑金生，赵中振．何首乌考辨［J］.中国中药杂志，2016，41（23）：4456－4461.

[4] 蔡少青．生药学［M］.第5版．北京：人民卫生出版社，2010.

[5] 展雪锋．雌雄何首乌本草考证［J］.中草药，1995，（8）：431－432，449.

[6] 周燕华．"白"何首乌的考证［J］.中国中药杂志，1999，24（4）：243－245.

[7] 王智民．对何首乌基原和品种的再认识［J］.中国中药杂志，2013，38（22）：3988－3990.

[8] 刘寿养．何首乌一新变种［J］.云南植物研究，1991，13（4）：390.

[9] 刘文泰．本草品汇精要［M］.曹晖，校注．北京：华夏出版社，2004.

[10] 李时珍．本草纲目［M］.北京：中国中医药出版社，2013.

[11] 朱一新．德庆州志［M］.杨文骏，修．肇庆：端州报社，2002：331.

[12] 陈仁山，蒋淼，陈思敏，等．药物出产辨：七［J］.中药与临床，2011，2（3）：64－65.

[13] 国家中医药管理局《中华本草》编委会．中华本草：第二册［M］.上海：上海科学技术出版社，1999：671－677.

[14] 周元园，牛明，涂灿，等．中药特异质肝损伤易感因素的代谢组学研究：以何首乌制剂为例［J］.科学通报，2019，64（9）：948－962.

[15] 缪希雍．炮炙大法［M］.曹晖，吴孟华，点评．北京：中国医药科技出版社，2018：143－144.

[16] 王振涛，余悦，林丽珍，等．制何首乌正品与伪品的比较鉴别［J］.中药材，2014，37（3）：415－417.

[17] 鲁振坤．何首乌缘何价俏［J］.中国现代中药，2011，13（1）：58－59.

[18] 丁立威，丁乡．何首乌货少价扬［J］.北京农业，2005，（2）：40.

[19] 黄和平，王键，黄璐琦，等．何首乌资源现状及保护对策［J］.海峡药学，2013，25（1）：40－42.

［20］马延红，周丽，邵玲，等．肇庆市南药产业创新发展的问题与对策［J］.中国实验方剂学杂志，2019，25（8）：164 – 171.

［21］刘红昌，罗春丽，李金玲，等．何首乌不同种质生境调查及在贵州地域的生物学特性研究［J］.中药材，2013，36（6）：864 – 870.

［22］陈亚．何首乌质量评价及产地适宜区划研究［D］.广州：广州中医药大学，2013.

［23］张雪飞，胡卫平，杜一新．何首乌种苗繁育技术［J］.世界热带农业信息，2016，（3）：5 – 7.

［24］和志忠．浅谈何首乌栽培技术［J］.中国农业信息，2016，（12）：97 – 98.

［25］杨琳，李娟，曾令祥．何首乌主要病虫害防治技术［J］.农技服务，2014，31（8）：98 – 101.

［26］赵宇．何首乌栽培及病虫害防治技术［J］.科学种养，2015，（6）：18 – 21.

［27］孙长生，韩见宇，魏升华．何首乌规范化生产操作规程（SOP）（草案）［J］.中药研究与信息，2003，5（7）：20 – 23.

［28］苏晓，冯伟红，李娆娆，等．不同产地加工方法对何首乌饮片质量的影响［J］.中国实验方剂学杂志，2017，23（13）：18 – 23.

［29］寇婉青，金传山，胡雨，等．传统及趁鲜加工工艺对何首乌饮片质量的影响［J］.安徽中医药大学学报，2016，35（3）：86 – 88.

［30］阮细发．中药何首乌及其几种伪品的理化鉴别［J］.海峡药学，2007，19（9）：68 – 69.

［31］刘越，罗定强，王国海，等．何首乌药材及常见伪品的真伪鉴别方法研究［J］.中药材，2017，40（6）：1305 – 1308.

［32］生书晶，严萍，郑传进，等．何首乌及其常见混淆品的 matK 基因序列分析及鉴别［A］.广东省药学会，共铸医药学术新文明——2020 年广东省药师周大会论文集［C］.广东：广东省药学会，2012：1.

［33］黎洁文，赵树进．基于条形码 ITS2 序列的何首乌及其近缘种和混淆品的分子鉴别［J］.中国实验方剂学杂志，2015，21（9）：80 – 84.

［34］程远辉，周昌华，马爱芬，等．重庆何首乌遗传多样性的 SRAP 研究［J］.中国中药杂志，2007，32（8）：661 – 663.

［35］白明明，孙小芹，郭建林，等．基于 $psbA – trnH$ 分析的何首乌野生居群遗传多样性［J］.植物资源与环境学报，2012，21（2）：36 – 44.

［36］李欣，孟磊，魏胜利，等．不同产地何首乌药材质量及差异研究［J］.中国现代中药，2020，22（3）：384 – 390.

［37］黄晓冰，黄霭霞，王光宁，等．HPLC 测定不同产地何首乌中二苯乙烯苷和

蒽醌类成分的含量［J］.食品与药品，2019，21（2）：111 - 115.

　　［38］罗益远，刘娟秀，刘训红，等．不同采收期何首乌中多元功效物质的动态积累分析［J］.中国中药杂志，2015，40（13）：2565 - 2570.

　　［39］罗益远，刘娟秀，刘训红，等．UPLC - QTRAP - MS/MS 分析不同采收期何首乌核苷类成分动态变化［J］.中药材，2015，38（5）：919 - 922.

　　［40］蔡丽芬，钟国跃，张倩，等．HPLC 测定不同生长年限及采收期何首乌中二苯乙烯苷和蒽醌类成分的含量［J］.中国中药杂志，2010，35（10）：1221 - 1225.

　　［41］李帅锋，郑传柱，张丽，等．不同采收期对何首乌中二苯乙烯苷和蒽醌类成分含量的影响［J］.中国现代中药，2015，17（11）：1177 - 1179，1183.

　　［42］续艳丽，董琦，肖远灿．RP - HPLC 测定不同采收期栽培何首乌蒽醌类成分［J］.分析实验室，2009，28（S1）：327 - 329.

　　［43］罗春丽，陆翔恩，赵致，等．综合评分法优选何首乌的合理采收期［J］.贵州农业科学，2013，41（9）：66 - 70.

　　［44］宋飞，叶秋莹，李拥军，等．主成分分析法评价不同产地加工方法对德庆何首乌质量的影响［J］.广东药科大学学报，2018，34（4）：411 - 416.

　　［45］刘振丽，宋志前，李淑莉．何首乌净选加工、切制和干燥方法对化学成分的影响［J］.中草药，2004，35（4）：404 - 406.

　　［46］罗益远，刘娟秀，刘训红，等．不同加工方法何首乌中多元功效物质的测定及主成分分析［J］.中草药，2016，47（2）：318 - 323.

　　［47］罗益远，刘娟秀，刘训红，等．不同加工方法中何首乌核苷类成分的含量测定及主成分分析［J］.药物分析杂志，2015，35（8）：1474 - 1482.

　　［48］芮雯．何首乌道地药材醇提物差异成分鉴定、活性评价及生物合成途径的研究［D］.广州：南方医科大学，2018.

　　［49］王智美，黄丽玫，符古雅，等．道地何首乌中硒的含量与土壤地球化学的相关性［J］.华西药学杂志，2007，22（4）：376 - 378.

　　［50］陈效忠，邹桂华，宗希明，等．电化学指纹图谱鉴别中药大黄、虎杖和何首乌［J］.黑龙江医药科学，2010，33（2）：45.

　　［51］石洋，王慧娟，赵致，等．贵州不同产地何首乌薄层色谱指纹图谱研究［J］.山地农业生物学报，2013，32（1）：75 - 78.

　　［52］刘美廷，李倩，屈敏红，等．何首乌与制何首乌的高效薄层色谱指纹图谱研究［J］.华西药学杂志，2018，33（2）：193 - 196.

　　［53］高晓霞，严寒静，梁从庆，等．何首乌药材的薄层色谱指纹图谱质量评价初步研究［J］.中药材，2007，30（4）：407 - 409.

　　［54］蔡力行，戈早川．不同产地何首乌指纹图谱的胶束薄层色谱/红外光谱研究

[J].时珍国医国药，2011，22（4）：861-862.

[55] 王珏，朱育凤，姚毅，等.HPLC 同时测定何首乌中 5 种成分及指纹图谱的建立 [J].中国中医药信息杂志，2019，26（6）：75-81.

[56] 焦豪妍，王英，陈丽莉，等.广东道地药材何首乌 HPLC 指纹图谱研究 [J].中国药业，2014，23（23）：58-61.

[57] 孙立丽，任晓亮，张慧杰，等.基于超高效液相色谱指纹图谱和化学计量学相结合的何首乌炮制研究 [J].中华中医药杂志，2017，32（5）：2194-2197.

[58] 马文杰，张彩云，陈宏远，等.基于 NMR 技术的同源何首乌和首乌藤指纹图谱研究 [J].广东药科大学学报，2018，34（5）：564-569.

[59] 上海市食品药品监督管理局.上海中药饮片炮制规范：2008 年 [S].上海：上海科学技术出版社，2008：106.

[60] 云南省卫生厅.云南中药饮片炮制规范 [S].昆明：云南科技出版社，1986：85.

[61] 寇婉青，金传山，胡雨，等.传统及趁鲜加工工艺对何首乌饮片质量的影响 [J].安徽中医药大学学报，2016，35（3）：86-88.

[62] 李悦，赵致，李金玲，等.发汗对何首乌的影响及产地加工工艺优选 [J].贵州医药，2016，40（4）：368-370.

[63] 李帅锋，丁安伟，张丽，等.何首乌产地加工与饮片炮制一体化工艺研究 [J].中草药，2016，47（17）：3003-3008.

[64] 郑英，李玮，赵贵，等.基于过程控制的何首乌产地加工与炮制一体化方法分析 [J].中国实验方剂学杂志，2018，24（15）：29-35.

[65] 杨磊，张曼华，陈文明，等.基于经典与现代炮制方法对何首乌主要化学成分变化规律研究 [J].中华中医药杂志，2018，33（2）：770-772.

[66] 葛朝亮，程钢，余剑萍，等."九蒸九晒"传统炮制对何首乌主要化学成分的影响 [J].现代中药研究与实践，2017，31（3）：43-47.

[67] 刘振丽，宋志前，张玲，等.不同炮制工艺对何首乌中成分含量的影响 [J].中国中药杂志，2005，30（5）：336-340.

[68] 刘振丽.何首乌炮制后化学成分的变化及中药中的 Maillard 反应 [D].北京：中国中医科学院，2009.

[69] 俞捷，谢洁，毛晓健，等.何首乌、制何首乌及何首乌发酵炮制品致泻作用与抗氧化活性的比较研究（英文）[J].中国天然药物，2012，10（1）：63-67.

[70] 殷海霞，王宝春，平欲晖.2015 版中国药典含何首乌中成药的统计分析[J].中外企业家，2016，（29）：260-261.

[71] 蔡志达，余江锋，赵文静，等.人参首乌胶囊提取工艺的优化 [J].中成药，

2018, 40 (4): 970 – 973.

[72] 李宗伟, 王健明, 许梦燕. 人参首乌胶囊提取工艺的优选 [J]. 中药材, 2017, 40 (5): 1163 – 1165.

[73] 魏宇峰, 周国儿. 人参首乌胶囊制备工艺的研究 [J]. 中国生化药物杂志, 2014, 34 (3): 169 – 171.

[74] 蔡祖里. 养血生发胶囊工艺改进的实验研究 [J]. 今日药学, 2014, 24 (3): 178 – 181.

[75] 傅予, 刘庆焕, 王文彤. HPLC 法测定养血生发胶囊中 5 种活性成分 [J]. 现代药物与临床, 2013, 28 (02): 188 – 190.

[76] 郑丽娜, 任海勇, 张作平, 等. HPLC 法测定养血生发胶囊中二苯乙烯苷、大黄素、大黄素甲醚的含量 [J]. 中国药物警戒, 2011, 8 (4): 199 – 201.

[77] 王灵杰, 游心涛. 更年安胶囊的生产工艺优化 [J]. 中国医院药学杂志, 2008, 28 (11): 931 – 932.

[78] 伍鹏兮, 叶玉华, 雷德卿, 等. 更年安胶囊提取工艺研究 [J]. 世界中西医结合杂志, 2006, 1 (2): 98 – 100.

[79] 刘灿辉, 叶玉华, 雷德卿, 等. 更年安胶囊的质量标准研究 [J]. 中医药导报, 2006, 12 (04): 70 – 72, 96.

[80] 詹杰, 杨俊, 刘菲菲降脂灵片工艺研究 [A]. 中共沈阳市委、沈阳市人民政府、中国农学会. 第十三届沈阳科学学术年会论文集（理工农医）[C], 中共沈阳市委、沈阳市人民政府、中国农学会, 2016: 4.

[81] 刘世琪, 董自亮, 肖礼娥. 降脂灵片微波真空干燥工艺优选 [J]. 中国实验方剂学杂志, 2014, 20 (14): 8 – 11.

[82] 蔡珊珊, 米宝丽, 张振秋, 等. HPLC 同时测定降脂灵片中 8 个指标性成分的含量 [J]. 中国实验方剂学杂志, 2014, 20 (7): 77 – 81.

[83] 张志国, 吕泰省, 姚庆强, 等. 何首乌蒽醌类化学成分研究 [J]. 中草药, 2006, 37 (9): 1311 – 1313.

[84] 龚彦胜, 张亚囡, 黄伟, 等. 与功效、毒性相关的何首乌化学成分研究进展 [J]. 中国药物警戒, 2012, 9 (8): 472 – 475.

[85] 陈万生, 刘文庸, 杨根金, 等. 制首乌中 1 个新的四羟基二苯乙烯苷的结构鉴定及其心血管活性研究 [J]. 药学学报, 2000, 35 (12): 906 – 908.

[86] 周立新, 林茂, 李建北, 等. 何首乌乙酸乙酯不溶部分化学成分的研究 [J]. 药学学报, 1994, 29 (2): 107 – 110.

[87] 陈万生, 杨根金, 张卫东, 等. 制首乌中两个新化合物 [J]. 药学学报, 2000, 35 (4): 273 – 276.

[88] MA K F, ZHANG X G, JIA H Y. CYP1A2 polymorphism in Chinese patients with acute liver injury induced by *Polygonum multiflorum* [J]. Order articles add to my bibliography genetics and molecular research, 2014, 13 (3): 5637 – 5643.

[89] 吴世芳. 何首乌中磷脂类化合物的提取、分离及分析方法研究 [D]. 南昌: 南昌大学, 2007.

[90] 李续娥, 刘金珠, 廖森泰, 等. 何首乌的酚类成分研究 [J]. 热带亚热带植物学, 2009, 17 (6): 617 – 620.

[91] 李建北, 林茂. 何首乌化学成分的研究 [J]. 中草药, 1993, 24 (3): 115 – 118.

[92] 张志国, 吕泰省, 姚庆强. 何首乌中的非蒽醌类化学成分 [J]. 中国中药杂志, 2006, 31 (12): 1027 – 1029.

[93] 赵慧男, 陈丽丽, 黄晓君, 等. 何首乌中一个新的色原酮糖苷 [J]. 中国中药杂志, 2014, 39 (8): 1441 – 1443.

[94] 龚彦胜, 张亚囡, 黄伟, 等. 与功效、毒性相关的何首乌化学成分研究进展 [J]. 中国药物警戒, 2012, 9 (8): 472 – 475.

[95] 李亚丽, 楚伟, 郭文潮, 等. 何首乌饮对衰老大鼠抗氧化能力及血脂的影响 [J]. 中国老年学杂志, 2008, 3 (28): 525 – 526.

[96] 许爱霞, 张振民, 葛斌, 等. 何首乌多糖对氧自由基及抗氧化酶活性的作用研究 [J]. 中国药师, 2005, 28 (11): 900.

[97] 李艳, 余君. 何首乌水提液对老化模型大鼠组织内抗氧化酶表达的影响 [J]. 湖北民族学院学报 (医学版) 2007, 24 (2): 15.

[98] CHAN Y C, WANG M F, CHANG H C. *Polygonum multiflorum* extracts improve cognitive performance in senescence accelerated mice [J]. American journal of Chinese Medicine, 2003, 31 (2): 171 – 179.

[99] LV L, CHENG Y, Zheng T, et al. Purification, antioxidant activity and antiglycation of polysaccharides from *Polygonum multiflorum* Thunb. [J]. Carbohydrate polymers, 2014, 99: 765 – 773.

[100] 廖勇. 何首乌二苯乙烯苷抑制长波紫外线诱导的 HaCaT 细胞氧化应激损伤 [D]. 上海: 第二军医大学, 2010.

[101] 李艳, 余君. 何首乌水提液对老化模型大鼠组织内抗氧化酶表达的影响 [J]. 湖北民族学院学报: 医学版, 2007, 24 (2): 15.

[102] 陈晓光, 崔志勇, 石一丁, 等. 何首乌对老年小鼠衰老指标的影响 [J]. 中草药, 1991, 11 (3): 357 – 359.

[103] 邬浩杰, 裴黎明. 何首乌抗衰老机制研究 [J]. 中国医师杂志, 2009, 11

（3）：427 – 429.

［104］丁镛发．首乌制剂对老年大鼠 DNA 损伤的修复能力的影响［J］.中西医结合杂志，1991，9（11）：550.

［105］郑志学，王赞舜，杨毓英，等．何首乌对二倍体细胞的作用及其微量元素含量的观察［J］.中国老年学杂志，1998，8（6）：351 – 359.

［106］王万根，张宁华，徐巧红，等．何首乌高压蒸制法蒸制时间对何首乌抗衰老活性影响的研究［J］.云南中医学院学报，2013，36（2）：1 – 4.

［107］魏锡云．黄芪和何首乌对老龄小鼠胸腺影响的超微结构研究［J］.中国药科大学学报，1993，24（4）：238 – 241.

［108］孙桂波，郭宝江，李续娥，等．何首乌蒽醌苷对小鼠细胞免疫功能的影响［J］.中药药理与临床，2006，22（6）：30 – 32.

［109］葛朝亮，刘颖．何首乌多糖对免疫功能低下小鼠的免疫保护作用［J］.中国新药杂志，2007，16（24）：2040 – 2042.

［110］金国琴，赵伟康．首乌制剂对老年大鼠胸腺、肝脏蛋白质和核酸含量的影响［J］.中草药，1994，25（11）：590 – 591.

［111］秦凤华，谢蜀生，张文仁．何首乌对小鼠免疫功能的影响［J］.免疫学杂志，1990，6（4）：252 – 254.

［112］邓响潮，黄俊枳，练志文，等．何首乌不同提取物对小鼠脾淋巴细胞的增殖作用［J］.中国现代药物应用，2008，2（8）：1 – 3.

［113］黄伟哲，肖大伟，杨默，等．何首乌提取物对放射线照射小鼠血小板生成的保护作用［J］.汕头大学医学院学报，2013，26（1）：9 – 12.

［114］LEE S V，CHOI K H，CHOI Y W，et al. Hexane extracts of *Polygonum multiflorum* improve tissue and functional outcome following focal cerebral ischemia in mice［J］. Molecalar medicine reports，2014，9（4）：1415 – 1421.

［115］张进，黄进，徐志伟．何首乌提取物及其含药血清对 MSCs 增殖的影响［J］.时珍国医国药，2010，21（11）：2732 – 2733.

［116］李婧．何首乌降脂抗动脉粥样硬化的中医药机制研究［J］.综合医学，2012，10（20）：150 – 151.

［117］翟蓉，吕丽爽，金邦荃．何首乌多糖降血脂作用的研究［J］.营养与功能，2010，（5）：87 – 90.

［118］韩晓，吴成爱，王伟，等．何首乌二苯乙烯苷降血脂作用机理研究［J］.中华中医药学刊，2008，26（8）：1687 – 1689.

［119］陆新．首乌降脂汤治疗高脂血症临床观察［J］.浙江中医杂志，2006，41（10）：588 – 589.

［120］高瑄，胡英杰，符林春. 何首乌二苯乙烯苷的调节血脂作用［J］. 中国中药杂志，2007，32（4）：323-326.

［121］黄和平，黄鹏，汪电雷. 何首乌对中枢神经性疾病及须发的影响［J］. 中国中医药，2014，12（1）：103-104.

［122］LI X，MATSUMOTO K，MURAKAMI Y，et al. Neuroprotective effects of *Polygonum multiflorum* on nigrostriatal dopaminergic degeneration induced by paraquat and maneb in mice［J］. Pharmacology biochemistry and behavior，2005，82（2）：345-352.

［123］李旻，杜小平，叶晖，等. 何首乌对 KA 致大鼠脑胆碱能纤维损伤的保护作用［J］. 湖南大学医学学报，2003，28（4）：361-364.

［124］KIM H N，KIM Y R，JANG J Y，et al. Neuroprotective effects of *Polygonum multiflorum* extract against glutamate-induced oxidative toxicity in HT22 hippocampal cells［J］. Journal of ethnopharmacology，2013，150（1）：108-115.

［125］陈万生，徐江平，李力，等. 大黄素-8-O-β-D-吡喃葡萄糖苷的促智活性及其机制［J］. 中草药，2001，32（1）：39.

［126］张兰，李林，李雅莉，等. 二苯乙烯甙拮抗 β-淀粉样蛋白及过氧化氢致神经细胞损伤［J］. 中国药理学会通讯，2002，19（1）：32.

［127］CHAN Y C，CHENG F C，WANG M F. Beneficial effects of different Polygonum multiflorum Thunb. extracts on memory and hippocampus morphology［J］. Journal nutritional sciense and vitamino l（Tokyo），2002，48（6）：491-497.

［128］CHAN Y C，WANG M F，CHANG H C. Polygonum multiflorum extracts improve cognitive performance in senescence accelerated mice［J］. Americam journal of Chinese medicine，2003，31（2）：171-179.

［129］吕金胜，孟德胜，向明凤，等. 何首乌抗动物急性炎症的初步研究［J］. 中国药房，2001，12（12）：712-714.

［130］徐正哲，陈正爱. 不同蒸制时间何首乌对小鼠急性炎症的影响［J］. 时珍国医国药，2006，17（7）：1170-1171.

［131］WANG X，ZHAO L，HAN T，et al. Protective effects of 2，3，5，4′-tetrahydroxystilbene-2-O-β-D-glucoside，anactive component of *Polygonum multiflorum* Thunb.，on experimental colitis in mice［J］. Eurupean journal of pharmacology，2008，578（2-3）：339-348.

［132］张绵松，刘新，孟秀梅，等. 生何首乌体外抗氧化活性及抗菌活性的研究［J］. 食品科技，2012，37（8）：228-231.

［133］潘小翠，边才苗，管铭. 何首乌不同溶剂提取液的体外抑菌活性研究［J］. 湖北农业科学，2013，52（18）：4790-4791.

[134] 张瑞晨, 张超, 孙震晓, 等. 何首乌不同分离部位对人正常肝 L02 细胞和肝癌 HepG2 细胞的杀伤作用 [J]. 中国中药杂志, 2012, 37 (12): 1830 – 1835.

[135] 孙桂波, 邓响潮, 郭宝江, 等. 何首乌蒽醌苷类化合物抗肿瘤作用研究 [J]. 中国新药杂志, 2008, 17 (10): 837 – 841.

[136] CHEN H S, LIU Y, LIN L Q, et al. Anti – proliferative effect of an extract of the root of *Polygonum multiflorum* Thunb. on MCF – 7 human breast cancer cells and the possible mechanisms [J]. Molecular medicine reports, 2011, 4 (6): 1313 – 1319.

[137] 金雄哲, 金政. 何首乌对缺氧培养心肌细胞保护作用的实验研究 [J]. 时珍国医国药, 2006, 17 (8): 1454 – 1456.

[138] 姜金奇, 周忠光, 贾博宇. 何首乌水提物对大鼠心肌缺血模型血清中 SOD、MDA 和 GSH – Px 的影响 [J]. 中医药信息, 2013, 30 (6): 28 – 29.

[139] 姜泽群, 吴琼, 徐继敏, 等. 中药何首乌促进黑色素生成的作用机理研究 [J]. 南京中医药大学学报, 2010, 26 (3): 190 – 192.

[140] 沈璐, 陈科力. 中医药治疗脱发的研究与分析 [J]. 中南民族大学学报, 2011, 30 (1): 42 – 45.

[141] SUN Y N, CUI L, LI W, et al. Promotion effect of constituents from the root of *Polygonum multiflorum* on hair growth [J]. Bioorganic and medicinal chemistry letters, ers 2013, 23 (17): 4801 – 4805.

[142] PARK H J, ZHANG N, PARK D K. Topical application of *Polygonum multiflorum* extract induces hair growth of resting hair follicles through upregulating Shh and β – catenin expression in C57BL/6 mice [J]. Journal of ethnopharmacology, 2011, 135 (2): 369 – 375.

[143] 王福刚, 曹娟, 刘斌, 等. 何首乌血中移行成分归属的实验研究 [J]. 中华中医药杂志, 2010, 25 (8): 1293 – 1295.

[144] LV G Y, LOU Z H, CHEN S H, et al. Pharmacokinetics and tissue distribution of 2, 3, 5, 4 – tetrahydroxystilbene – 2 – O – β – D – glucoside from traditional Chinese medicine *Polygonum multiflorum* following oral administration to rats [J]. Journal of ethnopharmacology, 2011, 137 (1): 449 – 456.

[145] LV G Y, GU H, CHEN S H. et al. Pharmacokinetic profile of 2,3,5,4'– tetrahydroxystilbene – 2 – O – β – D – glucoside in mice after oral administation of *Polygonum multiflorum* extract [J]. Drug development and industrial pharmacy, 2012, 38 (2): 248 – 255.

[146] 任晓亮, 欧阳慧子, 王贵芳, 等. 大鼠口服二苯乙烯苷及其 β – 环糊精包合物的排泄研究 [J]. 中国中药杂志, 2010, 35 (19): 2620 – 2623.

［147］LIN L, NI B, LIN H, et al. Traditional usages, botany, phytochemistry, pharmacology and toxicology of *Polygonum multiflorum* Thunb.：a review［J］. Journal of ethnopharmacology, 2015,（159）：158 – 183.

［148］LV G P, MENG L Z, HAN D Q, et al. Effect of sample preparation on components and liver toxicity of *Polygonum multiflorum*［J］. Jaurnal of pharmaceutical and biomedical analysis, 2015, 109：105 – 111.

［149］WU X, CHENX, HUANG Q, et al. Toxicity of raw and processed roots of *Polygonum multiflorum*［J］. Fitoterapia, 2012, 83（3）：469 – 475.

［150］陈素红, 吕圭源, 范景, 等. 何首乌不同提取物对雌二醇致肾阳虚小鼠的影响［J］. 中国新药与临床药理, 2008, 19（6）：426 – 429.

［151］李奇, 赵奎军, 赵艳玲, 等. 大剂量何首乌醇提物致大鼠多脏器损伤研究［J］. 环球中医药, 2013, 6（1）：1 – 7.

［152］吴锦华. 何首乌的驯化栽培与园林应用研究［J］. 江苏林业科技, 1998,（S1）：138.

［153］肖小河. 何首乌安全用药指南［J］. 中国中药杂志, 2020, 45（5）：961 – 966.

附 录

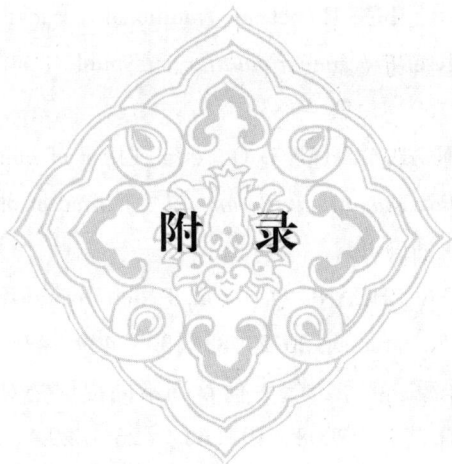

广东省岭南中药材保护条例

（2016 年 12 月 1 日广东省第十二届人民代表大会常务委员会第二十九次会议通过）

第一章 总则

第一条 为了加强岭南中药材保护，规范利用岭南中药材资源，促进中医药产业持续健康发展，根据有关法律法规，结合本省实际，制定本条例。

第二条 本条例适用于本省行政区域内具有广东道地特征的岭南中药材的种源、产地、种植、品牌等保护活动。

第一批保护的岭南中药材种类（以下简称保护种类）包括以下八种：化橘红、广陈皮、阳春砂、广藿香、巴戟天、沉香、广佛手、何首乌。

省人民政府中医药主管部门可以根据岭南中药材保护实际需要，对符合广东道地特征的中药材经过统一遴选增加新的保护种类，报省人民政府批准后列入保护目录予以公布。

第三条 岭南中药材保护应当坚持政府引导与社会参与相结合、统筹规划与分类保护相结合、资源保护与质量提升相结合的原则。

第四条 县级以上人民政府农业主管部门负责本行政区域内化橘红、广陈皮、广藿香、广佛手和种植在农用地的阳春砂、巴戟天、何首乌等岭南中药材种源、产地、种植的保护工作。

县级以上人民政府林业主管部门负责本行政区域内沉香和种植在林地的阳春砂、巴戟天、何首乌等岭南中药材种源、产地、种植的保护工作。

县级以上人民政府工商行政管理部门负责本行政区域内岭南中药材品牌保护的监

督管理工作。

县级以上人民政府中医药主管部门负责本行政区域内岭南中药材保护的专业指导工作。

县级以上人民政府环境保护、食品药品监督管理、质量技术监督管理、商务等有关部门在各自职责范围内，负责本行政区域内岭南中药材保护的监督管理工作。

乡镇人民政府应当协助做好本行政区域内岭南中药材保护具体工作。

第五条　县级以上人民政府根据需要建立岭南中药材保护联席会议制度，统筹协调保护工作。

县级以上人民政府中医药主管部门为本级人民政府岭南中药材保护联席会议的牵头组织部门。

第六条　省人民政府应当制定岭南中药材保护规划，统筹岭南中药材种源、产地、种植、品牌等保护工作。

地级以上市、县级人民政府应当根据省人民政府制定的岭南中药材保护规划，制定岭南中药材保护规划，并纳入国民经济和社会发展规划。

第七条　省人民政府应当安排岭南中药材保护经费，制定保护经费管理办法，为岭南中药材保护提供经费保障。

保护种类所在地的人民政府应当根据实际情况为岭南中药材保护提供必要的经费保障。

第八条　鼓励高等院校、科研机构、医疗机构加强岭南中药材基础研究，继承创新传统生产技术，发展现代生产技术，为岭南中药材保护提供技术支持、专业培训和咨询服务。

鼓励科研机构、企业和个人在保证药效的前提下，创新岭南中药材育种、种植、采收、产地初加工等技术。

鼓励建立产学研合作机制促进中药材保护的技术产业转化。

鼓励行业组织发挥行业自律作用，参与岭南中药材保护工作，提供信息交流、技术培训、信用建设和咨询等服务。

鼓励金融机构创新适应岭南中药材保护的金融产品，改善金融服务，加大对岭南中药材保护的信贷投放。

第九条　各级人民政府应当加强岭南中药材保护的宣传教育，普及岭南中药材常识及相关法律法规知识。

第二章　一般规定

第十条　省人民政府质量技术监督管理、食品药品监督管理、中医药主管部门应当会同有关部门在国家药品标准的基础上，完善保护种类的质量标准。

省人民政府食品药品监督管理部门应当会同经济和信息化主管部门，支持企业和科研机构运用现代中药分析技术等方法研究制定保护种类质量控制和物种鉴定标准。

鼓励岭南中药材生产企业制定严于国家标准、地方标准的企业标准，在本企业适用。

第十一条　省人民政府商务主管部门应当会同食品药品监督管理部门制定和完善保护种类的商品规格等级标准，促进岭南中药材产品质量的提高。

第十二条　县级以上人民政府商务主管部门应当会同食品药品监督管理、中医药主管部门利用省中药材流通追溯体系公共平台，建立保护种类育种、种植、采收、加工、流通的全过程质量追溯制度。

省人民政府商务主管部门应当会同有关部门制定和实施统一的岭南中药材质量安全追溯编码方案。地级以上市、县级人民政府商务主管部门应当加强质量追溯制度宣传，组织相关培训，指导岭南中药材生产者建立质量追溯制度。

岭南中药材生产者应当建立健全质量管理制度，如实记录、提供可供追溯的相关信息。岭南中药材进入流通市场应当使用质量安全追溯编码，并推行使用统一标识直接载明质量安全追溯编码信息。

第十三条　省人民政府农业、林业主管部门应当会同有关部门，依托企业和科研机构构建岭南中药材生产技术服务网络，促进岭南中药材生产先进技术转化和推广应用，提供全面、准确、及时的岭南中药材生产信息及趋势预测。

第十四条　省人民政府中医药主管部门应当会同有关部门依托中药资源动态监测体系，发挥企业和科研机构的作用提供中药原料质量监测技术服务，根据需要建立监测站，开展中药资源信息收集、整理与动态监测，及时提供预警信息。

第十五条　县级以上人民政府中医药主管部门应当会同科技、农业或者林业等有关部门促进岭南中药材传统生产技术的继承创新，推动岭南中药材生产技术创新和成果转化。以岭南中药材良种繁育基地和优质岭南中药材生产基地为载体，指导保护种类生产者制定相关技术规范，支持科研机构继承和研究岭南中药材种子种苗培育、种植、采收等技术，完善相关技术规范，并在适宜地区加以推广。

第十六条　县级以上人民政府中医药、农业或者林业主管部门应当将岭南中药材生产从业人员列入农村科技实用人才培训计划，定期举办技术人员培训，组织中药材技术专家巡回指导，在保护种类的资源保护、繁育种植、鉴定技术和信息服务方面培养专业人才。

县级以上人民政府人力资源和社会保障部门、中医药主管部门应当建立健全专业技术人才培养和引进机制。

第十七条　县级以上人民政府应当根据岭南中药材良种繁育基地、优质岭南中药材生产基地、岭南中药材种植以及品牌等保护需要，依法给予政策扶持和财政补贴。

第十八条　引导和支持企业与岭南中药材种植者，通过签订合同，实行风险共担、利益共享合作模式，由企业提供岭南中药材生产原料和技术服务，并实行成品回购，推进优质优价，促进岭南中药材产品质量的提高。

第三章　种源保护

第十九条　县级以上人民政府对集中分布的岭南中药材天然种质资源，可以依法设立地方级自然保护区进行保护。

省人民政府中医药主管部门应当按照国家规定开展中药资源普查。省人民政府农业或者林业主管部门可以根据需要依托专业机构统一建立保护种类种质资源库，为良种繁育科学研究提供可持续利用种质资源。

采集属于国家一、二级保护野生植物的岭南中药材天然种质资源，应当经地级以上市人民政府农业或者林业主管部门审核，报省人民政府农业或者林业主管部门批准。

第二十条　对保护种类种质资源的选育及保护工作，通过设立岭南中药材良种繁育基地进行。岭南中药材良种繁育基地应当设立保护标志，标明繁育种类、认定单位、建设单位等，接受社会监督。

道地化橘红产地化州，道地广陈皮产地新会，道地阳春砂产地阳春，道地巴戟天产地德庆、高要，道地何首乌产地德庆等地，应当设立岭南中药材良种繁育基地；广藿香主产地湛江、肇庆，广佛手主产地肇庆，沉香主产地东莞、中山、茂名、惠州、揭阳等地，优先设立岭南中药材良种繁育基地。

设立岭南中药材良种繁育基地，应当符合以下条件：

（一）具备生产保护种类良种隔离、栽培条件和保存良种的条件；

（二）配备专业技术人员和必要的检测设备；

（三）繁育种源来源清楚、具备道地特征，具有相关保护种类的采种林或者母种田；

（四）具备一定的种子种苗产出能力。

岭南中药材良种繁育基地的设立由生产者、经营者提出申请，经地级以上市人民政府农业或者林业以及城乡规划主管部门审查、本级人民政府批准后向社会公布，并报省人民政府中医药主管部门备案。

第二十一条　岭南中药材良种繁育基地的建设和保护，应当执行优质岭南中药材生产基地建设和保护的相关规定，并施行更为严格的环境保护措施。

不再作为岭南中药材良种繁育基地的，应当报省人民政府批准。

第二十二条　岭南中药材良种繁育基地生产的种子种苗，在同等条件下应当优先供应优质岭南中药材生产基地。

禁止私自采集或者采伐岭南中药材良种繁育基地种质资源。

第二十三条　岭南中药材良种繁育基地应当制定和执行种子种苗生产技术规程，建立产品质量保证制度，对本基地种子种苗生产、初加工等各环节进行质量控制。

第二十四条　岭南中药材种子种苗生产实施传统与现代繁育技术相结合，以保持岭南中药材遗传特性的稳定。

在保持道地种性前提下，鼓励利用现代科学技术进行保护种类的种质资源创新、品种复壮、品种改良等培育活动。

第二十五条　种子种苗生产应当执行种子种苗检验、检疫规程。经农业或者林业主管部门委托的机构检验、检疫，不符合标准的，不得作为种子种苗使用。

禁止假冒岭南中药材良种繁育基地种子种苗产品。

第二十六条　任何单位和个人向境外提供岭南中药材种质资源，或者与境外机构、个人开展合作研究利用岭南中药材种质资源的，应当向省人民政府农业或者林业主管部门提出申请，并提交国家共享惠益的方案，由受理申请的部门依法办理。

第四章　产地保护

第二十七条　对保护种类产地的保护，通过设立优质岭南中药材生产基地进行。

设立优质岭南中药材生产基地，应当因地制宜、合理布局，并符合以下条件：

（一）具有适宜种植岭南中药材的地理、土壤、气候等自然条件；

（二）已经形成科学的种植方法、良好的质量控制方法，具有一定的资源、技术和效益等优势；

（三）属于生产道地、珍贵、濒危、渐危岭南中药材的特定地区，或者已经形成种植规模、在中药材市场占有较高份额的岭南中药材主产地区；

（四）生产的岭南中药材应当以药用为主或者优先作为药用。

优质岭南中药材生产基地的设立程序以及保护标志的设立，比照岭南中药材良种繁育基地执行。

第二十八条　优质岭南中药材生产基地设立后的建设，由地级以上市、县级人民政府依照省岭南中药材保护规划和本级岭南中药材保护计划实施。建设优质岭南中药材生产基地应当按照规范化、规模化、产业化的要求进行，在生产基地培育符合国家中药材生产质量管理规范的岭南中药材产地初加工企业。

第二十九条　岭南中药材生产者应当合理安排岭南中药材生产，不得影响岭南中药材生产的生态环境，对岭南中药材产地造成破坏。

第三十条　除法律法规另有规定外，优质岭南中药材生产基地及周边保护距离内不得新建、改建、扩建影响岭南中药材生产环境的建设项目。

经批准建设的项目，施工时应当采取防护措施，控制扬尘、废气、废水、固体废物等对岭南中药材生产环境的污染。

优质岭南中药材生产基地周边保护距离由地级以上市、县级人民政府农业或者林业主管部门会同有关部门确定并公布。

第三十一条　省人民政府中医药主管部门应当会同农业或者林业主管部门定期组织对优质岭南中药材生产基地进行检查评审，对不再符合设立条件，影响岭南中药材生产质量的，经评审确认后，告知所在地地级以上市人民政府，由其决定不再作为优质岭南中药材生产基地。

检查评审可以依托科研机构、高等院校以及有关专家委员会进行。需要对基地土壤、水源、空气质量进行检测的，可以委托具有资质的第三方检测。

第五章　种植保护

第三十二条　在优质岭南中药材生产基地种植保护种类中药材，应当优先选用岭南中药材良种繁育基地生产的种子种苗。

第三十三条　保护种类种植企业、农民专业合作经济组织应当根据岭南中药材生长发育特性，按照国家中药材生产质量管理规范，制定保护种类种植技术规程，并按照种植技术规程进行生产。

第三十四条　优质岭南中药材生产基地应当按照保护种类的特定技术规范进行种植，保持岭南中药材产品质量稳定，创新种植模式应当符合国家中药材生产质量管理规范。

种植生产不得违反环境保护、林地保护和水土保持法律法规的规定。禁止使用国家禁用、淘汰的种植投入品，禁止使用高毒、剧毒及高残留农药，禁止滥用农药、抗生素、化肥、植物生长调节剂和除草剂。

第三十五条　岭南中药材种植环境应当保持适宜的种植自然条件，并符合国家规定的标准。

第三十六条　岭南中药材种植者应当针对岭南中药材生长发育特性和不同的药用部位，通过田间农艺管理措施调控岭南中药材生长发育，保持产品质量稳定，提高药材产量。

第三十七条　种植者应当根据岭南中药材的营养特点及土壤的供肥能力，确定施肥种类、时间、数量和方法，肥料的种类应当以有机肥为主，科学合理地使用肥料。

第三十八条　种植者在病虫害的防治过程中应当优先采用生物防治方法，并依法、合理使用农药，使岭南中药材的农药残留等指标符合质量标准。

第三十九条　优质岭南中药材生产基地应当确定适宜的采收时间和方法，避免因提早、推迟采收时间或者采收方法不当影响岭南中药材产品质量。

优质岭南中药材生产基地应当对采收的保护种类进行取样，送具有资质的检测机构进行检测，送检产品质量不达标的，不得入药使用。

第四十条 岭南中药材进行产地初加工应当符合国家中药材生产质量管理规范，不得污染、破坏中药材有效成分。

第四十一条 县级以上人民政府应当鼓励保险机构开发岭南中药材种植保险产品，构建市场化的岭南中药材种植风险分散和损失补偿机制。

有条件的地级以上市、县级人民政府可以给予保险费补贴。

第六章 品牌保护

第四十二条 县级以上人民政府应当利用岭南中药材保护经费，支持行业组织设立专门的保护种类品牌推广中心，培育岭南中药材知名品牌，促进岭南中药材的品牌化经营。

保护种类品牌推广中心应当提供品牌培育、宣传推广、交流合作等服务，协助岭南中药材品牌相关权利持有人扩大品牌影响范围，提高社会认知度。

第四十三条 县级以上人民政府及其有关部门应当支持行业协会、岭南中药材生产者依法申请国家地理标志产品保护。

已经获得国家地理标志保护或者已经取得地理标志商标权的保护种类，应当整合保护资源，扩大品牌效应。

使用岭南中药材地理标志保护产品专用标志的，应当采取防伪标识、电子信息管理等措施，加强品牌信息保护。

第四十四条 县级以上人民政府及其有关部门应当引导和支持岭南中药材行业协会、生产者等，及时通过申请商标注册获得专用权保护。

经济合作社、行业协会等组织应当及时申请岭南中药材特定种类地理标志集体商标或者证明商标专用权保护，并依法许可其成员或者其他符合规定条件的岭南中药材生产者和经营者使用。

为相关公众所熟知的岭南中药材商标持有人在其权利受到侵害时，可以依法请求驰名商标保护。

第四十五条 岭南中药材生产者在种子繁育及种植过程中，通过开展科学研究、技术改造、技术引进、技术合作等活动取得发明创造成果的，应当在向社会公开之前及时申请专利。不适宜申请专利制度保护的发明创造成果，可以依法实施商业秘密保护。

鼓励符合条件的岭南中药材新品种向国务院农业或者林业主管部门申请植物新品种权，获得植物新品种权保护。

涉及濒危野生的岭南中药材培育关键技术和产品的专利申请，应当在提交专利申请书前履行相关审批手续。

向境外转让濒危野生的岭南中药材培育技术的，应当按照国家有关保密的规定办理。

第四十六条　鼓励、支持岭南中药材生产经营者对企业品牌和产品注册域名，依法保护生产经营者的合法权益。

第四十七条　取得岭南中药材注册商标、地理标志保护产品专用标志的权利人，应当按照商标注册证和专用标志证书核准的范围进行使用；确需增加使用范围的，应当依法另行申请。

注册商标、专用标志的权利人有权对商标、专用标志的使用进行管理和控制，许可其成员或者其他符合规定条件的使用人在其生产经营的岭南中药材的商品、商品包装或者容器、商品交易文书，以及在广告宣传、展览或者其他商业活动中使用该注册商标、专用标志。

第四十八条　县级以上人民政府中医药主管部门应当会同文化主管部门弘扬岭南中药材文化，加强岭南中药材育种、种植、采收、加工技艺交流，做好岭南中药材珍品、精品收集和有关珍贵资料的整理工作。

第四十九条　鼓励和支持开展有关岭南中药材的非物质文化遗产代表性项目的保护、传承和传播。

县级以上人民政府文化主管部门对非物质文化遗产代表性项目，或者具有重要学术价值的岭南中药材理论、制作技艺和方法，应当组织遴选保护项目和代表性传承人，并为传承活动提供必要的条件。

第五十条　支持开展岭南中药材对外交流与合作，推动建立多方认可的岭南中药材标准，促进岭南中药材国际贸易便利化，鼓励岭南中药材出口企业在境外申请商标注册。

第七章　监督管理

第五十一条　县级以上人民政府农业、林业主管部门应当会同中医药、食品药品监督管理等有关部门建立岭南中药材良种繁育基地、优质岭南中药材生产基地保护管理责任制度，完善专家评审制度，定期进行检查并组织专家评审，促进保护措施的落实。

第五十二条　县级以上人民政府食品药品监督管理部门应当会同中医药、农业、林业、安全生产监督管理等有关部门在其职责范围内对保护活动实施以信用记录为核心的监管机制，建立保护种类质量信用等级档案，对保护种类种源、产地、种植、品牌以及生产企业质量安全管理的评价和监督结果等信息登记建档，实行分类分级管理并定期向社会公开有关信息。

第五十三条　县级以上人民政府工商行政管理、食品药品监督管理等相关市场监督管理部门应当加强对生产销售假冒伪劣岭南中药材行为的查处，维护权利人和消费者的合法权益。

第五十四条 县级以上人民政府工商行政管理部门对擅自扩大岭南中药材商标使用范围、非法转让或者未经许可使用岭南中药材商标等行为，应当依法予以查处。

第五十五条 县级以上人民政府质量监督部门对地理标志产品实施保护，对擅自使用、伪造地理标志名称或者专用标志的，或者使用与专用标志相近、易产生误解的名称或者标识以及可能误导消费者的文字或者图案标识，造成消费者误认为的行为，应当依法予以查处。

第五十六条 任何单位和个人有权检举和控告违反本条例的行为。有关部门发现违法行为或者收到检举和控告，应当依法处理。

第八章　法律责任

第五十七条 违反本条例第二十二条规定，私自采集或者采伐岭南中药材良种繁育基地种质资源的，由县级以上人民政府农业或者林业主管部门处五千元以上五万元以下的罚款；造成损失的，依法承担赔偿责任。

第五十八条 违反本条例第二十三条规定，不执行种子种苗生产技术规程，影响岭南中药材生产质量的，由县级以上人民政府农业或者林业主管部门责令改正；情节严重的，取消政策扶持和财政补贴，并可以追回已经发放的补贴经费，并予以公布。

第五十九条 违反本条例第二十五条规定，未执行种子种苗检验、检疫规程，或者经检验、检疫不符合标准仍作为种子种苗使用的，或者假冒岭南中药材良种繁育基地种子种苗产品的，由县级以上人民政府农业或者林业主管部门责令停止生产经营，没收违法所得，违法生产经营货值金额不足一万元的，并处五千元以上五万元以下的罚款；货值金额一万元以上的，并处货值金额五倍以上十倍以下的罚款；造成损失的，依法承担赔偿责任。

第六十条 违反本条例第二十九条规定，影响岭南中药材生产的生态环境，对岭南中药材产地造成破坏的，由县级以上人民政府农业或者林业主管部门责令改正，恢复原状，并处五万元以上十万元以下的罚款。

第六十一条 违反本条例第三十条第一款规定，在优质岭南中药材生产基地及周边新建、改建、扩建影响岭南中药材生产的建设项目的，由县级以上人民政府相关部门依法责令改正，恢复原状，并处五千元以上三万元以下的罚款；情节严重的，处三万元以上五万元以下的罚款。

第六十二条 违反本条例第三十三条规定，未按照保护种类种植技术规程进行生产的，由县级以上人民政府农业或者林业主管部门责令改正；情节严重的，取消政策扶持和财政补贴，并可以追回已经发放的补贴经费，并予以公布。

第六十三条 违反本条例第三十四条规定，使用国家禁用、淘汰的种植投入品，或者使用高毒、剧毒及高残留农药，或者滥用农药、抗生素、化肥、植物生长调节剂和除草剂的，由县级以上人民政府农业或者林业主管部门处五千元以上两万元以下的罚款；造成他人人身伤害、财产损失的，依法承担赔偿责任；构成犯罪的，依法追究刑事责任。

第六十四条　违反本条例规定，侵犯他人注册商标、域名专用权，违反集体商标、证明商标相关规定使用商标，或者未经许可使用地理标志、与地理标志相近似标识的，应当依法承担民事、行政责任；构成犯罪的，依法追究刑事责任。

第六十五条　违反本条例第五十六条规定，县级以上人民政府有关部门发现违法行为或者收到检举和控告，不依法处理的，由本级人民政府或者上一级人民政府主管部门责令改正，对直接负责的主管人员和其他直接责任人员依法给予处分。

第六十六条　县级以上人民政府有关部门及其依托开展专业检查评审等工作的人员在岭南中药材保护工作中滥用职权、徇私舞弊、玩忽职守的，对直接负责的主管人员和其他直接责任人员依法给予处分；构成犯罪的，依法追究刑事责任。

第九章　附则

第六十七条　保护的岭南中药材种类名称，应当沿用《中华人民共和国药典》及其他法定名录中的名称。

第六十八条　本条例自 2017 年 3 月 1 日起施行。